Kindler
Taschenbücher

Geist und Psyche

Melanie Klein
Die Psychoanalyse des Kindes

Kindler
Taschenbücher

Eine englische Übersetzung dieses Buches ist unter dem Titel »THE PSYCHOANALYSIS OF CHILDREN« im Verlag The Hogarth Press Ltd., London, erschienen.

Kindler Verlag GmbH, München
Ungekürzte Ausgabe
Lizenzausgabe mit Genehmigung
des Ernst Reinhardt Verlags, München/Basel
Korrekturen: M. Flach
Druck- und Bindearbeiten: Friedrich Pustet, Regensburg
Printed in Germany 1973
ISBN 3 463 18109 6

INHALT

»Gelegentlich mag uns ein Zagen ergreifen angesichts der verwirrenden Fülle der Erscheinungen, die uns im weiten Umkreis des menschlichen Seelenlebens entgegentreten, vom kindlichen Spiel und den anderen typischen Erzeugnissen der frühen Phantasietätigkeit, von den werdenden Interessen und Begabungen bis zu den höchstbewerteten Leistungen des gereiften Menschen und den äußersten Differenzierungen der Einzelwesen. Aber dann erinnern wir uns desjenigen, der uns das Forschungsinstrument der Psychoanalyse gegeben hat und uns damit den Zugang eröffnete zur Sexualität des Kindes, dieser lebendigen Quelle des Lebens.«

Karl Abraham in *Psychoanalytische Studien zur Charakterbildung.* S. 51

Vorwort

Diesem Buche liegen die Erfahrungen zugrunde, die ich in meiner psychoanalytischen Arbeit mit Kindern gesammelt habe. Dem ursprünglichen Plane nach sollte der erste Teil der Darstellung der von mir ausgearbeiteten Technik, der zweite Teil der Zusammenfassung der theoretischen Ergebnisse gewidmet sein, die ich nach und nach aus der praktischen Arbeit gewann und die mir geeignet scheinen, nun als Stütze der von mir angewendeten Technik zu dienen. Während der Ausarbeitung dieses Buches, die eine Zeitspanne von einigen Jahren umfaßte, hat dessen zweiter Teil seinen Rahmen gesprengt. Meine Erfahrungen in der Psychoanalyse Erwachsener, die zu den in der Kinderanalyse gewonnenen hinzutraten, haben dazu geführt, daß ich meine Auffassung von den frühesten Entwicklungsstufen auch auf die Erwachsenenpsychologie anwandte. Ich kam dabei zu Resultaten, die ich nun als Beiträge zur psychoanalytischen Theorie der frühesten Entwicklungsstufen der Öffentlichkeit vorlege.

Meine Vorschläge zur Theorie bauen sich in allen Stücken auf dem von FREUD übermittelten Wissensschatze auf. Indem ich seine Resultate auf die Psychoanalyse des Kindes anwandte, fand ich den Zugang zur Psyche des kleinen Kindes und die Möglichkeit, es zu analysieren und zu heilen. Ich gewann dabei aber auch die direkten Einblicke in die frühen Entwicklungsvorgänge, die zu meinen theoretischen Ergebnissen führten. Diese bestätigen vollauf die von FREUD aus den Analysen Erwachsener gewonnenen Erkenntnisse und versuchen es, sie in einzelnen Punkten weiterzuführen.

Sollte mir dies tatsächlich gelungen und es mir vergönnt gewesen sein, durch dieses Buch einige Steine zum Ausbau der psychoanalytischen Wissenschaft beizutragen, so hätte ich auch dies in erster Linie Freud zu verdanken, der nicht nur den ganzen Bau errichtet und auf Fundamente gestellt hat, die eine Erweiterung ermöglichen, sondern auch immer wieder auf die Punkte hingewiesen hat, von welchen aus der weitere Ausbau planmäßig erfolgen kann.

Ich habe nun des Anteiles zu gedenken, den meine beiden Lehrer, Dr. Sándor FERENCZI *und Dr. Karl* ABRAHAM, *an der Entwicklung meiner psychoanalytischen Arbeit und an deren Ergebnissen haben.*

FERENCZI, *der mich in die Psychoanalyse einführte, hat mich auch mit deren tiefstem Sinn und Wesen vertraut gemacht. Sein starkes und unmittelbares Gefühl für das Unbewußte und die Symbolik und seine ungewöhnliche Einfühlung in die Seele des Kindes waren von nachhaltiger Wirkung auf mein Verständnis der frühkindlichen Psyche. Ferenczi hat mich auf meine Eignung für die Kinderanalyse aufmerksam gemacht, an deren Entwicklung er größtes Interesse nahm, und hat mich ermutigt, mich diesem damals noch wenig bebauten Feld der psychoanalytischen Therapie zu widmen. Er hat mich auch hierin nach Kräften gefördert und meine ersten Schritte aufs wirksamste unterstützt. Ich verdanke Ferenczi die Grundlage für meine Entwicklung als Analytikerin.*

Ich hatte das große Glück, in Dr. Karl ABRAHAM *einen zweiten Lehrer zu finden, der seine Schüler zur Höchstanspannung ihrer Kräfte im Dienste der Psychoanalyse begeisterte. Der Fortschritt der Psychoanalyse hing für Abraham von der Höhe der Leistung und den menschlichen und wissenschaftlichen Qualitäten jedes einzelnen Mitarbeiters ab. Diese hohe und vorbildliche Auffassung fühlte ich in mir nachwirken, wenn ich versuchte, in diesem Buche der Psychoanalyse etwas von dem unendlich Vielen wiederzugeben, das sie mir geschenkt hat. Abraham hat die großen praktischen und theoretischen Möglichkeiten der Kinderanalyse voll erfaßt. Bei der ersten Zusammenkunft deutscher Psychoanalytiker in Würzburg (Oktober 1924) sprach Abraham im Anschluß an ein Referat, das ich über einen Fall von kindlicher Zwangsneurose hielt,*[1] *die mir unvergeßlichen Worte aus: »Die Zukunft der Psychoanalyse liegt bei der Spielanalyse.«*

Das Studium der frühkindlichen Psyche führte mich zu Einsichten, die zunächst befremdend schienen. Das Vertrauen, das ABRAHAM *meiner Arbeit entgegenbrachte, ermutigte mich damals, auf dem von mir eingeschlagenen Wege weiterzugehen. Meine theoretischen Ergebnisse haben sich organisch aus den Forschungen Abrahams entwickelt. Ich hoffe, daß das vorliegende Buch dies erweisen wird.*

---

[1] Dieses Referat liegt dem Kap. III des vorliegenden Buches zugrunde.

In den letzten Jahren hat meine Arbeit großzügige Förderung durch Dr. Ernest JONES erfahren. Jones hat zu einer Zeit, da die Kinderanalyse noch in ihren Anfängen war, die Rolle, die sie in der Zukunft zu spielen bestimmt ist, vorausgesehen. Auf seine Aufforderung hin hielt ich im Jahre 1925 als Gast der »British Psycho-Analytical Society« meinen ersten Vortragskurs in London, dem der erste Teil dieses Buches seine Entstehung verdankt. Auch dem zweiten Teil liegt ein Vortragskurs zugrunde, den ich im Jahre 1927 unter dem Titel »Erwachsenenpsychologie im Lichte der Kinderanalyse« in London hielt. Die tiefe Überzeugung, mit der Ernest Jones sich für die Kinderanalyse eingesetzt hat, hat diesem Arbeitsgebiet in England den Boden bereitet.

Ernest Jones' Forschungsergebnisse berühren sich in wesentlichen Punkten mit den meinen. Er hat grundlegende Arbeiten geschrieben über frühe Angstsituationen, über die Bedeutung der Aggression für das Schuldgefühl und über die frühesten Stadien der weiblichen Sexualentwicklung – Probleme, die in dem vorliegenden Buche eine zentrale Rolle spielen.

Auch meinen anderen englischen Kollegen danke ich an dieser Stelle für ihr weitgehendes Verständnis und für die warmherzige Unterstützung. Bleibende Verdienste um die praktische und theoretische Entwicklung der Kinderanalyse und die Ausbildung von Kinderanalytikern in London hat sich Miß M. Nina SEARL erworben, mit der mich eine auf gemeinsamer Überzeugung und persönlicher Freundschaft beruhende Zusammenarbeit verbindet. Die Hilfe von Mrs. Alix STRACHEY und Mr. James STRACHEY war für mich von großer Bedeutung. Sie haben auch für das vorliegende Buch sehr viel getan, indem sie es nicht nur in vorbildlicher Weise ins Englische übersetzt, sondern auch auf seine Entstehung und Ausarbeitung durch wertvolle Anregungen Einfluß genommen haben. Hier habe ich auch Dr. Edward GLOVERS zu gedenken, der an meiner Arbeit stets warmes Interesse nahm und sie durch verständnisvolle Kritik förderte. Besonders wertvoll war es mir, daß er mich auch wiederholt auf Übereinstimmungen verwies, die zwischen meinen Auffassungen und den schon vorliegenden psychoanalytischen Forschungsergebnissen bestehen. Zu tiefem Dank bin ich meiner Freundin Mrs. Joan RIVIERE verpflichtet, die meine Arbeit auf das wirksamste unterstützt hat und mir jederzeit mit Rat und Tat zur Seite stand.

Last but not least danke ich meiner Tochter, Dr. Melitta Schmideberg, *herzlich für die aufopfernde und wertvolle Hilfe, die sie mir bei der Fertigstellung dieses Buches geleistet hat.*

London, Juli 1932 Melanie Klein

Einleitung

Die Anfänge der Kinderanalyse reichen um mehr als zwei Jahrzehnte zurück, bis zu jener Analyse, die der Schöpfer der Psychoanalyse, Professor FREUD, am »kleinen Hans« durchführte.[1] Die große theoretische Bedeutung dieser ersten Kinderanalyse lag auf zwei Gebieten. Die Tatsache, daß ein Kind von noch nicht fünf Jahren mit gutem Erfolg analysiert werden konnte, bewies die praktische Anwendbarkeit der Psychoanalyse auch auf kleine Kinder. Von vielleicht größerer Bedeutung war die Tatsache, daß diese Analyse die viel angezweifelte Existenz der von FREUD beim Erwachsenen entdeckten kindlichen Triebregungen am Kinde selbst einwandfrei nachwies. Darüber hinaus schienen die Ergebnisse dieser Analyse die Erwartung zu rechtfertigen, daß weitere, an kleinen Kindern vorgenommene Analysen genauere und tiefere Einblicke in das kindliche Seelenleben gewähren würden, als es die Analysen Erwachsener ermöglichen, daß also die Kinderanalyse berufen sei, wichtige und grundlegende Beiträge zur Theorie zu liefern. Diese Hoffnung hat sich aber lange Zeit nicht erfüllt. Die Kinderanalyse blieb im Bereich der psychoanalytischen Wissenschaft und Therapie Jahre hindurch ein verhältnismäßig unerforschtes Gebiet. Obwohl von verschiedenen Analytikern, vor allem von Dr. H. VON HUG-HELLMUTH[2] Kinderanalysen unternommen wurden, haben sich keinerlei feste Regeln für die Anwendbarkeit und Technik der Kinderanalyse herausgebildet. Daraus erklärt sich wohl, daß sie noch nicht allgemein nach ihren großen praktischen und theoretischen Möglichkeiten eingeschätzt wird und daß grundlegende prinzipielle Gesichtspunkte, die für die Analyse der Erwachsenen längst anerkannt sind, für die Anwendung auf die Analyse des Kindes noch geklärt und erwiesen werden müssen.

Erst im letzten Jahrzehnt setzte die Arbeit auf dem Gebiete der Kinderanalyse in größerem Umfange ein. Im wesentlichen

---

[1] FREUD: *Analyse der Phobie eines fünfjährigen Knaben.* Ges. Schr., Bd. VIII.

[2] Dr. H. VON HUG-HELLMUTH: *Zur Technik der Kinderanalyse.* Int. Ztschr. f. PsA., Bd. VII, 1921.

haben sich zwei Methoden herauskristallisiert, deren eine durch Anna FREUD, deren andere durch mich vertreten wird.

Anna FREUD, die durch ihre Erkenntnisse über das Ich des Kindes zu Modifizierungen der klassischen Technik geführt worden ist, hat ihre Methode zur Analyse von Kindern im Latenzalter unabhängig von meiner Technik ausgearbeitet und kam in grundlegenden Punkten zu anderen theoretischen Ergebnissen. Anna Freud führt aus, daß das Kind keine Übertragungsneurose bilde,[3] daß also eine grundlegende Voraussetzung der analytischen Behandlung fehle, daß aber eine der Analyse Erwachsener analoge Methode beim Kinde auch nicht angewendet werden solle, weil das kindliche Ich-Ideal noch zu schwach sei,[4] – Ergebnisse, die von den meinen abweichen.

Meine Beobachtungen ergaben, daß sich auch beim Kinde eine Übertragungsneurose entwickelt, die der beim Erwachsenen analog ist, sofern nur beim Kinde eine der Erwachsenenanalyse adäquate Methode (d. h. ohne pädagogische Beeinflussung und mit voller Analyse der auf den Analytiker gerichteten negativen Regungen) zur Anwendung kommt. Ich fand, daß Strenge des Über-Ichs beim Kinde in allen Altersstufen selbst durch tiefgehende Analyse nur sehr schwer gemildert werden kann, und daß die Herabsetzung der Strenge des Über-Ichs auch ohne erzieherische Beeinflussung seitens des Analytikers zu keiner Schädigung, sondern zur Stärkung des Ichs führt.

Es wäre eine interessante Aufgabe, die zwei Methoden an

---

[3] »Das Kind ist nicht wie der Erwachsene bereit, eine Neuauflage seiner Liebesbeziehungen vorzunehmen, weil – so könnte man sagen – die alte Auflage noch nicht vergriffen ist. Seine ursprünglichen Objekte, die Eltern, sind noch in Wirklichkeit, nicht wie beim erwachsenen Neurotiker in der Phantasie, als Liebesobjekte vorhanden.« Ferner: »Es besteht aber für das Kind keine Nötigung, ihn (d. h. den Analytiker) ohne weiteres mit den Eltern zu vertauschen, er bietet den ursprünglichen Objekten gegenüber nicht alle jene Vorteile, die der Erwachsene findet, wenn er seine Phantasieobjekte gegen einen wirklichen Menschen vertauschen darf.« (Anna FREUD: *Einführung in die Technik der Kinderanalyse.* S. 56 u. 58.)

[4] Sie führt als Gründe hierfür an (ebenda, S. 82) »die Schwäche des kindlichen Ich-Ideals, die Abhängigkeit seiner Forderungen und folglich seiner Neurose von der Außenwelt, seine Unfähigkeit zur eigenen Beherrschung der befreiten Triebe und die daraus sich ergebende Notwendigkeit für den Analytiker, das Kind erzieherisch in der Gewalt zu haben«. Ferner (ebenda, S. 51): »Bei dem Kinde aber sind uns die auf den Analytiker gerichteten negativen Regungen – so aufschlußreich sie in mancher Beziehung sein können – vor allem unbequem. Wir werden sie sobald wie möglich abbauen und abschwächen. Die eigentlich fruchtbringende Arbeit wird immer in der positiven Bindung vor sich gehen.«

Hand von Material im einzelnen miteinander zu vergleichen und sie von theoretischen Gesichtspunkten aus zu untersuchen. In diesem Buch kann ich jedoch nicht mehr unternehmen, als eine Darstellung meiner Technik und der sich darauf aufbauenden theoretischen Resultate zu geben. Es ist auch bisher noch verhältnismäßig so wenig über die Analyse des Kindes bekannt, daß es im Augenblick die wichtigste Aufgabe zu sein scheint, die Probleme der Kinderanalyse von verschiedenen Seiten zu beleuchten und die bisher gewonnenen Ergebnisse zusammenzutragen.

Erster Teil

Die Technik der Kinderanalyse

Erstes Kapitel

Die psychologischen Grundlagen der Kinderanalyse[1]

Die Ergebnisse der Psychoanalyse haben zu einer neuen Psychologie des Kindes geführt. Sie haben uns gelehrt, daß das Kind schon im frühesten Alter sexuelle Triebregungen und Angst empfindet und auch durch große Enttäuschungen geht. Zugleich mit dem Glauben an die Asexualität des Kindes fiel auch der an das »Paradies der Kindheit«. Diese aus den Psychoanalysen Erwachsener und den direkten Beobachtungen von Kindern gewonnenen Erkenntnisse werden durch Analysen kleiner Kinder bestätigt und ergänzt.

Ich gehe nun daran, an Hand von Beispielen ein Bild der frühkindlichen Psyche zu entwerfen, wie ich es in den Analysen kleiner Kinder kennengelernt habe. Meine zu Beginn der Behandlung zweiunddreivierteljährige Patientin *Rita* bevorzugte bis zum Ende des ersten Lebensjahres die Mutter, dann in auffallender Weise den Vater, wobei sie deutlich Eifersucht gegen die Mutter erkennen ließ. So verlangte sie zum Beispiel im Alter von fünfzehn Monaten wiederholt, allein mit dem Vater im Zimmer zu bleiben und, auf seinem Schoße sitzend, mit ihm in Büchern zu blättern.

Mit achtzehn Monaten veränderte sich neuerlich die Einstellung des Kindes, und es zog wieder die Mutter vor; zugleich setzten Pavor nocturnus und Angst vor Tieren ein. Es kam zu einer überstarken Fixierung an die Mutter und zu einer ausgesprochenen Ablehnung des Vaters. Mit Beginn des dritten Lebensjahres wurde die Kleine immer mehr ambivalent und schwieriger, weshalb sie mit zweiunddreiviertel Jahren in psychoanalytische Behandlung gegeben wurde. Zu dieser Zeit bestand eine ausgesprochene Zwangsneurose mit Zwangszeremoniellen, Schwankungen zwischen »Überbravheit« mit Reue und unbeherrschter »Schlimmheit«, Verstimmungen, die alle Merkmale der melancholischen Depression aufwiesen, starke Angst, eine weitgehende Spielhemmung, vollkommene Unfä-

[1] Dieses Kapitel ist eine erweiterte Fassung meiner Arbeit: *Die psychologischen Grundlagen der Frühanalyse* (Imago, Bd. XII, 1926).

higkeit, Versagungen irgendwelcher Art zu ertragen, übermäßige Wehleidigkeit –: Schwierigkeiten, die das Kind fast unerziehbar machten.[2]

Dieser Fall erwies deutlich den im Alter von achtzehn Monaten aufgetretenen *Pavor nocturnus* als eine *neurotische Verarbeitung des Ödipuskonfliktes.*[3] Die Angst- und Wutanfälle Ritas, die sich als Wiederholung des Pavor nocturnus erwiesen, sowie ihre sonstigen Schwierigkeiten standen in innigster Verbindung mit den früheren starken Schuldgefühlen, die dem Ödipuskonflikt entsprangen.

Auf den Inhalt und die Grundlage dieser frühen Schuldgefühle will ich nun an Hand eines anderen Beispieles eingehen. Die dreiunddreivierteljährige *Trude*[4] spielte wiederholt in der Analysenstunde, daß es Nacht sei. Wir sollten beide schlafen. Sie

---

[2] Rita hatte bis zum Alter von nicht ganz zwei Jahren das Schlafzimmer der Eltern geteilt, und die Wirkungen der Urszene wurden in der Analyse deutlich. Als sie zwei Jahre alt war, wurde ihr Brüderchen geboren. Dieses Ereignis führte den vollen Ausbruch der Neurose herbei.

Die Analyse umfaßte dreiundachtzig Behandlungsstunden. Sie wurde wegen Übersiedlung der Eltern ins Ausland nicht beendigt. Sie hat in den wesentlichen Punkten zu einem günstigen Resultat geführt. Die Angst wurde vermindert, die Zwangszeremonielle behoben, die Depressionserscheinungen und damit auch die Unfähigkeit, Versagungen zu ertragen, wesentlich herabgesetzt. Mit der durch die Analyse erzielten Verminderung der Ambivalenz der Mutter gegenüber und einem wesentlich verbesserten Verhältnis zu Vater und Bruder ergab sich auch zugleich die Herabsetzung der Erziehungsschwierigkeiten auf ein normales Maß. Ich hatte Gelegenheit, mehrere Jahre nach Abschluß der Analyse mich persönlich von der Haltbarkeit des Resultates zu überzeugen. Rita hatte den Übergang ins Latenzalter gut vollzogen und sich sowohl intellektuell wie charakterlich zufriedenstellend entwickelt. Trotzdem gewann ich bei diesem Wiedersehen den Eindruck, daß ein weiteres Stück der Analyse erforderlich gewesen wäre, da der Anteil der zwangsneurotischen Disposition in Ritas Charakterbildung und Wesen mir unverkennbar schien. Hierzu ist zu bemerken, daß Ritas Mutter stark zwangsneurotisch ist und von Anfang an ein überaus ambivalentes Verhältnis zur Tochter hatte. Das Verhältnis der Mutter zur Tochter hat sich zwar durch die beim Kinde erzielten günstigen Veränderungen entschieden verbessert, bildet aber noch immer eine schwere Belastung für die Entwicklung des Kindes. Eine zu Ende geführte Analyse des Kindes mit noch weiterer Auflösung zwangsneurotischer Züge hätte zweifellos ein wirksameres Gegengewicht gegen die neurosenbildende Belastung durch das neurotische Milieu ergeben. Sieben Jahre nach Beendigung der Behandlung erfuhr ich von der Mutter, daß Rita sich weiter gut entwickelt.

[3] Meine Annahme, daß in diesen Regungen sich schon die Frühstadien des Ödipuskonfliktes äußern, werde ich in Kap. VIII des vorliegenden Buches ausführlicher begründen.

[4] Ich gebe in diesem Falle und in allen folgenden Fällen das Alter an, in dem das Kind stand, als es zur Analyse kam.

kam dann aus der anderen, von ihr als ihr Zimmer bezeichneten Ecke leise auf mich zu und bedrohte mich auf verschiedene Art. Sie wollte mich in die Kehle stechen, in den Hof werfen, verbrennen, zur Polizei bringen. Sie versuchte meine Hände und Füße zu fesseln, hob die Decke der Chaiselongue auf und erklärte, sie mache »Po-Kacki-Kucki«. Es ergab sich, daß sie im Popo der Mutter nach den für sie Kinder darstellenden »Kackis« (Stuhl) suchen wollte. Ein andermal wollte sie mich auf den Bauch schlagen und behauptete, sie nehme die A-As (Stuhl) heraus und mache mich arm. Sie riß dann die (wiederholt als Kinder bezeichneten) Kissen herunter und versteckte sich mit diesen in der Sofa-Nische, wo sie sich unter lebhaften Angstäußerungen zusammenkauerte, zudeckte, lutschte und näßte. Diese ganze Situation erfolgte immer wieder nach Angriffen auf mich. Sie war aber in allen Einzelheiten des Verhaltens derjenigen gleich, die Trude schon im zweiten Lebensjahre im Bette eingenommen hatte, als sehr starker Pavor nocturnus bei ihr einsetzte. Auch damals lief sie in der Nacht immer wieder in das Schlafzimmer der Eltern, ohne angeben zu können, was sie dort wolle. Die Analyse zeigte, daß das Nässen und Schmieren Angriffe auf die koitierenden Eltern bedeutete und behob dadurch diese Symptome. Trude hatte der schwangeren Mutter die Kinder rauben, die Mutter töten und ihre Stelle beim Koitus mit dem Vater einnehmen wollen. Sie war, als die Schwester geboren wurde, zwei Jahre alt. Diese Haß- und Aggressionstendenzen waren die Ursache der im zweiten Lebensjahre sich verstärkenden Fixierung an die Mutter. Sie waren auch die Grundlage der schweren Angst und Schuldgefühle, die sich unter anderem im Pavor nocturnus äußerten. *Die frühen Schuldgefühle* und die *Angst* des kleinen Kindes haben demnach ihre Ursache in den mit dem *Ödipuskonflikt einhergehenden aggressiven Tendenzen.*[5]

[5] Die Auffassung, daß die Haß- und Aggressionstendenzen die tiefste Ursache und Grundlage der mit dem Ödipuskonflikt einhergehenden Schuldgefühle bilden, habe ich auch schon in der diesem Kapitel zugrunde liegenden gleichnamigen Arbeit (Imago, Bd. XII, 1926) und seither in mehreren Arbeiten vertreten und belegt. In meinem auf dem Internationalen Psychoanalytischen Kongreß in Oxford (Juli 1929) gehaltenen Vortrage: »Die Bedeutung der Symbolbildung für die Ichentwicklung« kam ich in diesem Punkte zu einer erweiterten Formulierung. Ich sagte dort: »Die Abwehr gegen die libidinösen Triebregungen tritt erst in den späteren Stadien des Ödipuskonfliktes hervor, in den Frühstadien des Ödipuskonfliktes wendet sie sich gegen die mit den libidinösen Triebregungen legierten destruktiven Triebe.« Diese Formulierung stimmt, meines Erachtens, in einigen

Zur Zeit, als diese Erscheinungen in der Analyse so deutlich hervortraten, brachte Trude sich fast vor jeder Analysenstunde einen körperlichen Schmerz bei. Es ergab sich, daß die Gegenstände, an denen sie sich weh tat: Tisch, Schrank, Ofen usw., der primitiven kindlichen Identifizierung entsprechend, für sie die Mutter, mitunter auch den Vater bedeuteten, die sie bestrafen.[6]

Rita, von deren Fall ich bei meinen Ausführungen ausging, war schon in ihrem zweiten Lebensjahre der Umgebung durch die Reue nach jedem noch so kleinen Vergehen und die Überempfindlichkeit gegen Tadel aufgefallen. So brach das Kind zum Beispiel in Tränen aus, als der Vater den Bären im Bilderbuch scherzhaft bedrohte. Dabei zeigte sich als bestimmend für ihre Identifizierung mit dem Bären die Angst vor dem Tadel des realen Vaters. Ihre Spielhemmung ging vom Schuldgefühl aus. Schon mit zweiundeinviertel Jahren erklärte sie wiederholt beim Puppenspiel – das ihr auch wenig Freude machte –, sie sei nicht die Mutter des Puppenkindes. Die Analyse erwies, daß sie nicht Mutter spielen durfte, weil das Puppenkind ihr unter anderem das Brüderchen bedeutete, das sie der Mutter schon während der Schwangerschaft rauben wollte. Das *Verbot des Kindeswunsches* ging aber *nicht* von der *realen Mutter* aus, sondern von einer *introjizierten,* die strenger und grausamer in ihr wirkte, als es jemals von seiten der realen Mutter geschehen war. Ein zwangsneurotisches Symptom, das Rita auch vom Alter von zwei Jahren an entwickelte, war ein zeitraubendes Schlafzeremoniell. Sein Kern bestand darin, daß sie sich in die Bettdecke fest verpacken ließ, sonst würde »eine Maus« oder ein »Butzen«, der durch das Fenster käme, ihren Butzen wegbeißen.[7] Auch

---

Punkten mit Ergebnissen überein, die FREUD in seinem neuesten Buche: *Das Unbehagen in der Kultur* niedergelegt hat. Er schreibt dort (S. 124): »Dann aber ist es doch nur die Aggression, die sich in Schuldgefühl umwandelt, indem sie unterdrückt und dem Über-Ich zugeschoben wird. Ich bin überzeugt, wir werden die Vorgänge einfacher und durchsichtiger darstellen können, wenn wir den Fund der Psychoanalyse zur Ableitung des Schuldgefühls auf die aggressiven Triebe einschränken.« Ferner (S. 125): »Nun liegt es nahe, den Satz zu formulieren: wenn eine Triebregung der Veränderung unterliegt, so werden ihre libidinösen Anteile in Symptome, ihre aggressiven Komponenten in Schuldgefühl umgesetzt.«

[6] Ich fand, daß die Wehleidigkeit und die Neigung, zu fallen und sich weh zu tun, die besonders beim kleinen Kinde häufig ist, aus Schuldgefühlen entspringt.

[7] Ritas Kastrationskomplex zeigte sich in einer Reihe von neurotischen Symptomen und in ihrer Charakterentwicklung. Auch ihre Spiele erwiesen deutlich ihre

die Puppe wurde immer in gleicher Weise verpackt. Dieses Spiel nahm ebenso wie ihr eigenes sich stetig ausbauendes Schlafzeremoniell wachsende Zeit in Anspruch und wurde unter allen Anzeichen des sie beherrschenden Zwanges durchgeführt. Einmal stellte sie in der Analysenstunde einen Elefanten neben das Puppenbett. Er sollte das Puppenkind am Aufstehen verhindern, denn sonst würde es leise in das Schlafzimmer der Eltern gehen und diesen »etwas tun oder wegnehmen«. Der Elefant (eine Vater-Imago) sollte die hindernde Rolle der introjizierten Eltern übernehmen, deren Einspruch schon aus der Zeit in ihr nachwirkte, da sie im Alter zwischen einundeinviertel und zwei Jahren die Stelle der Mutter beim Vater einnehmen, der schwangeren Mutter das Kind rauben, die Eltern verletzen und kastrieren wollte. Damit klärte sich aber auch der Sinn des *Schlafzeremoniells* auf: das Verpacken in die Bettdecke sollte Rita am Aufstehen und an der Ausführung der *aggressiven, gegen die Eltern* gerichteten Tendenzen *verhindern.* Da sie aber auch als Strafe für diese Regungen analoge Angriffe seitens der Eltern erwartete, bezweckte das feste Verpacken in die Bettdecke auch einen Schutz gegen Angriffe. So fürchtete sie zum Beispiel, daß der »Butzen« – der väterliche Penis – ihren »Butzen« zur Strafe für ihre Kastrationswünsche gegen den Vater abbeißen und sie am Genitale beschädigen würde.

Die Wut- und Angstreaktionen, die im Verlauf solcher Spiele einer Bestrafung des Puppenkindes folgten, bewiesen auch, daß Rita innerlich *beide Rollen* spielte; die der *richtenden Autoritäten* und die des *bestraften Kindes.* Sie bewiesen ferner, daß diese Angst *nicht nur* den *realen* Eltern, sondern weit mehr den überaus strengen *introjizierten* Eltern galt. Was uns da entgegentritt, entspricht dem, was wir beim Erwachsenen das *Über-Ich*[8] nennen. Die typischen Erscheinungen, die wir in deutlichster Ausbildung feststellen können, wenn der Ödipuskomplex seinen Höhepunkt erreicht hat und die seinem Abklingen vorangehen, sind der Endabschluß einer Entwicklung, die sich über Jahre erstreckt. Die Frühanalyse zeigt, daß der Ödipuskonflikt schon in der zweiten Hälfte des ersten Lebensjahres einsetzt und daß zugleich auch schon die Bildung des Über-Ich beginnt.

---

starke Vateridentifizierung und ihre vom Kastrationskomplex stammende Angst, in der männlichen Rolle zu versagen.

[8] Meiner Auffassung nach kommt auch schon den frühesten Identifizierungen die Bezeichnung Über-Ich zu. Ich begründe diese Auffassung im achten Kapitel.

Wenn aber schon das kleine Kind unter dem Druck des Schuldgefühls steht – wie es meine Erfahrungen beweisen –, so ergibt sich hieraus eine grundlegende Voraussetzung für die Analyse des kleinen Kindes. Dennoch scheinen aber beim Kinde eine Reihe von Vorbedingungen für die Analyse zu fehlen. Das Kind weist nur eine schwache Realitätsbeziehung auf und hat anscheinend auch kein Motiv, die Schwierigkeiten einer analytischen Behandlung in Kauf zu nehmen, da es im allgemeinen kein Krankheitsgefühl hat. Die größte Schwierigkeit scheint sich aber aus der Tatsache zu ergeben, daß wir Assoziationen durch die Sprache, wie wir sie beim Erwachsenen als Grundlage der analytischen Arbeit kennen, beim Kinde nicht oder nur sehr unvollkommen erhalten. Ich will zunächst auf diese letztgenannte Schwierigkeit eingehen.

Aus den Unterschieden der frühkindlichen Psyche von der reiferen ergab sich mir der Weg, der Assoziationen des Kindes im vollsten Maße habhaft zu werden und auch den Zugang zu seinem Unbewußten zu finden. Die von mir ausgearbeitete Technik der Spielanalyse baut sich auf den Besonderheiten des kindlichen Seelenlebens auf. Das Kind bringt durch das Spiel Phantasien, Wünsche, Erlebnisse in symbolischer Weise zur Darstellung. Es bedient sich dabei der gleichen Sprache, der archaischen, phylogenetisch erworbenen Ausdrucksweise, die wir aus dem Traume kennen. Wir können sie nur verstehen, wenn wir uns ihr in der Weise nähern, die uns FREUD für das Erkennen des *Traumes* gelehrt hat. Die Symbolik ist nur ein Teil davon. Wir müssen, wenn wir das *Spiel* im Zusammenhang mit dem ganzen Gehaben des Kindes in der Analysenstunde richtig erfassen wollen, nicht nur die oft im Spiel so deutlich hervortretende *Symbolik*, sondern *alle Darstellungsmittel* und *Mechanismen* der *Traumarbeit* beachten und der Erforschung der ganzen Zusammenhänge eingedenk bleiben. Immer wieder läßt sich in Frühanalysen feststellen, wie vieldeutig jedes einzelne Spielzeug und jede einzelne Spielhandlung ist, und daß wir die jeweilige Bedeutung nur aus der Kenntnis der weiteren Zusammenhänge und der ganzen *analytischen Situation* erschließen und deuten können. Beispielsweise hatte für Rita die Puppe, mit der sie spielte, zeitweise Penisbedeutung, dann wieder die Bedeutung des der Mutter geraubten Kindes, oder sie stellte sie selbst dar. Die volle analytische Wirkung wird erzielt, indem die *Zusammenhänge mit dem Schuldgefühl* durch die Deutung der kleinsten Einzelheiten des Spieles klargelegt werden. Was uns das Kind in einer Analysenstunde zeigt, wobei es vom Spiel mit dem Spielzeug zur Darstellung durch die eigene Person übergeht, dann wieder zum Spiel mit Wasser, zum Ausschneiden von Papier, zum Zeichnen – *wie* es das tut, *warum* der Wechsel einsetzt und *welche Mittel* es zur Darstellung wählt –, dieses bunte, oft wirr und sinnlos scheinende Durcheinander zeigt sich als wohlgeordnet und wird sinnvoll, wenn wir es wie den Traum deuten. Sehr häufig stellt übrigens das Kind im Spiel das gleiche dar wie in einem vorher berichteten Traum und bringt oft Assoziationen zu einem Traum durch das anschließende Spiel, das ja seine wichtigste Ausdrucksweise ist. Bei Anwendung dieser Spieltechnik finden wir bald, daß uns das Kind nicht weniger *Assoziationen* zu einzelnen *Spielstücken* bringt als der Erwachsene zu den Traumstücken. Die Einzelheiten des Spieles zeigen dem aufmerksamen Beobachter den Weg; dazwischen spricht das Kind auch allerlei, was voll als Assoziationen zu werten ist.

Vielfach überrascht die Leichtigkeit, mit der Deutungen zeitweise aufgenommen werden. Das Kind zeigt sogar mitunter ausgesprochene Lust dabei. Die Erklärung dafür ist wohl die, daß beim Kinde in gewissen Schichten die Kommunikation zwischen Bewußtem und Unbewußtem noch eine leichtere, der Rückweg daher einfacher herzustellen ist. Die Deutung erzielt häufig sehr schnell eine Wirkung, auch wenn das Kind sie anscheinend nicht bewußt zur Kenntnis genommen hat. Dies äußert sich darin, daß das Spiel, das infolge des eingetretenen Widerstandes abgebrochen worden war, wieder aufgenommen wird, sich verändert, sich ausbreitet und tiefere Schichten zur Darstellung bringt. Mit der Auflösung von Angst und dem Wiedereinsetzen von Spiellust zugleich hat sich auch der analytische Kontakt wieder befestigt. Indem der zu einer Verdrängung nötige Kraftaufwand infolge der Deutung wegfällt, entsteht nach der Deutung frische Lust am Spiel. Wir stoßen aber zeitweise auf sehr schwer zu überwindende Widerstände. Das ist meist dann der Fall, wenn wir auf Angst in den tieferen Schichten treffen.

Die archaische, symbolische Darstellungsform, deren sich das Kind bedient, ist mit einem anderen primitiven Mechanismus verbunden. Das Kind setzt nämlich im Spiel die *Handlungen* – die ja ursprünglich an Stelle der Gedanken standen – *an Stelle der Worte*, d. h. das *Agieren* spielt bei ihm eine überragende Rolle. In der »Geschichte der infantilen Neurose« sagt FREUD:

»Die Analyse, die man am neurotischen Kinde selbst vollzieht, wird von vornherein vertrauenswürdiger erscheinen, aber sie kann nicht sehr inhaltsreich sein; man muß dem Kinde zu viele Worte und Gedanken leihen und wird vielleicht doch die tiefsten Schichten undurchdringlich für das Bewußtsein finden.«[9]

Wenn wir uns dem Kinde mit der Technik der Erwachsenenanalyse nähern, so können wir sicherlich nicht zu den tiefsten Schichten vordringen. Gerade diese sind es aber, die – ebenso in der Analyse des Kindes wie in der des Erwachsenen – für den Wert und für den Erfolg einer Analyse ausschlaggebend sind. Wenn wir aber auf die psychologischen Unterschiede zwischen dem Kinde und dem Erwachsenen Bedacht nehmen, auf die Tatsache, daß wir Unbewußtes noch neben Bewußtem, die primitivsten Strebungen neben kompliziertesten Entwicklungen wirksam finden, wenn wir also die Ausdrucksweise des Kindes richtig verstehen, so kommen alle diese Bedenken und Nachteile in Fortfall. Wir finden dann, daß die Forderungen, die wir an Tiefe und Umfang der Analyse stellen dürfen, nicht hinter denen der Erwachsenenanalyse zurückstehen. Im Gegenteil, wir können in der Kinderanalyse bis zu Erlebnissen und Fixierungen zurückgehen, die in der Erwachsenenanalyse häufig *nur noch rekonstruierbar* sind, während sie uns das Kind *unmittelbar darstellt.*[10]

Ich habe in meinem Kongreßvortrag in Salzburg[11] ausgeführt, daß die jeder *Spieltätigkeit* zugrunde liegende, als fortgesetzter Spielantrieb (Wiederholungszwang) wirkende Abfuhr der *Masturbationsphantasien* ein *fundamentaler Mechanismus des Kinderspieles* und *aller* weiteren *Sublimierungen ist* und die *Spiel- und Lernhemmung* auf der *übermäßigen Verdrängung dieser Phantasien* (und damit der *Phantasie*) beruht. Mit den *Masturbationsphantasien* sind die Sexualerlebnisse verknüpft und gelangen mit diesen im *Spiel* zur *Darstellung* und *Abreaktion.* Unter diesen Erlebnissen spielen die Darstellungen der Urszene eine überragende Rolle; sie stehen auch regelmäßig in den Frühanaly-

---

[9] Ges. Schr., Bd. VIII, 440f.

[10] Diese unmittelbare Darstellung, die neben der weitgehenden Abreaktion der Affekte das vollkommenste Durchleben der ursprünglichen Situation in der Analyse und damit eine weitgehende Auflösung der Fixierung mit Hilfe der Deutungen ermöglicht, macht die Frühanalyse zu einem besonders erfolgreichen Zweig der psychoanalytischen Therapie.

[11] Int. PsA. Kongreß Ostern 1924. (Dieser Vortrag blieb unveröffentlicht.)

sen im Vordergrunde. Meistens gelangt man erst nach einem größeren Stück Analyse, das die Urszene und die genitalen Entwicklungen teilweise klargelegt hat, zu den Darstellungen der prägenitalen Erlebnisse und Phantasien.

Die vierundeinvierteljährige *Ruth* zum Beispiel, die als Säugling längere Zeit hungerte, da die Mutter wenig Milch hatte, nennt beim Spiel am Waschbecken den Wasserhahn einen Milchhahn. Sie erklärt, daß die Milch in die »Münder« (Abflußlöcher) läuft, daß Milch aber ganz wenig fließt. Dieses ungestillte orale Verlangen tritt in zahlreichen Spielen und Darstellungen hervor und zeigt sich in ihrer ganzen Einstellung. (So behauptete sie zum Beispiel, daß sie arm sei, nur einen Mantel besitze, wenig zu essen bekomme, was aber der Realität keineswegs entsprach.)

Die sechsjährige zwangsneurotische *Erna,* für deren Neurose die Erfahrungen der Reinlichkeitsgewöhnung von Bedeutung waren,[12] führte mir diese bis in die kleinsten Einzelheiten vor. Sie setzt zum Beispiel ein Püppchen auf einen Baustein, läßt es defäzieren und stellt ringsherum Püppchen auf, die es bewundern. Nach dieser Darstellung bringt Erna wieder das gleiche Material im Rollenspiel. Ich habe ein sich beschmutzendes Wikkelkind darzustellen, sie ist die Mutter. Das Wickelkind wird verwöhnt und bewundert. Dann folgt eine Wutreaktion und Erna spielt plötzlich eine strenge Lehrerin, die das Kind mißhandelt. Erna hat mir so vorgespielt, wie sie in früher Kindheit fühlte, als Erziehungsmaßregeln einsetzten und sie die übergroße Liebe, die ihr als Säugling dargebracht wurde, zu verlieren glaubte.

Die Bedeutung des *Agierens* und *Phantasierens* im Dienste des *Wiederholungszwanges* kann in der Kinderanalyse nicht hoch genug eingeschätzt werden. Das kleine Kind agiert natürlich in weit größerem Maße, aber auch das ältere greift häufig zu diesem primitiven Mechanismus. Der damit für das Kind verbundene Lustgewinn, der aber immer nur Mittel zum Zwecke bleiben darf, ist als ein Motor der Analyse für deren Fortführung unentbehrlich. Haben wir aber die Analyse in Gang gebracht und durch Auflösung von Angstquantitäten ein Gefühl der Erleichterung bei unserem kleinen Patienten erreicht – was mit Hilfe der Deutungstechnik häufig schon in den ersten Stunden

---

[12] Ein ausführlicher Bericht über Ernas Krankengeschichte folgt in Kap. III.

der Fall ist –, so finden wir in diesem Gefühl der Erleichterung eine Stütze für die Weiterarbeit. Es vermittelt nämlich auch dem Kinde, das früher gar kein Motiv für die Analyse hatte, eine Einsicht in den Nutzen und Wert der analytischen Arbeit, die der Krankheitseinsicht des Erwachsenen als Motor der Analyse entspricht. Die Fähigkeit zu einer solchen Einsicht beweist aber auch ein wesentliches, beim kleinen Kinde überraschendes Stück Realitätsbeziehung. Ich will nun im folgenden auf das Verhältnis des Kindes zur Realität näher eingehen.

Im Verlaufe der Analyse können wir feststellen, daß die vorher so schwache Beziehung des Kindes zur Realität während der analytischen Arbeit sich fortwährend verstärkt. Das Kind beginnt dann zum Beispiel zwischen der *gespielten* und der *wirklichen* Mutter oder dem *hölzernen* und dem *lebenden* Brüderchen zu unterscheiden und beharrt fest darauf, dies und jenes habe es *nur* dem *hölzernen* Brüderchen antun wollen, das *wirkliche* habe es doch lieb. Nur nach Überwindung starker Widerstände nimmt es dann zur Kenntnis, daß seine Aggression den *wirklichen Objekten* gilt. Damit ist aber gewöhnlich – auch bei den ganz Kleinen – ein sehr bedeutender Fortschritt in der Realitätsanpassung erfolgt.

Die dreiundeinvierteljährige *Trude* ging nach einer einzigen Analysenstunde mit ihrer Mutter auf Reisen. Ein halbes Jahr später wurde die Analyse fortgesetzt. Von allem inzwischen Erlebten sprach sie erst nach längerer Zeit einmal anläßlich eines Traumes, den sie mir berichtete. *Sie war mit ihrer Mutter wieder in Italien in dem ihr bekannten Restaurant. Die Kellnerin gab ihr keinen Himbeersaft, weil keiner mehr da war.* Die Deutung ergab unter anderem[13] den nicht verwundenen Schmerz des Kindes um die Entziehung der Mutterbrust und den Neid auf die kleine Schwester. Während mir Trude sonst allerlei anscheinend Nebensächliches berichtete, auch wiederholt Einzelheiten der ersten, ein halbes Jahr zurückliegenden Analysenstunde erwähnte, hatte nur die aus der analytischen Situation sich erge-

---

[13] Dieser Traum erwies sich als ein Straftraum. Die Analyse deckt auch die ihm zugrunde liegenden, gegen die Schwester und Mutter (aus der oralen Versagung und der Ödipussituation) gerichteten Todeswünsche und das daraus resultierende Schuldgefühl auf. Auch bei allen anderen von mir analysierten Träumen kleiner Kinder konnte ich – ebenso wie beim Kinderspiel – neben der Wunschtendenz auch die *Wirksamkeit* des *Über-Ichs* feststellen. Ich fand, daß auch beim einfach gebauten Wunschtraum des kleinen Kindes das Schuldgefühl latent wirksam ist.

bende Beziehung zur erlittenen Versagung den Anlaß gegeben, ihrer Reise zu gedenken, die sonst für sie nicht von Interesse war.

Das neurotische Kind verträgt die Realität darum so schlecht, weil es Versagungen nicht ertragen kann. Es erwehrt sich der Realität, indem es sie ablehnt. Grundlegend aber und der Prüfstein für alle fernere *Anpassungsfähigkeit an die Realität* ist die größere oder geringere Fähigkeit, die aus der *Ödipussituation* resultierende *Versagung zu ertragen.* Auch beim kleinen Kinde ist deshalb die zu starke Ablehnung der Realität (die häufig durch eine scheinbare Anpassung und »Folgsamkeit« verdeckt wird) ein Kennzeichen der Neurose, die sich nur durch ihre Äußerungsformen von der Realitätsflucht des erwachsenen Neurotikers unterscheidet. Darum muß auch schon in der *Frühanalyse* eines der Endergebnisse die *gelungene Anpassung* an die Realität sein. Sie drückt sich beim Kinde unter anderem in der *Verminderung* von *Erziehungsschwierigkeiten* aus; es ist eben fähig geworden, reale Versagungen zu ertragen.

Wir sehen also, der Weg, den wir in der Analyse des Kindes nehmen, geht von anderen Zugängen aus. Wir wenden uns auf dem kürzesten Weg über das Ich vor allen Dingen an das Unbewußte des Kindes und erreichen so nach und nach auch die Beziehung zu seinem Ich. Indem wir durch die Analyse die übermäßige Wirksamkeit des Über-Ichs, die das schwache Ich des kleinen Kindes weit mehr bedrängt als das des Erwachsenen, herabsetzen, *stärken wir das Ich* und tragen wesentlich zu dessen Entwicklung bei.[14]

Ich habe von der in den Frühanalysen festzustellenden schnellen Wirkung von Deutungen berichtet und mitgeteilt, daß wir diese Wirkungen an zahlreichen Anzeichen feststellen können, so an der Entwicklung des Spieles, der Befestigung der Übertragung, der Verminderung der Angst usw. Trotzdem scheint das Kind längere Zeit hindurch die Deutungen nicht bewußt zu ver-

---

[14] Das Kind vermag nicht – wie dies beim Erwachsenen nach Beendigung der Analyse oft der Fall ist – Veränderungen in seinen Lebensverhältnissen vorzunehmen. Aber wir haben ihm sehr weitgehend geholfen, wenn wir ihm die Möglichkeit geben, sich zufolge der Analyse in den bestehenden Verhältnissen wohler zu fühlen und besser zu entwickeln. Übrigens setzt häufig die Behebung der Neurose des Kindes auch die Schwierigkeiten des Milieus herab. Ich konnte zum Beispiel feststellen, daß die Mutter viel weniger neurotisch reagierte, sobald beim Kinde zufolge der Analyse günstige Veränderungen eingetreten waren.

arbeiten. Ich konnte feststellen, daß eine bewußte Verarbeitung später erfolgt. Sie hängt mit der wachsenden Realitätsanpassung und Ichentwicklung zusammen und hält mit ihr Schritt. Analog vollzieht sich auch der Vorgang der Aufklärung. Die Analyse fördert längere Zeit nur Material für Sexualtheorien und Geburtsphantasien zutage und die Aufklärung erfolgt schrittweise, indem durch die Deutungen die gegen die Aufklärung wirksamen unbewußten Widerstände behoben werden. Die *volle sexuelle Aufklärung* ist somit ebenso wie die *Realitätsanpassung* ein *Resultat der beendigten Analyse.* Sie gehört zu den Anforderungen, die wir an eine abgeschlossene Analyse zu stellen haben.

Ebenso wie sich die Ausdrucksmittel des Kindes von denen des Erwachsenen unterscheiden, trägt auch die *analytische Situation* in der *Kinderanalyse* ein durchaus abweichendes Gepräge. Sie ist aber doch in beiden Fällen *wesensgleich.* Die konsequente Deutung, die schrittweise Auflösung der Widerstände, das stete Zurückführen der positiven und negativen Übertragung auf frühere Situationen führt auch beim Kinde zur vollen Herstellung der richtigen analytischen Situation.

Eine Voraussetzung dafür ist, daß sich der Analytiker *jeder nichtanalytischen,* also auch pädagogischen *Beeinflussung,* analog wie beim Erwachsenen, *enthält.* Die Übertragung wird demnach durchaus analog der in Erwachsenenanalysen gehandhabt und wir sehen dann auch beim Kinde die Symptome und Schwierigkeiten sich um die analytische Situation gruppieren. Es kommt zur Neuauflage früherer Symptome, beziehungsweise der beim Kinde diesen entsprechenden früheren Schwierigkeiten oder Unarten. So tritt zum Beispiel Bettnässen wieder auf, oder es kommt wiederholt vor, daß selbst drei- und vierjährige Kinder in gewissen Situationen, die eine Wiederholung früherer darstellen, auch wieder die Sprache des ein- oder zweijährigen Kindes annehmen.

Entsprechend der zuerst vorwiegend unbewußt vor sich gehenden Verarbeitung der gewonnenen Einsichten wird das Kind nicht auf einmal vor die Situation gestellt, Erkenntnisse in bezug auf sein Verhältnis zu den Eltern zu revidieren, sondern dies geht zuerst gefühlsmäßig vor sich. Ich habe als Wirkung dieser *stufenweise verarbeiteten Erkenntnisse* immer nur eine Erleichterung für das Kind feststellen können, ein wesentlich günstigeres Verhältnis zu den Eltern und damit auch eine erhöhte soziale Anpassung und Erziehbarkeit. Die durch die Analyse gemilderten Forderungen des Über-Ichs können nun von dem weniger bedrängten und aus diesem Grund stärkeren Ich leichter befolgt werden.

Das Kind vermag dann auch sehr wohl zum Teil an Stelle der Verdrängung die Verurteilung zu setzen. Dies äußert sich auch darin, daß die Kinder in einem *späteren Stadium der Analyse* zu ihren sadistischen Begierden, die in einem früheren Stadium stärker wirksam waren und deren Deutung damals auf schwerste Widerstände stieß, eine solche Distanz gewonnen haben, daß sie sie nun gelegentlich mit *Humor* beurteilen.[15] Ich hörte dann auch von ganz kleinen Kindern einen Scherz darüber, daß sie zum Beispiel früher wirklich die Mutti ganz fressen oder zerschneiden wollten. Die mit diesen Veränderungen verbundene *Verminderung* der *Schuldgefühle* ermöglicht aber zugleich auch die *Sublimierung* der früher ganz verdrängten *sadistischen Begierden.* Dies äußert sich praktisch in dem Aufhören der Spielhemmung (oder der Lernhemmung) und in dem Einsetzen von zahlreichen Interessen und Betätigungen.

Ich bin in diesem Kapitel von der *Technik* der *Frühanalyse* als der für meine Methode grundlegenden ausgegangen. Da die von mir besprochenen Besonderheiten der frühkindlichen Psyche auch noch beim größeren Kinde oft sehr stark sind, fand ich die Anwendung dieser Technik auch beim größeren Kinde unentbehrlich. Da aber andrerseits bei diesem ein schon entwikkeltes Ich vorhanden ist, ergibt sich die Notwendigkeit zu *Modifizierungen der Technik für das Latenz- und Pubertätsalter,* deren Einzelheiten ich im Verlaufe meiner Ausführungen besprechen werde. Inwieweit sich diese modifizierte Technik mehr der Frühanalyse oder mehr der Erwachsenenanalyse annähert, hängt nicht nur von dem Alter, sondern auch von der speziellen Struktur des Falles ab.

Folgende prinzipielle Gesichtspunkte liegen meiner Technik für alle kindlichen Altersstufen zugrunde: Die *akutere Angst* des Kindes und des Jugendlichen macht es erforderlich, den

---

[15] Die Erfahrung, daß mit der Milderung des Über-Ichs beim Kinde der Humor sich entwickelt, scheint mir eine volle Bestätigung der Auffassung FREUDS vom Wesen des Humors, den er auf die Wirksamkeit eines freundlichen Über-Ichs zurückführt. Er schreibt (*Der Humor,* Ges. Schr., Bd. XI, S. 408): »... und endlich, wenn das Über-Ich durch den Humor das Ich zu trösten und vor Leiden zu bewahren strebt, so hat es damit seiner Abkunft von der Elterninstanz nicht widersprochen.«

Zugang zur Angst und zum unbewußten Schuldgefühl so schnell wie möglich zu öffnen und die *analytische Situation baldigst herzustellen.* Beim *kleineren* Kinde äußert sich die Angst leicht in *Angstanfällen.* Im *Latenzalter* nimmt sie vorwiegend die Form *mißtrauischer Abweisung* an. *Im Pubertätsalter* mit seinen starken Affektäußerungen kommt es wieder zu akuten Angstentbindungen, die aber gemäß dem entwickelteren Ich den Charakter *trotziger* und heftiger *Widerstände* aufweisen und geeignet sind, den Abbruch der Analyse herbeizuführen. Die Möglichkeit, schnell Angstquantitäten aufzulösen, ergibt sich in Analysen aller Altersstufen von vornherein aus der *konsequenten Handhabung* und Auflösung der *negativen Übertragung.* Wenn wir uns aber zur Phantasie und zum Unbewußten den Zugang verschaffen wollen, so weist uns die dem Kinde – und zwar auch dem größeren Kinde – gemäße indirekte symbolische Darstellung den Weg. Indem durch Auflösung von Angstquantitäten die Phantasie freier wird, haben wir nicht nur den Zugang zum Unbewußten erschlossen, sondern aktivieren mehr und mehr Mittel der Darstellung[16] auch in den Fällen, in denen wir von anscheinend phantasielosen Darstellungen aus den Zugang eröffnen.

Ich fasse meine Ausführungen dahin zusammen: Die besonderen primitiven psychischen Eigentümlichkeiten des kindlichen Seelenlebens machen eine ihnen angepaßte andersartige Technik nötig. Mittels der Technik der Spielanalyse vermögen wir zu den tiefsten verdrängten Erlebnissen und Fixierungen zu gelangen und damit die Entwicklung des Kindes von Grund aus zu beeinflussen.

Es handelt sich dabei nur um einen *Unterschied* der *Technik, nicht* des *Behandlungsprinzipes.* Die Analyse der Übertragungssituation und des Widerstandes, die Behebung der frühinfantilen Amnesie und der Auswirkungen der Verdrängung, sowie das Aufdecken der Urszene werden mittels der Spieltechnik durch-

[16] Dann aber wird auch die Sprache in dem Umfange, als das Kind sie beherrscht, zum Mittel der Analyse. Daß wir uns ganze Strecken der Analyse ohne die Sprache behelfen müssen, ergibt sich nur zum Teil aus der mangelnden Sprachfähigkeit des kleinen Kindes, zum anderen Teil aus der akuten Angst, die zur indirekten Darstellung führt. Da die primäre archaische Darstellung am Spielzeug und durch Agieren ein wesentliches Ausdrucksmittel des Kindes ist, so könnten wir freilich mit der Sprache allein nie eine tiefgehende Kinderanalyse durchführen; aber andrerseits scheint es mir ein Erfordernis einer zu Ende geführten Analyse des Kindes jeden Alters zu sein, daß das Kind auch von der Sprache, die die Brücke zur Realität herstellt, in vollem Maße in der Analyse Gebrauch mache.

geführt. Es gelten also für diese Technik alle Kriterien des psychoanalytischen Verfahrens. *Die Spielanalyse führt zu den gleichen Wirkungen wie die klassische Technik, nur in den technischen Maßnahmen paßt sie sich der kindlichen Seele* an.

Zweites Kapitel

Die Technik der Frühanalyse

Im ersten Kapitel habe ich klarzulegen versucht, welche besonderen, vom Erwachsenen abweichenden psychischen Mechanismen und welche Analogien mit dem Erwachsenen wir beim kleinen Kinde wirksam finden. Auf diesen Unterschieden und Ähnlichkeiten, welche eine besondere Technik erforderlich machen, baut sich die von mir ausgearbeitete Methode der Spielanalyse auf.

Ich habe in meinem Behandlungszimmer auf einem Tischchen einfaches kleines Spielzeug liegen: kleine hölzerne Männchen, Frauchen, Wagen, Autos, Züge, Tiere, Bausteine, Häuser, ferner Papier, Schere, Bleistifte. Auch das sonst spielgehemmte Kind betrachtet das Spielzeug zumindest, greift danach und gibt mir bald durch die Art, wie es damit zu spielen beginnt oder das Spielzeug weglegt und sich sonst dazu verhält, einen Einblick in seine Komplexe. Ich will nun an dem Auszug der Analyse eines kleinen Kindes die Grundzüge der Spieltechnik klarlegen.

Die Erziehung des dreiunddreivierteljährigen *Peter* bereitete große Schwierigkeiten, da er überaus an die Mutter fixiert und sehr ambivalent war. Er ertrug Versagungen nicht, war vollkommen spielgehemmt und machte einen ungewöhnlich ängstlichen, wehleidigen und nicht knabenhaften Eindruck. Zeitweise war er überaggressiv und höhnisch; er vertrug sich schlecht mit anderen Kindern, insbesondere mit dem jüngeren Bruder. Die Analyse sollte, da es in der Familie mehrere Fälle von schweren Neurosen gab, vorwiegend eine prophylaktische sein. Im Verlauf der Behandlung stellte sich jedoch bei Peter eine so schwere Neurose und ein solcher Grad von Gehemmtheit heraus, daß er wohl schon den Anforderungen der Schule nicht hätte entsprechen können und früher oder später erkrankt wäre.[1]

[1] Der volle Erfolg der zweihundertachtundsiebzig Stunden umfassenden Behandlung (die sich mit Unterbrechungen über einen Zeitraum von zwei Jahren und drei Monaten erstreckte) zeigte sich in dem Schwinden der hier erwähnten Schwierigkeiten und in den weitgehenden günstigen Veränderungen im Wesen und Charakter des Kindes. Peter hat nicht nur die Angst, sondern auch die seinem ganzen Wesen aufgeprägte Ängstlichkeit verloren. Er ist heiter und vergnügt; die Spielhemmung ist behoben, das Verhältnis zu anderen Kindern wie auch insbeson-

Peter greift gleich zu Beginn der ersten Analysenstunde nach den Wagen und Autos und stellt sie hintereinander zu einer langen Reihe auf; dann stellt er die Wagen nebeneinander auf. Er wiederholt diese zweierlei Arten des Aufstellens mehrere Male. Dazwischen hat er zwei mit Pferden bespannte Wägelchen wiederholt so gegeneinander geschoben, daß die Füße der Pferde zusammenstoßen. Gleich darauf sagt er: »Ich habe ein Brüderchen Fritz bekommen.« Ich frage ihn, was denn die Wagen machten? Er erwidert: »Das ist nicht schön«, hört auch sofort damit auf, wiederholt es aber bald wieder. Dann läßt er einige Male zwei Pferdchen in der gleichen Art gegeneinander stoßen. Da ich nun sage: »Du, das soll zwei Menschen vorstellen, die so zusammenstoßen«, antwortet er zuerst: »Nein, das ist nicht schön«, dann: »Ja, das sind zwei Menschen, die zusammenstoßen.« Er fügt hinzu: »Die Pferde haben auch gestoßen, jetzt gehen sie schlafen.« Er bedeckt sie dann ganz mit Bausteinen und meint: »Jetzt sollen sie ganz tot sein, ich habe sie eingegraben.« In der zweiten Analysenstunde stellt er gleich wieder Wagen und Autos auf die zweierlei Arten auf; hintereinander zu einer langen Reihe und nebeneinander. Dazwischen läßt er wieder zwei Wagen und dann wieder zwei Lokomotiven – ebenso wie in der ersten Stunde – gegeneinander stoßen. Dann stellt er zwei kleine Schaukeln nebeneinander, zeigt mir den inneren, freibeweglichen, länglichen Teil und sagt: »Schau, wie das bammelt und stößt.« Nun deute ich. Indem ich auf die bammelnden Schaukeln, die Lokomotiven, die Wagen, die Pferde verweise, sage ich: »Die sollen immer zwei Menschen – den Papa und die Mutti – vorstellen, die ihre Tüpödichen[2] (das war seine Be-

dere zu seinem jüngeren Bruder ein sehr gutes. In den Jahren, die seit Beendigung der Behandlung vergangen sind, hat der Knabe sich vorzüglich entwickelt. Er ist ein sehr guter Schüler, wißbegierig und lerneifrig, auch geschickt in sportlichen Dingen, leicht erziehbar, allen sozialen Anforderungen vollkommen gewachsen. Hierbei ist hervorzuheben, daß schon während der Analyse und auch in den der Analyse folgenden Jahren schwere Erschütterungen des Familienlebens für das Kind eine ungewöhnliche Belastung mit sich brachten. (Letzte Nachricht sechs Jahre nach Abschluß der Behandlung.)

[2] In den Frühanalysen gehören die individuellen Bezeichnungen für die Genitalien und die exkrementellen Funktionen zu den Dingen, die ich in den Vorbesprechungen mit der Mutter in Erfahrung bringe. Ich will hier allgemein bemerken, daß ich in meiner Bezeichnung der Genitalien, der Exkremente usw. stets die Ausdrücke des Kindes diesem gegenüber verwende. Der Einfachheit halber führe ich aber in den nun folgenden Berichten aus anderen Analysen die individuellen Bezeichnungen des Kindes nicht mehr an.

zeichnung für das Genitale) gegeneinander stoßen.« Da widerspricht er: »Nein, das ist nicht schön«, läßt aber immerfort weiter die Wagen aneinander stoßen und sagt dazu: »*So* haben sie ihre Tüpödichen gegeneinander gestoßen.« Gleich darauf erzählt er wieder von seinem kleinen Brüderchen. Auch in der ersten Stunde war ja auf das Aufeinanderstoßen der Wagen die Mitteilung gefolgt, er habe ein Brüderchen bekommen. Ich deute nun wieder: »Du hast dir gedacht, daß Papa mit Mutti die Tüpödichen zusammenstoßen und daß davon das Brüderchen Fritz gekommen ist.« Nun läßt er auch einen dritten kleinen Wagen mitstoßen. Ich deute: »Das stellt dein Tüpödichen vor. Du wolltest mit Papas und Muttis Tüpödichen zusammen auch dein Tüpödichen mitstoßen.« Darauf fügt er einen vierten Wagen hinzu und sagt: »Das ist Fritz«, und stellt auf die zwei Lokomotiven die zwei kleinen Wagen auf. Dann auf einen Pferdewagen zeigend: »Das ist Papa« – einen anderen daneben stellend – »das ist Mutti«. Nun wieder auf den Papawagen zeigend: »Das bin ich« – auf den Muttiwagen zeigend: »das bin auch ich«, womit er seine Identifizierung mit beiden koitierenden Elternteilen zeigt. Peter läßt nun die zwei kleineren Wagen immer wieder gegeneinander stoßen und erzählt von »zwei Pipihühnern«, die er und sein Brüderchen in das Schlafzimmer ließen, »damit sie sich beruhigen; dort haben sie aber gestoßen und gespuckt. Er und Fritz sind aber nicht ungezogene Straßenjungen, sie spucken und stoßen nicht«. Als ich ihm deute, daß die Pipihühner die Tüpödichen von ihm und Fritz sind, die miteinander stoßen und spucken, also onanieren, stimmt er nach einigem Widerstand bei.

Ich kann hier nur kurz berichten, wie unter der Wirkung der fortgesetzten Deutungen die durch das Spiel dargestellten Phantasien immer freier werden, dementsprechend sich die Spielhemmung verringert, das Spiel sich ausbreitet, gewisse Einzelheiten so lange wiederkehren, bis sie durch die Deutung klargelegt werden, um dann wieder anderen Einzelheiten Platz zu machen. Ebenso wie die *Assoziationen* zu den *Traumstücken* zur Aufdeckung des *latenten Trauminhaltes* führen, vermitteln *die Einzelheiten* der *Spielhandlungen*, die den Assoziationen entsprechen, einen Einblick in den *latenten Spielinhalt*. Indem ferner in der Spielanalyse nicht weniger als in der Erwachsenenanalyse immer wieder die gegenwärtige Situation als *Übertragungssituation* aufgefaßt, die Beziehung zur *ursprünglich erlebten* oder *phantasierten Situation* hergestellt wird, gibt sie dem Kinde die Möglichkeit, diese Situation in der *Phantasie* voll *durchzuleben* und *durchzuarbeiten.* Dadurch aber und indem die Analyse auch die *Infantilerlebnisse* und grundlegenden Ursachen der Sexualentwicklung aufdeckt, *löst* sie *Fixierungen* auf und macht *Fehlentwicklungen rückgängig.*

Der jetzt folgende weitere Ausschnitt aus Peters Analyse soll den Nachweis erbringen, daß die in den ersten Analysenstunden gegebenen Deutungen durch spätere analytische Ergebnisse bestätigt wurden. Einige Wochen später wird Peter, als in der Analysenstunde ein Männchen umfällt, wütend. Gleich darauf fragt er nach der Konstruktion eines Autos und »wieso es stehen kann?« – zeigt mir dann ein winziges Reh, das umfällt, verlangt zu urinieren[3] und sagt dabei auf der Toilette: »Ich mache Pisch – ich *habe* ein Tüpödichen.« Ein in einem Häuschen (von ihm die Toilette benannt) sitzendes Männchen, das er als einen Jun-

[3] Wie ich im ersten Kapitel begründete, halte ich es auch in der Kinderanalyse zur Herstellung und Aufrechterhaltung der analytischen Situation für notwendig, daß der Analytiker ein rein analytisches Verhältnis zum Kinde einhält. Die Analyse des Kindes macht aber gewisse Modifizierungen dieses Prinzips erforderlich: zum Beispiel bin ich kleineren Kindern, die in diesem Punkte auch zu Hause noch besorgt werden, auf der Toilette behilflich. Ich schränke aber diese Hilfeleistung auf das Unumgänglichste ein, nehme ihr dadurch den vom Unbewußten des Kindes gewünschten Charakter einer Liebeshandlung (oder setze zumindest diesen doch in der Realität wesentlich herab), dokumentiere also auch hiebei die freundliche Zurückhaltung, die mir zur Herstellung und Aufrechterhaltung der analytischen Situation auch in der Kinderanalyse nötig scheint. Ferner ist es erforderlich, daß der Analytiker die durch die Analyse gewährte Befriedigung ebenso wie die tieferen Motive, die den Wunsch nach dieser Befriedigung auslösten, mit in die Analyse einbezieht und den Zusammenhang mit den vorherigen und nachherigen Einfällen und Spielhandlungen herstellt. Im Falle von Peter zum Beispiel folgte der beim Urinieren gemachten Bemerkung: »Ich mache Pisch« – »ich habe ein Tüpödichen«, das Spiel mit dem Jungen auf der Toilette. Die Einzelheiten des anschließenden Spieles, nämlich daß der Vaterersatz (der Hund) den Jungen auf der Toilette nicht sehen sollte, die Frau aber ihn sehen sollte, gewährten einen Einblick in die Gründe, die Peters Urindrang und seinen Wunsch, beim Urinieren von mir gesehen zu werden, kurz vorher ausgelöst hatten. In gleicher Weise analysiere ich auch die Gründe, warum das Kind mir diese oder jene Rolle im Spiele zuweist, diese oder jene Hilfeleistung für sich oder seine Puppen oder Tiere von mir wünscht. Wie weitgehend auch in der Analyse des kleinen Kindes die analytische Situation herstellbar ist, geht zum Beispiel aus der Tatsache hervor, daß in der Analyse wirklich ausgeführte exhibitionistische Akte auch bei kleinen Kindern seltene Ausnahmefälle sind und daß auch in Zeiten stärkster positiver Übertragung es kaum vorkommt, daß Kinder auf meinen Schoß klettern oder mich küssen und umarmen, ja, daß sogar Nässen während der Analysenstunden sich auch bei kleinen Kindern nicht häufig ereignet.

gen bezeichnet, stellt er so auf, daß ein Hund, den er daneben stellt, »den Jungen nicht sehen darf und nicht beißen soll.« Dagegen wird eine Frau so placiert, daß sie den Jungen sieht. Er sagt dazu: »*Nur* der Papa soll ihn nicht sehen.« Damit ist die Identität des Hundes – es lag eine starke Hundephobie bei ihm vor – mit dem Vater und des defäzierenden Jungen mit ihm selbst deutlich geworden. Er läßt hierauf das früher wegen der Konstruktion bewunderte Auto immer wieder fahren, fragt plötzlich wütend: »*Wann* hält denn das Auto endlich an?«, erklärt, daß einige von ihm aufgestellte Männchen nicht mitfahren dürfen, wirft sie um und stellt sie dann mit dem Rücken zum Auto wieder auf, neben dem er noch eine ganze Reihe von Autos und Wagen (und zwar wieder nebeneinander) anordnet. Er äußert plötzlich Stuhldrang, begnügt sich aber damit, den defäzierenden Spieljungen zu fragen, wann er fertig sei, bewundert von neuem das Auto und schwankt nun dauernd zwischen Bewunderung und Wut gegenüber dem immer fahrenden Auto, dem Stuhldrang und der Anfrage an den Jungen.

Peter hat in dieser Analysenstunde folgendes dargestellt: Das immer wieder umfallende Männchen, das Reh usw. bedeutete sein im Vergleich zum erigierten väterlichen Penis minderwertiges Genitale. Das daran anschließende Urinieren sollte ihm und mir das Gegenteil beweisen. Das bewunderte und beschimpfte »immer fahrende« Auto war der wiederholt koitierende väterliche Penis respektive Vater. Nach dieser Bewunderung trat Wut und Stuhldrang auf, der eine Wiederholung der Stuhlentleerung darstellte, die das Kind bei der Urszene gehabt hatte. Diese war durch den Wunsch, die Eltern im Koitus zu stören und durch Phantasien, sie mittels der Exkremente zu beschädigen, determiniert gewesen; auch bedeutete dem Knaben die Stuhlstange einen Ersatz für seinen minderwertigen Penis.

Ich stelle nun den Zusammenhang mit den besprochenen ersten Analysenstunden im groben her. Die gleich in der ersten Analysenstunde hintereinander zu einer langen Reihe aufgestellten Autos bedeuten das mächtige väterliche Genitale, die Aufstellung der Vehikel nebeneinander symbolisiert die häufige Wiederholung des Koitus, also die Potenz des Vaters, die er später auch durch das »immer fahrende« Auto ausdrückt. Die Wut, die er als Zuschauer des elterlichen Koitus empfand, äußerte sich schon in der ersten Analysenstunde darin, daß er die schlafenden Pferdchen »tot und begraben« wünschte und durch den diesen Wunsch begleitenden Affekt. Daß aber diese Darstellungen der Urszene, mit der die Analyse eingesetzt hatte, tatsächlich zu den verdrängten Infantilerlebnissen geführt hatten, beweist der in der Vorbesprechung erstattete Bericht der Eltern: der Knabe hatte nur zu einer Zeit das Schlafzimmer der Eltern geteilt – im Alter von achtzehn Monaten bei einem Sommeraufenthalt. Er wurde damals besonders schwierig, schlief sehr unruhig und begann wieder stark zu schmieren (er war zu dieser Zeit schon seit einigen Monaten fast sauber gewesen). – Das herabgelassene Gitter des Kinderbettes verhinderte nicht, aber es erschwerte dem Knaben die Beobachtung des elterlichen Koitus; das hatte er symbolisch durch die umgefallenen, mit dem Rücken zur Wagenreihe befindlichen Männchen dargestellt; zugleich drückte das Umfallen aber auch sein Impotenzgefühl aus. Bis dahin hatte der Knabe auffallend gut gespielt; von dieser Zeit an wußte er mit Spielzeug nichts anderes anzufangen, als es zu zerstören. Schon in der zweiten Analysenstunde hatte Peter den Zusammenhang zwischen den Koitusbeobachtungen und dem Zerstören des Spielzeuges zur Darstellung gebracht. Nachdem er die nebeneinander aufgestellten – den väterlichen Penis symbolisierenden – Autos in Bewegung gesetzt hatte, schleuderte er das Spielzeug voller Wut in alle Ecken und sagte: »Wir machen immer gleich unsere Weihnachtsgeschenke kaputt, wir wollen keine haben.« Die Zerstörung des Spielzeuges galt also im Unbewußten dem väterlichen Genitale. Diese Zerstörungslust und Spielhemmung brachte Peter auch in die Analyse mit, in deren Verlauf sie – ebenso wie die anderen Schwierigkeiten – behoben wurden.

Die detaillierte Aufdeckung der Urszene eröffnete den Zugang zur Analyse von Peters ausgesprochen passiv-homosexueller Einstellung. Den Darstellungen des elterlichen Koitus folgten wieder Phantasien des Koitus zu dritt, die starke Angst auslösten und durch Phantasien des Koitus mit dem Vater abgelöst wurden: z. B. der Hund, die Lokomotive oder das Auto – den Vater darstellend – klettern auf einen Wagen oder ein Männchen, das ihn selbst vorstellt. Dabei wird der Wagen beschädigt oder dem Männchen wird etwas abgebissen. Hierauf setzte starke Angst und Aggression gegen das den Vater darstellende Spielzeug ein.

An diesem Auszug aus Peters Analyse will ich nun einige der Hauptgesichtspunkte, die meiner Technik zugrunde liegen, illustrieren. Sowie das Kind, sei es durch Spiel, durch Zeichnungen, Phantasien oder auch nur durch sein Gehaben, einen Einblick in seine Komplexe gegeben hat, kann und soll die Deutung einsetzen. Dieses Vorgehen widerspricht nicht der erprobten Regel, die Übertragung zu sichern, bevor man deutet, denn die *Übertragung* setzt beim Kinde *sofort* ein und der Analytiker erhält oft sogleich Anzeichen einer positiven Übertragung. Zeigt aber das Kind von vornherein *Scheu, Angst* oder auch nur mangelndes Zutrauen, so ist dieses Verhalten als Anzeichen *negativer Übertragung* zu werten, die das möglichst schleunige Einsetzen des Deutens unbedingt nötig macht. Die Deutung baut die negative Übertragung ab, indem sie die negativen Affekte auf die ursprünglichen Situationen und Objekte zurückführt. Wenn zum Beispiel die sehr ambivalente *Rita*[4] in Widerstand geriet, wollte sie sofort das Zimmer verlassen, und ich sah mich genötigt, sogleich zu deuten, um diesen Widerstand aufzulösen. Wenn ich ihr dann die Ursache dieses Widerstandes – immer mit Zurückführung auf das ursprüngliche Objekt und die ursprüngliche Situation – klar gemacht hatte, war der Widerstand aufgelöst, Rita wurde wieder zutraulich, das Spiel nahm seinen Fortgang und brachte dann in Einzelheiten die Bestätigung der Deutung.

Sehr eindrucksvoll zeigte sich mir die Notwendigkeit unmittelbaren Deutens auch in einem anderen Falle. Es handelt sich um die dreiundeinvierteljährige *Trude*,[5] die nur eine einzige Analysenstunde bei mir hatte, da die Behandlung infolge äußerer Umstände verschoben wurde. Das stark neurotische, ungewöhnlich an die Mutter fixierte Kind betrat mit Angst und Unlust mein Zimmer, und ich war genötigt, bei offener Türe leise zu sprechen. Aber bald hatte mir das Kind einen Einblick in seine Komplexe geboten: Trude sagte, daß die Blumen aus der Vase entfernt werden sollten; sie warf ein Spielmännchen, das sie in einen Wagen gelegt hatte, wieder aus dem Wagen heraus und beschimpfte es; aus ihrem Bilderbuch (das sie mitgebracht hatte) sollte ein Mann mit einem hohen Hut entfernt werden; auch meinte sie, die Kissen seien durch einen Hund in Unordnung gebracht worden. Meine Deutung, daß sie den Penis des Vaters zu entfernen wünsche,[6] weil er die Mutter (dargestellt

---

[4] Siehe Kap. I.

[5] Siehe Kap. I.

[6] Bei Trude stand der ungewöhnlich starke Kastrationskomplex im Vorder-

durch die Vase, den Wagen, das Bilderbuch und das Kissen) in Unordnung bringe, verminderte die Angst sofort und bewirkte, daß die Kleine viel zutraulicher ging als sie gekommen war und zu Hause den Wunsch äußerte, wieder zu kommen. Als die Analyse ein halbes Jahr später wieder aufgenommen wurde, ergab sich, daß Trude die Einzelheiten dieser einen Analysenstunde in Erinnerung behalten hatte und daß durch die Deutungen ein Stück positiver Übertragung – beziehungsweise Verminderung der negativen – erzielt worden war.

Ein anderes Grundprinzip der Spieltechnik geht dahin, daß die *Deutung* der *Tiefe* nach bis zu der Schicht herab geführt werden muß, die *aktiviert* wurde. Peter hatte zum Beispiel in der zweiten Analysenstunde nach dem Fahrenlassen der Autos ein Männchen auf ein von ihm als Bett bezeichnetes Bänkchen gelegt, es von dort wieder hinuntergeworfen und erklärt, daß es nun tot und kaputt sei. Gleich darauf wiederholte er diesen Vorgang mit zwei Männchen, wozu er allerdings auch schon zwei beschädigte Figuren aussuchte. Ich deutete ihm damals an Hand des Materials, daß das eine Männchen der Vater sei, den er vom Bett der Mutter herunterwerfen und töten wolle, das zweite aber er selbst, dem das gleiche durch den Vater geschehen würde.[7] Im Anschluß an die spätere, durch die Klarlegung aller Einzelheiten vervollständigte Aufdeckung der Urszene kehrte nun die Darstellung der zwei kaputten Männchen in verschiedenen Ausführungen wieder. Nun erwies sie sich aber durch die (zum Teil auch aus der Urszene folgende) Angst vor der Mutter als Kastratorin determiniert. Die Mutter, die in der Phantasie des Kindes den Penis des Vaters in sich aufgenommen, ihn aber dem Vater nicht wiedergegeben hat, wird für den Knaben zum Angstobjekt, weil sie den furchterregenden väterlichen Penis (beziehungsweise Vater) in sich trägt.[8] Ein anderes Beispiel aus

---

grunde und beherrschte während eines Teils der Analyse das Bild. Hinter dem Kastrationskomplex deckte die Analyse (s. Kap. I) die Angst, von der Mutter angegriffen, des Leibesinhaltes und der Kinder beraubt und innerlich schwer beschädigt zu werden, als die tieferliegende und grundlegende Angst auf.

[7] Diese Deutung – wie überhaupt die der Todeswünsche in allen Kinderanalysen – erregte heftigsten Widerstand. Die Bestätigung aber brachte Peter in der nächsten Stunde, indem er unvermittelt fragte: »Und wenn *ich* ein Papa wäre und man mich hinter das Bett werfen und tot und kaputt machen wollte, was würde ich dazu sagen?«

[8] Siehe Kap. VIII.

der gleichen Analyse: In der zweiten Analysenstunde hatte ich das von Peter erbrachte Material dahin gedeutet, daß er mit seinem Bruder mutuelle Onanie betreibe. Sieben Monate später berichtete mir der damals vier Jahre und vier Monate alte Peter einen langen, reiches Material zutage fördernden Traum, von dem ich hier nur einen Auszug bringe.

»Zwei Schweine waren in ihrem Stall und in meinem Bett. Im Stall haben sie miteinander gefressen. Es waren auch in meinem Bett in einem Boot zwei Jungen, die waren aber schon groß, so wie Onkel G. (erwachsener Bruder der Mutter) *und E.«* (seine ältere Freundin, die aber nach seiner Meinung fast erwachsen war). Die Assoziationen zu dem Traume erhielt ich in diesem Falle vorwiegend durch die Sprache. Sie ergaben, daß die Schweine ihn und den Bruder darstellten; das Fressen bedeutete die gegenseitige Fellatio. Die Schweine stellten aber auch die miteinander koitierenden Eltern dar, und es erwies sich, daß die sexuelle Beziehung zum Bruder sich auf der Identifizierung mit dem Vater und der Mutter aufbaute, wobei Peter in der Phantasie abwechselnd die Rolle des Vaters und der Mutter übernahm. Nachdem ich dieses Material gedeutet hatte, begann Peter die nächste Analysenstunde mit einem Spiel am Waschbekken: er legt zwei Bleistifte auf einen Schwamm und sagt: »Das ist das Boot, auf dem Fritz (sein kleinerer Bruder) und ich fahren.« Er schreit dann mit tiefer Stimme (die er oft annahm, wenn sein Über-Ich in Wirksamkeit trat) die zwei Bleistifte an: »Ihr sollt nicht immer so zusammenstecken und Schweinereien machen.« Dieser durch sein Über-Ich ihm selbst und dem Bruder erteilte Tadel galt aber auch den (durch Onkel G. und die große Freundin E.) dargestellten Eltern[9] und löste wieder die Affekte aus, die er beim Erleben der Urszene gegen die Eltern empfunden hatte. Diesen Affekten hatte er auch schon in der zweiten Analysenstunde unter anderem dadurch Ausdruck gegeben, daß er die zusammenstoßenden Pferdchen tot und begraben wünschte. Trotzdem aber war noch nach sieben Monaten die Analyse dieses Materials nicht beendigt. Die Aufklärung der Beziehungen zwi-

[9] Peter hatte unter den in verschiedener Größe vorhandenen Bleistiften zwei lange gewählt; damit brachte er auch zum Ausdruck – was am Vortage die Assoziationen schon erwiesen hatten –, daß die beiden, verbotene Dinge treibenden Personen (die Schweine) nicht nur ihn selbst und den Bruder, sondern auch die Eltern darstellten, ferner, daß er sich und den Bruder in der mutuellen Onanie mit Vater und Mutter identifizierte.

schen diesem Erlebnis und seiner ganzen Sexualentwicklung (insbesondere auch für den Aufbau der Beziehung zu seinem Bruder) sowie das Durcharbeiten waren also in keiner Weise durch meine am Anfang der Analyse gegebenen tiefführenden Deutungen behindert worden. Ich bringe diese Beispiele zur Begründung meiner empirisch gewonnenen Auffassung, daß der Analytiker auch am Anfange der Analyse vor dem tiefgehenden Deuten nicht zurückschrecken soll, da das einer tieferen Schicht angehörige Material später wiederkehrt und dann durchgearbeitet wird. Die tiefgehende Deutung eröffnet nur den Weg zum Unbewußten, vermindert die aktivierte Angst und leitet damit die analytische Arbeit ein.

Ich habe im Verlaufe meiner Ausführungen wiederholt die *spontane Übertragungsfähigkeit* des Kindes hervorgehoben. Sie beruht zum Teil auf der im Vergleich zum Erwachsenen so viel *akuteren Angst* des kleinen Kindes und seiner größeren *Angstbereitschaft.* Eine der größten psychischen Leistungen des Kindes – wenn nicht seine größte –, die einen Hauptteil seiner psychischen Energien in Anspruch nimmt, ist die Bewältigung seiner Angst. Es wertet deshalb unbewußt die *Objekte* vor allem danach, ob sie seine *Angst beruhigen* oder *erregen*, und wendet ihnen, je nachdem, seine *positive* oder *negative Übertragung* zu. Bei kleinen Kindern mit starker Angstbereitschaft drückt sich oft die negative Übertragung sogleich als ausgesprochene Angst aus. Beim größeren Kinde – und dies gilt insbesondere vom Kinde im Latenzalter – nimmt die negative Übertragung im allgemeinen den Charakter der Ablehnung oder der mißtrauischen Zurückhaltung an. Im Kampfe mit seiner Angst vor den ihm nahestehenden Objekten ist das Kind geneigt, die Angst an andere, fremde Objekte zu heften (die Verschiebung der Angst ist ja ein Weg zu ihrer Verarbeitung) und in diesen die Verkörperung der »bösen Mutter« oder des »bösen Vaters« zu sehen. Das *stark neurotische* Kind, bei dem das Gefühl des Bedrohtseins überwiegt, das also *stets* die *»böse* Mutter« oder den »bösen Vater« erwartet, reagiert aus diesem Grunde auf *jeden Fremden* mit *Angst.* Wir müssen der Angstbereitschaft des Kindes Rechnung tragen (dies gilt auch bis zu einem gewissen Grade vom größeren Kinde), selbst wenn es sich in der Analyse zunächst *positiv* verhält, und darauf vorbereitet sein, sehr bald, sobald nämlich etwas Komplexbetontes auftaucht, auf die *negative Übertragung* zu stoßen. Wir ermöglichen und sichern die analytische Arbeit und stellen die analytische Situation her, indem wir die negative Übertragung – sobald wir ihre Anzeichen erkannt haben – auf uns beziehen, zugleich aber mit Hilfe der Deutung auf die ursprünglichen Objekte und Situationen zurückführen und dadurch Angstquantitäten auflösen. Die Deutung hat bei einem dringlichen Punkt des unbewußten Materials einzusetzen und eröffnet so den Zugang zum Unbewußten. Die *Dringlichkeit* des Materials gibt sich in der *Häufung*, der wiederholten (oftmals auch auf verschiedene Arten ausgedrückten) Darstellung des gleichen Spielgedankens kund (bei Peter in der ersten Analysenstunde: die Aneinanderreihung der Wagen der Länge und der Breite nach, das wiederholte Gegeneinanderstoßen der Wagen, Lokomotiven, Pferde), ferner durch die bei diesen Darstellungen zum Ausdruck kommende *Intensität*. Diese ist ein Gradmesser für die mit dem dargestellten Inhalt verbundene *Affektlage*. Übersieht man aber die auf diese Weise veranschaulichte Dringlichkeit des Materials – d. h. wird es nicht als Material erkannt –, so kommt es in den meisten Fällen zum Abbruch des Spieles; starker Widerstand oder direkte Angst (oft mit dem Wunsche wegzulaufen usw.) treten auf. Wir kupieren oder vielmehr wir *dosieren* also mit Hilfe der rechtzeitig (d. i. sobald es das Material ermöglicht) einsetzenden Deutung die *Angst* auch in den Fällen, in denen die Analyse im Zeichen der positiven Übertragung beginnt. Die Unerläßlichkeit des baldmöglichsten Deutens, sobald sich Angst oder Widerstand manifestiert, oder in den Fällen, in denen die Analyse mit der negativen Übertragung beginnt, habe ich früher ausführlich begründet. Aus dem Gesagten ergibt sich nicht nur die Notwendigkeit des rechtzeitigen, sondern auch des *tiefführenden Deutens*. Wenn wir uns von der Dinglichkeit des Materials leiten lassen, so haben wir nicht nur dem dargestellten *Inhalt*, sondern auch den mit diesem Inhalt verknüpften *Angst- und Schuldgefühlen* bis zu der *Schicht* zu folgen, die aktiviert wurde. Nehmen wir nach dem Vorbild der Erwachsenenanalyse den Kontakt mit den oberen, dem Ich und der Realität näheren Schichten zuerst auf, so werden wir – davon habe ich mich wiederholt überzeugt – unser Ziel, die Angst zu vermindern und die analytische Situation herzustellen, beim Kinde nicht erreichen. Das gleiche gilt auch für bloße Symbolübersetzungen, also für Deutungen, die nur an die symbolische Darstellung anschließen, ohne die Verbindung mit der Angst und dem Schuldgefühl herzustellen. Eine Deutung, die nicht bis zu der vom Material und der Angst aktivierten *Tiefe* führt, die also nicht den Punkt des *stärksten latenten Widerstandes* angreift und am *Abbau* der *vehementesten*, im Vordergrunde stehenden *Angst* arbeitet, bleibt in der Kinderanalyse wirkungslos oder erregt stärkeren Widerstand, ohne ihn wieder aufzulösen. Daß diese Deutungen aber keineswegs die Angst der tieferen Schichten voll aufgelöst haben, versuchte ich vorhin am Beispiel Peters deutlich zu machen. Auch die analytische Arbeit in den oberen Schichten – die Ich-Analyse und die analytische Durchforschung der Realitätsbeziehung – wird durch die so bald in die Tiefe führenden Deutungen keineswegs beeinträchtigt. Die Herstellung der *Realitätsbeziehung* sowie das stärkere Hervortreten des Ichs setzen im Zusammenhang mit einem Stück Ichentwicklung in der Kinderanalyse nur *stufenweise* ein. Sie sind ein *Resultat* der Analyse und *nicht* ihre *Voraussetzung.*

In meinen bisherigen Ausführungen habe ich im wesentlichen Beispiele für die typische Einleitung und den typischen Verlauf einer Frühanalyse mitgeteilt. Ich will nun auf einige ungewöhnliche Schwierigkeiten, die mich zu besonderen technischen Mitteln nötigten, eingehen. Schon der Fall *Trudes,*[10] die gleich beim Eintritt in meine Wohnung große Ängstlichkeit gezeigt hatte, hatte mir bewiesen, daß in solchen Fällen ein schnelles Deuten der einzige Weg zum Abbau der Angst und zur Einleitung der Analyse ist.

Die vierundeinvierteljährige *Ruth* war eines jener Kinder, deren Ambivalenz sich in der Weise äußert, daß sie an die Mutter und einzelne weibliche Personen übermäßig fixiert sind, gegen andere aber – insbesondere gegen Fremde – heftige Abneigung empfinden. Schon von einem sehr frühen Alter an war Ruth zum Beispiel an ein neues Kindermädchen nicht zu gewöhnen, schloß sich aber auch an andere Kinder nur schwer an. Neben starker Angst, die häufig zu Angstausbrüchen führte, und verschiedenen anderen neurotischen Erscheinungen, lag bei dem Kinde auch eine allgemeine Ängstlichkeit vor. In der ersten Analysenstunde weigerte sich Ruth entschieden, mit mir allein im Zimmer zu bleiben; ich entschloß mich deshalb, die ältere Schwester zur Analyse hinzuzuziehen.[11] Meine Absicht war,

[10] Siehe Kap. I.

[11] Die etwa zwanzig Jahre ältere Stiefschwester Ruths war ein sehr verständnisvolles Mädchen, das selbst in Analyse gewesen war. Ich habe auch in einem anderen Falle mich zur Zuziehung der Begleitperson bereit finden müssen. Diese Maß-

eine positive Übertragung herzustellen, um so die Möglichkeit des Alleinarbeitens mit dem Kinde zu erreichen; aber alle Versuche, wie z. B. einfach mit ihr zu spielen, auf ihre Gespräche einzugehen u. dgl., scheiterten. Das Kind spielte zwar mit dem Spielzeug, wendete sich aber dabei nur an die Schwester – obwohl diese sich ganz passiv verhielt – und ignorierte mich vollständig. Die Schwester sagte mir, daß sie meine Bemühungen für aussichtslos halte, und daß ich mein Ziel, das Vertrauen des Kindes zu gewinnen, auch nicht einmal in einem mehrwöchigen Zusammensein, geschweige denn in stundenweisem Verkehr erreichen würde. Ich sah mich deshalb zu einem anderen Vorgehen genötigt und gewann dadurch wieder einen schlagenden Beweis für die Wirksamkeit der Deutung als Mittel zum Abbau der Angst und der negativen Übertragung. Das Kind hatte sich wiederum die ganze Zeit über mit der Schwester unterhalten; es zeichnete dann ein Glas, in dieses hinein kleine Kugeln und eine Art Deckel und erwiderte auf die von mir vergebens gestellte, dann von der Schwester wiederholte Frage, wozu der Deckel sei, »damit die Kugeln nicht herauslaufen können.« Vorher aber hatte Ruth die Tasche der Schwester durchsucht und fest verschlossen, damit nichts von dort herausfalle; dasselbe hatte sie mit der Börse vorgenommen, in der sie die Geldstücke in ähnlicher Weise gesichert hatte. Überdies war mir das hier erbrachte Material auch schon in den vorhergehenden Stunden ganz deutlich geworden.[12] Ich machte nun einen Versuch und erklärte Ruth, daß die Kugeln im Glase wie auch die Geldstücke in der Börse und der Inhalt der Tasche Kinder in Muttis Bauch vorstellen, die sie darin fest verschließen wolle, damit sie nicht noch mehr Geschwister bekäme. Die Wirkung der Deutung war überraschend. Zum ersten Male wandte sich die Kleine mir voll zu und begann auf eine veränderte, freiere Art zu spielen.[13] Trotzdem war es nicht möglich, das Kind mit mir allein im Behand-

nahme, obwohl in beiden Fällen unter ungewöhnlich günstigen Umständen vorgenommen, empfehle ich aus vielen Gründen nur im alleräußersten Falle, wenn alle anderen Mittel versagen.

[12] Der Wunsch, den Leib der Mutter zu berauben und die daraus resultierenden Angst- und Schuldgefühle beherrschten in dieser Analyse von Anfang an das Bild. Der Ausbruch der Neurose hatte auch an die Schwangerschaft der Mutter und die Geburt des Schwesterchens angeschlossen.

[13] Wie ich früher hervorhob, ist es eine typische Wirkung der Deutung, daß das Spiel sich verändert und das Material deutlicher erkennen läßt oder neues Material ergibt.

lungszimmer zu lassen. Es reagierte mit Angstanfällen. Da sich infolge der analytischen Arbeit die negative Übertragung deutlich verminderte (respektive die positive sich befestigte), zog ich es vor, die Analyse in Gegenwart der Schwester fortzusetzen. Nach drei Wochen erkrankte die Schwester. Ich sah mich nun vor die Alternative gestellt, entweder die Analyse abzubrechen oder einen Angstanfall zu riskieren. Ich wählte im Einvernehmen mit den Angehörigen den letzteren Weg. Das Kind wurde mir im Korridor übergeben und die Begleitperson entfernte sich, obwohl das Kind weinte und schrie. Auch in dieser überaus peinlichen Situation versuchte ich zunächst die Beruhigungsmittel, die man in einem solchen Falle auf eine nicht-analytische, einfach mütterliche Art einem Kinde gegenüber anwendet. Ich sprach Ruth zu, tröstete sie, versuchte mir ihr zu spielen, aber alles scheiterte. Das Kind war mir zwar, als es sich mit mir allein sah, zögernd ins Zimmer gefolgt, schien aber völlig unzugänglich, schrie, war schneeweiß im Gesicht und zeigte alle Anzeichen eines schweren Angstanfalles. Ich hatte mich inzwischen zum Spieltischchen gesetzt und begann nun selbst zu spielen,[14] wobei ich Ruth, die angsterfüllt in einer Ecke saß, immer berichtete, was ich spiele. Ich hatte, einem Einfalle folgend, das Material der letzten Stunde zum Gegenstand meines Spieles gemacht. Das Kind hatte zuletzt, am Waschbecken spielend, den Püppchen Nahrung gegeben, sie mit großen Gefäßen von Milch versorgt usw. Ich legte nun ebenfalls eines dieser Püppchen schlafen, erzählte Ruth, daß ich dem Püppchen noch etwas zu essen geben würde und fragte sie, was das sein solle? Sie unterbrach ihr Schreien, um zu antworten: »Milch.« Dabei bemerkte ich, wie sie plötzlich mit den zwei Fingern, an denen sie zu Hause vor dem Einschlafen zu lutschen pflegte, eine Bewegung zum Munde machte, sie aber gleich wieder zurückzog. Ich fragte Ruth, ob sie lutschen möchte, sie sagte: »Ja, aber richtig.« Ich hatte erfaßt,

[14] Ich bringe in besonders schweren Fällen die gleiche technische Maßnahme unter Umständen auch zur Einleitung der Analyse zur Anwendung. Wenn das Kind sich vollständig ablehnend verhält, wobei die latente Angst deutlich erkennbar ist, so finde ich es vorteilhaft, ihm gewissermaßen ein »Reizwort« zuzuwerfen, indem ich selbst zu spielen beginne. Ich beschränke mich allerdings bei diesem Mittel auf das geringste Maß. Ich stelle zum Beispiel aus kleinen Bausteinen mehrere Bänkchen zusammen und stelle vor diesen einige Figürchen auf. Das eine Kind erklärt es für eine Schule und setzt dementsprechend das Spiel selbst fort, das andere Kind hält es für ein Theater und läßt daraufhin einige Figuren agieren usw.

daß sie die häusliche Situation des Einschlafens hergestellt wünschte, legte sie auf die Chaiselongue und deckte sie auf ihr Verlangen mit einer Decke zu. Daraufhin begann sie zu lutschen. Sie lag nun zwar noch immer bleich und mit geschlossenen Augen, aber doch sichtlich viel ruhiger da und hatte auch aufgehört zu weinen. Inzwischen setzte ich das begonnene Spiel fort und ließ die Püppchen das Spiel der vorigen Stunde wiederholen. Als ich, wie Ruth es damals gemacht hatte, einen nassen Schwamm neben ein Püppchen legte, begann Ruth neuerlich zu schreien und schluchzte: »Nein, den *großen* Schwamm soll *sie* nicht nehmen, der ist nicht für Kinder, nur für Erwachsene.« Zur Erklärung muß ich bemerken, daß diese letzte Stunde ebenso wie die vorhergehenden sehr viel Material für den Neid auf die Mutter ergeben hatte. Ich deutete Ruth nun dieses Material im Anschluß an ihren Protest gegen den großen Schwamm, der den Penis des Vaters darstellte. Ich wies ihr mit allen Einzelheiten nach, daß sie die Mutter um den im Koitus einverleibten Penis des Vaters beneide und sie deshalb hasse. Sie habe auch den väterlichen Penis und die Kinder aus dem Bauche der Mutter rauben und die Mutter töten wollen. Ich erklärte ihr auch, daß sie deshalb Angst habe und fürchte, von der Mutter verlassen zu werden, oder sie getötet zu haben. Diese Deutungen gab ich in vorliegendem Falle auf folgende Weise. Ich bezog immer wieder vorerst die Dinge auf das Püppchen (indem ich während des Spieles erklärte, daß es und warum es Angst habe und schreie) und ging dann dazu über, die Deutung, die ich für das Püppchen gegeben hatte, auch für *ihre Person* zu wiederholen und so die *volle analytische Situation* herzustellen. Ruth wurde dabei zusehends ruhiger, öffnete die Augen und ließ es bald geschehen, daß ich das Spieltischchen zur Chaiselongue hinschob und dort, nun dicht neben ihr, das Spiel und zugleich die Deutungsarbeit fortsetzte. Nach und nach richtete Ruth sich auf, beobachtete mit lebhaftem Interesse den Fortgang des Spiels und begann sich aktiv daran zu beteiligen. Als Ruth abgeholt wurde, war sie zum Erstaunen der Begleitperson lustig und munter und verabschiedete sich freundlich, ja sogar liebevoll von mir. Zu Beginn der nächsten Stunde zeigte sie, als sich die Begleitperson entfernte, wohl wieder Angst, es kam aber nicht mehr zu einem ausgesprochenen Angstanfall. Sie weinte auch nicht mehr, flüchtete allerdings gleich wieder auf die Chaiselongue und nahm von selbst mit geschlossenen Augen und lutschend die gleiche Stellung wie das letztemal ein. Ich konnte gleich neben der Chaiselongue sitzend das Spiel der vorigen Stunde wieder beginnen, und der ganze Vorgang wiederholte sich ähnlich wie beim ersten Mal, aber abgekürzt und abgeschwächt. Nach einigen Stunden waren wir so weit, daß wir zu Beginn der Stunde nur mehr die Andeutung eines Angstanfalles hatten.

Die Analyse dieser Angstanfälle ergab, daß sie die Wiederholung des Pavor nocturnus[15] darstellten, der im Alter von zwei Jahren bei Ruth besonders stark aufgetreten war. Damals war die Mutter schwanger gewesen, und Ruths Wunsch, das im Leib der Mutter befindliche Kind zu rauben, die Mutter selbst auf vielfache Art zu beschädigen und zu töten, hatte infolge der starken, als Reaktion auf diese Begierden ausgelösten Schuldgefühle die Fixierung an die Mutter übermäßig verstärkt. Der *Abschied* vor dem *Einschlafen* bedeutete für Ruth einen *Abschied* für *immer*,[16] weil sie infolge der Raub- und Todeswünsche gegen die Mutter folgende Befürchtungen hatte: *dauernd* von der Mutter *verlassen* zu werden, oder die Mutter *nicht* mehr *lebend* wiederzusehen, oder anstatt der sich von ihr verabschiedenden, zärtlichen Mutter die »*böse Mutter*« zu finden und von dieser in der Nacht angegriffen zu werden. Diese Befürchtungen waren auch die Ursache, daß Ruth das Alleinbleiben nicht ertrug. Bei mir gelassen zu werden, bedeutete für sie, von der »*guten*« Mutter *verlassen* zu sein, wobei sie ihre *Angst* vor der »*bösen*«, strafenden Mutter voll auf *mich übertrug.* Die analytische Aufdekkung dieser Zusammenhänge führte auch, wie gesagt, zur Behebung der Angstanfälle und zur Einleitung der normalen analytischen Arbeit.[17]

---

[15] Siehe Kap. I.

[16] Helene DEUTSCH weist in ihrer Arbeit: *Zur Genese der Platzangst* (Int. Ztschr. f. PsA., Bd. XIV, 1928) darauf hin, daß die Angst vor dem Tode der Mutter, die auf feindseligen Tendenzen gegen diese beruht, eine der häufigsten Formen der infantilen Neurosen ist und mit der Trennungs- bzw. Sehnsuchtsangst verknüpft ist.

[17] Die Analyse blieb unbeendigt, da die aus dem Ausland stammende Familie wieder in ihre Heimat zurückkehrte. Die Neurose wurde auch nur teilweise behoben, aber die einhundertundneunzig Stunden umfassende Behandlung ergab folgende Resultate, die sich (die letzte Nachricht über Ruth erhielt ich zwei Jahre nach Abschluß der Behandlung) als haltbar erwiesen. Die Angst wurde stark vermindert, besonders auch die verschiedenen Formen der Ängstlichkeit. Dadurch ergab sich eine größere Freiheit im Verkehr mit Kindern und Erwachsenen und eine völlige Anpassung an den Rahmen der Schule und an die Erziehungsforderungen. Die Fixierung an die Mutter wurde vermindert, die Einstellung zum Vater

Die Technik, die ich bei der Analyse der Angstanfälle Ruths anwendete, hat sich auch in einem anderen Falle bewährt. Im Verlauf der Analyse *Trudes* erkrankte deren Mutter und wurde ins Krankenhaus gebracht; dies ereignete sich zu einem Zeitpunkte, als die sadistischen Angriffsphantasien gegen die Mutter das Bild beherrschten. Ich habe im ersten Kapitel beschrieben, mit welchen Einzelheiten die dreiunddreivierteljährige Trude mir diese Angriffe vorführte, und wie sie sich in der nach diesen Angriffen einsetzenden Angst mit den Kissen in der Ecke hinter der Chaiselongue versteckte, wobei es aber nicht zu einem ausgesprochenen Angstanfall gekommen war. Als die Analyse nach der durch die Erkrankung der Mutter verursachten Unterbrechung wieder begann, kam es während einiger Stunden zu ausgesprochenen Angstanfällen. Im Angstanfall bekam ich nur die Reaktion auf die aggressiven Tendenzen, nämlich nur die durch diese Regungen ausgelöste Angst, zu sehen. Auch Trude nahm, ebenso wie Ruth, im Angstanfall eine bestimmte Stellung ein, und zwar die gleiche, die sie nachts innehatte, wenn Angst einsetzte. Sie verkroch sich in die Ecke, nahm die (wiederholt von ihr als Kinder bezeichneten) Kissen dicht an sich, näßte und lutschte. Die Deutung dieser Angst führte auch hier zur Behebung der Angstanfälle.[18]

Meine seitherigen Erfahrungen sowie die von M. N. Searl und anderen Kinderanalytikerinnen haben die Wirksamkeit dieser technischen Maßnahmen auch in anderen Fällen bestätigt. Ich habe ferner in den seit der Analyse von Ruth und Trude verstrichenen Jahren bei fortschreitender Erfahrung festgestellt, daß die *Sicherheit im Erfassen des Materials* die unerläßliche

---

günstig verändert; sehr wesentlich waren auch die Unterschiede im Verhältnis zu den Geschwistern. Die Gesamtentwicklung, insbesondere in bezug auf Erziehbarkeit, soziale Anpassung und Sublimierungsfähigkeit, war günstig.

[18] Trudes Neurose äußerte sich in schwerem Pavor nocturnus und auch in Angst bei Tag, wenn sie allein gelassen wurde, ferner im Bettnässen, in ihrem ängstlichen Wesen, überstarker Fixierung an die Mutter und Ablehnung des Vaters, in großer Eifersucht auf die Schwestern und in verschiedenen Erziehungsschwierigkeiten. Die Analyse umfaßte zweiundachtzig Behandlungsstunden, die sich über einen Zeitraum von sieben Monaten erstreckten. Das Bettnässen wurde behoben, Angst und Ängstlichkeit in verschiedenen Formen sehr wesentlich vermindert. Auffallend war die veränderte günstige Einstellung zu den Eltern und den Geschwistern. Es ergab sich ferner eine wesentliche Herabsetzung der Erkältungskrankheiten, die sich in der Analyse als weitgehend psychogen bedingt erwiesen hatten. Trotz dieses günstigen Resultates war die Neurose nicht voll behoben, als die Analyse aus äußeren Gründen zum Abbruch kam.

Voraussetzung für die Technik der Frühanalyse, daß sie aber auch für die tiefgehende Analyse des größeren Kindes unentbehrlich ist. Die richtige und schnelle Einschätzung der Bedeutung, die dem jeweiligen Material für die Erkenntnis der Struktur des Falles wie auch für die gegenwärtige Affektlage zukommt, insbesondere aber das schnelle Erfassen des latenten, dem Material innewohnenden Inhaltes an *Angst* und *Schuldgefühlen*, sind die Grundlage für die Möglichkeit, richtig, d. h. *rechtzeitig* und bis zu der durch die *Angst aktivierten Schicht* herabführend zu deuten. *Angstanfälle* im Verlaufe der Behandlung lassen sich bei konsequenter Handhabung dieser Technik auf ein *Minimum herabsetzen.* Handelt es sich aber um Angstanfälle zu Beginn der Behandlung, wie es bei neurotischen, zu Angstausbrüchen neigenden Kindern vorkommt, so können bei sicherer Handhabung dieser Technik die Angstanfälle bald so weit abgebaut werden, daß ein normaler Fortgang der Analyse gewährleistet ist. Die bei der Analyse der Angstanfälle erzielten Ergebnisse sind meines Erachtens auch ein Beweis für die *allgemeine* Richtigkeit einiger der Spieltechnik zugrunde liegender *Prinzipien.* Ich verweise darauf, daß ich im Falle Trudes das *gleiche* Material anfangs analysierte, ohne daß es zu Angstanfällen gekommen war, obwohl im Zusammenhang mit diesem Material intensive Angst zutage getreten war. Das lag daran, daß es vorher durch die *fortgesetzten* und *tiefführenden Deutungen* gelungen war, die *Angst* stufenweise abzubauen und *zu dosieren.* Während einer Analysenpause (Krankheit und Entfernung der Mutter) hatte sich die Angst dermaßen gesteigert, daß sie zu Angstanfällen führte. Diese blieben nach einigen Analysenstunden wieder ganz aus und machten neuerdings einem dosierten Auftreten der Angst Platz.

Einige Bemerkungen theoretischer Art zu den in diesem Kapitel besprochenen *Angstanfällen Ruths* und *Trudes* scheinen mir hier noch angebracht. Ich habe diese Angstanfälle als die *Wiederholung* des *Pavor nocturnus* beschrieben und auch auf die während der Angstanfälle (beim Versuch zur Bewältigung der Angst) eingenommene Haltung und Stellung, die eine Wiederholung der nächtlichen Angstsituation im Bett war, hingewiesen. Ich habe aber auch von der spezifischen frühen Angstsituation berichtet, auf die sich der Pavor nocturnus (und der Angstanfall) gründete. Meine theoretischen Ergebnisse der letzten Jahre, die sich außer anderen auch auf die besprochenen Mädchenanalysen

(Trude, Ruth, Rita) stützen, haben mich zur Feststellung einer dem *Mädchen spezifischen* – der Kastrationsangst des Knaben äquivalenten – *Angst* oder vielmehr *Angstsituation* geführt, die in der *Zerstörung des Leibes*, der *Vernichtung des Leibesinnern*, der *Entnahme der Kinder* usw. durch die *Mutter* gipfelt. Ich gehe im zweiten Teile dieses Buches ausführlich auf diese Frage ein. Hier möchte ich nur auf eine Übereinstimmung verweisen, die zwischen dem von mir angeführten Material aus Frühanalysen und einigen (»Hemmung, Symptom und Angst«) gemachten Feststellungen *Freuds* besteht. Freud hat als die der Kastrationsangst des Knaben analoge Angst des Mädchens die Angst vor dem Liebesverlust bezeichnet. Die Angst, einsam zu bleiben, von der Mutter verlassen zu werden, geht aus dem Material der von mir angeführten Mädchenanalysen ganz deutlich hervor. Diese Angst geht auf tiefere Quellen zurück. Ich fand, daß ihr die aus den Frühstadien des Ödipuskonfliktes stammenden Todeswünsche, die Raub- und *Angriffstendenzen* des *Mädchens* gegen die *Mutter* zugrunde liegen, die sowohl zur Angst, von der Mutter angegriffen als von ihr verlassen zu werden, und zu der Angst vor dem Tode der Mutter führen.

Ich kehre zur Erörterung technischer Probleme zurück.

Wichtig ist auch die *Form* der Deutung. Wie aus den von mir mitgeteilten Beispielen hervorgeht, versuche ich den Inhalt der unbewußten Phantasien möglichst klar und deutlich auszudrücken.[19] Ich lehne mich aber dabei an die *gegenständliche Art* an, in der die *Kinder denken* und *sprechen.*[20] Peter hatte mir

[19] Freud hat die Notwendigkeit der nicht umschriebenen Deutung für die Analyse Erwachsener hervorgehoben. Er schreibt (Bruchstück einer Hysterieanalyse, Ges. Schr., Bd. VIII, S. 49): »Man kann mit Frauen und Mädchen von sexuellen Dingen sprechen, ohne ihnen zu schaden und ohne sich in Verdacht zu bringen, wenn man erstens eine gewisse Art, es zu tun, annimmt, und zweitens, wenn man bei ihnen die Überzeugung erwecken kann, daß es unvermeidlich ist.« Er fährt dann fort: »Die beste Art, von den Dingen zu reden, ist die trockene und direkte; sie ist gleichzeitig von der Lüsternheit, mit welcher die nämlichen Themata in der ›Gesellschaft‹ behandelt werden ... am weitesten entfernt. *J'appelle un chat un chat.«* – Mutatis mutandis entspricht dieser Auffassung die von mir in der Kinderanalyse angewendete Methode, sexuelle Dinge in unverblümter, dem kindlichen Denken angepaßter Form auszusprechen.

[20] Das Kind steht ja noch vorwiegend unter der Herrschaft des Unbewußten, dessen Sprache (wie es der Traum und das Kinderspiel zeigen) bildhaft und gegenständlich ist. Es läßt sich immer wieder feststellen, daß ein Kind eine ganz andere Einstellung zum Wort hat als der Erwachsene, daß es das Wort vor allem auf seine Bildhaftigkeit prüft und auf die Phantasien, die es ihm vermittelt. Wenn wir in der Analyse des Kindes den Zugang zum Unbewußten herstellen wollen,

ja – auf die Schaukel weisend – gesagt: »Schau, wie das bammelt und stößt.« Es leuchtete ihm sofort ein, als ich sagte: »So haben die Tüpödichen von Papa und Mutti zusammengestoßen.« Noch ein Beispiel: Die zweiunddreivierteljährige Rita berichtete mir, die Puppen hätten sie im Schlaf gestört; sie hätten immer zu dem »Hans mit der Untergrundbahn« (einer männlichen Puppe auf Rädern) gesagt: »Fahr du nur mit deiner Untergrundbahn ruhig hin und her.« Ein andermal legte sie einen dreieckigen Baustein beiseite und sagte: »Das ist eine kleine Frau.« Dann nahm sie ein Hämmerchen (so nannte sie einen langen Baustein) und klopfte damit auf die Bausteinschachtel, und zwar auf eine nur mit Papier beklebte Stelle, so daß sie durch das Klopfen ein Loch riß. Dazu sagte sie: »Wie das Hämmerchen so stark geklopft hat, da ist die kleine Frau (der Baustein) *so* erschrokken.« Das Fahren der männlichen Puppe mit der Untergrundbahn, das Klopfen mit dem Hämmerchen war die Darstellung des von ihr bis zum Alter von fast zwei Jahren beobachteten Koitus der Eltern. Meine Deutung: »Der Papa hat mit seinem Hämmerchen so stark in die Mutti geklopft und dabei bist du so erschrocken« – entsprach ganz ihrer Art, zu denken und zu sprechen.

Bei Darstellung meiner Methode habe ich wiederholt das kleine Spielzeug erwähnt, das ich den Kindern zur Verfügung stelle. Ich will nun kurz die Gründe anführen, die dieses Spielzeug zu einem so wertvollen Behelf der Spieltechnik machen. Die Kleinheit, die Anzahl und Verschiedenartigkeit der Gegenstände ermöglicht eine überaus große Reichhaltigkeit der Darstellung, wobei die Einfachheit der Figuren, Wagen usw. die verschiedensten Verwendungsarten zuläßt. Dadurch ist dieses Spielzeug geeignet, Phantasien und Erlebnisse in mannigfaltiger Weise und in allen Einzelheiten zum Ausdruck zu bringen. Die nebeneinander, auf einem geringen Raum erfolgende Darstellung der verschiedenen Spielgedanken und der mit ihnen verknüpften Affekte (die sich teils aus dem Inhalte des Spieles erraten lassen, teils sich offen äußern) gibt uns auch einen Einblick in die *allgemeinen Zusammenhänge* und in die *Dynamik* der uns veranschaulichten Seelenvorgänge und – da das *Nebeneinander* ja vielfach einem zeitlichen *Nacheinander* entspricht – auch in die *zeitlichen* Zusammenhänge der *Phantasien* mit *Erlebnissen.*

wobei wir selbstverständlich den Weg über das Ich und über die Sprache nehmen –, so wird nur der nicht umschriebene, eindeutige Ausdruck diesen Zweck erfüllen.

Diese Schilderung könnte nun aber vielleicht den Glauben erwecken, daß wir, um das Kind zu analysieren, ihm bloß das Spielzeug hinzustellen haben und daß es dann sogleich frei und ungehemmt damit zu spielen beginne. Das ist keineswegs der Fall. Die Spielhemmung ist – wie ich wiederholt hervorhob – ein überaus häufiges neurotisches Symptom, und wir haben es in sehr vielen Fällen mit mehr oder weniger spielgehemmten Kindern zu tun. Aber gerade in Fällen dieser Art, in denen andere Versuche, sich Zugang zu verschaffen, scheitern, erweist sich dieses Spielzeug als ein wertvolles Mittel, die Analyse einzuleiten. Es kommt kaum vor, daß auch ein schwer spielgehemmtes Kind nicht doch wenigstens das Spielzeug betrachtet oder das eine oder andere Stück herausgreift und damit irgend etwas vornimmt. Auch wenn dann bald – wie im Falle Trudes – das Spiel wieder abgebrochen wird, so hat uns doch die inzwischen erfolgte Spielhandlung, der Punkt, an dem der Widerstand einsetzte, und das daran anschließende Gehaben des Kindes, eine etwaige Bemerkung, einen Einblick in sein Unbewußtes eröffnet, der die Einleitung der Analyse ermöglicht. Wie es dann mit Hilfe der analytischen Deutungstechnik möglich ist, das Spiel immer freier, die Darstellungen reichhaltiger und aufschlußreicher zu gestalten und zugleich damit die Spielhemmung schrittweise zu beheben, habe ich früher beschrieben.

Die Spielanalyse geht nicht nur an Hand des kleinen Spielzeuges vor sich, sie umfaßt vielmehr eine Fülle von Requisiten und Darstellungsmitteln. Als eines der wichtigsten ist das im Zimmer des Kinderanalytikers angebrachte Waschbecken mit fließendem Wasser hervorzuheben. Es wird meistens erst in einem späteren Stadium der Analyse stärker verwendet, spielt aber dann eine sehr bedeutsame Rolle. Ich habe beim Spiel am Waschbecken (wobei noch einige kleinere Gefäße, Löffel, ein Glas, ein Schwamm, Papier zu Verfügung stehen) Teilstrecken von Analysen durchgeführt. Diese Spiele mit Wasser ermöglichen einen tiefen Einblick in die grundlegenden prägenitalen[21] Triebregungen. Sie dienen zur Darstellung von Sexualtheorien, gewähren einen Einblick in die Beziehung zwischen sadistischen Phantasien und Reaktionsbildungen[22] und zeigen die direkten Zusam-

---

[21] Ich verweise zum Beispiel auf die Analyse Ruths, die ihre ungestillten oralen Wünsche durch Spiele am Waschbecken zum Ausdruck brachte.

[22] Die Spiele mit Wasser finden eine sehr aufschlußreiche Ergänzung durch

menhänge zwischen den prägenitalen und den genitalen Triebregungen.

In manchen Analysen spielt das Zeichnen, das Ausschneiden von Papier eine große Rolle, in anderen – insbesondere Mädchenanalysen – nimmt das Anfertigen von Gegenständen, die für die Puppe, für Spieltiere oder das Kind selbst bestimmt sind, das Sichschmücken mit Bändern u. dgl. einen großen Raum ein. Papier, Buntstifte, Messer, Schere, Nadel, Zwirn, Holz, Bindfaden liegen bereit; häufig bringen die Kinder auch eigenes Spielzeug mit. Die Fülle der Spielmöglichkeiten ist aber durch diese Aufzählung bei weitem nicht erschöpft. Jedes einzelne der erwähnten Materialien oder Spielsachen wird in der verschiedenartigsten Weise verwendet, wobei auch der Wechsel von einer Spielart zu einer anderen aufschlußreich ist. Auch alle im Zimmer befindlichen Gegenstände, Möbel, Kissen usw., geraten mit in das Spiel hinein. Das Zimmer des Kinderanalytikers bedarf eben einer besonderen Einrichtung. Von großer Bedeutung sind die Phantasien und Phantasiespiele, die sich aus dem Spiel mit Spielzeug entwickeln. Was das Kind in einem anderen – meist früheren – Stadium der Analyse mit Hilfe des Spielzeuges darstellt, zeigt es bei den Rollenspielen durch Agieren mit der eigenen Person. Bei diesen Spielen werden gewöhnlich auch dem Analytiker Rollen zugeteilt, deren Einzelheiten ich mir soweit als möglich vom Kinde selbst vorschreiben lasse.

In manchen Fällen überwiegen die Rollenspiele, in anderen die indirektere Darstellung mittels des Spielzeuges. Einige typische Phantasiespiele sind: Mutter und Kind, Schule, Bauen, Einrichtung von Wohnungen (mit Hilfe der Stühle, Möbel, Kissen usw.), Arzt, Reisen, Bahnfahrten, Theater, Bureau, Kaufmannsspiele. Der Wert dieser Spiele für die Analyse liegt in der direkteren Darstellung und der damit zusammenhängenden größeren Ergiebigkeit der Assoziationen durch die Sprache. Denn auch schon beim kleinen Kinde ist, wie ich im ersten Kapitel hervorhob, die *volle Einbeziehung der Sprache,* soweit das Kind sie beherrscht, die Voraussetzung einer *abgeschlossenen Analyse.*

Es scheint mir nicht möglich, durch die Beschreibung ein Bild

---

die vor dem Kamin vorgenommenen Handlungen, wobei häufig zuerst mit Wasser gespielt wird und daran anschließend Papier oder Zündhölzchen verbrannt werden oder vice versa, und der Zusammenhang zwischen Nässen und Brennen (Zündeln) sowie die große Bedeutung des urethralen Sadismus hervortritt (siehe Kap. VIII).

von der Buntheit, Lebendigkeit und Mannigfaltigkeit der Spielanalysenstunden zu geben; ich hoffe aber, daß es mir gelungen ist, durch meine Ausführungen einen Einblick in die *Präzision* und *Sicherheit* der durch diese Mittel erzielten Ergebnisse zu vermitteln.

DRITTES KAPITEL

Die Zwangsneurose eines sechsjährigen Mädchens[1]

Nachdem ich im vorigen Kapitel die Grundprinzipien der Technik der Frühanalyse besprochen habe, will ich nun an einem Falle die Beziehungen zeigen, die zwischen der Technik der Frühanalyse und der des Latenzalters bestehen. Diese Krankengeschichte wird mir auch Gelegenheit geben, einige theoretische und prinzipielle Fragen zu erörtern und außerdem die Technik der Analyse der kindlichen Zwangsneurose darzustellen, die ich mir für diesen ungewöhnlich schwierigen Fall zurechtlegen mußte.

Bei der sechsjährigen *Erna* lagen zahlreiche schwere Krankheitserscheinungen vor. Sie litt an Schlaflosigkeit, die durch Angst – insbesondere vor Räubern und Einbrechern – sowie durch eine Reihe von Zwangshandlungen verursacht war. Diese Zwangshandlungen bestanden in einem Aufschlagen des Kopfes auf die Kissen – wobei sie auf dem Bauche lag –, einer schwankenden Bewegung, die sie sitzend oder auf dem Rücken liegend ausführte, in zwanghaftem Lutschen und exzessiver Zwangsonanie. Alle diese Zwangshandlungen, die sie nachts vom Schlafe abhielten, betrieb Erna auch am Tage; sie onanierte in Gegenwart Fremder, zum Beispiel im Kindergarten fast unausgesetzt. Erna litt an starken Depressionen, denen sie in folgender Weise Ausdruck gab: »Etwas im Leben gefällt mir nicht.« Das Verhältnis zur Mutter war überzärtlich mit Schwankungen zur Feindseligkeit. Erna beherrschte die Mutter vollkommen, ließ ihr gar keine Bewegungsfreiheit und quälte sie in Liebe und Haß ununterbrochen. Die Mutter beschrieb Ernas Einstellung mit den Worten: »Sie frißt mich auf.« Das Kind war auch sozusagen unerziehbar. Ausgesprochene Grübelsucht und ein merkwürdig altkluges Wesen traten auch im leidenden Gesichtsausdruck der Kleinen hervor; außerdem machte sie einen ungewöhnlichen, sexuell frühreifen Eindruck. Ein Symptom, das erst im Verlaufe der Analyse deutlich wurde, war Ernas überaus schwere Lernhem-

[1] Diesem Kapitel liegt ein Vortrag zugrunde, den ich bei der »I. Deutschen Zusammenkunft für PsA.« in Würzburg, Oktober 1924, hielt.

mung. Als sie einige Monate nach Beginn der Analyse zur Schule kam, ergab sich, daß sie ganz unfähig war zu lernen und sich auch anderen Kindern nicht anzupassen vermochte. Als eine große Hilfe erwies sich in der Analyse die Krankheitseinsicht des Kindes, das mich gleich in der ersten Besprechung bat, ihm zu helfen.

Erna beginnt ihr Spiel damit, daß sie einen der kleinen Wagen, die zusammen mit anderem Spielzeug auf meinem Spieltischchen stehen, gegen mich losfahren läßt. Sie erklärt, daß sie mich abhole, setzt dann aber statt meiner ein Frauchen in den Wagen, zu dem sie ein Männchen tut. Die zwei lieben und küssen sich, fahren unausgesetzt mit dem Wagen hin und her. Ein Männchen auf einem anderen Wagen fährt ihnen entgegen, überfährt, tötet, brät und verspeist sie. Dann geht der Kampf wieder anders aus; das angreifende Männchen wird umgeworfen, die Frau hilft ihm aber, tröstet ihn, läßt sich von ihrem alten Mann scheiden und heiratet ihn. Dieser Dritte tritt im Spiel in den verschiedensten Rollen auf, z. B.: Mann und Frau sind in einem Hause, das sie gegen einen Einbrecher beschützen, der Dritte schleicht sich als Einbrecher ein, das Haus verbrennt, die Menschen platzen, der Dritte bleibt allein zurück. Dann wieder ist der Dritte der Bruder, der zu Besuch kommt, aber bei der Umarmung der Frau die Nase abbeißt. Der kleine Mann – der Dritte – stellt sie selbst dar. Hat sie auf diese Weise den Wunsch, den Vater bei der Mutter zu verdrängen, zur Darstellung gebracht, so zeigen zahlreiche andere Spiele ihren direkten Ödipuswunsch, die Mutter zu beseitigen und den Vater zu gewinnen. Sie läßt den Lehrer die Kinder im Geigenspiel unterrichten, und zwar macht er dies, indem er mit dem Kopfe gegen die Geige stößt.[2] Auch der Lehrer, der im Buche liest, stellt sich dabei auf den Kopf, er wirft dann aber das eine Mal das Buch, das andere Mal die Geige beiseite und tanzt mit der Schülerin. Sie küssen und umarmen sich, und Erna fragt mich plötzlich, ob ich die Heirat zwischen Lehrer und Schülerin gestatte. Ein andermal unterrichten Lehrer und Lehrerin – wieder durch ein Männchen und ein Frauchen

[2] Charakteristisch für die bei Erna wirksame und unbewußte Bedeutung des Kopfes als Penis ist auch folgendes Spiel: Ein Männchen will ins Auto steigen, steckt dann den Kopf beim Fenster hinein, worauf das Auto zu ihm sagt: »Komm doch lieber ganz herein.« Das Auto stellte die Mutter dar, die den Vater zum Koitus auffordert (vgl. auch das Zwangssymptom des Aufschlagens des Kopfes auf die Kissen).

dargestellt – die Kinder, bringen ihnen Verbeugungen bei usw. Die Kinder sind zuerst folgsam und höflich (Erna selbst war überaus bemüht, ein artiges, höfliches Kind zu sein), überfallen aber plötzlich Lehrer und Lehrerin, überfahren sie immer wieder, töten und braten sie. Sie sind dabei Teufel und freuen sich der Qualen ihrer Opfer. Auf einmal aber sind Lehrer und Lehrerin im Himmel, die früheren Teufel sind nun Engel, wissen aber nach dem Ausspruch Ernas gar nichts davon, daß sie überhaupt je Teufel waren – ja, »sie waren es gar nicht«. Gottvater, der frühere Mann, küßt und umarmt die Frau leidenschaftlich, die Engel huldigen ihnen, und alles ist wieder in schönster Ordnung, doch nur für kurze Zeit, denn das Gleichgewicht wird bald wieder in der einen oder anderen Weise gestört.

Erna spielte wiederholt, daß sie die Mutter sei. Ich stellte in diesem Spiel das Kind dar, und einer meiner größten Fehler war das Lutschen. Der erste Gegenstand, den ich in den Mund stecken sollte, war eine Lokomotive, deren vergoldete Laternen Erna vorher sehr bewundert hatte, weil sie »so schön rot sind und brennen«, wobei sie sie sofort in den Mund gesteckt hatte und daran saugte; sie bedeuteten ihr die Mutterbrust und den väterlichen Penis.

Spiele dieser Art lösen immer wieder Ausbrüche von Wut und Neid gegen die Mutter aus, dann setzt wieder Reue und das Bestreben, die Mutter zu versöhnen, ein. Beim Spiel mit Bausteinen zum Beispiel teilt Erna diese zwischen uns immer so, daß sie mehr hat, überkompensiert dies aber wieder, indem sie sich weniger nimmt, richtet es aber schließlich so ein, daß sie doch mehr behält. Sie fordert mich dann auf zu bauen, nur um mir nachher beweisen zu können, daß ihr Gebäude schöner ist, oder um mein Haus – angeblich zufällig – umstoßen zu können. Dabei wird auch einem Spielmännchen die Rolle zuerteilt zu entscheiden, daß ihr Haus schöner ist als meines. Die Einzelheiten des Spieles zeigen, daß an unseren Häusern die von früh an bestehende Rivalität mit der Mutter zum Ausdruck kommt, die Erna dann in einem späteren Teil der Analyse direkt zur Darstellung bringt.

Neben diesen Spielen beginnt Erna auch mit dem Ausschneiden von Papier, wobei sie Muster entstehen läßt. Sie erzählt dabei, daß sie »Schabefleisch« macht, daß dabei (aus dem Papier) Blut herauskommt, erschauert und erklärt, daß ihr plötzlich schlecht wird. Sie spricht dann von »Augensalat« und von

»Fransen«, die sie in meine Nase schneidet, wobei sie wieder den schon in der ersten Stunde geäußerten Wunsch, meine Nase abzubeißen – was sie auch mehrfach versuchte – wiederholt. (Auf diese Weise hatte sie auch gleich ihre Identität mit dem Dritten, dem Männchen, das einbricht, das Haus anzündet und auch die Nase abbeißt, erwiesen.) Das Ausschneiden von Papier war bei Erna wie auch in den Analysen anderer Kinder reich determiniert. Es bringt sadistische und kannibalistische Tendenzen zum Ausdruck, dient aber auch reaktiven Tendenzen, denn es bedeutet auch ein Neuschaffen. Die schön ausgeschnittenen Muster (zum Beispiel eine Decke darstellend) bedeuten auch die wiederhergestellten Genitalien der Eltern oder den Leib der Mutter usw., die in der Phantasie vorher zerstört worden waren. Vom Ausschneiden des Papiers ging Erna zu Spielen mit Wasser über. Ein Stückchen Papier, das im Waschbecken schwimmt, bedeutet einen Kapitän. Sein Schiff geht unter, aber er rettet sich, denn er hat, wie Erna behauptet, etwas »Langes, Goldenes«, das ihn über Wasser hält. Erna reißt dann ein Stückchen Papier ab und erklärt: »Der Kopf ist weg, nun ist er ertrunken.« Die Spiele mit Wasser führten tief in die Analyse von Ernas oralsadistischen, urethralsadistischen und analsadistischen Phantasien. Erna spielt zum Beispiel, daß sie eine Waschfrau ist; die Stücke Papier bedeuten schmutzige Kinderwäsche; ich stelle das Kind vor, das diese Wäsche immer wieder beschmutzt. Daß Erna dabei das Papier (die schmutzige Wäsche) zerkaut, macht ihre koprophilen und kannibalistischen Tendenzen deutlich, denn die Wäschestücke bedeuten auch Exkremente und Kinder. Als Waschfrau hat Erna Gelegenheit, das Kind zu züchtigen und zu demütigen; sie stellt dabei die grausame Mutter dar. Indem sie sich aber auch mit dem mißhandelten Kinde identifiziert, befriedigt sie ihre masochistischen Wünsche. Häufig ist es auch im Spiele der Vater, der – von der Mutter herbeigerufen – das Kind durch Schläge auf das Gesäß züchtigt. Diese Züchtigung wird auch von Erna – der »Waschfrau« – als Mittel empfohlen, die Schmutzliebe des Kindes zu heilen. Anstatt des bösen Vaters kommt aber ein Zaubermännchen, klopft das Kind mit einem Stock auf den Anus, dann auch auf den Kopf, wobei er aus seinem Zauberstab eine gelbliche Flüssigkeit fließen läßt. Ein anderes Mal wird dem Kinde ein Pulver eingegeben, das aus »Weißem und Rotem« gemischt ist. Durch diese Behandlung wird das ganz kleine Kind sauber, kann plötzlich auch schon sprechen und ist so klug wie die Mutter.[3] Das Klopfen des Vaters oder des Männchens mit dem Stocke bedeutete den Koitus; das Männchen stellte auch den Penis dar. Die Flüssigkeit und das Pulver bedeuteten Stuhl, Urin, Samen und Blut, die sich nach Ernas Phantasien die Mutter beim Koitus oral, anal und genital einverleibte.

Ein andermal wird Erna aus einer Waschfrau plötzlich eine »Fischfrau«, die ihre Ware anpreist. Sie läßt dabei aus dem Wasserhahn, den sie auch einen »Schlagsahnehahn« nennt, das Wasser fließen; vorher hatte sie den Hahn mit Papier umwickelt, das sie, als es durchnäßt in das Waschbecken fällt, zerreißt und als »Fische« feilbietet. Die zwanghafte Gier, mit der Erna dabei aus dem Wasserhahn trinkt und die angeblichen Fische zerkaut, zeigt deutlich den oralen Neid, den sie bei der Urszene und bei den Urphantasien empfunden hat, der sich in ihrer Charakterbildung grundlegend auswirkte und zugleich einen Kernpunkt ihrer Neurose bildete.[4] Die Gleichsetzung der Fische mit dem väterlichen Penis wie auch mit Stuhl und Kindern geht aus den Assoziationen klar hervor. Erna hat verschiedene Arten von Fischen zu verkaufen, darunter sind auch »Kokelfische«, die dann auf einmal »Kakelfische« heißen. Als sie diese dann zerschneidet, beweist ein plötzlicher Stuhldrang die Gleichsetzung der Fische mit Stuhl und das Zerschneiden der Fische mit der Defäkation. Als Fischfrau betrügt Erna mich – die Käuferin – auf verschiedene Art. Sie nimmt mir übermäßig viel Geld ab und gibt mir keine Ware dafür. Ich kann aber nichts gegen sie unternehmen, denn ihr hilft ein Schutzmann, mit dem sie das mir abgenommene Geld = Fische durcheinander »wurlt« (was einem Quirlen und Schlagen der Schlagsahne entspricht). Der Schutzmann bedeutet den Vater, der mit ihr koitiert und ihr gegen die Mutter hilft. Ich erhalte dann im Spiel von ihr den Auftrag zuzusehen, während sie mit dem Schutzmann die Fische »wurlt«, und soll versuchen, mir die Fische insgeheim anzueignen. Ich soll also darstellen, was sie selbst in früher Kindheit der Mutter antun wollte, als sie den Koitus der Eltern beobachtete. Die sadistischen Regungen und Phantasien waren die Grundlage ihrer schweren Angst vor der Mutter. Erna äußerte

---

[3] Auf die Bedeutung des »guten«, heilsamen Penis, die in diesen Phantasien hervortritt, gehe ich insbesondere in Kap. XI und XII näher ein.

[4] Auf den Zusammenhang zwischen Ernas Beobachtungen des elterlichen Koitus und ihrer Neurose gehe ich später ein.

wiederholt Angst vor einer »Räuberin, die ihr alles, was in ihr drinnen ist, herausnehmen will«.

Auch in Ernas Analyse zeigte sich, daß Theater und Vorstellungen aller Art den Koitus der Eltern bedeuten.[5] Diese Spiele, in denen Erna der Mutter die Rolle einer von den Zuschauern bewunderten Schauspielerin oder Tänzerin zuerteilte, zeigten die große, mit Neid gemischte Bewunderung, die Erna für die Mutter empfand. Erna stellte auch häufig – in Identifizierung mit der Mutter – eine Königin vor, der sich alle beugten. In all diesen Darstellungen spielte das Kind stets die Rolle der Benachteiligten. Alles, was Erna im Spiele als Mutter tat, die Zärtlichkeiten mit ihrem Manne, ihr Sichschmücken und Sichbewundernlassen dienten vor allem dazu, den Neid des Kindes zu erregen und es zu kränken. Wenn Erna zum Beispiel als Königin mit dem König Hochzeit gefeiert hatte, so legte sie sich auf den Divan. Ich sollte dann in der Rolle des Königs zum Ersatz des Nebenihrliegens (das ich ablehnte) mich auf ein Stühlchen neben sie setzen. Ich hatte dabei mit der Faust auf den Divan zu klopfen – sie nannte es »Buttern« –, was den Koitus bedeutete. Gleich darauf berichtete mir Erna, daß aus ihrem Leib ein Kind krieche. Sie stellte dies auch ganz realistisch dar, indem sie sich wand und stöhnte. Dieses imaginäre Kind teilte dann den Schlafraum, mußte den Koitus der Eltern mitansehen, wurde, wenn es störte, geschlagen und von der Mutter unausgesetzt beim Vater verklagt. Wenn Erna als Mutter das Kind zu Bett brachte, so geschah es nur, um sich seiner zu entledigen und sich um so schneller mit dem Vater zu vereinigen. Das Kind wurde ununterbrochen mißhandelt und gequält; es bekam schlechten, zum Erbrechen reizenden Grießbrei, während Mutter und Vater eine wundervolle Speise aßen. Diese wurde manchmal aus Schlagsahne bereitet, manchmal aus einer besonderen, von einem »Doktor Schanka« oder »Schlanka« (was Schlagen und Einschänken bedeutete) gelieferten Milch. Diese besondere, von Vater und Mutter stets allein genossene Speise stellte in einer Fülle von Variationen den Austausch von Stoffen beim Koitus dar. Die Phantasien, daß die Mutter sich im Koitus den Penis und Samen

[5] Auf die allgemeine symbolische Bedeutung des Theaters, der Aufführung, der Vorstellung usw. als Koitus der Eltern ging ich in meiner Arbeit *Zur Frühanalyse* (Imago, Bd. IX, 1923) näher ein. Ich verweise auch auf RANK: *Das Schauspiel im Hamlet* (Psychoanalytische Beiträge zur Mythenforschung. Int. PsA. Verl. 1919).

des Vaters, der Vater sich die Milch und die Brust der Mutter einverleibe, bildeten eine Grundlage für Ernas Haß und Neid gegen beide Eltern.

Bei einer »Vorstellung, die ein Priester gibt«, wobei er aus dem Wasserhahn Wasser fließen läßt und eine Tänzerin mitwirkt, die vom Hahne trinkt, darf das Kind, das Erna »Aschenbrödel« nennt, nur zusehen und muß sich ganz still verhalten. Eine ungeheure, plötzlich ausbrechende Wut zeigt, welchen Haß Erna bei diesen Phantasien empfunden hat, und wie schlecht ihr die Verarbeitung dieses Hasses gelungen ist. Aus diesen Gefühlen heraus ist ihr Verhältnis zur Mutter ganz verschoben, da sie alle Maßnahmen der Erziehung und Kinderpflege, alle unvermeidlichen Versagungen als ausschließlich sadistische, der Beschämung und der Mißhandlung des Kindes geltende Akte seitens der Mutter empfindet. Erna ist in ihren Mutterspielen mit dem imaginären Kinde nur dann zärtlich, wenn es sich um einen Säugling handelt. Dann pflegt und reinigt sie das Kind, ist liebevoll und verzeiht ihm, daß es sich beschmutzt hat. Ihrem Gefühl nach wurde sie selbst nämlich nur in ihrer Säuglingszeit liebevoll behandelt. Das ältere Kind mißhandelt sie aufs grausamste, läßt es durch Teufel den verschiedensten Martern unterziehen und tötet es häufig zum Schluß.[6] Daß das Kind aber in dieser Rolle auch die zum Kinde gemachte Mutter ist, zeigt deutlich folgende Phantasie: Erna spielt das Kind, das sich beschmutzt hat. Ich als Mutter habe sie zu beschimpfen, wobei sie höhnisch ist und sich aus Trotz immer mehr beschmutzt. Auch die schlechte, ihr von mir gereichte Nahrung erbricht sie, nur um die Mutter zu ärgern. Der von der Mutter herbeigerufene Vater aber nimmt für das Kind Partei. Die Mutter bekommt eine Krankheit, die heißt: »Gott hat zu ihr gesprochen.« Dann aber wird das Kind von einer Krankheit befallen, die Erna »müt-

[6] Bei diesem übermäßigen sadistischen Wüten gegen das Objekt (in diesem Falle gegen das Kind) wendet sich das Über-Ich letzten Endes gegen das Es. Dieser unerträglichen Situation entzieht sich das Ich, indem es das Objekt mit Hilfe von Projektion als Feind darstellt, um das Einverständnis des Über-Ichs zur sadistischen Zerstörung des Objektes zu erreichen. Gelingt es dem Ich, dieses Bündnis des Über-Ichs mit dem Es herzustellen, so bewerkstelligt es dadurch, daß der Sadismus des Über-Ichs, soweit er dem Es gilt, zeitweise auf die Außenwelt gerichtet wird. Auf diese Weise verstärken sich die dem Objekt geltenden primären sadistischen Regungen durch die dem Es geltenden Haßquantitäten. (Siehe Kap. VIII d. B. und meine Arbeit: *Die Rollenbildung im Kinderspiel.* Int. Ztschr. f. PsA., Bd. XV, 1929.)

terliche Aufregung« nennt. Das Kind stirbt daran, die Mutter wird nun zur Strafe vom Vater getötet. Das Kind wird wieder lebendig und vom Vater geheiratet, der es immer wieder auf Kosten der Mutter lobt. Die Mutter wird dann auch lebendig gemacht, aber nur, um durch den Zauberstab des Vaters in ein Kind verwandelt zu werden, das nun allen Hohn und alle schlechte Behandlung über sich ergehen lassen muß, die das Kind früher selbst erfahren hatte. In diesen zahlreichen Phantasien über Mutter und Kind wiederholt Erna, was sie ihrer Empfindung nach selbst erfahren hat, und stellt andrerseits dar, was sie in Umkehrung des Verhältnisses Kind-Mutter dieser in sadistischer Weise zufügen will.

Erna war von analsadistischen Phantasien beherrscht. In einem weiteren Stadium der Analyse phantasiert Erna, wieder von dem Spielen mit Wasser ausgehend, von Stuhl, der an der Wäsche »angebacken« ist und auch zum Kochen und Essen verwendet wird. Sie spielt, daß sie auf der Toilette sitzt und das dort Erzeugte ißt und daß wir es uns im Austausch reichen. Phantasien unausgesetzter gegenseitiger Beschmutzung durch Urin und Stuhl werden im Laufe der Analyse immer deutlicher. In einem Spiele weist Erna der Mutter nach, daß diese sich unausgesetzt beschmutzt hat; alles im Zimmer ist durch die Schuld der Mutter zu Stuhl geworden. Die Mutter wird daraufhin ins Gefängnis geworfen und verhungert dort. Erna fällt nun die Aufgabe zu, alles nach der Mutter zu reinigen, wobei sie sich eine Frau »Dreckparadie« nennt, also mit »Dreck paradiert«. Durch ihre Ordnungsliebe erringt sie die Bewunderung und Anerkennung des Vaters, der sie weit über die Mutter stellt und heiratet. Sie kocht für ihn, wobei aber die gegenseitig gereichten Getränke und Speisen auch Stuhl und Urin – aber von guter, nicht schädlicher Art – sind. Ich führe diese Phantasie nur als Beispiel für die zahlreichen ausschweifend analsadistischen Phantasien an, die Ernas Seelenleben beherrschten und in der Analyse bewußt gemacht wurden.

Erna, die ein einziges Kind war, beschäftigte sich in der Phantasie sehr viel mit kommenden Geschwistern. Ich will auf den Charakter dieser Phantasiebeziehungen nachher eingehen, da ihnen nach meinen Beobachtungen auch eine generelle Bedeutung zukommt. Ich stellte bei Erna fest – und fand dies auch bei anderen Kindern bestätigt –, daß das *einzige Kind* in stärkerem Ausmaß *Angst* vor den in der *Phantasie* stets *erwarteten Geschwi-*

stern und *Schuldgefühle* wegen seiner unbewußten aggressiven Tendenzen gegen die im Mutterleib vorausgesetzten Kinder empfindet, weil es *nicht* Gelegenheit findet, eine *positive* Beziehung zu *Geschwistern* zu entwickeln. Dieses Moment trägt oft dazu bei, dem einzelnen Kinde die soziale Anpassung zu erschweren. Bei Erna traten längere Zeit am Anfang und am Ende der Analysenstunde Wut- und Angstanfälle auf, die zum Teil damit zusammenhingen, daß sie einen Vorgänger oder Nachfolger bei mir traf, die ihr die stets erwarteten Geschwister bedeuteten.[7] Andrerseits zeigte Erna, obwohl sie sich mit anderen Kindern nicht vertrug, doch zeitweise ein dringendes Bedürfnis nach Kindergesellschaft. Für den zeitweiligen Wunsch nach Geschwistern erwiesen sich folgende Motive als bestimmend: 1) Die erwünschten Geschwister bedeuteten ein eigenes Kind (allerdings wurde dieser Wunsch bald wieder durch schwere Schuldgefühle gestört, da sie ja dann der Mutter das Kind geraubt hätte). 2) Ihre Existenz sollte die Gewißheit erbringen, daß die in der Phantasie verübten Angriffe auf die im Mutterleib vorausgesetzten Geschwister diese – und also auch die Mutter – nicht beschädigt hätten, daß also auch ihr eigenes (Ernas) Leibesinnere intakt sei. 3) Sollten sie ihr die sexuelle Befriedigung gewähren, die ihr die Eltern versagt hatten. 4) Phantasierte Erna von Geschwistern, mit denen sie sich gegen die Eltern vereinigen könnte, um die Mutter zu töten und dem Vater den Penis zu rauben. Sie sollten ihre Bundesgenossen[8] im Kampfe gegen die angsterregenden Eltern sein. Nach solchen Phantasien setzten bald Haß gegen die Geschwister (die doch nur Substitute von Vater und Mutter waren) und schwere Schuldgefühle wegen der destruktiven Handlungen ein, die in der Phantasie gemeinsam gegen die Eltern begangen worden waren. Depressionen waren meist die Folge.

Diese Phantasien waren mitbestimmend für Ernas Unfähigkeit, zu anderen Kindern ein gutes Verhältnis zu gewinnen. Sie

[7] Ernas unbewußte Eifersucht und ihre Angst vor (phantasierten) Geschwistern, die eine bedeutsame Rolle in ihrem Seelenleben spielten, war nie an den realen Objekten erlebt worden und wurde erst in der Analyse aufgedeckt und durchlebt. Dieses Beispiel illustriert auch die Bedeutung der Übertragungssituation in der Kinderanalyse.

[8] Ich habe in meiner Arbeit: *Frühstadien des Ödipuskonfliktes* (Int. Ztschr. f. PsA., Bd. XIV, 1928) darauf hingewiesen, daß sexuelle Beziehungen zwischen Kindern, insbesondere zwischen Geschwistern, mit Phantasien von einer Bundesgenossenschaft gegen die Eltern verknüpft sind und dadurch in bestimmten Fällen eine Verminderung des Schuldgefühles und der Angst bewirken.

scheute vor ihnen zurück, weil sie sie mit Geschwistern identifizierte. Sie bedeuteten ihr einerseits *Spießgesellen* bei den *Angriffen* gegen die *Eltern*, andrerseits fürchtete sie sie wegen der gegen die *Geschwister* gerichteten *Aggression als Feinde.*

Ich will nun an diesem Falle noch ein anderes Moment beleuchten, das mir von prinzipieller Bedeutung zu sein scheint. Ich habe im ersten Kapitel auf das besondere Verhältnis des Kindes zur Realität hingewiesen und ausgeführt, daß das Mißlingen der Realitätsanpassung sich in der Analyse aus dem Spiel des kleinen Kindes erkennen läßt und daß es auch in der Analyse des kleinen Kindes nötig ist, nach und nach die Beziehung zur Realität voll herzustellen. Bei Erna war es mir nach erheblicher psychoanalytischer Arbeit noch nicht gelungen, eingehendere Mitteilungen über ihr reales Leben von ihr zu erhalten. Während sie reichliches Material für ihre ausschweifenden sadistischen *Phantasien* gegen die *Mutter* erbrachte, hörte ich *niemals* auch nur die leiseste Klage oder *Kritik* üder die *reale* Mutter und deren Handlungen. Obwohl Erna anerkannte, daß ihre Phantasien gegen die reale Mutter gerichtet waren (was sie in einem früheren Stadium der Analyse noch negiert hatte), und obwohl es immer deutlicher wurde, daß sie die Mutter in übertriebener und gehässiger Weise kopierte, war die Verbindung ihrer Phantasien mit der Realität nicht gut herzustellen. Alle meine Bestrebungen, die Realität stärker in die Analyse einzubeziehen, blieben so lange erfolglos, als ich nicht die tiefsten Gründe ihrer Realitätsabsperrung – wenigstens teilweise – analysiert hatte. Es ergab sich nun, daß Ernas *Beziehung* zur *Realität* in einem weitgehenden Grade - sehr viel mehr, als man dies nach ihrem Verhalten hätte schließen können – *vorgetäuscht* war. Tatsächlich suchte sie mit allen Mitteln ein Traumleben aufrechtzuerhalten, das sie gegen die Wirklichkeit verteidigte.[9] Sie phantasierte zum Beispiel: Die kleinen Wagen mit Kutschern stehen ihr zu Diensten, nähern sich ihr auf ihren Ruf, bringen ihr alles, was sie wünscht; die kleinen Frauchen sind ihre Dienerinnen usw. Wiederholt setzte noch während dieser Phantasien Wut und Depression ein. Erna ging dann auf die Toilette, wo sie während des Defäzierens laut phantasierte, stürzte, als sie von der Toilette kam, auf die Chaiselongue, begann leidenschaftlich zu lutschen,

[9] Es gibt viele Kinder, die mit der Unterbrechung des Spieles nur *scheinbar* zur Realität zurückkehren, in Wirklichkeit aber vorwiegend mit ihren Phantasien beschäftigt sind.

onanierte und bohrte in der Nase. Es gelang mir, ihre Phantasien zu diesem Defäzieren, Lutschen, Onanieren und Nasebohren zu erfahren. Es zeigte sich, daß Erna mit Hilfe dieser Lustbefriedigungen und der damit verbundenen Phantasien den *Traumzustand*, den sie im Spiel aufrechterhalten hatte, auch sonst *gewaltsam fortzusetzen* suchte. Die während des Spieles einsetzende Depression, Wut und Angst hingen damit zusammen, daß ihre Phantasien durch die Berührung mit der Realität gestört wurden. Erna besann sich auch darauf, wie sehr es sie des Morgens, wenn sie lutschte oder onanierte, störte, wenn jemand an ihr Bett kam; hierfür war – neben der Angst, ertappt zu werden – ihre Abwehr der Realität bestimmend. Eine im Verlauf der Analyse aufgetretene Pseudologie, die sich bald zu abenteuerlichem Umfang entwickelte, diente ebenfalls dazu, die ihr unerträgliche Wirklichkeit ihren Wünschen entsprechend umzulügen. Als eine Ursache dieser außerordentlichen, mit Hilfe von *Größenphantasien* aufrechterhaltenen Realitätsabsperrung lernte ich die *übermäßige Angst* vor den Eltern, insbesondere vor der *Mutter* kennen. Um diese Angst abzuschwächen, mußte sich Erna in ihrer Phantasie als die grausame und machtvolle Beherrscherin der Mutter aufspielen, ein Moment, das ihren Sadismus wesentlich verstärkte. Der paranoide Charakter ihrer Phantasien, in denen sie von der Mutter auf das grausamste verfolgt wurde, trat immer deutlicher hervor. Wie ich vorher erwähnte, war in Ernas Phantasie alles, was die Mutter je mit ihr an Erziehungsmaßnahmen vorgenommen hatte, bis zu jedem Detail an der Kleidung, das sie ihr vorschrieb, zur Verfolgung geworden. Aber auch *alles*, was die Mutter sonst unternahm, wie sie sich dem Vater gegenüber verhielt, was sie zu ihrem eigenen Vergnügen tat, *empfand* Erna als *Verfolgung*. Sie fühlte sich auch stets belauert. Die übermäßige Fixierung an die Mutter hatte auch eine Ursache in dem Zwange, diese fortwährend zu beobachten. In der Analyse zeigte sich, daß Erna sich, auf Grund ihrer aggressiven Phantasien, an jeder Erkrankung der Mutter schuldig fühlte und die entsprechende Strafe erwartete. Das fortwährende Schwanken zwischen der strengen, strafenden Mutter und dem hassenden Kinde, das in ihren Spielen und Phantasien so deutlich hervortrat, zeigte in vielen Einzelheiten die Wirkung eines besonders grausamen Über-Ichs. Bei *Erna* waren diese *Phantasien*, die den *Wahnideen* des erwachsenen *Paranoikers entsprechen*, erst durch eine sehr tiefgehende Analyse klar geworden. Ich bin auf Grund von Erfahrungen, die ich in den Jahren nach der Abfassung dieser Krankengeschichte machte, zu den Ergebnissen[10] gelangt, die mir den besonderen Charakter von Ernas Angst, ihren Phantasien und ihrer Realitätsbeziehung als typisch für die Fälle erwiesen haben, bei denen *paranoide Züge* wirksam sind.[11]

In diesem Zusammenhange ist die schon von früher Kindheit an überaus starke *Homosexualität Ernas* hervorzuheben. Nach der Analyse großer Quantitäten des Hasses, der dem Vater aus der Ödipussituation galt, war die Homosexualität wohl verringert worden, aber immer noch überaus stark. Diese Quantitäten schienen – zunächst – nicht mehr weiter auflösbar. Nach lange dauernden Widerständen ergab sich aber erst der volle Charakter von Ernas Verfolgungsideen und deren Zusammenhang mit ihrer Homosexualität. Die analen Liebeswünsche traten nun sehr viel deutlicher in der positiven Form hervor und wechselten mit den Verfolgungsideen ab. Erna spielte nun wieder eine Verkäuferin, und die unbewußte Bedeutung der Ware als Fäzes wurde unter anderem auch durch den gleich zu Beginn des Spieles auftretenden Stuhldrang deutlich. Ich war eine Käuferin, zog sie jeder anderen Verkäuferin vor und fand ihre Ware besonders gut. Dann spielte Erna, sie sei die Käuferin, die mich liebt, und stellte so ein anales Liebesverhältnis zwischen der Mutter und sich dar. Auf diese analen Phantasien folgten sehr bald Depressionen und Haßausbrüche, die sich vor allem gegen mich richteten, aber der Mutter galten. In diesem Zusammenhange brachte Erna auch Phantasien von einem Floh, der aus »Schwarzem und Gelbem« gemischt war und den sie gleich selbst als ein Stück Stuhl – wie sich erwies, gefährlichen, vergiftenden Stuhl – erkannte. Dieser Floh kam aus meinem Anus heraus und drang in den ihren ein und beschädigte sie.[12]

Im Falle Ernas hat sich mir die als Ursache des Verfolgungs-

---

[10] Ich gehe auf diese Ergebnisse im zweiten Teil dieses Buches ein.

[11] Siehe Kap. IX.

[12] VAN OPHUIJSEN (Int. Ztschr. f. PsA., Bd. VI, 1920) und STÄRCKE (Int. Ztschr. f. PsA. Bd. V, 1919) entdeckten in ihren Psychoanalysen, daß in der Paranoia der »Verfolger« sich zurückführen läßt auf die unbewußte Vorstellung von einem Scybalum im Darm des Kranken, welches von seinem Unbewußten mit dem Penis des »Verfolgers«, d. h. des ursprünglichen geliebten Wesens gleichen Geschlechtes, identifiziert wird. Der Verfolger ist also in der Paranoia repräsentiert durch einen ihm gehörigen Körperteil, den der Verfolgte in sich zu tragen wähnt. Er möchte sich von dem Fremdkörper befreien, ist aber dazu nicht imstande. (Dieser Auszug ist ABRAHAMS: *Versuch einer Entwicklungsgeschichte der Libido* [S. 82] entnommen.)

wahnes bekannte Umwandlung der Liebe in Haß gegen den gleichgeschlechtlichen Elternteil und die starke Wirksamkeit der Projektionsmechanismen einwandfrei ergeben. Hinter der homosexuellen Bindung zeigte sich aber in noch tieferer Schicht ein außerordentlich starker, gegen die *Mutter* aus der *frühesten Ödipussituation* und dem *oralen Sadismus stammender Haß*, der eine übermäßige, für die *Verfolgungsphantasien* und deren Einzelheiten determinierende *Angst* zur Folge hatte. Nun kamen (und dies war das schwerste Stück der Analyse, das von übermäßiger Angst begleitet war und an Ernas Arbeitswilligkeit die größten Anforderungen stellte) neuerlich sadistische Phantasien, die an Intensität des Sadismus alles übertrafen, was ich bis dahin in Ernas Analyse kennengelernt hatte. Der *orale Neid* auf die beim *Koitus der Eltern* vorausgesetzten oralen und genitalen Genüsse erwies sich als die tiefste Grundlage ihres Hasses. Immer wieder richtete er sich in zahllosen Phantasien gegen die beiden im Koitus vereinigten Eltern. In diesen Phantasien griff Erna die Eltern – insbesondere die Mutter – auch mittels der *Exkremente* an. Die Angst vor meinen in sie eindringenden Fäzes (der Floh) erwies sich letzten Endes durch Phantasien determiniert, in denen sie das Innere des Mutterleibes mittels ihrer gefährlichen, vergifteten Fäzes zerstörte.[13]

Nach weiterer Analyse dieser einem sehr frühen Entwicklungsstadium entstammenden sadistischen Phantasien und Regungen verminderte sich die homosexuelle Bindung an die Mutter; zugleich verstärkten sich die heterosexuellen Tendenzen. Bisher hatte in ihren Phantasien, die im wesentlichen durch die Haß- und Liebesbindung an die Mutter bestimmt waren, der Vater vorwiegend ein Mittel zum Koitus dargestellt; er schien seine Bedeutung nur aus dem Mutter-Tochter-Verhältnis zu beziehen. In Ernas Phantasie hatten ja Zärtlichkeiten der Mutter für den Vater, überhaupt deren ganze Beziehung zu diesem hauptsächlich dem Zweck gedient, Erna zu berauben und eifersüchtig zu machen und den Vater gegen sie einzunehmen. Korre-

[13] Wie ich seither in Analysen fand, verstärkt die Angst vor den vergifteten und gefährlichen Exkrementen die Fixierung an die prägenitalen Stufen. Sie löst den Antrieb aus, sich immer wieder davon zu überzeugen, daß die Exkremente – die eigenen und die der Objekte – nicht gefährlich, daß sie »gute« Dinge sind (siehe Kap. VIII). Deshalb spielte Erna, daß wir einander »gute« anale Geschenke machen und einander lieben. Daß sie aber zutiefst befürchtete, daß wir (vielmehr sie und die Mutter) einander verfolgten und vergifteten, ging aus den Depressionen hervor, die dem im Spiel dargestellten Liebesverhältnis folgten.

spondierend trat in den Phantasien, in denen Erna den Vater der Mutter geraubt und geheiratet hatte, nur der Haß gegen die Mutter, der Wunsch, sie zu kränken, in den Vordergrund. Wenn Erna bei Darstellungen dieser Art mit ihrem Manne zärtlich war, so zeigte sich bald, daß sie diese Zärtlichkeit nur vortäuschte, um die Rivalin zu kränken und den Vater auf ihre Seite zu ziehen. Zugleich mit den anderen eben besprochenen wichtigen Fortschritten in der Analyse traten auch wirklich positive Gefühle für den Vater hervor. Die direkte Ödipusbeziehung konnte sich nun, da Haß und Angst nicht mehr so stark das Bild beherrschten, durchsetzen. Zugleich verringerte sich die Fixierung an die Mutter und verbesserte sich auch das früher so ambivalente Verhältnis zu ihr. Dieser Veränderung des Verhältnisses zu beiden Elternteilen lagen auch wesentliche Änderungen in Ernas Phantasie- und Triebleben zugrunde. Der Sadismus hatte sich verringert und die Verfolgungsphantasien hatten der Quantität und Intensität nach stark nachgelassen. Bedeutungsvoll scheint mir auch die Veränderung der Realitätsbeziehung, die sich unter anderem auch in einer viel stärkeren Einbeziehung der Realität in das Phantasieleben dokumentierte. In diesem Analysenabschnitt fragte Erna, nachdem sie ihre Verfolgungsideen im Spiel zur Darstellung gebracht hatte, häufig ganz erstaunt: »Aber das hatte doch meine Mutter gar nicht *wirklich* gemeint? Sie hat mich doch *eigentlich* sehr *lieb.*« In dem Maße, in dem die Realitätsbeziehung sich günstig veränderte, trat in der Analyse die der realen Mutter geltende Kritik hervor, und zugleich *verbesserte* sich Ernas Verhältnis zu ihr. Dies war erst möglich geworden, als der unbewußte Haß bewußter wurde. Hand in Hand mit dem *besseren Verhältnis* zur *Mutter* traten aber auch bei Erna wirklich *mütterliche* und zärtliche Gefühle ihren *imaginären Kindern* gegenüber hervor. Sie fragte einmal, als sie im Spiel grausam mit dem imaginären Kinde umgegangen war, ganz erschüttert: »Würde ich auch einmal mein Kind wirklich so behandeln?« Die Analyse der *Verfolgungsideen* und die *Herabsetzung* der *Angst* hatten mit der Befestigung der *heterosexuellen* Einstellung auch eine *positivere* Beziehung zur *Mutter* und eine größere Fähigkeit zur *Mütterlichkeit* bewirkt. Ich möchte bei diesem Anlaß hervorheben, daß die Regelung dieser Grundeinstellungen, die für die Liebeswahl und das Erleben der Erwachsenen bestimmend sind, mit zu den Forderungen gehören, die meines Erachtens an jede Kinderanalyse zu stellen sind.

Ernas Neurose hatte sich sehr frühzeitig entwickelt. Schon im Alter von nicht ganz einem Jahre hatten sich bei ihr, zugleich mit einer ungewöhnlichen geistigen Frühreife, starke Anzeichen von Neurose gezeigt; von da an steigerten sich ihre Schwierigkeiten immer mehr, so daß bereits im Alter von zwei bis drei Jahren ihre Erziehung ein unlösbares Problem darstellte. Zu dieser Zeit lag schon eine ausgesprochene Zwangsneurose und eine abnorme Charakterbildung vor. Allerdings wurde erst im Alter von etwa vier Jahren der ungewöhnliche Charakter ihrer Onanie und ihres Lutschens erkannt. So zeigt die Zwangsneurose, die beim sechsjährigen Kinde festgestellt wurde, einen chronischen Charakter. Bilder aus dem Alter von ungefähr drei Jahren weisen schon den gleichen neurotischen, grüblerischen Gesichtsausdruck auf, den das sechsjährige Kind hatte.

Ich will hier ausdrücklich auf die außergewöhnliche Schwere dieses Falles hinweisen. Die Zwangssymptome, die das Kind unter anderem sogar völlig schlaflos machten, die Depressionen und sonstigen Krankheitserscheinungen und die abnorme Charakterentwicklung waren doch nur ein schwacher Ausdruck des gänzlich abnormen, ausschweifenden und ungebändigten Trieblebens, das ihnen zugrunde lag. Bei einer Zwangsneurose, die wie diese schon jahrelang durchaus progressiven Charakter hatte, müßten die Zukunftsaussichten recht trübe genannt werden. Es ist anzunehmen, daß nur eine rechtzeitig durchgeführte Psychoanalyse hier Hilfe schaffen konnte.

Ich gehe nun ausführlicher auf die Struktur des Falles ein. Die *Erziehung* zur *Sauberkeit* war *ohne Schwierigkeiten* und ungewöhnlich schnell vonstatten gegangen. Erna war im Alter von einem Jahr schon sauber. Es war dazu keine Strenge nötig gewesen, da der *Ehrgeiz* des frühreifen Kindes einen starken Motor für die schnelle Anpassung an die Forderungen der Reinlichkeit bildete.[14] Dem äußeren Gelingen entsprach ein völlig *innerliches Mißlingen.* Die ungeheuren, analsadistischen Phantasien zeigen, in welchem Ausmaße Erna an diese fixiert blieb und wie sehr Haß und Ambivalenz von dort ihren Ausgang nahmen. An diesem Mißlingen hat außer der starken *konstitutionellen oral-* und *analsadistischen* Anlage auch das *Vorauseilen* der

[14] Ernas Phantasien, in denen sie die Mutter durch ihre Sauberkeit übertraf und dafür als Frau »Dreckparadie« vom Vater geheiratet wurde, während die Mutter im Gefängnis verhungerte, erwiesen, aus welchen Quellen dieser frühe Ehrgeiz mitgespeist wurde.

Ichentwicklung vor der Libidoentwicklung, die Freud als eines der Momente zur Disposition zur Zwangsneurose bezeichnet,[15] einen wesentlichen Anteil. Aber auch ein anderes wichtiges Entwicklungsmoment war, wie die Analyse ergab, nur äußerlich gelungen: Erna hatte die *Entwöhnung* von der Mutterbrust *nie verschmerzt.* Bei ihrer weiteren Entwicklung trat eine andere Entbehrung an sie heran. Der Mutter war, als das Kind sechs bis neun Monate alt war, aufgefallen, mit welcher deutlich sexuellen *Lust* es auf die *Maßnahmen* der *Kinderpflege*, insbesondere auf die Reinigung der Genitalien und des Afters, reagierte; die *Übererregbarkeit* der *Genitalzone* war unverkennbar. Die Mutter befleißigte sich deshalb größter Vorsicht, die sie, als das Kind größer und sauberer wurde, auch leichter durchführen konnte. Diese Zurückhaltung aber wurde vom Kinde als Versagung, die frühere ausgiebigere Pflege als Verführung empfunden. *Das Gefühl, verführt zu werden* (dem der Wunsch danach zugrunde lag), wiederholte sich immer wieder in Ernas Leben. Beim Kindermädchen und anderen Erziehungspersonen wie auch in der Analyse suchte Erna die Situation des Verführtwerdens wieder herzustellen, abwechselnd mit dem Vorwurf, daß sie verführt worden sei. Aus der Analyse der Übertragungssituation ließ sich diese Einstellung auf die früheren Situationen bis auf die früheste – die der Kinderpflege – zurückführen.

In diesen angeführten drei Momenten ist der konstitutionelle Anteil von Ernas Neurose unverkennbar.[16]

Ich habe nun noch nachzutragen, in welcher Weise das Erleben der *Urszene* zu diesen konstitutionellen Momenten hinzutrat und so zur vollen Entwicklung der Zwangsneurose führte. Erna hatte im Alter von zweiundeinhalb Jahren und dann wieder mit

---

[15] FREUD, *Die Disposition zur Zwangsneurose.* Ges. Schriften, Bd. V, S. 286.

[16] Ich kam seither zur Auffassung, die ich im Kap. VIII ausführlicher begründe, daß ein übermäßiger oraler Sadismus eine Grundlage für eine übermäßig schnelle Ichentwicklung ist und auch die Libidoentwicklung beschleunigt. Die drei Momente, die ich als die konstitutionelle Grundlage von Ernas Neurose anführte – der übermäßige Sadismus, die überschnelle Ichentwicklung und die vorzeitige starke Wirksamkeit der genitalen Regungen – greifen demnach ineinander.

Ein weiteres konstitutionelles Moment für die Neurose sehe ich auch auf Grund späterer Erfahrungen in der ungenügenden Fähigkeit des Ichs, Angst zu ertragen. In manchen Fällen, zu denen Erna gehörte, löst der Sadismus schon sehr früh eine übermäßige Angst aus, die das Ich nicht entsprechend bewältigen und verarbeiten kann. Doch ist die Fähigkeit des Ichs, auch weniger große Angstquantitäten zu bewältigen, variabel und ein Moment, das die Neurose mitdeterminiert.

dreiundeinhalb Jahren[17] das Schlafzimmer der Eltern in der Sommerfrische geteilt und Gelegenheit zu Koitusbeobachtungen gehabt, deren Wirkungen ich nicht nur aus der Analyse erkannte, sondern die sich mit voller Sicherheit auch aus den Aussagen der Umgebung feststellen ließen. In dem Sommer, in den die Koitusbeobachtungen fielen, veränderte sich das Kind in auffallend ungünstiger Weise. Die Analyse ergab, daß die Koitusbeobachtungen den Ausbruch der Neurose herbeiführten. Der Anblick der *koitierenden Eltern*, der die Schärfe der Versagung und den Neid steigerte, verstärkte die *sadistischen*, der sexuellen Befriedigung der Eltern geltenden Phantasien und *Regungen.*[18]

Ernas Zwangssymptome klärten sich folgendermaßen auf: Der zwanghafte Charakter des *Lutschens* war durch die Phantasien vom Saugen, Zerbeißen und *Fressen* des *väterlichen Penis* und der *Mutterbrust* verursacht worden, wobei der Penis den ganzen Vater und die Brust die Mutter vertraten.[19] Die Analyse deckte auch die starken melancholischen Züge im Krankheitsbilde auf, auf die ich hier nur kurz hinweise.[20] Ich habe für die bei Erna wirksame unbewußte Bedeutung des Kopfes als

---

[17] Hier ergibt sich eine interessante Analogie zu dem in: *Die Geschichte einer infantilen Neurose* von FREUD beschriebenen Falle. Als Erna fünf Jahre alt war, also einundeinhalb Jahre nach ihren letzten Koitusbeobachtungen, waren die Eltern mit dem Kinde zu Besuch bei der Großmutter, wobei Eltern und Kind in einem gemeinsamen Zimmer schliefen. Dieses Mal hatte das Kind keine Gelegenheit zu Koitusbeobachtungen. Des Morgens überraschte Erna die Großmutter mit folgender Erzählung: »Vati ist zu Mutti ins Bett und hat dort mit ihr Wackel-Wackel gemacht.« Die Behauptung der Kleinen blieb unerklärlich, bis sich aus den Ergebnissen der Analyse feststellen ließ, daß das Kind mit zweiundeinhalb Jahren die Vorgänge, deren Zeugin es war, aufgenommen, wieder vergessen, aber aufbewahrt und dann mit dreiundeinhalb Jahren diese Eindrücke wieder aufgefrischt und wieder vergessen hatte. Die analoge Situation, das gemeinsame Schlafen mit den Eltern, hatte einundeinhalb Jahre nachher in ihr die unbewußte Erwartung der gleichen Beobachtung angeregt und das früher Erlebte aktiviert. Auch in diesem Falle, wie in dem des »Wolfsmannes«, war die Urszene vollständig verdrängt, in späterer Zeit aber aktiviert und vorübergehend dem Bewußtsein zugeführt worden.

[18] Wir wissen durch FREUD, daß die Angstquantitäten für den Ausbruch der Neurose entscheidend sind (*Hemmung, Symptom und Angst*, Ges. Schr., Bd. XI, S. 96). Die Angst wird aber meiner Auffassung nach durch die destruktiven Triebregungen ausgelöst (siehe Kap. VIII und IX); der Ausbruch der Neurose wäre somit die unmittelbare Folge einer übermäßigen Steigerung der destruktiven Triebregungen. Im Falle Ernas erwies sich auch, daß es der zufolge der Urszene gesteigerte Haß war, der eine übermäßige Angst ausgelöst hatte. Diese führte den Ausbruch der Neurose herbei.

[19] Siehe ABRAHAM: *Versuch einer Entwicklungsgeschichte der Libido.* S. 78.

[20] Im Verlaufe der Analyse klagte Erna wiederholt über ein merkwürdiges

Penis mehrere Beispiele angeführt. *Das Aufschlagen des Kopfes* sollte die *Koitusbewegungen* des Vaters darstellen. Erna berichtete, daß ihre Angst vor dem Räuber oder Einbrecher in der Nacht nur so lange aufhört, als sie mit dem Kopfe »bumst«, sie hat sich also dieser *Angst* durch *Identifizierung* mit dem *Angstobjekt* entzogen. Ein sehr kompliziertes Gebilde war ihre *Zwangsonanie.* Sie unterschied deren mehrere Arten: das Zusammenpressen der Beine, das von ihr »Rankern« genannt wurde; das »Bildhauern«, das mit dem Schaukeln identisch ist; das »Schrankspielen«, wie sie das Ziehen an der Klitoris nannte, wobei »sie etwas ganz Langes herausziehen möchte.« Außerdem übte sie durch den Zipfel des Lakens, den sie zwischen den Beinen durchzog, einen Druck auf die Vagina aus. Bei allen diesen verschiedenen Arten der Onanie waren verschiedene Identifizierungen wirksam, und zwar je nachdem, ob Erna die aktive Rolle des Vaters oder die passive der Mutter oder die Rolle beider in ihren Phantasien darstellte. Diese Masturbationsphantasien von stark sadistisch-masochistischem Charakter zeigten deutlichen Zusammenhang mit der Urszene und den Urphantasien. Der Sadismus richtete sich gegen die koitierenden Eltern; als Reaktion auf ihren Sadismus traten Phantasien von entsprechendem masochistischem Charakter auf. In einer Reihe von Analysenstunden onanierte Erna auf diese verschiedenen Arten; zugleich aber gelang es der gut befestigten Übertragung, das Kind zwischendurch zum Mitteilen der Onaniephantasien zu bewegen. So wurde mit der Erkenntnis der Ursachen der Zwangsonanie auch deren Behebung möglich.

Das »Schaukeln«, das bei Erna in der zweiten Hälfte des ersten Lebensjahres aufgetreten war, entsprang dem Wunsch, masturbiert zu werden, und ging auf die Berührungen der Kinderpflege zurück. Wenn Erna in diesem Analysenabschnitt den elterlichen Koitus auf die verschiedensten Arten im Spiel dargestellt hatte und wenn daran anschließend die ganze Wut anläßlich der Versagung hervortrat, fehlte niemals die Situation, in der sie halb liegend oder sitzend schaukelte, dabei exhibierte und schließlich

Gefühl, das sie oft habe: Sie wundere sich plötzlich, ob sie ein Tier sei oder nicht. Dieses Gefühl war durch ihre Schuldgefühle über ihre kannibalistischen Antriebe determiniert. Die Depression Ernas, die sie in die Worte gefaßt hatte: »Etwas im Leben gefällt mir nicht«, wurde in der Analyse als direkter Lebensüberdruß deutlich und war mit Selbstmordwünschen verbunden. Sie wurzelte in Schuldgefühlen, die auf die oral-sadistischen Regungen zurückgingen.

auch die direkte Aufforderung an mich richtete, sie doch am Genitale zu berühren, manchmal auch die, an ihrem Genitale zu riechen. Um diese Zeit aber überraschte – nach dem Bade – das sechsjährige Kind die Mutter durch die Aufforderung, doch eines ihrer Beine hochzuheben und sie unten zu betupfen oder zu berühren, wobei sie völlig die – zuletzt vor Jahren eingenommene – Stellung eines kleinen Kindes beim Pudern des Genitales einnahm. Diese Aufklärung des Schaukelns führte auch zur völligen Behebung dieses Zwangssymptoms.

Ernas Lernhemmung, die so weit ging, daß sie sich im Laufe zweier Jahre, trotz aller Mühe, die sie sich gab, kaum die Kenntnisse erworben hatte, die Kinder sonst normalerweise innerhalb einiger Monate sich aneignen, erwies sich als eines ihrer resistentesten Symptome. Es wurde erst im letzten Teil der Analyse stärker beeinflußt und war, als ich die Behandlung abschloß, wohl gebessert, aber nicht behoben. Ich habe schon eingehend die günstige Veränderung im Verhältnis zu beiden Elternteilen und damit auch die von Ernas Libidoposition im allgemeinen besprochen und ferner hervorgehoben, daß durch die Analyse eine soziale Anpassung überhaupt erst in die Wege geleitet worden ist. Die Zwangssymptome (die Zwangsonanie, Lutschen, Schaukeln usw.), die so schwer waren, daß sie zum Teil die Schlaflosigkeit des Kindes verursachten, wurden behoben. Damit zugleich und mit der wesentlichen Verminderung der Angst wurde der Schlaf normal. Auch die Depressionen hörten auf.[21] Dennoch hielt ich, als die Behandlung nach fünfhundertundfünfundsiebzig Arbeitsstunden, die sich über einen Zeitraum von zweiundeinviertel Jahren erstreckten, aus äußeren Gründen zum Abschluß kam, die Analyse keineswegs für beendet. Die außerordentliche Schwere des Falles, die sich nicht nur in den Krankheitserscheinungen, sondern auch in einer mißglückten Charakterentwicklung und im völlig abnormen Wesen des Kindes geäußert hatten, hätte ein großes Stück weiterer Analyse erforderlich gemacht, um die noch vorhandenen Schwierigkeiten zu beheben. Daß ihre Stabilität nicht genügend befestigt war, ging auch daraus hervor, daß Erna dazu neigte, wenn sie in Situationen geriet, die für sie eine Belastung darstellten, in schon überwundene Schwierigkeiten – wenn auch in schwächerem Ausmaße – zurückzuverfallen. Unter diesen Umständen aber liegt

[21] Dieses Resultat hat sich – wie ich zuletzt zweiundeinhalb Jahre nach Abschluß der Analyse erfuhr – als haltbar erwiesen.

die Möglichkeit vor, daß stärkere Belastungen oder auch nur der Übergang ins Pubertätsalter zu neuerlicher Erkrankung oder zu sonstigen Schwierigkeiten führen können.

Hier erhebt sich eine Frage von prinzipieller Bedeutung, die nämlich, wann eine Kinderanalyse überhaupt als beendet zu betrachten ist. Ich kann bei Kindern im *Latenzalter* selbst sehr *günstige Resultate,* auch wenn sie die Umgebung voll befriedigen, nicht als *alleinigen Maßstab* für eine *beendigte Analyse* betrachten. Ich kam nämlich zur Überzeugung, daß die Tatsache an sich – so bedeutungsvoll sie auch ist –, daß die Analyse eine günstigere Entwicklung im Latenzalter angebahnt hat, noch keine Gewähr für das volle Gelingen der weiteren Entwicklung bietet.[22] Der Übergang in das Pubertätsalter und aus diesem in das Erwachsenenalter scheint mir der Prüfstein dafür, ob eine Kinderanalyse weit genug geführt wurde. Ich gehe auf diese Frage im sechsten Kapitel ein und will in diesem Zusammenhange nur als eine Erfahrungstatsache berichten, daß die Analyse des Kindes in um so größerem Ausmaße auch für die *zukünftige Stabilität* vorsorgt, je mehr sie die *Angst* der *tiefsten Schichten* aufzulösen vermag. Hierin aber und in dem Charakter (vielmehr den zustandegekommenen *Veränderungen)* der *unbewußten Phantasien* sehe ich ein Kriterium, das mitentscheidend ist für die Beurteilung, ob eine Analyse weit genug geführt wurde. Um auf Ernas Fall zurückzukommen: Ich habe an einer früheren Stelle dieses Berichtes erwähnt, daß beim Abschluß der Analyse die Verfolgungsphantasien quantitativ und der Intensität nach stark abgenommen hatten. Meiner Auffassung nach aber wäre eine weitere Herabsetzung des Sadismus und der Angst durchaus erreichbar und auch erforderlich gewesen, um der Möglichkeit einer späteren Erkrankung im Pubertäts- oder Erwachsenenalter genügend vorzubauen. Da aber aus äußeren Gründen eine Fortsetzung der Analyse nicht möglich war, so wurde deren Beendigung für einen späteren Zeitpunkt in Aussicht genommen.

Ich schließe nun an diese Krankengeschichte die Besprechung einiger prinzipieller Fragen, die sich mir zum Teil auch aus dieser Analyse ergeben haben. Die weitgehende Beschäftigung mit sexuellen Fragen in der Analyse, die Freiheit, die dem Kinde in

---

22 In dem Auszug aus einer Pubertätsanalyse (Ilse), den ich im fünften Kapitel gebe, trete ich auch der Frage näher, welche Faktoren für den gelungenen Übergang in das Latenzalter und welche weiteren Faktoren für den Übergang in das Pubertätsalter bestimmend sind.

Phantasien und Darstellungen gewährt wurde,[23] führten nicht etwa zur Vermehrung der sexuellen Reize und zur stärkeren Konzentration auf die Sexualität, sondern zu deren wesentlicher Verminderung. Bei Erna handelte es sich überdies um ein Kind, dessen ungewöhnliche sexuelle Frühreife allgemein auffiel. Nicht nur die Art der Phantasien, sondern auch das Benehmen und die Bewegungen Ernas trugen den Charakter eines stark sinnlichen Mädchens der Pubertätszeit; dies trat auch besonders in ihrem sehr herausfordernden Verhalten Knaben und Männern gegenüber hervor. Auch dieses Verhalten hat sich während der Analyse günstig verändert, und das Kind zeigte dann ein kindlicheres Wesen. Auch bewirkte die Analyse der Onaniephantasien, daß sie die Zwangsonanie einstellte.[24]

Als eine andere prinzipielle Frage möchte ich hervorheben, daß es mir unerläßlich scheint, *Zweifel* und *Kritik*, die im Unbewußten des Kindes hinsichtlich der *Eltern*, insbesondere deren *Sexualität*, bestehen, in der Analyse so weitgehend als möglich *bewußt zu machen*. Das *Verhältnis* zur Umgebung wird dadurch nur *verbessert*, da die unbewußten Gefühle von Groll, Verurteilung usw. durch das Bewußtmachen einer Realitätsprüfung unterzogen und dadurch vermindert werden. Gleichzeitig *bessert* sich die *Realitätsbeziehung*. Andrerseits ist, wie ich im Falle Ernas beschrieb, die Fähigkeit zur bewußten Kritik der Eltern zum

---

[23] Ich habe im vorigen Kapitel darauf hingewiesen, daß auch die Kinderanalyse in der Abstinenz durchgeführt werden müsse, wobei allerdings die Unterschiede des kindlichen Wesens von dem des Erwachsenen einen anderen Maßstab ergeben. Zum Beispiel gewährt der Analytiker auch durch seinen Anteil an den Spielen und Phantasien des Kindes diesem eine im Vergleich zur Erwachsenenanalyse viel größere reale Befriedigung, aber das Maß dieser Befriedigung schränkt sich wieder dadurch ein, daß das Spiel die dem Kinde gemäße Ausdrucksweise ist, und daß der Anteil des Analytikers am Spiel deshalb nicht wesensverschieden ist von der Aufmerksamkeit, mit der der Analytiker den in Worten ausgedrückten Phantasien des Erwachsenen folgt. Auch beim Kinde sind die in der Analyse erzielten Befriedigungen im wesentlichen Befriedigungen der Phantasie. Erna, die in den Analysenstunden eine Zeitlang regelmäßig onanierte, war eine Ausnahme. Hiebei ist aber in Betracht zu ziehen, daß bei Erna Zwangsonanie in einem so starken Ausmaße vorlag, daß sie im allgemeinen den größten Teil des Tages onanierte, und zwar auch in Gegenwart anderer. Als der Zwang vermindert war, führte auch bei ihr die analytische Situation zur Einstellung der Masturbation während der Analysenstunden und zur bloßen Darstellung der Masturbationsphantasien.

[24] Ich verstehe darunter, daß die übermäßige Masturbation und die Masturbation in Gegenwart anderer, die zwanghafte Ursachen hatten, aufhörten – nicht aber, daß die Masturbation an sich völlig eingestellt wurde.

Teil schon das Resultat der durch die Analyse bewirkten Verbesserung der Realitätsbeziehung.[25]

Ich gehe nun auf ein technisches Problem ein. – Wie ich berichtete, kam es häufig zu Wutausbrüchen Ernas in den Analysenstunden. Ihre Wutanfälle und ihr Sadismus nahmen mir gegenüber häufig bedrohliche Formen an. Die Analyse macht bekanntlich beim Zwangsneurotiker starke Affekte frei: beim Kinde kommen diese aber in viel unmittelbarerer und unbeherrschterer Weise zum Ausdruck. Ich habe Erna gegenüber von vornherein an der Forderung festgehalten, daß sie sich an meiner Person nicht vergreifen dürfe. Hingegen konnte sie aber ihre Affekte auf verschiedene andere Arten abreagieren; sie zerbrach, zerschnitt Spielzeug usw., sie schleuderte die Stühlchen, warf die Kissen, stampfte mit den Füßen auf der Chaiselongue, goß Wasser aus, beschmierte Papier, Spielzeug, Waschbecken,[26] schimpfte usw., ohne von mir daran gehindert zu werden. Gleichzeitig aber analysierte ich ihre Wut, die sich dadurch immer wieder herabsetzen oder auch ganz beheben ließ. Es sind also drei Momente, die technisch bei den Affektausbrüchen der Kinder zu beachten sind: 1) Ein *Teil* der *Affekte* muß *beherrscht* werden, was aber vom Kinde nur aus real begründeten Rücksichten gefordert wird, 2) wird zugleich dem Kinde die *Abreaktion* der Affekte sowohl in Worten wie auch auf die früher beschriebenen Arten *freigegeben*, 3) werden durch die fortlaufenden *Deutungen* und die *Zurückführung* der *gegenwärtigen* auf die *ursprüngliche* Situation die *Affekte* selbst *vermindert* oder aufgelöst. Innerhalb dieser allgemeinen Regeln sind natürlich die verschiedensten Dosierungen nötig.

Bei Erna zum Beispiel habe ich bald zu dem Mittel greifen müssen, wenn ich ihr den Schluß der Stunde anzeigte – was eine Zeitlang immer einen Wutausbruch herbeiführte –, zugleich

[25] Solange die Realitätsabsperrung so stark war, konnte ich nur das Phantasiematerial analysieren. Ich war dabei fortgesetzt bestrebt, die schwachen Fäden, die von der Phantasie zur Realität führten, aufzufinden. Auf diese Weise und durch die stetige Herabsetzung der Angst gelang es, schrittweise die Beziehung zur Realität zu stärken. – Ich gehe im nächsten Kapitel ausführlicher darauf ein, daß im Latenzalter häufig ganze Strecken hindurch vorwiegend das Phantasiematerial analysiert werden muß, bevor der Zugang zur Realität des Kindes und zu seinen Ichinteressen hergestellt werden kann.

[26] Ich halte es für eine unerläßliche Voraussetzung der Kinderanalyse, daß das Behandlungszimmer derart eingerichtet sei, daß das Kind weitgehend abreagieren kann. Beschädigungen der Möbel, des Fußbodens usw. nehme ich dabei bis zu einem gewissen Grade in Kauf.

auch beide Türen zu öffnen, da es ihr außerordentlich peinlich gewesen wäre, wenn die Person, die sie abholte, etwas von ihren Affekten bemerkt hätte. In diesem Zeitabschnitt glich auch mein Zimmer, wenn Erna es verlassen hatte, einem Schlachtfelde. Zu einem späteren Zeitpunkte der Analyse begnügte sie sich damit, nur noch schnell die Kissen hinunterzuwerfen; noch später verließ sie vollständig ruhig mein Zimmer. Ein anderes Beispiel entnehme ich der Analyse des dreiunddreivierteljährigen *Peter*, bei dem es auch zu starken Wutausbrüchen kam. Zu einem späteren Zeitpunkt seiner Analyse äußerte er, auf ein Spielzeug weisend, spontan: »Ich kann mir auch ganz gut *denken*, daß ich das jetzt kaputt gemacht habe«.[27] Es ist aber wesentlich, daß die vom Analytiker erhobenen *unerläßlichen* Forderungen an *teilweise Beherrschung* der *Affekte* seitens des Kindes *nicht Erziehungsmaßnahmen* bedeuten, sondern *rationell begründet* sind. Die rationelle Notwendigkeit zu einer gewissen Beherrschung der Affekte leuchtet dem Kinde ein – auch wenn es sie durchaus nicht immer durchzuführen vermag. Analog führe ich auch manchmal im Spiele einen Teil der mir zugemuteten, übermäßig beschwerlichen oder unangenehmen Handlungen nicht wirklich durch; allerdings komme ich auch hiebei *nach Möglichkeit* den Einfällen des Kindes nach. Sehr wichtig ist auch eine weitgehende Affektlosigkeit des Analytikers den Affektausbrüchen des Kindes gegenüber.

Ich ziehe das Material dieses Falles zur Illustration meiner im zweiten Teil dieses Buches niedergelegten[28] späteren theoretischen Aufstellungen heran. Die vergoldeten Laternen der Lokomotive, die »so schön rot sind und brennen«, und an denen Erna lutscht, stellen den *väterlichen Penis* dar (vgl. auch »das Lange, Goldene«, das den Kapitän über Wasser hält) und wer-

---

[27] Auch ganz kleine Kinder beweisen häufig durch Äußerungen, daß sie die Übertragungssituation voll erfaßt und daß sie begriffen haben, daß die Verminderung von Affekten in der Analyse mittels der Deutung der ursprünglichen Situation und der dieser zugehörigen Affekte bewirkt wird. In solchen Fällen unterschied zum Beispiel Peter oft zwischen *mir*, die ihm »wie die Mutti *vorkommt*«, und seiner *wirklichen* Mutti. Zum Beispiel hat er, als er wieder einmal die Autos in Bewegung setzte (was den Koitus der Eltern symbolisierte), nach mir gespuckt, mich schlagen wollen und zu mir »ungezogenes Biest« gesagt. Im Anschluß an meine Deutung wird er nach heftigem Widerspruch nach und nach friedlich und liebevoll und fragt: »Wollte ich, als Papas Tüpödichen so in die Mutti fuhr, zu meiner wirklichen Mutter ›Biest‹ sagen?«

[28] Siehe auch meine Arbeit: *Frühstadien des Ödipuskonfliktes.* Int. Ztschr. f. PsA., Bd. XIV. (1928).

den von ihr auch der *Mutterbrust* gleichgesetzt. Die Tatsache, daß das Lutschen bei Erna starkes Schuldgefühl hervorruft, geht daraus hervor, daß, solange ich das Kind darstelle, mein größter Fehler das Lutschen ist. Dieses Schuldgefühl erklärt sich daraus, daß ihr das Lutschen zugleich ein Abbeißen und Fressen der mütterlichen Brust und des väterlichen Penis bedeutete. Ich verweise auf meine Aufstellung, daß es die *Entziehung der Mutterbrust* ist, die mit dem *Wunsche nach der Introjektion des väterlichen* Penis und dem *Neid* und *Haß* gegen die *Mutter* den *Ödipuskonflikt* aktiviert. Diesem Neid liegt die frühe Sexualtheorie zugrunde, daß die Mutter im Koitus mit dem Vater sich dessen Penis einverleibe und bei sich behalte.[29] Der Neid erwies sich als der Kernpunkt von Ernas Neurose. Die Angriffe, die Erna zu Beginn ihrer Analyse als »der Dritte« auf das Haus unternahm, in dem sich der Mann und die Frau allein aufhalten, erwiesen sich als eine Darstellung ihrer *aggressiven Regungen* gegen das *Innere des Mutterleibes* und den dort vorausgesetzten *väterlichen Penis.* Diese durch den oralen Neid stimulierten Regungen äußerten sich auch in dem Spiel, in dem sie das Schiff, die Mutter darstellend, zum Sinken brachte und dem Kapitän (Vater) »das Lange, Goldene« und den Kopf, der ihn über Wasser hielt, abriß, ihn also symbolisch (in der Koitussituation mit der Mutter) kastrierte. Zu welcher Steigerung der sadistischen Mittel diese Angriffe auf den Mutterleib führen, geht aus den Einzelheiten der Angriffsphantasien Ernas hervor. Die in explosive, *gefährliche* Stoffe verwandelten *Exkremente* werden zum *Angriff* gegen das Innere des *Mutterleibes* verwendet. Dies hat Erna zum Beispiel dargestellt durch das Verbrennen des Hauses, wobei »die Menschen platzen«. Das Ausschneiden von Papier (»Schabefleisch«, »Augensalat machen«) erwies sich als eine *völlige Zerstörung* der im *Koitus* vereinigten *Eltern.* Daß das beabsichtigte Abbeißen meiner Nase, »die Fransen«, die sie aus ihr schneiden wollte, zugleich auch einen Angriff auf den – von *mir einverleibten – väterlichen Penis* darstellen, hat sich mir aus dem Material erwiesen und auch in anderen Fällen bestätigt.[30]

Daß die in der Phantasie unternommenen Angriffe auf den

---

[29] Siehe Kap. VIII.

[30] Auch in anderen Analysen waren Angriffe – phantasierte und reale – gegen meine Füße und meinen Kopf nicht nur gegen diese Körperteile als solche gerichtet, sondern auch durch die unbewußte Bedeutung meiner *Extremitäten* als eines mir *aufgesetzten* oder *einverleibten väterlichen Penis* determiniert.

Leib der Mutter auch den Raub und die *Zerstörung des sonstigen Leibesinhaltes* (des *Stuhls* und der *Kinder*) bezwecken, zeigen die verschiedenen Arten von »Fischen«, um die ein mit allen Mitteln geführter Kampf zwischen »Fischfrau« (Mutter) und mir, die das Kind darstellte, sich entspann. Ferner phantasierte Erna, daß ich mir um jeden Preis die »Fische« aneignen will, nachdem ich zuschauen mußte, als »sie und der Schutzmann zusammen Geld« (oder die Fische) »gewurlt« (gequirlt) hatten. *Der Anblick der koitierenden Eltern* stimulierte also die Begierde, den väterlichen Penis und den *sonstigen Inhalt des Mutterleibes* zu rauben. Als Reaktion auf diese phantasierte Beraubung und Zerstörung des mütterlichen Leibes setzte (nach den Kämpfen mit der Fischfrau) bei Erna die *Angst* ein vor einer *»Räuberin«*, die ihr alles, was in ihr drinnen war, *herausnehmen* wollte. Diesen Angstinhalt habe ich als der *frühesten Gefahrsituation des Mädchens* zugehörig beschrieben, die nach meinen Erfahrungen der *Kastrationsangst* des *Knaben adäquat* ist.[31] Ich will hier auf den Zusammenhang dieser *frühen Angstsituation* mit Ernas außerordentlicher *Lernhemmung* verweisen, einen Zusammenhang, den ich in der Zwischenzeit auch in anderen Analysen kennenlernte.[32] Ich wies in Ernas Krankengeschichte darauf hin, daß die Lernhemmung erst durch die Analyse der tiefsten Schichten des Sadismus und der Frühstadien des Ödipuskonfliktes beeinflußt wurde. Der außerordentliche Sadismus, der mit Ernas intensivem Wißtrieb verlötet war, hatte dazu geführt, daß die Abwehr gegen den Sadismus zur völligen Hemmung einer Reihe von – auf dem Wißtrieb basierenden – Aktivitäten führte. Das *Rechnen*, das *Schreiben* hatten die Bedeutung *sadistischer*, gegen den *Mutterleib* und den *väterlichen Penis* gerichteter Akte.[33] Diese Tätigkeiten wurden unbewußt einem Zerreißen, Zerschneiden, Verbrennen des Mutterleibes und der darin enthaltenen Kinder, einem Kastrieren des väterlichen Penis gleichgesetzt. Auch das *Lesen* bedeutete zufolge der symbolischen Gleichsetzung von Buch und Mutterleib eine *räuberische*,

[31] Siehe meine Arbeit: *Frühstadien des Ödipuskonfliktes*, in der ich auch auf den Zusammenhang zwischen Arbeitshemmungen und der sadistischen Identifizierung mit der Mutter eingegangen bin.

[32] Siehe auch den Bericht über Ilse in Kap. V.

[33] Siehe hiezu auch meine Arbeit: *Die Rolle der Schule in der libidinösen Entwicklung des Kindes.* (Int. Ztschr. f. PsA., Bd. IX, 1923.)

gewalttätige *Entnahme* von Stoffen, Kindern usw. aus dem *Innern* der *Mutter.*[34]

Ich will an Hand dieses Falles noch auf einen Punkt hinweisen, dem ich auf Grund weiterer Erfahrungen ebenfalls generelle Bedeutung zuschreibe. Der Charakter von Ernas Phantasien und von ihrer Realitätsbeziehung hat sich mir als typisch für die Fälle erwiesen, in denen paranoide Züge stark wirksam sind. Aber auch die in Ernas Fall aufgefundenen Grundlagen für die Entwicklung ihrer paranoiden Züge und für ihre mit diesen Zügen verbundene Homosexualität haben sich mir auch im allgemeinen als grundlegende Faktoren für die Genese der Paranoia erwiesen. Ich gehe auf diese Frage ausführlicher im zweiten Teil dieses Buches (Kap. IX) ein. Hier will ich nur kurz darauf hinweisen, daß ich die starke Wirksamkeit *paranoider Züge* in einer Reihe von Kinderanalysen vorfand, und daß ich auf Grund dieser Erfahrungen zu der Überzeugung kam, daß die *Aufdeckung und Heilung psychotischer Züge im Kindesalter* eine wichtige und aussichtsreiche Aufgabe der *Kinderanalyse* darstellt.

---

[34] James STRACHEY hat in seiner Arbeit: *Some Unconscious Factors in Reading* (The Int. Journ. of Psycho-Analysis. Vol. XI, 1930) neben anderen Faktoren diese unbewußte Bedeutung des Lesens hervorgehoben.

VIERTES KAPITEL

Die Technik der Analyse im Latenzalter

Die Analyse des Kindes im Latenzalter stellt uns vor Schwierigkeiten besonderer Art. Beim kleineren Kinde finden wir infolge der stärkeren Phantasietätigkeit und der akuteren Angst einen leichteren Einblick und Zugang zum Unbewußten als beim Kinde im Latenzalter, das im Zusammenhang mit den starken Verdrängungstendenzen, die für diese Stufe charakteristisch sind, eine viel stärker *eingeschränkte Phantasietätigkeit* aufweist. Andrerseits stehen wir einem, im Vergleich zum Erwachsenen, unentwickelteren Ich gegenüber und finden *nicht* die *Krankheitseinsicht* und den Heilungswillen des Erwachsenen als Ausgangspunkt und Stütze für die analytische Arbeit vor. Zu diesen Schwierigkeiten gesellt sich eine für diese Entwicklungsperiode charakteristische *Verschlossenheit* und auch *Mißtrauen.* Diese Einstellung erklärt sich unter anderem aus der Tatsache, daß das Kind im Latenzalter intensiv mit dem Kampfe gegen die Masturbation beschäftigt ist und aus diesem Grunde alles, was an Ausforschen erinnert und an die mühsam niedergehaltene Sexualität rührt, innerlich stark ablehnt. Diese Besonderheiten wirken sich dahin aus, daß wir in der Analyse keinen rechten Zugang finden, denn Kinder dieser Altersstufe assoziieren nicht wie Erwachsene, sie spielen aber auch nicht wie kleine Kinder. Es erwies sich mir aber, daß die analytische Situation bald herzustellen ist, wenn man von einem dem Wesen des größeren Kindes gemäßen Ausgangspunkt den Kontakt mit dem Unbewußten herstellt.

Das kleine Kind, das noch unter dem Hochdruck seiner Trieberlebnisse und Phantasien steht, stellt uns in der Analyse zunächst diese dar. Deshalb ist meiner Erfahrung nach in den Frühanalysen schon in den ersten Stunden die Deutung von Koitusdarstellungen und sadistischen Phantasien angebracht. Das Kind im Latenzalter hat hingegen seine Erlebnisse und Phantasien schon sehr viel stärker desexualisiert und anders verarbeitet.

Die siebenjährige *Grete*, ein sehr verschlossenes, eingeschränktes Kind mit stark schizoiden Zügen, zeigt sich nicht zugänglich, zeichnet aber ganz primitive Darstellungen von Häusern und Bäumen, die sie immer wieder in zwangsneurotischer Weise miteinander abwechseln läßt. Ich stelle an gewissen immer wiederkehrenden Unterschieden in Farbe, Größe und Reihenfolge der Häuser und Bäume fest, daß die Häuser sie und die Mutter, die Bäume den Vater und den Bruder und ihr Verhältnis zueinander bedeuten. Hier setzte ich mit der Deutung ein, indem ich ihr erklärte, daß es der Geschlechtsunterschied zwischen Vater und Mutter, ihr und dem Bruder und auch der Unterschied zwischen Erwachsenen und Kindern sei, der sie beschäftige. Sie stimmte mir bei und reagierte sogleich auf die Deutung durch Veränderung des bis dahin ganz monotonen Zeichnens. (Trotzdem ging die Analyse noch monatelang vorwiegend an Hand des Zeichnens vor sich.) Bei der siebenjährigen *Inge* konnte ich mehrere Stunden hindurch keinen wirklichen Zugang finden. Ich erhielt ziemlich mühsam ein Gespräch über Schule usw. aufrecht. Das Kind zeigte sich mir gegenüber sehr mißtrauisch und ablehnend. Inge wurde erst lebhafter, als sie von einem Gedicht erzählte, das sie in der Schule gelesen hatte. Sie fand daran auffallend, daß lange Worte mit kurzen abwechselten; kurz vorher hatte sie von Vögeln gesprochen, die sie in einen Garten hineinfliegen, aber nicht mehr zurückfliegen sah. Die Beobachtungen schlossen an eine Bemerkung an, daß sie und ihre Freundin bei einem Spiel es ebenso gut gemacht hätten wie die Jungen. Ich erklärte ihr nun, daß sie wissen möchte, woher die Kinder (die Vögel) kämen und was der Unterschied zwischen Knaben und Mädchen (lange und kurze Worte – die Geschicklichkeit der Knaben und Mädchen) sei. Auch in diesem Falle ließ sich als Folge der Deutung die gleiche Wirkung wie bei Grete feststellen. Der Kontakt war hergestellt, Inge brachte reicheres Material und die Analyse war eingeleitet.

In diesen und anderen Fällen beherrscht die *verdrängte Wißbegierde* das Bild. Wenn wir in Analysen im *Latenzalter* bei diesem Punkte mit der *Deutung* einsetzen – wobei ich durchaus keine Aufklärung im intellektuellen Sinne meine, sondern nur eine Deutung des *Materials* an *Zweifeln, Befürchtungen*, unbewußten Kenntnissen, *Sexualtheorien*[1] usw. –, so stoßen wir bald

[1] Das Sexualinteresse dient auf diese Art in der Analyse als Zugang zum verdrängten Material. Inge und Grete zum Beispiel schlossen an meine Deutung keine weiteren, der Aufklärung geltenden Fragen an, sondern brachten Material, das den Zugang zur Angst und zum Schuldgefühl eröffnete. Die in diesen Fällen erzielte

auf *Schuldgefühl* und *Angst* und haben die analytische Situation hergestellt. Die Wirkung der Deutung beruht auf Aufhebung eines Stückes Verdrängung und äußert sich auf mehrfache Art: 1) *durch Herstellung der analytischen Situation*, 2) durch Lokkerung der Phantasie (die *Darstellungsmittel* des Kindes ändern sich, werden ergänzt und *erweitert*, es fängt an, *phantasievoller* zu erzählen und auch mehr zu sprechen), 3) dadurch, daß das Kind ein Gefühl der Erleichterung empfindet und zu einem *Verständnis* für den *Zweck* der *analytischen* Arbeit gelangt, das der *Krankheitseinsicht* des Erwachsenen *analog* ist.[2]

Demnach führen die Deutungen schrittweise zur Überwindung jener Schwierigkeiten, die sich aus den besonderen Entwicklungsbedingungen des Latenzalters für die Einleitung und Durchführung der Analyse ergeben und die ich eingangs dieses Kapitels aufzählte.

Das *Spiel* des Kindes im *Latenzalter* ist – der stärkeren Phantasieverdrängung und dem entwickelteren Ich entsprechend – der *Realität mehr angepaßt* und weniger phantastisch als das des kleineren Kindes. Wir finden auch beim Spiel mit Wasser nicht

Wirkung beruhte auf der Aufhebung eines Stückes Verdrängung. Bei Inge war das Interesse, woher die Kinder kommen, wohl teilweise bewußt, nicht aber ihre Grübeleien über den Geschlechtsunterschied und ihre damit zusammenhängende Angst. Bei Grete war beides verdrängt. Die Wirkung der Deutung beruhte darauf, daß ich den Kindern ihr Interesse an Hand des Materials nachwies und so den Zusammenhang zwischen Sexualinteresse, latenter Angst und Schuldgefühl herstellte.

Bei der bloß intellektuellen Aufklärung werden häufig nicht die im Vordergrund stehenden Fragen beantwortet, sondern es wird an Verdrängtes gerührt, ohne es aufzulösen. Dann verhält sich das Kind gegen die Aufklärung ablehnend. Die Auffassung, daß das Kind die Aufklärung nur insoweit aufnehmen kann, als es nicht durch Angst und Konflikte daran gehindert wird, und die daraus sich ergebende Folgerung, daß der Widerstand gegen die Aufklärung als symptomatisch zu bewerten sei, habe ich in meiner Arbeit *Der Widerstand gegen die Aufklärung* (in: *Eine Kinderentwicklung*, Imago, Bd. VII [1921]) vertreten. In der Zwischenzeit scheint diese Auffassung sich allgemein durchgesetzt zu haben. (Siehe: *Über sexuelle Aufklärung*. Sonderheft der Ztschr. f. psychoanalyt. Pädag., 1927, und Otto FENICHEL: *Einige noch nicht beschriebene infantile Sexualtheorien*, Int. Ztschr. f. PsA., Bd. XIII, 1927.)

In den Fällen, in denen durch eine intellektuelle Aufklärung Erleichterung erzielt wird, ist es meist geglückt, auch ein Stück Verdrängung in oberen Schichten aufzulösen. Wenn das Kind Fragen dieser Art spontan stellt, bedeutet die ihm rückhaltslos gewährte Aufklärung ein Zeichen von Vertrauen, wird als Liebesbeweis bewertet und trägt auch durch die Tatsache, daß sexuelle Fragen zur Erörterung gelangen, zur Beruhigung von Angst und Schuldgefühl bei.

[2] Wie ich im zweiten Kapitel hervorhob, gilt dies auch schon für das ganz kleine Kind.

so unmittelbare Darstellungen der oralen Wünsche, des Benässens, Beschmutzens, wie beim kleinen Kinde, sondern stärker den reaktiven Tendenzen dienende Beschäftigungen in einer rationalisierten Form, wie z. B. Kochen, Reinigen usw. Ich sehe in dieser so starken Betonung des Rationellen im Spiele des Kindes dieser Altersstufe nicht nur die Wirkung einer starken Phantasieverdrängung, sondern auch die einer zwanghaften Übertonung der Realität, die mit den besonderen Entwicklungsbedingungen des Latenzalters zusammenhängt.

Es bestätigt sich immer wieder – ich denke dabei an die typischen Analysen des Latenzalters –, daß das Ich des größeren Kindes im Latenzalter, das noch viel schwächer ist als das Ich des Erwachsenen, seine Position zu stärken sucht, indem es alle seine Kräfte in den Dienst der Verdrängungstendenzen stellt und an der Realität einen Rückhalt findet. Darin sehe ich auch die Ursache, daß wir – nach meinen Erfahrungen – zunächst vom Ich keine Hilfe für die analytische Arbeit, die all diesen Ichtendenzen widerspricht, zu erwarten haben, sondern uns so schell wie möglich mit den unbewußten Instanzen ins Einvernehmen setzen müssen, um uns auf diese Weise schrittweise auch der Hilfe des Ichs zu versichern.

Während das kleine Kind sich zunächst mehr an das Spielzeug hält, geht das Kind im Latenzalter im allgemeinen bald zum *Rollenspiel* über. Ich habe mit Kindern zwischen fünf und zehn Jahren solche Spiele, die sich von einer Stunde zur anderen fortsetzen, wochen- und monatelang gespielt, und das Spiel machte erst dann einem neuen Platz, wenn die Analyse alle Einzelheiten und Zusammenhänge aufgeklärt hatte. Das dann einsetzende Spiel bringt häufig die gleichen komplexbetonten Phantasien in einer anderen Darstellung, aber mit neuen Einzelheiten, die wieder zu tieferen Zusammenhängen führen. Die siebenjährige *Inge*, aus deren Analyse ich nun einen Ausschnitt mitteilen werde, war trotz ihrer Schwierigkeiten – deren volles Ausmaß erst durch die Analyse aufgeklärt wurde – ihrem ganzen Wesen und Verhalten nach als normales Kind zu bezeichnen.[3] Inge spielte längere

[3] Inges Analyse war eine prophylaktische. Die Behandlung umfaßte dreihundertfünfundsiebzig Stunden. Die größte Schwierigkeit, die bei ihr vorlag, war eine Schulhemmung, die, als Inge mit sieben Jahren die Analyse begann, nicht besonders auffiel, sich aber in der Analyse als sehr tiefgehend erwies. Inge war lebhaft und aktiv, sozial gut angepaßt und durchaus als normales Kind zu bezeichnen. Nichtsdestoweniger führte die Analyse zu bemerkenswerten Veränderungen. Es ergab sich, daß die Aktivität auf der dominierenden aktiv homosexuellen Einstellung,

Zeit hindurch mit mir ein Bureauspiel, in dem sie einen Bureauchef darstellte, der Aufträge aller Art erteilte, Briefe diktierte und schrieb. (Im Gegensatz dazu stand die schwere Lern- und Schreibhemmung des Kindes.) In diesem Spiele erkennen wir Inges Männlichkeitswünsche. Sie gab eines Tages dieses Spiel auf, um mit mir Schule zu spielen. Hier ist zu bemerken, daß Inge nicht nur schwer und ungern lernte, sondern auch eine tiefe Abneigung gegen die Schule als solche hatte. Sie spielte nun längere Zeit mit mir Schule in der Weise, daß sie die Lehrerin war und ich die Schülerin darstellte. Die Gründe, aus denen sie mich versagen ließ, lieferten mir wichtige Anhaltspunkte für die Gründe ihres eigenen Versagens in der Schule. Inge, die das jüngste Kind war, hatte allem Anschein entgegen nur sehr schwer die Überlegenheit der älteren Geschwister ertragen und fand diese Situation für ihr Gefühl wieder, als sie zur Schule kam. Aus den Einzelheiten des Unterrichts in ihrer Rolle als Lehrerin ging hervor, daß es letzten Endes die Nichtbefriedigung und Verdrängung eines sehr frühen Wißtriebes[4] war, die ihr die Überlegenheit der Geschwister so unerträglich machte und später den Unterricht in der Schule verleidete.

Wenn Inge also zuerst durch weitgehende Identifizierung mit dem Vater, dann im Spiel als Lehrerin durch Umkehrung der Rollen Mutter-Tochter sich mit der Mutter identifiziert hatte, so zeigte sie in einem daran anschließenden Spiel, in dem sie eine Spielzeugverkäuferin darstellte (wobei ich für meine Kinder

---

ihr vorwiegend gutes Verhältnis zu Knaben auf einer Identifizierung mit ihnen beruhte. Bei Inge lag eine Neigung zu Depressionen vor, deren Intensität erst die Analyse aufdeckte. Hinter dem anscheinend gut entwickelten Selbstbewußtsein bestanden ein tiefes Minderwertigkeitsgefühl und die Angst, zu versagen, die für Inges Schulschwierigkeiten bestimmend waren. Als Resultat der Analyse zeigte Inge ein sehr viel freieres, glücklicheres und offeneres Wesen, ein zärtlicheres und aufrichtigeres Verhältnis zur Mutter und zahlreichere und stabilere Sublimierungen. Inge hat den Übergang ins Pubertätsalter gut vollzogen und entwickelt sich befriedigend. Für die Zukunft scheint bedeutungsvoll die Änderung ihrer sexuellen Einstellung, die die weibliche Komponente sehr viel stärker hervortreten läßt. In den seit Beendigung der Behandlung vergangenen sieben Jahren hat Inge sich sehr gut entwickelt und der Übergang ins Pubertätsalter hat sich günstig vollzogen.

[4] Ich gehe im Kap. X näher darauf ein, daß *im allgemeinen* die ersten grundlegenden Anfänge des Wißtriebes in eine ganz frühe Entwicklungsstufe fallen, in der das Kind überhaupt noch *nicht sprachfähig* ist. Diese frühen, allem Anschein nach ganz oder teilweise unbewußt bleibenden Fragen setzen nach meinen Erfahrungen zugleich mit den frühesten Sexualtheorien und dem Ansteigen des Sadismus etwa gegen die Mitte des ersten Lebensjahres ein, fallen also in die Entwicklungsperiode, die nach meiner Auffassung auch den Ödipuskonflikt einleitet.

allerhand zu kaufen hatte), *was* die Mutter ihr hätte geben sollen. Die Gegenstände, die sie mir verkaufte, waren Penissymbole (Füllfedern, Bleistifte usw.), und das Kind, dem ich sie mitbringen sollte, wurde durch diesen Besitz klug und geschickt. Die Wunscherfüllung in diesem Spiele, bei dem zunächst die homosexuelle Einstellung und der Kastrationskomplex wieder hervortraten, ging dahin, daß die Mutter ihr den väterlichen Penis schenken sollte, mit dessen Hilfe sie den Vater ersetzen und die Liebe der Mutter gewinnen wollte. Im weiteren Verlauf des Spieles aber verkaufte sie mir als der Kundin doch lieber Eßwaren für meine Kinder. Es zeigte sich also, daß der väterliche Penis und die Mutterbrust ihr die tiefsten oralen Wunschobjekte bedeuteten und daß die oralen Versagungen grundlegend für ihre Schwierigkeiten im allgemeinen und insbesondere für die des Lernens waren. Infolge des mit der oralsadistischen Introjektion der Mutterbrust verbundenen Schuldgefühls hatte Inge schon sehr früh die orale Entbehrung als Versagung und Strafe empfunden.[5]

Die aus der Ödipussituation stammende Aggression gegen die Mutter, der Wunsch, ihr die Kinder zu rauben, hatten diese frühen Schuldgefühle verstärkt und zu einer starken, wenn auch äußerlich nicht erkennbaren Angst vor der Mutter geführt, die die Ursache dafür war, daß Inge die weibliche Position nicht zu halten vermochte und sich mit dem Vater zu identifizieren suchte. Aber auch in der homosexuellen Position versagte sie aus übergroßer Angst vor dem Vater, dem sie den Penis rauben wollte. Dazu kam das Gefühl des Nichtkönnens als Folge des Nichtwissens (der Nichtbefriedigung des frühen Wißtriebes), zu dem ihre Situation als Jüngste beigetragen hatte. Sie versagte also in der Schule in den Aktivitäten, die der männlichen Komponente entsprechen, und konnte, da sie die weibliche Position – das Empfangen und Gebären von Kindern – auch in der Phantasie nicht zu halten vermochte, die dieser Position entstammenden weiblichen Sublimierungen ebenfalls nicht entwickeln. Aus Angst und Schuldgefühl versagte sie aber auch in der Beziehung des Kindes zur Mutter (im Verhältnis zur Lehrerin), da sie das

[5] Nach Ernest JONES wird Entbehrung immer als absichtliche Versagung durch die menschliche Umgebung aufgefaßt: *Die erste Entwicklung der weiblichen Sexualität.* Int. Ztschr. f. PsA., Bd. XIV, 1928. Siehe auch Joan RIVIERES Beitrag zu dieser Frage in: *Symposium on Child Analysis.* Int. Journ. of Psycho-Analysis. Vol. VIII, 1928.

Aufnehmen von Wissen unbewußt mit der Befriedigung ihrer oralsadistischen Wünsche gleichsetzte, die die Zerstörung der Mutterbrust und des väterlichen Penis zum Inhalt hatten. Während Inge in der Realität versagte, spielte sie in der Phantasie alle Rollen. So stellte sie in den von mir angeführten Spielen als Bureauchef ihre Erfolge in der Rolle des Vaters dar, hatte als Lehrerin zahlreiche Kinder (wodurch sie auch in Umkehrung ihrer Rolle als Kleinste sich in die der klügsten Ältesten versetzte) und machte im Spiel als Spielzeug- und Eßwarenverkäuferin (allerdings in einer doppelten Verschiebung der Rollen) ihre oralen Versagungen rückgängig.

Ich führe diesen Fall als Illustration dafür an, daß es zur Aufklärung der tieferen Zusammenhänge nötig ist, nicht nur alle Einzelheiten eines Spieles, sondern auch die *Ursachen des Wechsels zwischen verschiedenen Spielen* zu erforschen. Ich habe wiederholt festgestellt, daß der Übergang von einem Spiel zu einem anderen uns Einblicke in die Ursachen des Wechsels zwischen verschiedenen psychischen Positionen, des Schwankens zwischen diesen und damit in die *Dynamik* des seelischen Kräftespieles ermöglicht.

Das nun folgende Beispiel wird mir Gelegenheit geben, die Anwendung einer gemischten Technik darzulegen. Der neunundeinhalbjährige *Kenneth*, ein für sein Alter sehr infantiles Kind, war ängstlich, scheu, stark gehemmt und litt an schwerer Angst. Schon von früh an zeigte er ausgesprochene Grübelsucht. Im Lernen versagte er vollkommen. (Seine Schulkenntnisse entsprachen denen eines etwa siebenjährigen Kindes.) Zu Hause war er überaggressiv, höhnisch und schwer erziehbar. Ungewöhnlich war sein anscheinend völlig ungehemmtes, unsublimiertes Interesse für alles Sexuelle. Er gebrauchte mit Vorliebe obszöne Worte und exhibierte und onanierte in einer für diese Altersstufe ungewöhnlich schamlosen Art.[6]

Ich gehe nun kurz auf die Vorgeschichte ein. Kenneth war in sehr frühem Alter von seiner Nurse verführt worden. Die

---

[6] Kenneths Behandlung umfaßte zweihundertundfünfundzwanzig Analysenstunden. Sie konnte äußerer Umstände halber nicht weitergeführt werden. Die Neurose wurde nicht behoben, aber wesentlich vermindert. Das erzielte Teilresultat äußerte sich praktisch in der Herabsetzung einer Reihe von Schwierigkeiten; unter anderem vermochte Kenneth auch den Forderungen der Schule und der Erziehung besser nachzukommen.

Erinnerung daran war ganz bewußt, die Tatsache war auch der Mutter nachträglich bekanntgeworden. Nach Aussage der Mutter war die Nurse, namens Mary, dem Kinde sehr zugetan gewesen, hatte es aber mit großer Strenge zur Sauberkeit angehalten. Kenneths Erinnerungen an die Verführung reichten bis zum Beginn des fünften Jahres zurück. Es ist aber sicher, daß die Verführung schon sehr viel früher erfolgte. Kenneth berichtete anscheinend mit Lust und ohne Hemmung, daß die Nurse ihn zugegen sein ließ, wenn sie badete, und ihn aufforderte, sie am Genitale zu reiben. Im übrigen wußte er von ihr nur Gutes zu berichten, behauptete, daß sie ihn geliebt habe, und bestritt lange Zeit, daß sie mit ihm streng gewesen sei. Zu Beginn der Analyse berichtete er von einem Traum, der seit seinem fünften Lebensjahre immer wiederkehrte: *Er berührt eine unbekannte Frau am Genitale und masturbiert sie.*

Die Angst vor mir hatte in der ersten Analysenstunde eingesetzt. Kurze Zeit nach Beginn der Analyse hatte er folgenden Angsttraum: *Es saß plötzlich an meiner Stelle auf meinem Fauteuil ein Mann. Dann entkleidete ich mich und Kenneth sah mit Entsetzen, daß ich ein ungewöhnlich großes männliches Genitale besaß.* Im Anschluß an die Deutung dieses Traumes ergab sich reichliches Material für seine Sexualtheorie von der »Mutter mit dem Penis«. Diese verkörperte sich ihm, wie die Analyse erwies, auch sehr stark in Mary, vor der er als kleines Kind offensichtlich Angst empfunden hatte, da er von ihr stark gezüchtigt worden war. Aber noch immer weigerte sich Kenneth, dies anzuerkennen, und erst ein neuerlicher Traum brachte darin eine Änderung.

So infantil Kenneth in vieler Beziehung war, hatte er doch sehr bald eine starke Einsicht in den Zweck und die Notwendigkeit seiner Analyse gewonnen. Zeitweise assoziierte er auch in der Art älterer Kinder und zog selbst vor, dabei auf dem Divan zu liegen. In dieser Weise ging auch der größte Teil seiner Analyse vor sich. Kenneth begann aber bald, das Material, das er in Worten brachte, auch durch Agieren zu ergänzen. Er griff nach dem Tisch, wo einige Bleistifte lagen und stellte durch diese Personen dar. Er brachte Klammern mit und diese waren nun Menschen, die einander bekämpften, sie stellten auch Geschoße dar, es wurden Gebäude daraus aufgebaut, und zwar dies alles auf dem Divan, auf dem er lag. Schließlich entdeckte er eine Schachtel mit Bausteinen, die auf dem Fensterbrett stand, nahm sich das Spieltischchen zum Divan und begleitete seine Assoziationen durch Darstellungen mit den Bausteinen.

Ich teile nun aus dem zweiten Traum, der uns in der Analyse ein ganzes Stück vorwärtsbrachte, den hier zur Illustration der Technik notwendigen Teil mit: *Er ist im Badezimmer und uriniert, da kommt ein Mann herein, wirft eine Kugel gegen sein Ohr, wodurch das Ohr abfällt.* Während der Traumerzählung hatte Kenneth mit den Bausteinen verschiedenes ausgeführt, das er mir folgendermaßen erklärte: Je ein Baustein ist er, sein Vater, sein Bruder und die Nurse. Diese Menschen liegen in verschiedenen Zimmern, die ebenfalls durch Bausteine abgegrenzt sind, und schlafen. Mary erhebt sich, nimmt einen großen Knüppel – wieder ein Baustein – und kommt auf ihn zu. Sie will ihm etwas tun, weil er etwas angestellt hat. (Er hat onaniert und sich benäßt.) Während sie ihn nun mit dem Knüppel schlägt, beginnt er sie zu masturbieren und sie hört sofort mit dem Schlagen auf. Als sie wieder zu schlagen beginnt, masturbiert er sie wieder und dieser Vorgang wiederholt sich immer wieder, bis sie ihn schließlich doch mit dem Knüppel zu erschlagen droht. Da kommt ihm sein Bruder zu Hilfe.

Kenneth war äußerst überrascht, als er aus seinem Spiel und den dazu geäußerten Einfällen seine Angst vor Mary nun wirklich erkannte. Damit aber war ihm zugleich auch ein Stück seiner Angst vor beiden Elternteilen bewußt geworden. Die Assoziationen hatten deutlich erwiesen, daß hinter der Angst vor Mary die Angst vor der *bösen Mutter* stand, die mit dem *kastrierenden Vater im Bunde* war. Der Vater wurde im Traum durch den Mann dargestellt, der Kenneth das Ohr abschießt, und zwar im Badezimmer, wo Kenneth Mary oft masturbiert hatte.

Die Angst Kenneths vor den beiden gegen ihn vereinigten Eltern (die in den Phantasien sich stets im Koitus miteinander befanden) erwies sich in seiner Analyse als überaus bedeutungsvoll. Erst durch spätere gehäufte analoge Beobachtungen kam ich zur Erkenntnis, die ich in meiner Arbeit »Frühstadien des Ödipuskonfliktes« beschrieb und ausführlicher im zweiten Teile dieses Buches darlege, daß der Angst vor der »Frau mit dem Penis« die auf einer sehr frühen Entwicklungsstufe gebildete Sexualtheorie zugrunde liegt, daß die *Mutter* im *Koitus* sich den *Penis* des *Vaters einverleibe*,[7] daß also letzten Endes die Frau

[7] Felix BOEHM hat darauf hingewiesen (*Homosexualität und Ödipuskomplex*, Int. Ztschr. f. PsA., Bd. XII, 1926, Heft 1), daß die Vorstellung des versteckten

mit dem Penis die *beiden* miteinander *vereinigten Eltern* bedeute. Um dies an einem Punkte des hier besprochenen Materials zu illustrieren: Im Traume war Kenneth zuerst von einem *Manne* angegriffen worden, dann aber war es *Mary*, die ihn angriff. Sie bedeutete, wie die Assoziationen zum Traum erwiesen, die *»Frau mit dem Penis«* – die mit dem Vater vereinigte Mutter. Der Vater, der zuerst als *Mann* auftrat, war im späteren Teile des Traumes nur durch seinen Penis, den Knüppel, mit dem Mary schlug, vertreten.

Ich will nun auf eine Gemeinsamkeit zwischen der Technik der Frühanalyse und der in gewissen Fällen auch im späteren Alter angewendeten Spieltechnik hinweisen. Durch das Agieren mit den Bausteinen war Kenneth, mehr noch als durch Worte, ein wichtiges Stück seiner Kindheit bewußt geworden. Auch im weiteren Verlauf der Analyse trat häufig starke Angst auf; dann vermochte Kenneth seine Assoziationen nur mitzuteilen, wenn er sie durch Darstellungen mit den Bausteinen ergänzte. Es kam sogar häufig vor, daß ihm bei dieser Angst die Worte ganz versagten und er nur spielte. Wenn dann zufolge der Deutungen die Angst sich wieder verminderte, vermochte Kenneth wieder freier zu sprechen.

Ein weiteres Beispiel für eine Modifizierung der Technik zeigt die beim neunjährigen zwangsneurotischen *Werner* angewendete Methode. Der Knabe, der sich in vieler Beziehung wie ein erwachsener Zwangsneurotiker benahm und bei dem ausgesprochene Grübelsucht vorlag, litt auch an starker Angst, die sich aber vorwiegend in großer Reizbarkeit und Wutanfällen ausdrückte.[8] Ein großer Teil seiner Analyse ging an Hand des Spiel-

---

weiblichen Penis ihre pathogene Bedeutung dadurch erhält, daß sie unbewußt in Zusammenhang gebracht wird mit der Vorstellung vom gefürchteten, in der Mutter verborgenen Penis des Vaters.

[8] Bei Werner lagen folgende Symptome vor: Angst und Ängstlichkeit in verschiedenen Formen, vor allem Schulangst und große wachsende Lernschwierigkeiten, stetig sich vervollkommnende Zwangszeremonielle, die Stunden in Anspruch nahmen, ein stark neurotischer Charakter, der die Erziehung sehr erschwerte. Die Psychoanalyse, deren Dauer zweihundertundzehn Analysenstunden betrug, behob diese Schwierigkeiten in weitgehendem Ausmaße. Die Gesamtentwicklung des Knaben (seit Beendigung der Behandlung sind mehrere Jahre verstrichen) ist sehr günstig. Die Zwangszeremonielle sind behoben. Werner ist ein guter Schüler, geht auch gerne zur Schule, ist zu Hause und in der Schule verträglich und sozial gut angepaßt. Er hat gute Beziehungen zu seiner näheren und weiteren Umgebung. Vor allem aber – was ihm früher ganz abging – hat er Freude an den verschiedensten

zeuges und mit Hilfe des Zeichnens vor sich. Neben ihm am Spieltische sitzend, mußte ich (in diesem Falle sogar intensiver als bei den meisten kleinen Kindern) mitspielen. Zeitweise sollte ich sogar allein, nach seinen Angaben, die Spielhandlungen ausführen, z. B. die Bausteine aufstellen, die Wagen fahren lassen usw., während er mich nur beaufsichtigte. Als Begründung, warum ich die Spielhandlungen an seiner Statt ausführen sollte, gab er an, daß seine Hände zeitweise stark zitterten und daß er deshalb die Sachen nicht aufstellen könnte, oder daß er das schon Aufgestellte umwerfen oder beschädigen würde. Dieses Zittern war schon ein Anzeichen des einsetzenden Angstanfalles, und ich vermochte diesen in den meisten Fällen zu kupieren, indem ich nach Werners Wunsch die Spielhandlungen ausführte, zugleich aber den Sinn dieser Handlungen im Zusammenhang mit seiner Angst deutete. Die Angst vor der eigenen Aggression und der Zweifel an seiner Liebesfähigkeit hatten dazu geführt, daß Werner die Hoffnung auf Wiederherstellung der in der Phantasie angegriffenen Eltern und Geschwister aufgegeben hatte. Dies drückte sich in der Angst aus, er könnte versehentlich die schon aufgestellten Bausteine usw. wieder umwerfen. Der Zweifel an seinen konstruktiven Tendenzen und an seiner Fähigkeit, wieder gutmachen zu können, waren eine Grundlage von Werners schwerer Spielhemmung und Lernhemmung.

Nachdem seine Angst erheblich vermindert worden war, begann Werner selbständig zu spielen. Er zeichnete viel und assoziierte dazu. Im letzten Teil der Analyse erbrachte Werner das Material vorwiegend durch freie Assoziationen. Auf dem Divan liegend – eine Stellung, die er ebenso wie Kenneth beim Assoziieren bevorzugte –, berichtete er mir fortsetzungsweise Phantasien über Abenteuer, in denen auch Apparate, technische Konstruktionen usw. eine große Rolle spielten, wobei das früher in Zeichnungen dargestellte Material nun um viele Einzelheiten bereichert wiederkehrte.

Werners sehr starke und akute Angst äußerte sich, wie gesagt, vorwiegend in Form von Wutanfällen und Aggression und in einem höhnischen, trotzigen und nörgelnden Verhalten. Krankheitseinsicht lag nicht vor. Werner behauptete, keinen Grund für die Analyse zu haben, und verhielt sich lange Zeit, wenn er im Widerstand war, mir gegenüber höhnisch und wütend.

Tätigkeiten (Sport usw.) und fühlt sich auch sehr wohl. In den seit Beendigung der Behandlung vergangenen fünf Jahren hat sich Werner weiter günstig entwickelt.

Er war auch zu Hause ein schwer zu behandelndes Kind, und es wäre den Angehörigen kaum gelungen, ihn zur Fortsetzung der Analyse zu bewegen, wenn ich nicht sehr bald vermocht hätte, schrittweise die Angstquantitäten analytisch so weit aufzulösen, daß der Widerstand gegen die Analyse im wesentlichen auf die Analysenstunde beschränkt blieb.

Vor technische Schwierigkeiten ganz besonderer Art stellte mich die Analyse eines Falles, auf den ich nun näher eingehen werde. Beim neuneinhalbjährigen *Egon* lagen keine ausgesprochenen Symptome vor, aber seine ganze Entwicklung machte einen beunruhigenden Eindruck. Er war völlig verschlossen, auch seiner nächsten Umgebung gegenüber, sprach nur das Nötigste, hatte fast gar keine Gemütsbeziehungen, keine Freunde und überhaupt nichts, was ihn interessierte und ihm Freude machte. Er war allerdings ein guter Schüler, aber – wie die Analyse erwies – nur aus zwangsneurotischen Gründen. Die stereotype Antwort auf die Frage, ob er dies oder jenes wolle oder nicht wolle, war immer: »Es ist mir egal«. Ein unkindlicher und gespannter Gesichtsausdruck und starre Bewegungen fielen an ihm auf. Egons Absperrung von der Realität ging so weit, daß er nicht sah, was um ihn herum vorging, und selbst gute Bekannte, denen er begegnete, nicht erkannte. Die Analyse ergab, daß starke psychotische Züge vorlagen, die eine steigende Tendenz zeigten und aller Wahrscheinlichkeit nach im Pubertätsalter zum Ausbruch einer Schizophrenie geführt hätten.

Ich gehe kurz auf die Vorgeschichte ein: Als der Knabe ungefähr vier Jahre alt war, hatte der Vater ihn wiederholt wegen der Onanie bedroht und verlangt, daß er diese wenigstens immer bekennen sollte. Im Zusammenhang mit diesen Drohungen hatten sich sehr einschneidende Charakterveränderungen bei ihm vollzogen. Egon begann zu lügen und bekam häufig Wutanfälle. Später trat die Aggression des Knaben in den Hintergrund, dagegen zeigte seine ganze Einstellung immer mehr ein Bild affektlosen Trotzes und wachsender Abgeschlossenheit von der Umwelt.

Nachdem ich Egon mehrere Wochen lang bei der Behandlung auf dem Divan liegen ließ (was er nicht abgelehnt hatte und anscheinend dem Spielen vorzog) und auf verschiedene Art versucht hatte, die Behandlung in Gang zu bringen, mußte ich erkennen, daß dies aussichtslos sei. Es wurde mir klar, daß bei diesem Kinde die Schwierigkeit zu sprechen so tief determiniert war, daß ich vor allem erst diese analytisch überwinden mußte. Ein Bedürfnis des Knaben, sich durch Agieren zu helfen, war mir dadurch deutlich geworden, daß ich das spärliche Material, das er bis dahin gebracht hatte, vorwiegend aus seinem Fingerspiel im Zusammenhang mit wenigen Worten (in einer Stunde nur einige Sätze) erschließen konnte. Ich fragte also Egon nochmals, ob er sich nicht doch für mein kleines Spielzeug interessiere, und erhielt zwar darauf die gewohnte Antwort: »Ja, es ist mir egal«, immerhin aber betrachtete er nun die auf dem Spieltischchen liegenden Dinge und beschäftigte sich dann, und zwar ausschließlich, mit den kleinen Wagen. Es entwickelte sich ein monotones Spiel, das wochenlang die Stunde ausfüllte. Egon ließ diese Wagen den Tisch entlang fahren und schleuderte sie dann in der Richtung zu mir auf die Erde. Ich hatte durch einen Blick von ihm verstanden, daß ich sie aufnehmen und ihm wieder zuschieben sollte. Um von der Rolle des ausforschenden Vaters loszukommen, gegen die ja sein Trotz gerichtet war, spielte ich wochenlang schweigend mit ihm, deutete auch nichts und suchte nur durch mein Mitspielen den Rapport mit ihm herzustellen. In dieser Zeit waren auch die Spieldetails stereotyp die gleichen. Doch gab es in diesem so monoton scheinenden (für mich auch wirklich überaus ermüdenden) Spiel zahlreiche kleine Einzelheiten zu beobachten. Es zeigte sich, daß bei ihm, wie in allen Knabenanalysen, das Fahrenlassen des Wagens Onanie und Koitus darstellte, das Zusammenstoßenlassen der Wagen Koitusbedeutung hatte, daß das Vergleichen des größeren Wagens mit dem kleineren die Rivalität mit dem Vater, beziehungsweise dessen Penis, darstellte. Als ich ihm dann nach einigen Wochen dieses Material im Zusammenhang mit dem vorher Erkannten klarlegte,[9] zeigte sich eine weitgehende Wirkung nach zwei Richtungen hin. Den Eltern fiel das sehr viel freiere Verhalten des Kindes auf, und in der Analysenstunde ließ sich die von mir als typisch beobachtete Reaktion auf die auflösende Wirkung von Deutungen darin feststellen, daß nun zu dem monotonen Spiel verschie-

[9] Die weitere Analyse ergab, daß es völlig nutzlos gewesen war, mit der Deutung des Materials solange zurückzuhalten. Erst etwa fünfzehn Monate später, kurz vor der Beendigung der Analyse, war seine Sprechhemmung voll behoben. Ich habe noch in keiner Analyse einen Vorteil bemerkt, wenn ich mit der Deutung zurückhielt. In den meisten Fällen, in denen ich es versuchte, mußte ich es sehr bald aufgeben, da akute Angst einsetzte und der Abbruch der Analyse drohte. Bei Egon, bei dem die Angst so stark abgesperrt war, ließ sich dieser Versuch länger durchführen.

dene neue Einzelheiten hinzutraten, die zunächst nur bei scharfer Beobachtung erkennbar waren, später deutlicher wurden und nach und nach zur gänzlichen Änderung seines Spieles führten. Aus dem Fahrenlassen der Wagen war ein Bauen geworden. Egon schichtete diese Wagen mit immer größerer Geschicklichkeit bis zu großer Höhe übereinander und wetteiferte darin mit mir. Jetzt erst griff er auch zu den Bausteinen, und es ergab sich bald, daß es immer wieder, wenn auch kunstvoll verdeckt, Menschen beiderlei Geschlechtes, beziehungsweise deren Genitalien waren, die er aufstellte. Von dieser Art zu bauen ging er dann zu einem ganz merkwürdigen Zeichnen über, indem er, ohne auf das Papier zu schauen, den Bleistift zwischen den Händen hin und her drehte und so Linien entstehen ließ. Aus diesem Gewirr fand er dann selbst Formen heraus, und zwar waren es immer wieder Köpfe, unter denen er nun selbst genau männliche und weibliche unterschied. In den Einzelheiten dieser Köpfe und in deren Anordnung kehrte bald das in den früheren Spielen dargestellte Material wieder: die Unsicherheit bezüglich des Geschlechtsunterschiedes, des Koitus der Eltern, die Fragen, die sich für ihn daran knüpften, die Phantasien, in denen er als Dritter beim Geschlechtsverkehr der Eltern mitwirkte, usw. Aber auch die Haß- und Zerstörungstendenzen wurden durch das Zerschneiden und Ausschneiden dieser Köpfe deutlich, die zugleich die Kinder im Mutterleib sowie die Eltern darstellten. Nun ergab sich, daß das Aufschichten der Wagen zu möglichster Höhe eine Darstellung des schwangeren Leibes der Mutter bedeutete, um den er sie beneidet hatte und dessen Inhalt er ihr rauben wollte. Es lag eine starke Rivalität mit der Mutter vor, und der Wunsch, sie des väterlichen Penis und der Kinder zu berauben, hatte zu schwerer Angst vor der Mutter geführt. Diese Darstellungen ergänzten sich später durch Ausschneiden, das sich nach und nach auch zu ziemlicher Kunstfertigkeit entwickelte. Ebenso wie beim Bauen stellten auch diese ausgeschnittenen Formen ausschließlich Menschen dar. Die Art, wie diese Formen aufeinander stießen, ihre verschiedenen Größen, ferner ob sie männliche oder weibliche Gestalten darstellten, ob ihnen Teile fehlten oder zu viele da waren, wann und in welcher Weise er sie zu zerschneiden begann, alles dies führte uns tief in seinen invertierten wie auch in seinen direkten Ödipuskomplex. Die Rivalität mit der Mutter zufolge seiner starken passiv-homosexuellen Einstellung, die mit dieser zusammenhängende Angst, sowohl vor dem Vater wie vor der Mutter, wurden immer deutlicher. Der Haß gegen die Geschwister, seine Zerstörungstendenzen gegen diese, als die Mutter schwanger war, fanden Ausdruck im Zerschneiden von Formen, die kleine und mangelhafte Menschen bedeuten sollten. Dabei war auch wieder die Reihenfolge wichtig, in der die verschiedenen Beschäftigungen aufeinanderfolgten. Auf das Ausschneiden und Zerschneiden folgte das Bauen als Wiederherstellung; zerschnittene Figuren wurden aus reaktiven Tendenzen übermäßig verziert usw. Bei allen diesen Darstellungen aber traten immer wieder die verdrängten Fragen, die verdrängte frühe intensive Wißbegierde auf, die sich auch als eine wichtige Grundlage seines Nichtsprechens, seiner Abgeschlossenheit und seiner mangelnden Interessen erwies. Die Spielhemmung reichte schon auf das Alter von vier Jahren, zum Teil schon auf eine frühere Zeit zurück. Gebaut hatte er bis zum Alter von drei Jahren, ausgeschnitten etwas später, aber nur ganz kurze Zeit. Damals waren es nur Köpfe, die er ausschnitt. Gezeichnet hatte er niemals. Nach dem Alter von vier Jahren hatte er an all diesen Beschäftigungen kein Vergnügen mehr. Es sind also tief aus der Verdrängung gehobene Sublimierungen, die wir da teils wieder, teils neu erstehen sehen. Die kindliche, ganz primitive Art, in der Egon anfangs bei jeder dieser Beschäftigungen vorging, entsprach der Stufe eines drei- bis vierjährigen Kindes. Zugleich mit diesen Veränderungen hatte sich der Knabe in seinem ganzen Wesen sehr günstig verändert; trotzdem war die Sprechhemmung noch lange Zeit hindurch nur zum geringen Teil behoben. Egon beantwortete zwar nach und nach meine während des Spiels gestellten Fragen in freierer und ausführlicherer Weise; dagegen konnte ich freie Assoziationen in der sonst bei größeren Kindern üblichen Art noch lange Zeit hindurch nicht erhalten. Erst sehr viel später, und zwar im letzten Teil der vierhundertundfünfundzwanzig Analysenstunden umfassenden Behandlung, lernten wir die der *Sprechhemmung zugrunde liegende paranoide Angst* voll kennen. Es kam auch zur vollen Auflösung dieser Hemmung.[10] Egon war, als die Angst sich stark verringert hatte, spontan dazu übergegangen, mir einzelne Assoziationen schriftlich mitzuteilen. Später flüsterte er sie mir zu und wünschte, daß ich ihm ganz leise antwortete. Es wurde immer deutlicher, daß seine Angst, gehört zu werden,

[10] Ich gehe auf die Grundlagen und Inhalte dieser Angst ausführlich in Kap. IX ein.

sich auf jemanden im Zimmer Befindlichen bezog. Es gab auch einzelne Stellen des Zimmers, die er um jeden Preis vermied. (Wenn zum Beispiel der Ball unter das Sofa oder unter den Schrank oder in eine dunkle Ecke rollte, mußte ich ihn von dort zurückholen.) Dabei nahm er, sobald die Angst sich verstärkte, wieder die steife Haltung und den starren Gesichtsausdruck an, die zu Beginn der Analyse an ihm so auffallend gewesen waren. Es erwies sich, daß er in allen Ecken des Zimmers, im Schrank, unter dem Bett, oben an der Decke usw. Verfolger vermutete, die ihn belauerten, und daß die Verfolgungsgedanken letzten Endes auf die Angst vor einer Vielzahl von Penissen im Leib der Mutter und im eigenen Leib zurückgingen. Diese paranoide Angst vor dem Penis als Verfolger war durch das Verhalten des realen Vaters, der ihn wegen der Onanie ausforschte und beobachtete, sehr verstärkt worden und hatte auch zur Abwendung von der Mutter, als einer Verbündeten des Vaters (Frau mit dem Penis), geführt. In dem Maße, als der Glaube an die »gute« Mutter sich in der Analyse verstärkte, wurde ich immer mehr zu seiner Verbündeten, die ihn gegen die ihn von allen Seiten bedrohenden Verfolger beschützte. Erst mit der Herabsetzung dieser Angst (wobei die Zahl der Verfolger und auch deren Gefährlichkeit sich nach und nach verringerte) vermochte er freier zu sprechen und sich freier zu bewegen.[11] Das letzte Stück der Behandlung ging fast ausschließlich an Hand von freien Assoziationen vor sich. In diesem Falle wurde eine Behandlung und Heilung nur dadurch ermöglicht, daß ich mir mit Hilfe der beim kleinen Kinde angewendeten Spieltechnik Zugang zum Unbewußten verschaffen konnte. Ob dies in einem späteren Alter noch möglich gewesen wäre, erscheint mir zweifelhaft.[12]

---

[11] Über einen ähnlichen Fall – den eines Knaben im Alter von 16 Jahren, der in der Analyse fast gar nichts sprach – berichtet Melitta SCHMIDEBERG in ihrer Arbeit: *A Contribution to the Psychology of Persecutory Ideas and Delusions* (Int. Journ. of Psycho-Analysis. Vol. XII). Auch in diesem Falle war die Sprechhemmung durch Verfolgungsideen bedingt. Der Patient begann erst dann freier zu assoziieren, als es in der Analyse gelungen war, seine paranoische Angst zu vermindern.

[12] Auch im allgemeinen war das Resultat ein vollkommen befriedigendes. Die Starrheit des Gesichtsausdruckes und der Bewegungen war gewichen. Egon fand nun an Sport, Spiel und den normalen Interessen eines Knaben dieser Altersstufe Freude, hatte gute Beziehungen zur Familie und zur Umwelt, war wohl und vergnügt. Seine günstige Entwicklung hat, wie ich zuletzt dreiundeinhalb Jahre nach Beendigung der Analyse erfuhr, angehalten und ist durch in der Zwischenzeit eingetretene schwere Belastungen nicht gestört worden.

Wenn wir auch beim Kinde im Latenzalter im allgemeinen von den Assoziationen durch die Sprache reichlichen Gebrauch machen, so erreichen wir dies doch in vielen Fällen nur in einer von der Erwachsenenanalyse abweichenden Form. Bei Kindern, wie zum Beispiel Kenneth, der bald bewußt die ihm durch die Psychoanalyse gewährte Hilfe anerkannte und deren Notwendigkeit einsah, oder auch bei der viel kleineren Erna, bei der der Heilungswunsch sehr stark war, konnte man die Frage: »Sag mir, was du dir nun denkst?« von Anfang an zeitweise stellen. Bei vielen Kindern unter neun bis zehn Jahren wird aber diese Fragestellung häufig versagen. Die Art, wie wir das Kind auszufragen haben, ergibt sich uns im Anschluß an sein Spiel oder an seine Assoziationen.

Wenn man dem Spiel des ganz kleinen Kindes zusieht, merkt man bald, daß der Baustein, das Stück Papier oder sonstiges Material – man kann sagen, alle Dinge ringsum – in seiner Phantasie etwas anderes darstellen. Stellt man dem Kinde, während es sich mit diesen Dingen beschäftigt (freilich ist dazu meist schon einige analytische Arbeit und die Herstellung der Übertragung Vorbedingung), die Frage: »Was ist das?«, so kann man daraufhin häufig allerlei erfahren. Es erzählt uns dann oft zum Beispiel, daß die Steine im Wasser Kinder sind, die ans Ufer wollen, oder Leute, die miteinander kämpfen. Aus der Frage: »Was ist das?« ergibt sich dann von selbst die Frage: »Was machen die denn?« oder »Wo sind die jetzt?« usw. In ähnlicher, wenn auch modifizierter Weise müssen wir uns auch beim größeren Kinde die Assoziationen verschaffen. Dies gelingt allerdings im allgemeinen erst dann, wenn die beim älteren Kinde so viel stärkere Phantasieverdrängung und sein größeres Mißtrauen durch Einleitung der Analyse vermindert wurde und die analytische Situation voll hergestellt ist.

Ich greife auf die Analyse der siebenjährigen Inge zurück. Als sie die Rolle des Bureauchefs spielte, Briefe schrieb, Aufträge erteilte usw., fragte ich sie: »Was steht denn in diesem Brief?« Darauf antwortete sie mir schlagfertig: »Das werden Sie schon sehen, wenn Sie ihn bekommen«. Als ich aber den Brief bekam, enthielt er nur Gekritzel.[13] Kurz darauf sagte ich: »Der Herr

[13] Inge, die – wie ich schon erwähnte – eine starke Schreibhemmung hatte, empfand den brennenden Wunsch, »schnell und schön«, wie die Erwachsenen, zu schreiben. Das Kompromiß zwischen diesem Wunsch und der bestehenden Hemmung war das *Gekritzel*, das in ihrer Phantasie ein schönes und gewandtes

X« (den sie auch hatte mitspielen lassen) »läßt fragen, was in dem Briefe steht, denn er muß es wissen, und er bittet Sie, ihm telefonisch das Ganze vorzulesen.« Daraufhin teilte sie bereitwillig den ganzen phantasierten Inhalt des Briefes und damit eine Reihe aufschlußreicher Assoziationen mit. – Oder ich sollte Arzt spielen. Als ich sie dabei fragte, was ihr fehle, antwortete sie mir: »Ach, das ist ja ganz gleich.« Als ich mich dann aber als Arzt mit ihr näher besprach, erklärte ich: »Ja, gnädige Frau, jetzt müssen Sie mir aber ganz genau sagen, was Ihnen weh tut, ich muß Bescheid wissen.« Daraus entwickelten sich die weiteren Fragen, wodurch sie erkankt sei, *wann* sie die Krankheit bekam usw. Da sie einige Male hintereinander Patientin spielte, so lieferte sie mir durch die in dieser Form bereitwilligst beantworteten Fragen ein reiches und tiefgehendes Material. Bei der Umkehrung der Situation – als sie Arzt und ich Patientin war – gewann ich dann durch die Ratschläge, die sie mir als Arzt gab, weitere Aufschlüsse.

Ich fasse nun meine Ausführungen zusammen:

Es scheint mir auch beim Kinde im Latenzalter notwendig, vor allem den *Kontakt* mit seinen *unbewußten Phantasien* herzustellen. Dies geschieht durch *Deutung* des *symbolischen Inhaltes* des Materials im *Zusammenhang* mit *Angst* und *Schuldgefühl.* Infolge der in dieser Entwicklungsperiode so viel stärkeren Phantasieverdrängung muß der *Zugang zum Unbewußten* häufig von anscheinend phantasielosen Darstellungen aus eröffnet werden. Wir müssen auch darauf gefaßt sein, daß wir in der typischen Analyse des Latenzalters nur schrittweise und mühsam Verdrängungen auflösen. Es gibt viele Fälle im Latenzalter, bei denen wir wochen- oder auch monatelang nur Assoziationen erhalten, die gar kein Material zu enthalten scheinen, z. B. Zeitungsberichte, Inhaltsangaben von Büchern, monotone Schulberichte. Ferner scheinen Beschäftigungen, wie monotones zwangsneurotisches Zeichnen, Bauen, Nähen, Herstellen von Gegenständen – insbesondere, wenn wir dazu wenig Assoziationen erhalten –, den Zugang zum Phantasieleben nicht zu ermöglichen. Beschäftigungen und Berichte dieser völlig phantasielosen Art ermöglichen nach meiner Erfahrung (s. zum Beispiel

Schreiben darstellte. Der Wunsch, die Erwachsenen im Schreiben zu übertreffen, der sehr starke Ehrgeiz und Wißtrieb, die zugleich mit dem tiefen Gefühl, nichts zu wissen und zu können, bei ihr vorlagen, hatten einen großen Anteil an ihrem Versagen in der Realität.

Grete und Egon, Kap. IV) den Zugang zum Unbewußten, wenn wir sie nicht nur als Äußerungen des Widerstandes, sondern als Material auffassen. Wenn wir die kleinen Anzeichen genügend beachten und den Zusammenhang zwischen *Symbolik, Schuldgefühl* und *Angst* bei diesen Darstellungen als *Ausgangspunkt* für die Deutung nehmen, ist nach meinen Erfahrungen die Möglichkeit zur Einleitung und Fortführung der analytischen Arbeit immer gegeben.

Die Tatsache, daß in der Kinderanalyse der Zugang zum Unbewußten hergestellt wird, noch bevor eine ausgiebige Beziehung zum Ich zustande kam, bedeutet nicht etwa, daß das Ich von der analytischen Arbeit irgendwie ausgeschaltet wird. Eine solche Ausschaltung wäre ja gar nicht möglich, da das Ich dem Es und Über-Ich so nahe steht und der Zugang zum Unbewußten nur über das Ich hergestellt werden kann. Die Analyse wendet sich aber nicht an das *Ich* (wie es die Erziehung tun muß), sondern sie *sucht zunächst* nur den *Zugang* zu den *unbewußten Instanzen*, also denjenigen, die für die *Bildung des Ichs bestimmend* sind.

Um dies an einem Beispiel zu illustrieren: Ich berichtete, daß die Analyse der siebenjährigen Grete längere Zeit hindurch fast ausschließlich an Hand ihres Zeichnens vor sich ging, und zwar an Hand von Darstellungen von Häusern und Bäumen in verschiedenen Größen, die Grete in zwangsneurotischer Weise miteinander abwechseln ließ. Man hätte nun, von diesem phantasielosen und zwangsneurotischen Zeichnen ausgehend, den Versuch machen können, die Phantasie anzuregen und den Zusammenhang mit anderen Ichinteressen herzustellen, in der Art, wie dies etwa ein verständnisvoller Lehrer täte. Man könnte zum Beispiel ein Interesse für die Ausschmückung oder Einrichtung der Häuser anregen oder vorschlagen, Häuser und Bäume in eine Stadt mit Straßen zu verlegen und so eine Verbindung mit etwaigen künstlerischen oder topographischen Interessen des Kindes herzustellen. Man könnte, vom Baum ausgehend, das Interesse für den Unterschied zwischen Bäumen und ein etwaiges Interesse für Naturkunde anregen. Wenn eine dieser Anregungen glückte, ließe sich als Folge ein stärkeres Hervortreten der Ichinteressen und eine stärkere Beziehung des Analytikers zum Ich erwarten. Der Versuch, durch Anregung der Phantasietätigkeit eine Lockerung der Verdrängung und so eine Grundlage für die analytische Arbeit herzustellen, gelingt aber nach meiner

Erfahrung in vielen Fällen nicht.[14] Häufig ist dieser Weg auch aus dem Grunde nicht gangbar, weil die starke, latente Angst eine schnelle Herstellung der analytischen Situation und den Beginn der eigentlichen analytischen Arbeit erforderlich macht. Aber auch in Fällen, in denen der Versuch, sich stärker vom Ich aus den Zugang zum Unbewußten zu verschaffen, aussichtsvoller wäre, steht nach meiner Erfahrung der Zeitaufwand nicht im Verhältnis zum Resultat. Man gewinnt nämlich auf diesem Wege nur anscheinend mehr und reicheres Material, in Wirklichkeit aber ist es das gleiche unbewußte Material, nur in einer mehr in die Augen springenden Form. Um auf den Fall von Grete zurückzukommen: Man hätte die Möglichkeit gehabt, ihre Wißbegierde anzuregen und im günstigsten Fall ihr Interesse für die Ein- und Ausgänge der Häuser, für das Wachstum und die Verschiedenheiten der Bäume zu erwecken. Damit wäre aber nur in einer weniger verhüllten Form das gleiche Material erbracht worden, das mir Grete durch ihre monotonen Zeichnungen gleich zu Beginn der Analyse gab. Die größeren und kleineren Bäume und Häuser, die sie immer wieder in zwangsneurotischer Weise zeichnete, stellten Vater und Mutter, sie selbst und den Bruder dar, wie sich mir auf Grund der Unterschiede in Größe, Farbe und Form und aus der Reihenfolge ergab. Diesen Darstellungen lag die verdrängte Wißbegierde nach dem Geschlechtsunterschied zugrunde und andere damit zusammenhängende Fragen, deren Deutung den Zugang zu Angst und Schuldgefühl vermittelte und die Analyse einleitete. Wenn aber den deutlicheren und komplizierteren Darstellungen das gleiche Material zugrunde liegt wie den spärlicheren, so ist es vom analytischen Standpunkt aus irrelevant, welche von beiden man als Ausgangspunkt der Deutung benutzt. Denn nach meinen Erfahrungen ist es in der *Kinderanalyse* erst die *Deutung*, die die *analytische Arbeit einleitet* und sie *in Gang* erhält. Daraus ergibt sich, daß man auch auf Grund von monotonen und phantasielosen Assoziationen eine gesicherte Deutung vornehmen kann, vorausgesetzt, daß man das Material genügend erkennt und den Zusammenhang mit der latenten Angst feststellt. Geht man aber auf diese Weise vor, so zeigt sich Hand in Hand mit der Auflösung von Angstquantitäten und der Aufhebung von Verdrängungen ein stärkeres Einsetzen von Ichinteressen und Sublimie-

[14] Ich verweise zum Beispiel auf die Analysen von Egon und Grete in diesem Kapitel.

rungen. So entwickelte sich zum Beispiel bei Ilse – einem Fall, auf den ich im nächsten Kapitel näher eingehe – aus dem monotonen und zwangsneurotischen Zeichnen im Verlaufe der Analyse eine kunstgewerbliche Begabung und ein Geschick im Zeichnen, ohne daß meinerseits irgendeine Anregung oder Förderung in dieser Richtung erfolgt wäre.

Bevor ich zu den Analysen des Pubertätsalters übergehe, habe ich noch ein Problem zu besprechen, das eigentlich kein technisches, aber für die Arbeit des Kinderanalytikers von Bedeutung ist: Ich meine das Verhältnis des Kinderanalytikers zu den Eltern seiner Patienten.

Die Analyse des Kindes macht ein gewisses Vertrauensverhältnis zu den Eltern des Kindes zur Arbeitsvoraussetzung. Die Eltern, von denen ja das Kind abhängig ist, gehören in den Kreis der Analyse; wir analysieren sie aber nicht und können deshalb nur mit allgemeinen psychologischen Mitteln auf sie einwirken. Das Verhältnis der Eltern zum Analytiker des eigenen Kindes bringt Schwierigkeiten besonderer Art mit sich, da es stark an ihre eigenen Komplexe rührt. Die Neurose des Kindes belastet das Schuldgefühl der Eltern, und die Analyse, von der die Eltern Hilfe für das Kind erwarten, bedeutet ihnen andrerseits den Nachweis ihrer Schuld an der Neurose des Kindes. Außerdem ist es ihnen peinlich, daß der Analytiker Einblick in die Einzelheiten des Familienlebens gewinnt. Dazu kommt noch – insbesondere bei der Mutter – die Eifersucht auf das Vertrauensverhältnis, das sich zwischen dem Kinde und der Analytikerin bildet. Diese Eifersucht, die auch in der Rivalität zu einer Mutter-Imago wurzelt,[15] macht sich ebenfalls bei den Erzieherinnen und Kinderfrauen stark geltend, die häufig der Analyse nichts weniger als freundlich gegenüberstehen. Diese und noch andere Momente, die vorwiegend unbewußt bleiben, bedingen eine mehr oder weniger ambivalente Einstellung der Eltern (insbesondere der Mutter) zur Analytikerin, die durch die bewußte Einsicht, daß die Analyse für das Kind notwendig sei, nicht aufgehoben wird. Daraus ergibt sich aber, daß auch bei bewußtem

[15] In einigen Fällen, in denen ich zugleich Mutter und Kind analysierte, ergab es sich, daß im Unbewußten der Mutter die Angst bestand, der Kinder beraubt zu werden. Die Analytikerin des Kindes bedeutete ihr eine strenge Mutter, die die ihr geraubten Kinder nun wieder zurückfordern und zugleich auch die seinerzeit gegen die Geschwister gerichteten aggressiven Tendenzen aufdecken und bestrafen würde.

gutem Willen Störungen der Analyse von seiten der Umgebung zu erwarten sind. Für den Grad der Schwierigkeiten entscheidet natürlich die Ambivalenz und die unbewußte Einstellung der Eltern. So erklärt es sich, daß ich bei analytisch orientierten Eltern nicht weniger Schwierigkeiten fand als bei Eltern, die der Analyse fernstanden. Auch deshalb halte ich eine weitgehende theoretische Aufklärung der Eltern vor Beginn der Analyse nicht nur für überflüssig, sondern für unangebracht, da sie oft auf ihre Komplexe ungünstig wirkt. Ich begnüge mich mit einigen allgemeinen Mitteilungen über Sinn und Wirkung der Analyse, erwähne die Tatsache, daß das Kind im Verlauf derselben sexuell aufgeklärt wird, und bereite darauf vor, daß zeitweilig während der Analyse andere Schwierigkeiten auftreten könnten. In jedem Falle lehne ich es von vornherein ab, Einzelheiten aus der Analyse den Eltern zu berichten. Das Kind, das mir sein Vertrauen schenkt, hat nicht weniger Anrecht auf meine Diskretion als der Erwachsene.

Das Ziel, das wir uns bei Herstellung des Verhältnisses zu den Eltern vor Augen halten sollen, schränkt sich nach meinen Erfahrungen im wesentlichen darauf ein, daß sie unsere Arbeit unterstützen, indem sie sie äußerlich und innerlich möglichst wenig stören. Zum ersteren gehört, daß das Kind weder durch Fragen noch auf andere Art veranlaßt wird, aus der Analyse zu erzählen, und ferner, daß etwaige Widerstandsäußerungen des Kindes gegen die Analyse in keiner Weise unterstützt werden. Aktivere Mitarbeit haben wir nötig in den Fällen, wo es zeitweise zu akuter Angst und stärkerem Widerstand kommt. In diesen Fällen – ich verweise hier auf Ruth und Trude[16] – liegt es an der Umgebung, Mittel und Wege zu finden, um das Kind doch zum Kommen zu veranlassen. Dies ist nach meinen bisherigen Erfahrungen noch in jedem Falle möglich gewesen, da ja im allgemeinen auch bei stärkerem Widerstand eine positive Übertragung zur Analytikerin besteht, also eine *ambivalente* Einstellung des Kindes zur Analyse vorliegt. Die uns von der *Umgebung* dabei *geleistete Hilfe* darf sich aber *niemals* zu einem *wesentlichen Rückhalt* der *analytischen Arbeit* entwickeln. Perioden so intensiven Widerstandes sollten nur selten auftreten und nicht lange anhalten; die analytische Arbeit hat ihnen vorzubeugen oder, wenn das nicht gelingt, sie bald aufzulösen.

---

[16] Siehe Kap. II.

Gelingt es uns, ein besseres Verhältnis zu den Eltern herzustellen und ihrer unbewußten Mitarbeit sicherer zu sein, so haben wir die Möglichkeit, zeitweise auch mehr über das Verhalten des Kindes außerhalb der Analysenstunde zu erfahren. Die Kenntnis der mit der analytischen Arbeit in Zusammenhang stehenden Veränderungen, zum Beispiel das Auftreten und Schwinden von Symptomen usw., sind für den Analytiker wissenswert. Sind aber diese Mitteilungen der Eltern nur unter Schwierigkeiten anderer Art zu haben, so verzichte ich lieber auf sie, da sie zwar nützlich, aber entbehrlich sind. Ich schärfe den Eltern stets ein, sich bei Erziehungsmaßnahmen dem Kinde gegenüber nicht auf mich zu beziehen und Erziehung und Analyse vollkommen auseinanderzuhalten. Dadurch wird die Analyse – was sie sein soll – eine rein persönliche Angelegenheit zwischen mir und meinem Patienten.

Nicht weniger als beim Erwachsenen halte ich es auch beim Kinde für unerläßlich, daß die Analyse im Hause des Analytikers vorgenommen wird, ebenso auch, daß bestimmte Stunden eingehalten werden. Als eine andere Maßnahme, um die Verschiebung der analytischen Situation zu vermeiden, ergab sich mir die Notwendigkeit, die Begleitperson nicht in meiner Wohnung warten zu lassen. Sie bringt und holt das Kind zur bestimmten Zeit.

Ich vermeide, wo nicht allzu große Erziehungsfehler vorliegen, in die Erziehungsmaßnahmen der Eltern einzugreifen. Da Erziehungsfehler im allgemeinen so stark den Komplexen der Eltern entspringen, sind Ratschläge meist nicht nur wirkungslos, sondern auch geeignet, Angst und Schuldgefühl der Eltern zu steigern. Daraus ergeben sich wieder vermehrte Schwierigkeiten der Analyse gegenüber und eine verschlechterte Einstellung zum Kinde[17].

---

[17] Ich greife zur Illustration einen Fall heraus: Eine analytisch orientierte Mutter, die infolge der erfolgreich fortschreitenden Behandlung ihres schwer neurotischen Kindes großes Vertrauen zur Analyse hatte, ließ sich nichtsdestoweniger nur schwer von mir davon abhalten, die Schulaufgaben der zehnjährigen Tochter zu überwachen, obzwar es auch ihr klargeworden war, daß die Lernschwierigkeiten des Kindes dadurch nur *erhöht* würden. Als sie dies endlich doch unterließ, erfuhr ich aus der Analyse des Kindes, daß die Mutter das Kind immer wieder zu Äußerungen über den Fortgang der Analyse zu veranlassen suchte; sie stellte auch dies auf meine Bitte ein, machte nun aber dem Kinde Bemerkungen darüber, daß es morgens Ringe unter den Augen habe (Bemerkungen, die sie in früherer Zeit mit dem Onanieverbot verbunden hatte). Als nun auch diese die Analyse störenden Bemerkungen eingestellt wurden, wandte die Mutter der Kleidung des Mädchens und auch der Tatsache, daß dieses sich zu lange auf der Toilette aufhalte,

Diese Situation bessert sich wesentlich nach einer beendeten oder weit vorgeschrittenen Analyse. Die Behebung oder Verminderung der Neurose des Kindes wirkt auf die Eltern günstig. Die *Verringerung* der *Schwierigkeiten* im Verkehr mit ihrem Kinde *vermindert* das *Schuldgefühl* der *Mutter* und verbessert dadurch ihr Verhältnis zum Kinde. Die Mutter ist dann Ratschlägen des Analytikers in bezug auf Erziehungsmaßnahmen eher zugänglich und kann ihnen innerlich – und das ist das Wesentliche – eher nachkommen. Trotzdem setze ich auf Grund meiner Erfahrungen auf die Beeinflussung der Umgebung nicht allzu große Hoffnungen. Wir tun besser, uns auf das *beim Kinde erzielte Resultat* zu verlassen, das ihm eine bessere Anpassung auch an eine schwierige Umgebung ermöglicht und es in die Lage versetzt, die von der Umgebung ausgehende Belastung besser zu ertragen. Diese Belastungsfähigkeit hat natürlich ihre Grenzen. Wir werden es in den Fällen, in denen das Kind in einem sehr ungünstigen Milieu lebt, oftmals auch nicht zu einem vollen Erfolg bringen können und müssen mit der Möglichkeit einer nochmaligen neurotischen Erkrankung des Kindes rechnen. Ich habe aber wiederholt in derartigen Fällen festgestellt, daß das erzielte Resultat, auch wenn es keine völlige Behebung der Neurose bedeutete, für das Kind eine weitgehende Erleichterung in seiner schwierigen Situation und eine bessere Entwicklung zur Folge hatte. Ferner scheint die Annahme durchaus begründet, daß eine eventuell sich wiederholende Erkrankung nicht mehr so schwer sei, wenn man grundlegende Veränderungen in den tiefsten Schichten erzielt hat.

Hervorhebenswert scheint mir auch, daß in einigen solchen Fällen durch die Tatsache, daß die Neurose des Kindes vermindert wurde, ein günstiger Einfluß auf die neurotische Umgebung

---

eine übermäßige und den Trotz des Kindes steigernde Beachtung zu. Nun gab ich es endlich auf, diesbezüglich einen weiteren Einfluß auf die Mutter auszuüben und nahm diese Störungen der Analyse mit in Kauf. Nach einiger Zeit, in der ich keine Vorhaltungen gemacht hatte, verminderten sich die Störungen wieder. In diesem Falle konnte ich aus der Wirkung auf das Kind feststellen, daß *alle* diese *verschiedenen* Mahnungen, die einander ablösten, für das Kind die gleiche unbewußte Bedeutung hatten, nämlich: *Ausforschung und Vorwurf wegen der Onanie.* Daß sie auch bei der Mutter einen analogen komplexbetonten Ursprung hatten, beweist, daß ihr bewußter Wille, die von mir beanstandeten Erziehungsfehler abzustellen, erfolglos geblieben war – ja daß allem Anschein nach meine Ratschläge die Schwierigkeiten der Mutter in ihrer Beziehung zum Kinde vergrößert hatten. Die gleiche Feststellung machte ich auch in zahlreichen anderen Fällen.

des Kindes festzustellen war.[18] Mitunter ergibt sich auch nach einer erfolgreich durchgeführten Behandlung eine Möglichkeit, das Kind in ein anderes Milieu, zum Beispiel in eine Schulgemeinde zu versetzen, was vorher wegen der Neurose und der mangelnden Anpassungsfähigkeit des Kindes nicht möglich war.

Ob es ratsamer ist, die Eltern öfter zu sehen oder aber Zusammenkünfte mit ihnen möglichst einzuschränken, ergibt sich im Einzelfalle. In verschiedenen Fällen habe ich den zweiten Weg als das beste Mittel gefunden, meine Beziehung zur Mutter möglichst reibungslos zu erhalten.

Aus der Ambivalenz der Eltern zur Analyse des Kindes erklärt sich auch die für den Anfänger erstaunliche und schmerzliche Tatsache, daß wir selbst bei unseren besten Erfolgen nicht allzuviel von der Anerkennung der Eltern erwarten sollen. Obwohl ich wiederholt mit sehr einsichtsvollen Eltern zu tun hatte, habe ich doch in der Mehrzahl der Fälle festgestellt, daß die Eltern die Krankheitserscheinungen, die das Kind zur Analyse führten, leicht vergessen und die Bedeutung der eingetretenen günstigen Veränderungen übersehen. Dazu kommt, daß die Eltern einen Teil – und zwar den wichtigsten – unserer Resultate nicht beurteilen können. Die Analyse des Erwachsenen beweist ihre Bedeutung durch die Behebung lebensstörender Schwierigkeiten. Daß wir Schwierigkeiten dieser Art, oder selbst der Psychose, durch die Analyse des Kindes vorgebeugt haben, wissen wohl wir, aber meist nicht die Eltern. Es besteht aber auch die Neigung seitens der Eltern, vorhandene schwere Symptome des Kindes wohl als störend zu empfinden, nicht aber in ihrer Bedeutung zu erkennen, eben weil sie nicht in das reale Leben so bedeutsam eingreifen wie die Krankheit des Erwachsenen.

Ich glaube aber, wir können uns mit der Tatsache, daß wir nicht allzuviel von der Anerkennung der Eltern erwarten dürfen, gut abfinden, wenn wir uns vergegenwärtigen, daß unsere Arbeit ja in erster Linie dem Wohle des Kindes und nicht dem Danke der Eltern gilt.

---

[18] Bei einem vierzehnjährigen Knaben zum Beispiel, der in überaus schwierigen und belastenden Familienverhältnissen lebte und wegen Charakterschwierigkeiten zu mir in Analyse kam, stellte die Umgebung fest, daß die günstigen Charakterveränderungen des Knaben auch einen sehr wohltuenden Einfluß auf den Charakter der um ein Jahr älteren, nicht analysierten Schwester ausübten. In diesem Falle hatte sich auch das Verhältnis der Mutter zum Sohne verbessert.

Fünftes Kapitel

Die Technik der Analyse im Pubertätsalter

Die typische Analyse im Pubertätsalter unterscheidet sich in wesentlichen Zügen von den Analysen im Latenzalter. Die Triebregungen sind intensiver, die Phantasietätigkeit ist stärker und das Ich hat andere Ziele und eine veränderte Beziehung zur Realität. Hingegen finden wir in der Analyse von Jugendlichen *Analogien* mit der des *Kleinkindes*, die sich daraus ergeben, daß wir wieder einer stärkeren Herrschaft der Triebregungen und des Unbewußten und einer sehr viel *reicheren Phantasietätigkeit* gegenüberstehen. Auch zeigen die Angst- und Affektäußerungen im Pubertätsalter in ihrer im Vergleich zum Latenzalter sehr viel *akuteren* Form ein Wiederaufleben der für das kleine Kind charakteristischen *Angstentbindung*. Das Bestreben, die Angst abzuwehren und zu verarbeiten, die auch beim kleinen Kinde eine wesentliche Funktion des Ichs ist, gelingt jedoch dem entwickelteren Ich des Jugendlichen sehr viel besser. Er hat die Entwicklung seiner Interessen und Aktivitäten (Sport usw.) sehr stark in den Dienst der Aufgabe gestellt, seine Angst zu beherrschen, zu überkompensieren und vor sich und anderen zu maskieren. Der Jugendliche bewältigt diese Aufgabe mit Hilfe des Trotzes und der Auflehnung, die für die Pubertätszeit charakteristisch sind. Hierin liegt aber eine große technische Schwierigkeit der Analyse im Pubertätsalter.

Wenn wir nicht bald den Zugang zu den in diesem Alter so akuten Affekten finden, die sich vorwiegend in *trotziger Übertragung* äußern, so kann es leicht zu einem *plötzlichen Abbruch* der Analyse kommen. Wiederholt hat sich mir in Knabenanalysen gezeigt, daß die Erwartungsvorstellungen in den ersten Stunden schwere körperliche Angriffe von meiner Seite zum Inhalt hatten. Der vierzehnjährige *Ludwig* zum Beispiel war am zweiten Analysentage nicht mehr gekommen und hatte sich am dritten Tag nur sehr schwer von der Mutter bestimmen lassen, es noch einmal »mit der Analyse zu versuchen«. In dieser dritten Analysenstunde gelang es mir, ihm nachzuweisen, daß er mich mit dem Zahnarzt identifizierte. Er behauptete zwar, vor diesem, an den ich ihn im Aussehen erinnerte, keine Angst zu haben;

die Deutung des vorliegenden Materials aber vermochte ihn vom Gegenteil zu überzeugen, denn sie bewies ihm, daß er vom Zahnarzt und von mir nicht nur ein Zahnziehen, sondern ein Zerschneiden des ganzen Körpers erwartete. Durch die Verringerung dieser Angst hatte ich die analytische Situation hergestellt. Es kam zwar im Verlaufe der Analyse noch oft zu starker Angstentbindung, aber der Widerstand blieb im wesentlichen auf die analytische Situation beschränkt, und der Fortgang der Analyse war gesichert.

Ähnlich wie bei Ludwig habe ich auch in anderen Fällen, in denen ich versteckte Anzeichen latenter Angst wahrnahm, diese Anzeichen in der ersten Analysenstunde gedeutet und so gleich mit dem Abbau der negativen Übertragung begonnen. Aber auch in den Fällen, in denen die Angst zunächst nicht erkennbar ist, kann es zu plötzlichen Angstausbrüchen kommen, wenn nicht die analytische Situation durch die Deutung des unbewußten Materials bald hergestellt wird.

Das Material in den Analysen von Jugendlichen hat große Ähnlichkeit mit dem des kleinen Kindes. Der *Knabe im Vorpubertäts- und Pubertätsalter hantiert in der Phantasie mit Personen und Dingen ähnlich wie das kleine Kind* mit dem *Spielzeug.* Was der dreiunddreivierteljährige Peter im Spiel mit den kleinen Wagen, Zügen und Autos zur Darstellung bringt, zeigt mir zum Beispiel der vierzehnjährige Ludwig in seinen monatelang fortgesetzten Berichten über die Unterschiede der Konstruktionen verschiedener Autos, Motorräder, Fahrräder usw. Peter läßt die kleinen Wagen fahren und vergleicht sie miteinander, Ludwig interessiert sich leidenschaftlich dafür, welcher Wagen und welcher Führer im Rennen siegen wird. Wenn Peter dem kleinen Männchen für geschicktes Fahren Bewunderung zollt und ihn die verschiedensten Kunststücke ausführen läßt, so kann Ludwig nicht genug sportliche Helden bewundern. Die Phantasietätigkeit des Jugendlichen ist aber der Realität und den stärkeren *Ichinteressen besser angepaßt*, und deshalb ist ihr *Phantasiegehalt* viel *weniger deutlich* als beim kleinen Kinde. Beim Jugendlichen ändert sich mit der stärkeren Aktivität und Realitätsbeziehung auch der Charakter der Phantasien.[1] Der Antrieb, in der

---

[1] In vielen Knabenanalysen der Vorpubertät, mitunter auch schon des Latenzalters, füllen Indianer- oder Detektivgeschichten, Phantasien von Reiseabenteuern und Kämpfen den größten Teil der Stunden aus. Sie werden fortsetzungsweise

Realität Mut zu beweisen, und das Bedürfnis, mit anderen zu wetteifern, treten stärker hervor. Dies ist mit ein Grund dafür, weshalb der Sport, in dem sowohl die Rivalität mit anderen als die Bewunderung für hervorragende Leistungen anderer befriedigt werden kann, und der überdies so stark der Angstbewältigung dient, auch im Phantasieleben des Jugendlichen einen so großen Raum einnimmt. Diese Phantasien, die den Vergleich und den Kampf mit dem Vater um den Besitz der Mutter und die Potenz ausdrücken, werden auch beim Jugendlichen von Aggression und Haß in allen Formen begleitet und häufig von Angst und Schuldgefühl abgelöst. Die dem Pubertätsalter eigenen Mechanismen verhüllen jedoch diese Zusammenhänge viel besser, als es beim kleinen Kinde der Fall ist. Der größere Knabe wählt sich als Vorbilder Helden und bedeutende Männer. Mit diesen Objekten, die ihm ferne stehen, kann er die Identifizierung besser aufrechterhalten. Er kann auch die den Vater-Imagines geltenden negativen Gefühle ihnen gegenüber anhaltender überkompensieren. Seine Aggression richtet sich bei dieser Spaltung der Vater-Imago gegen andere Objekte. Wenn wir die großen Quantitäten an Haß und Hohn, die wir im Laufe der analytischen Arbeit aufdecken und deren Objekte Lehrer, Verwandte usw. sind, mit der überkompensierenden Bewunderung für andere Objekte in Zusammenhang bringen, so finden wir auch beim großen Knaben den Zugang zur vollen Analyse der Affekte und des Ödipuskomplexes.

In manchen Fällen hat die Verdrängung zu so weitgehender Einschränkung der Persönlichkeit geführt, daß nur *ein* ausgesprochenes Interessengebiet vorliegt. Dieses *einseitige Interesse*, zum Beispiel für einen bestimmten Sport, ist ebenso wie ein ausschließliches Spiel beim Kinde das *Residuum aller verdrängten Phantasien* geworden und trägt im allgemeinen mehr den Charakter eines zwangsneurotischen Symptoms als den einer Sublimierung. Monotone Berichte über Fußballspiel, Radfahren oder dgl. bilden in solchen Fällen monatelang das alleinige Material der Analyse. Aus diesen so wenig ergiebig scheinenden Assoziationen müssen wir den Gehalt an verdrängten Phantasien zutage fördern. Wenn wir analog der Technik der Traum- und Spieldeutung auch hier die Mechanismen der Verschiebung, Verdichtung, symbolischen Darstellung usw. berücksichtigen

mitgeteilt und sind häufig mit Phantasien über technische Konstruktionen, z. B. von Booten, Maschinen, Autos, Kriegsausrüstungen usw., verbunden.

und den Zusammenhang mit den leisen Anzeichen von Angst und der ganzen Affektlage beachten, gelangen wir nach und nach (hinter der Fassade dieses monotonen Interesses)[2] zu den tiefsten Komplexen des Analysanden.

Hier tritt eine Analogie mit einem extremen Typus von Analysen des Latenzalters hervor. Ich verweise auf das monotone, phantasielose Zeichnen der siebenjährigen Grete,[3] das ich monatelang als fast ausschließliches Mittel der Analyse erhielt, und auf den noch extremeren Fall von Egon.

Diese Fälle zeigten die im Latenzalter normale Einschränkung der Phantasietätigkeit und der Darstellungsmittel im extremen Grade. Ich fand, daß die Fälle im Pubertätsalter, bei denen eine so *starke Einschränkung der Interessen* und Darstellungsmittel vorliegen, Fälle von *protrahierter Latenz* sind. Andrerseits hat sich mir die weitgehende Einschränkung der Phantasietätigkeit (Spielhemmung) im frühen Kindesalter dahin aufgeklärt, daß hier ein verfrühter Beginn der Latenzzeit vorliegt. In beiden Fällen, sowohl bei verfrühter wie bei protrahierter Latenz, zeigt nicht nur die zeitliche Verschiebung, sondern auch das Übermaß der für die normale Latenzzeit charakteristischen Erscheinungen eine schwere Entwicklungsstörung an.

Ich will nun meine Auffassung von der Technik im Pubertätsalter an einigen Beispielen illustrieren. In der Analyse des fünfzehnjährigen *Bill*[4] hatten die fortgesetzten Assoziationen über sein Fahrrad und dessen einzelne Teile (zum Beispiel die Angst, es durch zu schnelles Fahren beschädigt zu haben) reichliches Material für sein Schuldgefühl wegen der Onanie und für seinen Kastrationskomplex geliefert.[5]

---

[2] Auch ABRAHAM hat, wie er mir berichtete, die Psychoanalyse eines etwa zwölfjährigen Knaben vorwiegend in der – wie er es nannte – »Markensprache« erfolgreich durchgeführt. Einzelheiten, wie z. B. die abgerissene Ecke einer Marke, vermittelten den Zugang zum Kastrationskomplex.

[3] Siehe Kap. IV.

[4] Bill war ängstlich, gehemmt und hatte verschiedene neurotische Schwierigkeiten. Die Analyse umfaßte nur drei Monate (fünfundvierzig Stunden). Sechs Jahre nach Abschluß der Behandlung erfuhr ich, daß er sich sehr günstig entwickelt.

[5] Ich habe in zahlreichen Analysen das Radfahren als symbolische Darstellung der Onanie und des Koitus gefunden. In meiner Arbeit: *Zur Frühanalyse* (Imago Bd. IX, 1923) ging ich auf die generelle Bedeutung des Balles, Fußballes, des Fahrrades usw. als Penissymbol ein und besprach die auf dieser symbolischen Gleichsetzung beruhenden, mit den verschiedenen Sportbetätigungen verbundenen libidinösen Phantasien. Der Analytiker kann, wenn er Sportberichte von ihrer symbolischen Bedeutung im Zusammenhang mit der Affektlage angeht, den Zu-

Bill berichtete mir nun einmal über eine gemeinsame Radfahrtour mit seinem Freund, bei der die Knaben ihre Fahrräder ausgetauscht hatten, wonach Bill – unbegründeterweise – befürchtet hatte, daß sein Fahrrad beschädigt worden sei. Da ich auch vorher schon ähnliches Material erhalten hatte, deutete ich ihm, daß diese Angst auf sexuelle Akte zurückzugehen scheine, die in der Kindheit vorgefallen seien. Darauf erwiderte mir Bill, daß die Tatsache stimme und daß er sich auch an Einzelheiten einer solchen Beziehung mit einem Knaben erinnere. Das mit dieser Beziehung verknüpfte Schuldgefühl und die Angst, seinen Penis und seinen Körper dabei beschädigt zu haben, waren unbewußt.

In der Analyse des vierzehnjährigen *Ludwig*, von deren Einleitung ich berichtete, lernten wir die Gründe des sehr starken Schuldgefühls dem jüngeren Bruder gegenüber an analogem Material kennen. Wenn zum Beispiel Ludwig von seiner reparaturbedürftigen Dampfmaschine gesprochen hatte, so folgten darauf Assoziationen über die Dampfmaschine des Bruders, mit der wohl nichts mehr anzufangen sein werde. Der daran anschließende Widerstand, sein Wunsch, die Stunde möge bald zu Ende sein, erwiesen sich durch die Angst vor der Mutter begründet, die die frühere sexuelle Beziehung zwischen ihm und dem jüngeren Bruder – an die eine teilweise bewußte Erinnerung vorlag – hätte entdecken können. Diese Beziehung zum Bruder hatte, da Ludwig dabei als der Ältere und Stärkere den Bruder auch zeitweise genötigt hatte, schwere unbewußte Schuldgefühle hinterlassen. Ludwig fühlte sich seither für die Fehlentwicklung des jüngeren, stark neurotischen Bruders verantwortlich.[6]

---

gang zu den libidinösen und aggressiven Phantasien und dem aus diesen resultierenden Schuldgefühl finden.

[6] Ludwigs Analyse war als eine prophylaktische gedacht. Er neigte wohl zu Depressionen, die aber keinen abnormen Charakter trugen, war nicht gesellig, ziemlich passiv und auf sich zurückgezogen und hatte kein gutes Verhältnis zu seinen Geschwistern. Er war aber in normaler Weise sozial angepaßt, ein guter Schüler und in keiner Beziehung aus dem Rahmen fallend. Bei diesem durchaus als normal zu bezeichnenden Knaben ergaben sich durch die Analyse (deren Dauer hundertundneunzig Analysenstunden betrug) Veränderungen, die auch Fernstehenden, die keine Kenntnis von seiner Analyse hatten, auffielen. Zum Beispiel ergab sich, daß seine Unlust, ins Theater oder ins Kino zu gehen, mit einer trotz des befriedigenden Lernens bestehenden schweren Hemmung des Wißtriebes zusammenhing. Mit der Behebung dieser Hemmung erweiterte sich sein Gesichtskreis und er wurde viel gescheiter. Die Analyse von Ludwigs – wie sich ergab – stark passiver Einstellung führte zur Entwicklung zahlreicher Aktivitäten. Das Verhältnis zu den Brüdern verbesserte sich, zugleich zeigte sich eine größere soziale

Im Anschluß an die Assoziationen über einen gemeinsamen, mit einem Freund beabsichtigten Schiffsausflug meinte Ludwig, der Dampfer könne untergehen, zog plötzlich seine Monatskarte der Bahn heraus und fragte mich, ob ich ihm sagen könne, wann sie erlösche. Er kenne sich nicht aus, welche der Zahlen sich auf den Monat und welche sich auf den Tag beziehen. Das »Erlöschen« der Monatskarte stellte für ihn das Datum seines befürchteten Todestages dar. Die gemeinsame Reise bedeutete ihm die in früher Kindheit vorgenommene mutuelle Onanie (Bruder/Freund), die Schuldgefühl und Todesangst verursacht hatte. Ludwig berichtete weiter, daß er seine elektrischen Batterien entleert habe, um das Köfferchen, in dem er sie eingepackt hatte, nicht zu beschmutzen. Er erzählt mir ferner, daß er mit seinem Bruder – als Ersatz für Fußbälle – im Zimmer mit Ping-Pong-Bällen gespielt habe; das sei ungefährlich, dabei könne man sich weder die Köpfe einschlagen noch die Fensterscheiben zertrümmern. Dabei erinnert er sich an ein Erlebnis aus früheren Jahren. Er war ohnmächtig geworden, als ihn ein Fußball empfindlich traf. Eine Verletzung erlitt er nicht, aber es bestand die Gefahr einer Verletzung der Zähne oder der Nase. Diese Erinnerung erwies sich als eine Deckerinnerung für die Beziehung zu einem älteren Freund, der ihn verführt hatte. Die Ping-Pong-Bälle stellten den kleineren und ungefährlicheren Penis des Bruders, der Fußball den Penis des älteren Knaben dar. Da er sich aber

---

Anpassung. Diese Veränderungen führten zu einem viel freieren, reiferen und ausgeglicheneren Wesen. Ich möchte hervorheben, daß diesen zwar günstigen, aber nicht entscheidend scheinenden Resultaten Veränderungen zugrunde lagen, denen aller Voraussicht nach auch für die Zukunft Bedeutung zukommt. Die Behebung von Ludwigs Passivität hing mit einer veränderten Entwicklung seiner Sexualität zusammen. Die heterosexuellen Strebungen hatten sich wesentlich verstärkt, und Schwierigkeiten, die wir als Grundlage für Potenzstörungen kennen, waren behoben worden. Die Depressionen waren mit Selbstmordgedanken verbunden und gingen tiefer, als es den Anschein hatte. Der Zurückziehung auf sich selbst, der Unlust zur Geselligkeit lag eine starke Realitätsflucht zugrunde. Ich greife mit dieser Aufzählung nur einige der Schwierigkeiten heraus, die sich in der tiefführenden Analyse ergaben, möchte aber bei dieser Gelegenheit hervorheben – ich verweise auf den analogen Fall von Inge –, wie stark auch die Schwierigkeiten des Normalen sind. Mit diesen analytischen Feststellungen stimmt auch die alltägliche Erfahrung überein, daß überraschend häufig bis dahin normal scheinende Menschen auf geringfügige Anlässe hin neurotisch erkranken oder Selbstmord begehen. Aber auch bei denen, die nicht erkranken, läßt sich – wie mir auch Analysen normaler Erwachsener bestätigen – das Ausmaß der Hemmung in intellektueller und sexueller Beziehung und der Entgang an Lebensfreude nur durch die Analyse ermessen. (Letzte Nachricht erhielt ich drei Jahre nach Abschluß der Behandlung.)

im Verhältnis zum Bruder mit dem Freund, der ihn verführt hatte, identifizierte, so ergab sich hieraus ein starkes Schuldgefühl wegen des Schadens, den er dem Bruder zugefügt hatte. Das Entladen der Batterien, die Angst, das Köfferchen zu beschmutzen, war determiniert durch die Angst vor der Beschmutzung und Beschädigung, die er dem Bruder durch die Einführung seines Penis in dessen Mund zugefügt hatte, indem er ihn zu Fellatio zwang, und die er selbst seit der mit dem älteren Freund vorgenommenen Fellatio für seinen eigenen Körper empfand. Die Angst, den Bruder innerlich beschmutzt und beschädigt zu haben, war durch sadistische Phantasien dem Bruder gegenüber begründet und führte zu der noch tiefer liegenden Grundlage seiner Angst und Schuldgefühle: den sadistischen, gegen die Eltern gerichteten Masturbationsphantasien. – So hatten wir, von dem symbolisch durch die Assoziationen über die reparaturbedürftigen Dampfmaschinen ausgedrückten Geständnis seiner Beziehungen zum Bruder ausgehend, nicht nur den Zugang zu anderen Erlebnissen, sondern auch zu den tiefsten Schichten der Angst gefunden. Ich weise auch noch auf die überaus reiche symbolische Darstellung hin, die das Material in dieser als typisch zu bezeichnenden Pubertätsanalyse gefunden hat, eine Darstellung, die ebenso wie in der Frühzeit eine entsprechende Deutung der Symbolik erforderlich macht.

Ich gehe nun auf die Analyse des Mädchens im Pubertätsalter ein.

Das Einsetzen der Menstruation löst starke *Angst* aus. Sie bedeutet – neben den übrigen uns bekannten Determinierungen – letzten Endes das äußere Anzeichen einer völligen Zerstörung des Leibesinnern und der darin enthaltenen Kinder. Deshalb vollzieht sich beim Mädchen im Pubertätsalter die Entwicklung zur vollen weiblichen Position langsamer und unter größeren Schwierigkeiten als die Befestigung der männlichen Position beim Knaben. Diese größere Schwierigkeit in der Entwicklung des Weibes hat zur Folge, daß sich häufig beim Mädchen im Pubertätsalter die männliche Komponente verstärkt. In anderen Fällen setzt nur eine teilweise, vorwiegend intellektuelle Entwicklung im Pubertätsalter ein. Diese Mädchen verbleiben in Hinsicht auf ihre Sexualität und ihre Persönlichkeit in einer protrahierten Latenz, die in vielen Fällen auch über das Pubertätsalter hinaus anhält. In der Analyse des ersten, des aktiven, mit dem Manne rivalisierenden Typus gehen wir häufig von einem

Material aus, das dem des Knaben analog ist. Bald treten aber die Unterschiede im Aufbau des männlichen und des weiblichen Kastrationskomplexes hervor, da wir beim Vordringen in die tieferen Schichten auf die aus der Aggression gegen die Mutter stammenden Angst- und Schuldgefühle stoßen, die beim Mädchen zu einer Ablehnung der weiblichen Rolle geführt und die Bildung des weiblichen Kastrationskomplexes beeinflußt haben. Wir finden dann, daß die Angst vor der Zerstörung des Leibesinnern durch die Mutter zur Ablehnung der weiblichen und mütterlichen Rolle geführt hat. In diesem Stadium der Behandlung ähnelt das Material demjenigen, das wir beim kleinen Mädchen erhalten. Beim zweiten Typus, dem der sexuell stark gehemmten Mädchen, beginnt die Analyse im allgemeinen an Hand von ähnlichem Material wie in Analysen im Latenzalter: Schulberichte, der Wunsch, die Lehrerin zufriedenzustellen, die Sorge um das Gelingen der Aufgabe, der Näharbeiten usw., nehmen einen großen Raum in der Analyse ein. In diesen Fällen muß man sich ähnlich wie im Latenzalter verhalten, indem man durch Auflösung von Angstquantitäten Schritt für Schritt die verdrängte Phantasietätigkeit freimacht. Wenn uns dies bis zu einem gewissen Grade gelungen ist, treten die Angstinhalte und Schuldgefühle stärker hervor, die sich der Beibehaltung der weiblichen Rolle entgegengestellt und in diesen Fällen zu einer allgemeinen Hemmung der Sexualität geführt hatten, während sie in den früher besprochenen Fällen zur Identifizierung mit dem Vater führten. Auch bei den Mädchen, bei denen die weibliche Position dominiert, ist die Angst im Pubertätsalter viel stärker und äußert sich akuter als bei Erwachsenen. Trotzige und negative Übertragungen sind auch für diese Fälle im Pubertätsalter charakteristisch und machen die baldige Herstellung der analytischen Situation erforderlich. Häufig ergibt sich in der Analyse, daß die weibliche Position überbetont und zum Teil vorgeschoben ist, um die aus dem Männlichkeitskomplex stammende Angst und die noch tiefer liegenden Angstinhalte der frühesten weiblichen Position zu verdecken und zu maskieren.[7]

Ich will nun diese allgemeinen Bemerkungen zur Technik weiblicher Vorpubertäts- und Pubertätsanalysen durch den Ausschnitt aus einer Analyse veranschaulichen. Diese ist nicht

---

[7] Siehe Joan RIVIERE: *Weiblichkeit als Maske.* Int. Ztschr. f. PsA., Bd. XV (1929).

eine typische Analyse dieser Altersstufe, scheint mir aber dennoch geeignet, auch die Schwierigkeiten solcher Analysen zu illustrieren.

Die zwölfjährige *Ilse* zeigte ausgesprochen schizoide Züge. Sie wies eine ungewöhnliche Einschränkung der Persönlichkeit auf. Sie stand nicht nur intellektuell auf der Stufe eines acht- bis neunjährigen Kindes, sondern besaß auch nicht einmal die Interessen, die normalerweise Kinder dieser Altersstufe haben. Auffallend war die weitgehende Hemmung jeglicher Phantasietätigkeit. Ilse hatte auch nie im eigentlichen Sinne gespielt und fand, mit Ausnahme eines zwangsmäßigen und völlig phantasielosen Zeichnens (auf dessen Charakter ich später eingehen werde), an keiner Beschäftigung Freude. So hatte sie zum Beispiel kein Vergnügen an Gesellschaft, liebte es nicht, auf die Straße zu gehen, Dinge zu besichtigen, und hatte eine Abneigung gegen Theater, Kino und Zerstreuungen aller Art. Ihr Hauptinteresse galt dem Essen, und Enttäuschungen in dieser Hinsicht führten immer zu Wutausbrüchen und Depressionen. Sie war auf die Geschwister sehr eifersüchtig, aber weniger wegen der Liebe der Mutter als wegen vermeintlicher Bevorzugung beim Essen. Der gehässigen Einstellung zu Eltern und Geschwistern entsprach auch im allgemeinen eine sehr geringe soziale Anpassung. Ilse hatte keine Freundinnen und schien überhaupt kein Bedürfnis nach Liebe und Anerkennung zu empfinden. Besonders schlecht war das Verhältnis zur Mutter. Ilse hatte ihr gegenüber zeitweise sehr starke Wutausbrüche, zugleich war sie aber übermäßig an sie fixiert.

Eine längere Abwesenheit vom häuslichen Milieu – Ilse hatte zwei Jahre in einer von ihrem Wohnort entfernten Klosterschule verbracht – führte auch keine nachhaltige Veränderung herbei.

Als Ilse elfeinhalb Jahre alt war, wurde sie von der Mutter beim Geschlechtsverkehr mit dem älteren Bruder ertappt. Nun erst kamen der Mutter Erinnerungen, die in ihr die Überzeugung erweckten, daß diesem Vorfall schon andere ähnlicher Art vorausgegangen seien. Die Analyse erwies, daß diese Überzeugung begründet war; ferner ergab sich, daß auch nach der Entdeckung durch die Mutter diese Beziehung fortgesetzt wurde.

Ilse kam ausschließlich auf den dringenden Wunsch der Mutter in Analyse, veranlaßt von einer kritiklosen und weit unter ihrem Alter stehenden Folgsamkeit, die mit der haßerfüllten Einstellung zugleich die Fixierung an die Mutter charakterisierte.

Ich schlug Ilse zunächst vor, sich niederzulegen. Die spärlichen Assoziationen beschäftigten sich vorwiegend mit dem Vergleich der Einrichtungsgegenstände meines Zimmers mit denen des häuslichen Milieus und insbesondere ihres eigenen Zimmers. Sie verließ mich mit deutlichem schwerem Widerstand, lehnte es am nächsten Tage ab, zur Analyse zu kommen, ließ sich aber schließlich von der Mutter dennoch dazu bewegen. Nach meinen Erfahrungen ist es in einem solchen Falle nötig, die analytische Situation schnell herzustellen, da die Hilfe der Umgebung nicht lange als Stütze für die Analyse dienen kann. Mir war schon in der ersten Stunde das Fingerspiel des Mädchens aufgefallen; immer wieder strich es die Falten des Rockes glatt und begleitete dieses Fingerspiel mit einigen Sätzen, in denen es die Einrichtungsgegenstände meines Zimmers mit denen seines Zimmers verglich. Als Ilse in der zweiten Stunde eine in meinem Zimmer stehende Teekanne mit einer ähnlichen, aber nicht so schönen, zu Hause verglich, setzte ich mit der Deutung ein. Ich erklärte ihr, daß die Gegenstände, die sie vergleiche, Personen bedeuteten. Sie vergleiche mich oder ihre Mutter mit sich selbst und der Vergleich falle zu ihren Ungunsten aus, weil sie sich wegen der Masturbation schuldig und körperlich beschädigt fühle. Das immer wiederkehrende Glätten der Rockfalten drücke zugleich die Masturbation sowie den Versuch aus, das Genitale wieder herzustellen.[8] Sie widersprach heftig, ich konnte aber die Wirkung der Deutung an dem reicher einsetzenden Material erkennen. Auch weigerte sich Ilse am nächsten Tage nicht mehr, zu mir zu kommen. Dennoch hielt ich es, da Ilse so infantil war und bei ihrer Schwierigkeit, sich in Worten auszudrücken, und bei der allem Anschein nach starken akuten Angst für angebracht, zur Spielanalyse überzugehen. In den nächsten Monaten bestanden die Assoziationen Ilses vorwiegend in Zeichnungen, die sie – anscheinend völlig phantasielos – mit dem Zirkel und nach genauen Messungen herstellte. Das Messen und Berechnen von Teilstücken spielte dabei die Hauptrolle und die Zwanghaftigkeit dieser ganzen Beschäftigung trat immer deutlicher hervor.[9] In langsamer und geduldiger Arbeit ließ sich ermitteln,

[8] Es handelt sich bei einer derartigen Deutung nicht darum, etwas bewußt Verheimlichtes (Onanie od. dgl.) zu erraten und dadurch Einfluß auf das Kind zu gewinnen, sondern das mit der Onanie (und anderen verpönten Handlungen) verknüpfte Schuldgefühl zu verringern, indem man es auf die tieferen Quellen zurückführt.

[9] Tatsächlich lagen bei Ilse keine wirklichen Interessen vor, über die sie hätte

daß die verschiedenen Formen und die Farben der Teilstücke Personen darstellten. Der Zwang zum Messen und Rechnen entstammte dem zwanghaft gewordenen Antrieb, sich über das Innere des Mutterleibes, die Anzahl der Kinder, die Geschlechtsunterschiede usw. Gewißheit zu verschaffen. Auch in diesem Fall ging die Hemmung der Persönlichkeit und der ganzen intellektuellen Entwicklung von einer sehr frühen Verdrängung des intensiven Wißtriebes aus, der sich in trotzige Ablehnung gegen alles Wissen verkehrt hatte. Wir waren an Hand dieses Materials von Zeichnen, Messen und Rechnen ein ganzes Stück weit vorgedrungen, und die Angst war weniger akut geworden. Ich machte deshalb – etwa sechs Monate nach Beginn der Behandlung – Ilse den Vorschlag, versuchsweise wieder zur Liegeanalyse überzugehen. Die Angst wurde sogleich akuter, ließ sich aber bald herabsetzen, und die Analyse machte von diesem Zeitpunkte an schnellere Fortschritte. Infolge des kärglichen Inhaltes und der Monotonie der Assoziationen entsprach zwar auch dieser Analysenabschnitt noch keineswegs einer normalen Analyse dieser Altersstufe, führte aber im weiteren Verlaufe immer mehr dazu. Es trat nun ein starkes Bestreben hervor, die Lehrerin zufriedenzustellen und gute Zensuren zu bekommen, aber ihre schwere Lernhemmung machte Ilse die Erfüllung dieses Wunsches unmöglich. Erst jetzt wurde ihr auch die Enttäuschung und der Schmerz über ihre Unzulänglichkeit vollkommen bewußt. Stundenlanges Weinen ging zu Hause einem Schulaufsatz voraus, den sie dann auch wirklich nicht fertigbrachte. Ilse war ebenso verzweifelt, wenn ihre Strümpfe, die sie nicht in Ordnung gebracht hatte, vor dem Gang zur Schule Löcher zeigten. Ihre Assoziationen über Versagen im Lernen führten immer wieder zu einem Makel der Kleidung oder des Körpers. Die Manschetten, Blusen, der Kragen, die Krawatte, jedes einzelne Stück der Kleidung, weil zu lang oder zu kurz, schmutzig oder nicht von richtiger Farbe, kehrten monatelang zugleich mit den Schulberichten in monotoner Weise in jedem ihrer Einfälle wieder.[10] Zu dieser Zeit schöpfte ich das Material vorwiegend aus den Einzelheiten der mißglückten Schularbeiten.[11] Auf die immer

sprechen können. Sie las zwar leidenschaftlich, aber der Inhalt der Lektüre war für sie unwesentlich. Das Lesen diente hauptsächlich der Flucht aus der Realität.

[10] Siehe J. C. FLÜGEL: *The Psychology of Clothes* (The International Psycho-Analytical Library 1930).

[11] Ella SHARPE hat über den Fall einer erwachsenen psychotischen Patientin

wiederkehrende Klage Ilses, sie wisse nichts zu dem ihr aufgegebenen Thema zu schreiben, veranlaßte ich sie zu Assoziationen über das Thema, und diese forcierten Phantasien[12] erwiesen sich als sehr aufschlußreich. Der Schulaufsatz bedeutete für Ilse ein Einbekenntnis ihres frühesten »Nichtwissens«, nämlich ihrer Unkenntnis der Vorgänge beim Geschlechtsverkehr der Eltern, dem Inhalt des Mutterleibes usw. Deshalb wurden die mit dem Nichtwissen zusammenhängenden Gefühle von Angst und Trotz bei jeder Schulaufgabe aktiviert. Wie in vielen anderen Fällen, stellte der Aufsatz bei Ilse unter anderem ein Geständnis dar und rührte in stärkstem Maße an ihr Schuldgefühl und ihre Angst. Zum Beispiel führte das Thema »Schilderung des Kurfürstendamms« zu Einfällen über Schaufenster und zu Gegenständen, die sie gern haben möchte, zum Beispiel einer sehr großen verzierten Streichholzschachtel, die sie auf einem Spaziergang mit der Mutter in einem Schaufenster gesehen hatte. Sie gingen in den Laden und die Mutter zündete versuchsweise eines der großen Streichhölzer an. Ilse hätte gern das gleiche getan, unterließ es aber aus Angst vor der Mutter und dem Verkäufer, der eine Vater-Imago darstellte. Die Streichholzschachtel und deren Inhalt ebenso wie der Inhalt der Schaufenster bedeuteten den Mutterleib, das Anstreichen des Streichholzes den Koitus der Eltern. Der Neid auf die Mutter, die im Koitus den Vater besaß, die aggressiven, gegen die Mutter gerichteten Regungen waren die Ursachen ihrer tiefsten Schuldgefühle. Ein anderes Thema behandelte »Bernhardiner-Hunde«. Als Ilse deren Geschicklichkeit, Menschen vom Erfrieren zu retten, erwähnt hatte, setzte schwerer Widerstand ein. Die weiteren Einfälle zeigten, daß die im Schnee versunkenen Kinder in ihrer Phantasie verlassene Kinder waren. Die Schwierigkeiten, die dieses Aufsatzthema bei ihr angerührt hatte, gingen auf die Todeswünsche gegen ihre jüngeren Schwestern zurück, und zwar vor und nach der Geburt, ferner auf die Angst, zur Strafe von der Mutter verlassen zu werden. Aber auch jede sonstige – schriftliche oder mündliche – Schulaufgabe bedeutete für Ilse ein vielfaches Geständnis. Zu diesen Schwierigkeiten kamen noch die speziellen, der Mathe-

berichtet, in deren Analyse sie längere Zeit hindurch das Material fast allein aus dem historischen Interesse der Patientin schöpfte und an Hand dieses Materials bis zu den tiefsten Seelenschichten vordrang (History as Phantasy, Vortrag gehalten vor der British Psycho-Analytical Society, Frühjahr 1929).

[12] Siehe FERENCZI: *Forcierte Phantasien.* (Int. Ztschr. f. PsA., Bd. X, 1924.)

matik, der Geometrie, Geographie usw. geltenden Hemmungen.[13]

Zugleich mit der fortschreitenden Behebung der Lernschwierigkeiten war eine überaus günstige Veränderung im gesamten Wesen des Mädchens eingetreten. Ilse war sozial anpassungsfähig geworden und hatte Freundinnen erworben. Das Verhältnis zu den Geschwistern und Eltern hatte sich wesentlich gebessert. Sie war nun eigentlich normal zu nennen. Ihre Interessen hatten annähernd eine ihrem Alter entsprechende Stufe erreicht.

Da sie eine gute Schülerin, bei den Lehrerinnen beliebt und eine sogar übermäßig folgsame Tochter geworden war, zeigte sich die Umgebung mit dem Erfolg der Analyse völlig zufrieden und sah auch keinen Grund, sie fortzusetzen. Ich teilte diese Meinung nicht. Es war mir klar, daß bei Ilse im Alter von dreizehn Jahren und schon nach dem Einsetzen der physischen Pubertät psychisch erst ein wirklich gelungener Übergang in das Latenzalter sich vollzogen hatte. Die Analyse hatte durch die *Auflösung von Angstquantitäten*, durch *Verminderung des Schuldgefühls die soziale Anpassung* und den psychischen *Übergang in das Latenzalter* ermöglicht. So erfreulich diese Veränderung auch war, sah ich mich doch einem noch ganz unselbständigen, übermäßig an die Mutter fixierten Menschen gegenüber. Wenn auch ihr Interessenkreis sich stark erweitert hatte, so war Ilse doch kaum einer selbständigen Meinung fähig. Ihre Meinungsäußerungen leitete sie meist folgendermaßen ein: »Meine Mutter meint« usw. Ihr Wunsch, zu gefallen, die große Sorgfalt, die sie nun auf ihr Äußeres verwendete – auch dies im Gegensatz zu ihrer früheren völligen Gleichgültigkeit –, ihr Bedürfnis nach Lob und Anerkennung standen vorwiegend im Dienste des Bestrebens, die Mutter, die Lehrerin zufriedenzustellen. Dem gleichen Zwecke diente auch ihr Wunsch, die Kameradinnen zu übertreffen. Die homosexuelle Einstellung dominierte; die heterosexuellen Regungen traten kaum hervor.

Die Fortsetzung der nun normal verlaufenden Analyse führte zu weitgehenden Änderungen sowohl in diesem Punkte als auch in der Gesamtentwicklung der Persönlichkeit. Hiezu trug auch die Analyse der durch die Menstruation ausgelösten Angst bei.

Die übermäßige positive Bindung an die Mutter war durch

[13] Auf die generelle Bedeutung der einzelnen Lerngebieten geltenden Hemmungen bin ich in meiner Arbeit: *Die Rolle der Schule in der libidinösen Entwicklung des Kindes*, Int. Ztschr. f. PsA., Bd. IX, 1923, eingegangen.

Angst und Schuldgefühl verursacht. Ilse hatte auch noch von Zeit zu Zeit – wenn auch viel seltener – Affektausbrüche gegen die Mutter. Die weitere Analyse führte nun auch zur vollen Aufdeckung des ursprünglichen Rivalitätsverhältnisses mit dieser, ihres intensiven Hasses und Neides, die dem Besitz des Vaters beziehungsweise dessen Penis und dem Gefallen des Vaters galten. Damit hatten sich die heterosexuellen Regungen verstärkt, die homosexuellen wesentlich vermindert. Erst jetzt setzte die psychische Pubertät ein. Ilse war unfähig gewesen, die Mutter zu kritisieren und sich eine eigene Meinung zu bilden, weil die Kritik einen schweren sadistischen Angriff gegen die Mutter bedeutete. Die weitere Analyse des Sadismus bewirkte, daß bei Ilse sich eine ihrem Alter entsprechende größere Selbständigkeit entwickelte, die sich sowohl in ihren Handlungen wie auch in ihrer ganzen Denkungsart äußerte. In diesem Teil der Analyse trat auch die Opposition der Mutter gegenüber stärker zutage, führte aber nicht zu besonderen Schwierigkeiten, da die günstigen Veränderungen des Mädchens überwogen. Das Resultat einer etwas späteren Periode war nach einer Analysendauer von vierhundertfünfundzwanzig Stunden ein gut stabilisiertes, herzliches Verhältnis zur Mutter und die Befestigung der heterosexuellen Position.[14]

Dieser Fall bewies, daß *die nicht geglückte Verarbeitung eines überstarken Schuldgefühles den Übergang in die Latenzzeit und die ganze Entwicklung stören kann.* Die Affekte, die sich in Wutausbrüchen äußerten, waren verschoben, die Verarbeitung der Angst mißglückt. Ilse, die den Eindruck eines unglücklichen, unzufriedenen Menschen machte, wußte nicht nur nichts von ihrer Angst, sondern auch nichts von ihrer Unzufriedenheit mit sich. Es war ein großer Fortschritt in der Analyse, als es gelungen war, sie mit dem eigenen Unglück bekannt zu machen und ihr die Überzeugung zu ermöglichen, daß sie sich minderwertig und ungeliebt fühle, darüber verzweifelt sei und aus Hoffnungslosigkeit keinen Versuch unternehme, sich Liebe zu verschaffen. An Stelle der angeblichen Gleichgültigkeit gegen Liebe und Anerkennung trat dann ein übermäßiges Bedürfnis danach hervor, das zu der großen Folgsamkeit der Mutter gegenüber führte und für die Latenzzeit charakteristisch ist. Der weitere Teil der Analyse, der die tieferen Gründe der schweren Schuldgefühle und

[14] Zweiundeinhalb Jahre nach Beendigung der Analyse erfuhr ich, daß Ilse sich trotz großer äußerer Schwierigkeiten gut entwickelt.

des Versagens aufzudecken hatte, war, da Ilse nun auch volle Krankheitseinsicht hatte, viel weniger schwierig.

Ich habe am Anfang dieses Berichtes erwähnt, daß es zwischen Ilse und ihrem einundeinhalb Jahre älteren Bruder zu sexuellen Akten gekommen war. Ich hatte bald, nachdem ich Ilses Analyse begonnen hatte, auch ihren Bruder in Analyse genommen. Beide Analysen erwiesen, daß die sexuelle Beziehung zwischen den Geschwistern auf die frühe Kindheit zurückreichte und auch während der Latenzzeit – allerdings in großen Abständen und mit gewissen Abschwächungen – fortgedauert hatte. Auffallend war nun, daß Ilse keinerlei bewußtes Schuldgefühl über diese Beziehung empfand, aber den Bruder stark haßte. Die Analyse des Bruders bewirkte, daß er die sexuelle Beziehung zur Schwester völlig einstellte, was bei Ilse zunächst verstärkten Haß auslöste. Im Zusammenhang mit den durch die Analyse bei Ilse angebahnten Veränderungen traten später auch bei ihr starke Schuldgefühle und Angst[15] wegen dieser Beziehung auf.

Die in diesem Falle beobachtete *Verarbeitung der Schuldgefühle*, die sich in *Ablehnung jeder eigenen Verantwortung* und einer *gehässigen, trotzigen Ablehnung der Umwelt* auswirkt, erwies sich mir als *charakteristisch* für einen gewissen Typus der *Asozialen*. Ich fand zum Beispiel auch bei Kenneth, dem anscheinend die Meinung der Umwelt so gleichgültig war und der eine so ungewöhnliche Schamlosigkeit zeigte, analoge Mechanismen am Werke. Diese scheinen mir auch beim normaleren, bloß *»schwierigen«* Kinde, wenn auch in *schwächerem Ausmaße*, mit wirksam. Es zeigt sich immer wieder in Kinderanalysen aller Altersstufen: *die Verminderung der latenten Schuldgefühle und der Angst* führt (und zwar um so mehr, je tiefer die Analyse vordringt) *zur besseren sozialen Anpassung* und *verstärkt das Gefühl der eigenen Verantwortung.*

Dieser Fall ergibt auch einige Anhaltspunkte dafür, welche Entwicklungsfaktoren beim Mädchen den geglückten Übergang in die Latenzzeit und welche den noch weiteren in die Pubertätszeit bestimmen. Ich wies früher darauf hin, daß wir häufig das Mädchen im Pubertätsalter in einer protrahierten Latenz finden. Die Analyse der aus der Aggression gegen die Mutter stammenden frühen Angst und Schuldgefühle ermöglicht nicht nur den

[15] Ich gehe im siebenten Kapitel in einem anderen Zusammenhang auf den Charakter dieser Beziehung näher ein. Analoge Mechanismen habe ich auch in anderen Fällen beobachtet.

gelungenen Übergang in die Pubertät, sondern auch den Übergang aus dieser ins Erwachsenenalter und damit die Vollentwicklung der weiblichen Sexualität und Persönlichkeit.

Hervorzuheben ist noch die in diesem Falle angewendete Technik. Im ersten Teile der Analyse kam die Technik der Latenzzeit, im letzten Teil die der Pubertätszeit zur Anwendung.

Ich habe im Verlaufe meiner Ausführungen wiederholt auf die Brücken hingewiesen, die zwischen der Technik der Analyse in den verschiedenen Altersstufen bestehen. In der *Technik der Frühanalyse sehe ich die Grundlage für die in allen kindlichen Entwicklungsstufen erforderliche Technik*. Ich habe im vorigen Kapitel ausgeführt, daß meine in den Analysen des Latenzalters angewendete Technik sich auf der in der Analyse des kleinen Kindes ausgearbeiteten Spieltechnik aufbaut. Wie die in diesem Kapitel besprochenen Fälle zeigen, fand ich die Technik der Frühanalyse aber auch als eine Arbeitsvoraussetzung für zahlreiche Fälle des Pubertätsalters, da manche dieser oft schwierigen Analysen scheitern, wenn dem Bedürfnisse des Jugendlichen zum Agieren und Phantasieren nicht genügend Rechnung getragen, die Angstentbindung nicht dosiert und nicht eine sehr elastische Technik angewendet wird.

Die Analyse der tiefsten Seelenschichten ist an bestimmte Voraussetzungen gebunden. Die im Vergleich zur modifizierten Angst der höheren Schichten viel größeren und intensiveren Angstquantitäten der tieferen Schichten machen eine gewisse Dosierung der Angst erforderlich. Diese erfolgt dadurch, daß die Angst stetig auf ihre Quellen zurückgeführt und abgebaut wird, sowie durch die konsequente Analyse der Übertragungssituation.

Ich habe in den ersten Kapiteln dieses Buches beschrieben, wie ich in den Fällen, in denen das Kind mir zu Beginn der Behandlung ängstlich oder ablehnend begegnet, gleich mit der Analyse der negativen Übertragung einsetze. Es handelt sich bei dieser Methode[16] darum, die versteckten Anzeichen latenter Angst rechtzeitig, d. h. noch bevor sie manifest werden und zu einem Angstanfall führen, zu erkennen und sogleich zu deuten.

Für diese technischen Maßnahmen ist die genaue Kenntnis der Angstreaktionen auf den frühen Entwicklungsstufen und der vom Ich gegen diese Angst aktivierten Abwehrmechanismen –

---

[16] Siehe Kap. II.

also der theoretischen Einsichten in die Struktur der tiefsten Seelenschichten – eine unerläßliche Voraussetzung. Die Deutung muß an *denjenigen Teil des Materials* anschließen, der mit der *stärksten latenten Angst* verknüpft ist, und die Angstsituationen aufdecken, die aktiviert wurden. Die Deutung muß zugleich den *Zusammenhang der Angst* mit den bestimmten, ihr zugrunde liegenden *sadistischen Phantasien* und den *Abwehrmechanismen*, die das *Ich* zur *Bewältigung der Angst* einschlug, *herstellen*, d. h. sie folgt bei jeder aufzulösenden Angstquantität ein Stück weit den *Drohungen des Über-Ichs, den Regungen des Es und den Vermittlungsversuchen des Ichs.* Auf diese Weise vermag die Deutung *schrittweise den vollen Inhalt der jeweilig aktivierten Angstquantität dem Bewußtsein zuzuführen.*

Zur Durchführung dieser Methode ist ferner die Einhaltung einer ausschließlich analytischen Technik notwendig, da der Analytiker nur dann die tiefsten Schichten analysieren kann, wenn er sich jeder pädagogischen oder moralischen Beeinflussung enthält. Wenn in der Analyse bestimmten Triebregungen der Ausdruck verwehrt wird, so hat dies zur Folge, daß auch andere Regungen des Es sich nicht durchsetzen können. Es ist dabei zu bedenken, daß es selbst beim kleinen Kinde mühsamer analytischer Arbeit bedarf, um zu den primitivsten oralsadistischen und analsadistischen Phantasien vorzudringen.

Wird diese Dosierung der Angst konsequent durchgeführt, so kommt es nach meinen Erfahrungen auch bei einem vorzeitigen Abbruch der Analyse oder in Analysenpausen nicht zu einer zu großen Stauung von Angst. Ich fand, daß bei solchen Unterbrechungen der Analyse die Angst wohl vorübergehend akuter wurde, bald aber wieder – und zwar besser als vor Beginn der Analyse – gebunden und verarbeitet werden konnte. In anderen Fällen kam es auch nicht einmal zu dieser vorübergehend akuteren Angstentbindung.[17]

---

[17] In einer Anzahl von Fällen von Kindern zwischen drei und zwölf Jahren, bei denen ich die Analyse nach drei- bis neunmonatlicher Behandlungsdauer aus äußeren Gründen abbrechen mußte, war das Bild, das diese Fälle nach dieser Behandlungsdauer boten, ein wesentlich beruhigerendes geworden. Ich habe die bei Rita, Trude, Ruth erzielten Teilresultate eingehend besprochen (siehe Kap. II). Bei einem zwölfjährigen Knaben zum Beispiel, der mit manifesten Vergiftungsideen in Analyse kam und nach sechsmonatlicher Behandlung abreisen mußte, hatte die Analyse nicht nur diese Angst selbst wesentlich vermindert, sondern auch sonst günstige Veränderungen im Allgemeinbefinden, die sich unter anderem in einem freieren Auftreten kundgaben, herbeigeführt, wie ich zuletzt zweiundein-

Nachdem ich nun wieder die *Analogien* zwischen *Pubertätsalter* und *Frühzeit* hervorgehoben habe, will ich noch einmal kurz die *Unterschiede* betonen. Mehr als im Latenzalter erfordern im Pubertätsalter die *Entwicklung des Ichs* und dessen reifere Interessen eine der *Erwachsenenanalyse* angenäherte *Technik*. Wenn auch der Analytiker in einzelnen Fällen oder durch Teilstrecken der Analyse sich mit anderen Darstellungsmitteln behelfen muß, so hat er sich dennoch in den Analysen des Pubertätsalters im allgemeinen vorwiegend auf die Assoziationen durch die Sprache zu stützen, die erst die volle Beziehung zur Realität und zum Interessenkreis des jungen Menschen vermittelt. Aus diesen Gründen setzen die Analysen des Pubertätsalters auch die volle Beherrschung der bei den Erwachsenen angewendeten Technik voraus. Ich halte aber die regelrechte Ausbildung in der Analyse Erwachsener auch für eine Grundlage der Spezialausbildung zum Kinderanalytiker. Nur wer über hinreichende Erfahrungen und Resultate in der Analyse Erwachsener verfügt, sollte an das technisch schwierigere Gebiet der Kinderanalyse herangehen. Die *Beibehaltung* der *grundlegenden analytischen Behandlungsprinzipien* bei den nötigen, den *kindlichen Mechanismen* angepaßten *Modifikationen* in den verschiedenen Altersstufen bedingt nach meinen Erfahrungen die *volle Beherrschung* der in den Analysen *Erwachsener* angewendeten *Technik* sowie auch der *Technik der Frühanalyse.*

---

halb Jahre nach Beendigung der Behandlung erfuhr. Auch war das subjektive Wohlbefinden in all diesen Fällen viel größer als vor Beginn der Analyse. Wenn auch in diesen Fällen mit kurzer Behandlungsdauer die Neurose nicht behoben, sondern nur vermindert war, so gewann ich doch die Überzeugung, daß durch diese Teilanalyse die Gefahr einer späteren Psychose oder schweren Zwangsneurose wesentlich herabgesetzt worden war. Es wurde mir zur Gewißheit, daß jeder noch so kleine Schritt in der Auflösung von Angst der tiefsten Schichten sich im Sinne der Heilung oder Besserung praktisch bedeutungsvoll auswirkt.

Sechstes Kapitel

Die Neurose des Kindes

Im Verlaufe meiner bisherigen Ausführungen habe ich die Technik beschrieben, durch die das Kind tiefgehend wie der Erwachsene analysiert werden kann. Im folgenden will ich auf die Indikationsstellung eingehen. Dabei ergibt sich zunächst die Frage: Welche Schwierigkeiten sind beim Kinde als normal, welche als neurotisch zu betrachten – welche sind ein Ausdruck von *Ungezogenheit*, welche ein *Anzeichen der Neurose*?

Man rechnet im allgemeinen mit gewissen typischen, in Quantität und Auswirkung sehr verschiedenen Schwierigkeiten beim Kinde. Sie werden, solange sie nicht über ein gewisses Maß hinausgehen, als zur Entwicklung des Kindes gehörig betrachtet. Da aber ein gewisses Ausmaß an Schwierigkeiten eine regelmäßige Begleiterscheinung der kindlichen Entwicklung ist, wird meines Erachtens nicht genügend gewürdigt, inwieweit auch diese regelmäßigen Schwierigkeiten als Grundlage und Anzeichen schwerer Entwicklungsstörungen zu werten sind.

Stärkere *Eßstörungen*, vor allem aber die *Angst*, sei es als *Pavor nocturnus*, sei es in Form von *Phobien*, sind deutliche, als neurotisch bekannte Erscheinungen. Das Studium des kleinen Kindes zeigt aber, daß die Angst in sehr verschiedenen und maskierten Formen auftritt, und daß wir schon beim zwei- und dreijährigen Kinde Verarbeitungen der Angst finden, die auf eine komplizierte Verdrängungsarbeit schließen lassen. Wenn zum Beispiel der Pavor nocturnus beim Kinde zurücktritt, so können wir die *Schlafstörungen* noch einige Zeit in anderen Formen wiederfinden: das späte Einschlafen, das frühe Erwachen, unruhiger oder leicht gestörter Schlaf, die Unfähigkeit zum Nachmittagsschlaf fand ich in Analysen als abgeschwächte Formen des Pavor nocturnus. In dieses Gebiet gehören auch die zahlreichen, oft so störenden Zeremonien und sonstigen Eigentümlichkeiten der Kinder vor dem Einschlafen. Aus der krassen Eßstörung wird oft ein langsames Essen, Kaufaulheit, allgemeine Appetitlosigkeit, sie äußert sich ferner häufig im ungezogenen Gehaben der Kinder bei Tische.

Daß Angst vor bestimmten Menschen beim Kinde häufig

durch eine allgemeine Ängstlichkeit abgelöst wird, läßt sich gut beobachten. Diese Ängstlichkeit ist später oft nur mehr als Gehemmtheit im Verkehr mit Menschen oder als Schüchternheit zu erkennen. Alle diese Abstufungen sind Verarbeitungen der ursprünglichen Angst, die zum Beispiel im Falle der Angst vor Menschen die ganze spätere soziale Einstellung bestimmt. Die ausgesprochene Tierphobie geht zum Beispiel in Abneigung gegen die betreffenden Tiere oder gegen Tiere im allgemeinen über. Die Angst vor Gegenständen, die für das kleine Kind ursprünglich immer belebt sind, drückt sich beim Erwachsenen in der Hemmung von Funktionen aus, die mit diesen Gegenständen zusammenhängen. So wurde zum Beispiel aus der Phobie eines Kindes vor dem Telefonapparat die Abneigung des Erwachsenen gegen das Telefonieren, in anderen Fällen aus der Angst vor der Lokomotive Reiseunlust beziehungsweise starke Ermüdbarkeit auf Reisen, aus der Straßenangst Unlust zum Spazierengehen usw. Hieher gehört auch die in meiner Arbeit »Zur Frühanalyse«[1] ausführlich besprochene Sporthemmung und Hemmung bei Bewegungspielen, die sich in allen möglichen Zwischenstufen (Ablehnen einzelner Sportarten, Unlust, Ermüdbarkeit, Ungeschicklichkeit usw.) ausdrücken kann. In dieses Gebiet fallen auch die individuellen *Eigenheiten, Gewohnheiten und Hemmungen des Normalen*. Der Erwachsene kann seine – niemals fehlenden – Abneigungen auf die verschiedenste Art *rationalisieren* (z. B. als »langweilig, geschmacklos, unhygienisch«). Beim *Kinde* werden solche Abneigungen und Gewohnheiten, die allerdings intensiver und weniger sozial angepaßt sind, als *»Unarten«* bezeichnet. Sie sind immer auch der Ausdruck von Schuldgefühl und Angst, haben innige Beziehung zu Phobien, meist auch zu Zwangszeremoniellen und werden in jeder Einzelheit von den Komplexen des Kindes bestimmt. Deshalb erweisen sie sich häufig so resistent erzieherischen Beeinflussungen gegenüber, sind aber oft *durch die Analyse auflösbar wie ein neurotisches Symptom*. Ich kann hier aus diesem interessanten Gebiete nur einige Beispiele herausgreifen: Das grimassierende Augenaufreißen eines Knaben, das Blinzeln eines anderen dienten als Gegenbeweis gegen die gefürchtete Blendung. Bei einem anderen Knaben klärte sich das Offenhalten des Mundes als Geständnis der begangenen Fellatio, das daran anschließende Pfeifen als der Widerruf dieses Geständnisses auf. Ungezogenheiten

[1] KLEIN: *Zur Frühanalyse*. Imago, Bd. IX (1923).

beim Baden und Kopfwaschen haben sich mir wiederholt als larvierte Angst vor Kastration oder Beschädigung des ganzen Körpers erwiesen. Dem Nasenbohren bei Kindern und bei Erwachsenen lagen unter anderem Phantasien eines analen Angriffes auf den Leib der Eltern zugrunde. Die Schwierigkeit, Kinder zur Erledigung einfachster Handreichungen oder Besorgungen zu bewegen, die sich häufig erzieherisch so unangenehm auswirkt, fand ich immer durch Angst bestimmt. So erklärte sich zum Beispiel die Abneigung von Kindern, einen Gegenstand aus einem Kasten zu holen, in mehreren Fällen dadurch, daß dies einen aggressiven Eingriff in den Leib der Mutter und eine Realisierung dieser verbotenen Phantasien bedeutete.

Es gibt eine gewisse Form der *Überlebhaftigkeit* beim Kinde, die man oft mißverständlicherweise – je nach dem Standpunkt – als ein besonderes Zeichen von Temperament oder als Ungezogenheit auffaßt, und die häufig mit Trotz und Hohn gepaart ist. Diese Erscheinungen sind ebenfalls Überkompensierungen der Angst. Dieser Mechanismus der Angstverarbeitung ist auch für die Charakterbildung und die spätere soziale Einstellung wesentlich.[2] Die *»Zappligkeit«*, die häufig im Zusammenhang mit dieser Überlebhaftigkeit auftritt, halte ich für ein bedeutsames Symptom. Die motorischen Entladungen, die beim kleinen Kinde durch diese allgemeine Unruhe erfolgen, verdichten sich zu Beginn des Latenzalters häufig zu *Bewegungsstereotypien*, die im Gesamtbilde dieser Überbeweglichkeit meist unbeachtet bleiben. Im Pubertätsalter, mitunter auch schon früher, treten sie wieder auf oder werden deutlicher und bilden die Grundlage eines *Tic.*[3]

Ich habe wiederholt auf die große Bedeutung der *Spielhemmung* hingewiesen, die sich in den verschiedensten Formen maskieren kann. Wir können in Analysen die verschiedensten Grade und Abstufungen der Spielhemmung beobachten.

Greifen wir aus den vielen Formen teilweiser Spielhemmung einige heraus: die Abneigung gegen bestimmte Spiele, die Unfähigkeit, bei einem Spiele zu verweilen. Viele Kinder brauchen oft die starke Spielbeteiligung einer anderen Person, überlassen

---

[2] Siehe auch REICH: *Phobie und Charakterbildung.* Int. Ztschr. f. PsA., Bd. XVI (1930).

[3] Ich habe in meiner Arbeit: *Zur Genese des Tic* (Int. Ztschr. f. PsA., Bd. XI, 1925) gezeigt, daß der Tic häufig als Anzeichen von tiefliegenden, verdeckten Störungen aufzufassen sei.

dieser die Initiative, holen nicht selbst das Spielzeug herbei usw. Bei Kindern, die nur Spiele, die sie genau nach Vorlagen ausführen, oder nur eine bestimmte Art von Spielen lieben (das dann gewöhnlich mit besonderer Intensität betrieben wird), liegt eine starke Phantasieverdrängung vor, die gewöhnlich auch mit zwangsneurotischen Zügen einhergeht. Das Spiel trägt dann weit eher den Charakter eines zwangsneurotischen Symptoms als den einer Sublimierung.

Zu erwähnen wäre noch eine Art von Spielen, hinter denen sich – insbesondere in der Übergangszeit zum Latenzalter – Bewegungsstereotypien oder Starrheit der Bewegungen verbergen. Zum Beispiel führte ein achtjähriger Knabe als Verkehrsschutzmann gewisse Bewegungen aus und wiederholte diese oft stundenlang, wobei er in einzelnen Stellungen lange Zeit starr verharrte. In anderen Fällen ist es eine besondere, dem Tic nahestehende Überbeweglichkeit, die sich hinter einem bestimmten Spiel verbirgt. Die allgemeine Unlust oder Ungeschicklichkeit zu Bewegungsspielen liegt der späteren Sporthemmung zugrunde und sie ist immer ein bedeutsames Anzeichen von Störungen. In vielen Fällen ist die *Spielhemmung die Grundlage der Lernhemmung*. In mehreren Fällen, in denen spielgehemmte Kinder gute Schüler wurden, zeigte sich, daß der Antrieb zum Lernen vorwiegend zwangsneurotisch war. In einigen dieser Fälle kam es auch später – insbesondere im Pubertätsalter – zu schweren Störungen der Lernfähigkeit. Die Lernhemmung äußert sich auch wiederum in verschiedenen Formen und Abstufungen, z. B. als Faulheit, als Interesselosigkeit, als starke Abneigung gegen einzelne Materien, oder in dem eigentümlichen Verhalten mancher Kinder, die Aufgaben nur im letzten Augenblick oder nur unter Druck zu lernen usw. Die Lernhemmung ist häufig die Grundlage der *späteren Berufshemmung*, deren früheste Anzeichen sich also schon beim kleinen Kinde in der Spielhemmung äußern können.

Als ein wesentliches Kennzeichen von Störungen habe ich in meiner Arbeit »Eine Kinderentwicklung«[4] den *Widerstand* der Kinder *gegen die sexuelle Aufklärung* angeführt. Das Nichtfragen der Kinder, dem so häufig ein zwanghaftes Fragen vorausgeht oder mit dem es alterniert, ist als Symptom zu werten, dem oft schwere *Störungen des Wißtriebes* zugrunde liegen. Es ist

[4] Imago, Bd. VII (1921).

bekannt, daß die lästigen Fragen des Kindes sich häufig in der Grübelsucht des Erwachsenen fortsetzen, die immer mit neurotischen Störungen zusammenhängt.

Das häufige Fallen, Sich-Stoßen, Sich-Verletzen und die *Wehleidigkeit* sind als Äußerungen des Schuldgefühles und der Angst verschiedenen Inhaltes aufzufassen. Ich habe in Kinderanalysen diese kleinen – oder größeren – wiederholten Unfälle auch als Ersatz für ernstere Selbstbeschädigungen kennengelernt. Sie stellten in diesen Fällen mit untauglichen Mitteln unternommene Selbstmordversuche dar. Bei vielen Kindern, insbesondere Knaben, wird die *Überempfindlichkeit gegen Schmerz* schon frühzeitig von einer *übertriebenen Gleichgültigkeit* abgelöst, die sich aber nur als eine weitergehende Abwehr und Verarbeitung der Angst erweist.

Sehr charakteristisch ist auch die *Einstellung* des Kindes *zu Geschenken*. Manche Kinder sind unersättlich darin, da ihnen kein Geschenk eine wirkliche Befriedigung, sondern immer wieder nur Enttäuschung bereitet. Andere Kinder sind übermäßig wunschlos – ihnen ist jedes Geschenk gleichgültig. Wir können bei Erwachsenen die analoge Einstellung zu vielen Dingen im Leben beobachten; zum Beispiel bei Frauen, die stets leidenschaftlich neue Kleider wünschen, die ihnen aber niemals wirkliche Freude bereiten, und die auch angeblich niemals »etwas anzuziehen haben«. Es sind dies im allgemeinen Frauen, die rastlos Vergnügungen nachjagen, häufig auch solche, die das Liebesobjekt leicht wechseln und sexuell nicht befriedigt werden können. Im Gegensatz dazu stehen die Blasierten, die wenig Wünsche haben.

In den Kinderanalysen zeigt sich, daß das »Geschenk« dem Kinde letzten Endes alle früher versagten Liebesgaben: Muttermilch, Brust, väterlicher Penis, Urin, Stuhl, Kind, bedeutet. Das Geschenk beweist ihm aber auch, daß die Dinge, die es sich auf sadistische Weise aneignen wollte, ihm nun freiwillig gegeben werden und beruhigt dadurch das Schuldgefühl. Die Versagung von Geschenken – wie Versagungen im allgemeinen – werden unbewußt als Strafe für die mit den libidinösen Wünschen verbundene Aggression empfunden. In anderen Fällen führt ein noch ungünstiger gelagertes übermäßiges Schuldgefühl oder dessen nicht geglückte Verarbeitung zugleich mit der Angst vor neuen Enttäuschungen zur Unterbindung der libidinösen Wünsche überhaupt. Solche Kinder haben auch an Geschenken keine wirkliche Freude. Die *Unfähigkeit, Versagungen zu ertragen*, die dazu führt, daß alle durch die Erziehung bedingten Versagungen unbewußt als Strafe empfunden werden, führt zur *Unerziehbarkeit* und *mangelnden Realitätsanpassung*. Beim größeren Kinde – in einzelnen Fällen auch schon beim kleinen Kinde – ist die Unfähigkeit, Versagungen zu ertragen, häufig durch eine scheinbare Anpassung verdeckt, die auf das Bedürfnis, die Umgebung zufriedenzustellen, zurückgeht. Diese scheinbare Anpassung ist besonders im Latenzalter geeignet, tieferliegende Schwierigkeiten zu verdecken.

Bezeichnend ist auch das Verhalten vieler Kinder zu Festen. Die allgemeinen Festtage – Weihnachten, Ostern usw. – werden meist mit großer Ungeduld erwartet, hinterlassen aber oft völlige Unbefriedigung. Sie bedeuten für das Kind (wie häufig sogar auch nur der Sonntag) mehr oder weniger die Hoffnung auf Erneuerung, einen »Wiederbeginn«, und im Zusammenhang mit den erwarteten Geschenken eine Wiedergutmachung all dessen, was es in seiner Phantasie an Bösem begangen und erlitten hat. Familienfeste rühren aufs tiefste an die mit der Familienkonstellation zusammenhängenden Komplexe des Kindes. Der Geburtstag zum Beispiel bedeutet immer auch eine Wiedergeburt. Geburtstagsfeiern anderer Kinder aktivieren die mit der Geburt vorhandener oder erwarteter Geschwister verbundenen Konflikte usw. Die Art, wie sich ein Kind zu Festen verhält, kann deshalb mit als ein Kennzeichen für seine Neurose dienen.

Die ablehnende Einstellung mancher Kinder zu Theater, Kino, Schaustellungen aller Art steht in enger Beziehung zu den Störungen des Wißtriebes. Als Grundlage für diese Störung fand ich das verdrängte Interesse am Koitus und an der Sexualität der Eltern, aber auch die Abwehr gegen die eigene Sexualität. Die tiefste Ursache dieser Einstellung, die sich in der Hemmung vieler Sublimierungen auswirkt, ist in der Angst und den Schuldgefühlen einer sehr frühen Entwicklungsstufe zu finden, die die Auswirkung der aggressiven, gegen den Koitus der Eltern gerichteten Phantasien sind.

Hervorhebenswert ist auch der *psychogene Anteil* an den vielfachen *körperlichen Erkrankungen* des Kindes. Ich habe festgestellt, daß bei manchen Kindern Angst und Schuldgefühl sich vorwiegend auf dem Wege einer körperlichen Erkrankung Ausdruck verschaffen (wobei die Heilung angstberuhigend wirkt). Aber auch im allgemeinen fand ich, daß die bei Kindern einer gewissen Altersstufe so häufigen körperlichen Erkrankungen durch die Neurose des Kindes mitdeterminiert sind. Der psychogene Anteil der Erkrankung macht sich sowohl in der leichteren Anfälligkeit wie in der Schwere und Dauer der Erkrankung geltend.[5] Im allgemeinen fand ich, daß sich nach einer abgeschlossenen Kinderanalyse insbesondere die Erkältungskrankheiten wesentlich vermindern. In einigen Fällen wurde durch die Analyse die Anfälligkeit fast ganz behoben.

Wir kennen den innigen Zusammenhang zwischen der Neurose und der Charakterbildung und wissen, daß in manchen Erwachsenenanalysen auch weitgehende Charakterveränderungen zustande kommen. Die Analyse des größeren Kindes bewirkt fast regelmäßig Charakterveränderungen. In Frühanalysen gelingt durch die Behebung der Neurose eine weitgehende Behebung der Erziehungsschwierigkeiten: Wir sehen uns da vor eine Analogie gestellt: was man beim *größeren Kinde und beim Erwachsenen »Charakterschwierigkeiten« nennt, heißt beim Kleinkinde »Erziehungsschwierigkeiten«*. Auffallend ist bei dieser Analogie, daß man beim Charakter doch in erster Linie an die Person selbst denkt – auch wenn sie damit auf ihre Umgebung störend wirkt –, bei Erziehungsschwierigkeiten aber in erster Linie an die Schwierigkeiten, die der Erzieher hat. Man übersieht hierbei vielfach, daß diese Schwierigkeiten beim Kinde der Ausdruck bedeutungsvoller Entwicklungsvorgänge sind, die mit dem Abklingen des Ödipuskomplexes ihren Abschluß finden. Es sind also die Auswirkungen des werdenden und schon gewordenen Charakters und die Grundlagen der späteren Neurose und aller Fehlentwicklungen, die sich unter anderem auch in übermäßigen Erziehungsschwierigkeiten dokumentieren und wohl richtiger Charakterschwierigkeiten und neurotische Erscheinungen genannt werden sollten.

Die Folgerung, die sich aus meinen bisherigen Ausführungen ziehen läßt, wäre: Die Schwierigkeiten, die in der Entwicklung keines Kindes fehlen, sind als neurotisch zu betrachten, es geht

[5] Ich habe zum Beispiel in einigen Fällen von Keuchhusten, bei denen ich die infolge der Erkrankung unterbrochene Behandlung bald wieder aufnahm, festgestellt, daß die Hustenanfälle in der ersten Woche sich verstärkten, sich dann bald sehr stark verminderten und daß die Krankheit einen sehr viel schnelleren Abschluß fand, als es im allgemeinen der Fall ist. In diesen Fällen löste jeder Hustenanfall infolge der unbewußten Bedeutung des krankhaften Vorganges schwere Angst aus. Diese Angst erhöhte aber wieder sehr wesentlich den Hustenreiz.

also jedes Kind durch eine – nur quantitativ verschiedene – Neurose.[6] Wir haben als das wirksamste Mittel zur Behebung der Neurose des Erwachsenen die Psychoanalyse kennengelernt. Es erscheint nur folgerichtig, uns ihrer auch zur Behebung der Neurose des Kindes, und zwar, da jedes Kind durch eine Neurose geht, auch zur Neurose jedes Kindes zu bedienen.

Zur Zeit wird es infolge äußerer Umstände wohl nur in vereinzelten Fällen möglich sein, die neurotischen Schwierigkeiten des normalen Kindes einer psychoanalytischen Behandlung zu unterziehen. Es erscheint deshalb für die Indikationsstellung wichtig, klarzustellen, welche Anzeichen für eine schwere Neurose des Kindes sprechen, eine Neurose also, die jeden Zweifel an größeren Schwierigkeiten auch für die Zukunft ausschließt.

Ich gehe hier nicht weiter auf die Fälle ein, in denen infolge des Ausmaßes und des Charakters der Symptome die Schwere der infantilen Neurose unverkennbar ist, sondern möchte einige Fälle besprechen, in denen sie leicht unerkannt bleibt, weil die für die Neurose des Kindes spezifischen Kriterien nicht entsprechend eingeschätzt werden. In der Tatsache, daß die *Äußerungsformen der kindlichen Neurose* sich in vielen Punkten so wesentlich von den *Symptomen des Erwachsenen unterscheiden*, sehe ich auch die Erklärung dafür, daß die Neurose des Kindes so viel weniger Beachtung fand als die des Erwachsenen. Wir wußten freilich, daß der Neurose des Erwachsenen immer eine infantile Neurose zugrunde liegt, aber die daraus sich ergebende praktische Folgerung, daß demzufolge auch beim Kinde zumindest sehr häufig eine Neurose vorliegen müßte, wurde lange Zeit nicht gezogen, obwohl doch beim Kinde selbst genug Anhaltspunkte dafür vorlagen. Der Vergleich mit der Neurose des Erwachsenen kann nicht als Maßstab dienen, denn es ist keineswegs jenes Kind weniger neurotisch, das dem nichtneurotischen Erwachsenen am meisten angenähert ist. So wäre zum Beispiel ein Kind in der ersten Kindheitsperiode, das allen Forderungen der Erziehung nachkommt, sich nicht von einem Phantasie- und Triebleben beherrschen läßt (sich also anscheinend seiner Reali-

---

[6] Diese von mir seit einer Reihe von Jahren vertretene Auffassung hat in der Zwischenzeit eine gewichtige Stütze gefunden. In der »*Laienanalyse*« sagt FREUD: »Seitdem wir schärfer zu sehen verstehen, sind wir versucht zu sagen, die Kinderneurose sei nicht die Ausnahme, sondern die Regel, als ob sie sich auf dem Wege von der infantilen Anlage bis zur gesellschaftlichen Kultur kaum vermeiden ließe.« (Ges. Schriften, Bd. XI, S. 343.)

tät völlig anpaßt) und außerdem geringe Angstentbindung aufweist, sicherlich nicht nur ein altkluges und reizloses, sondern auch ein im vollen Sinne des Wortes nichtnormales Kind. Wenn dieses Bild noch durch eine weitgehende Phantasieverdrängung ergänzt wird (die eine Voraussetzung für eine derartige Entwicklung ist), liegt Anlaß vor, der Zukunft mit Besorgnis entgegenzusehen. Ein Kind, bei dem eine derartige Entwicklung vorliegt, hat *nicht eine quantitativ geringere, sondern eine symptomlose Neurose*, und wir wissen aus den Analysen Erwachsener, daß diese im allgemeinen zu den schwereren Neurosen gehören. Wir müssen erwarten, von den schweren Kämpfen und Krisen, durch die das Kind in den ersten Lebensjahren hindurchgeht, auch deutliche Anzeichen zu sehen. Diese Anzeichen unterscheiden sich aber vielfach von den Symptomen des neurotischen Erwachsenen. Normalerweise zeigt das Kind – bis zu einem gewissen Grade – seine Ambivalenz, gibt seinen Affekten Ausdruck, die Abhängigkeit von seinen Triebregungen und Phantasien wirkt erkennbar, ebenso auch die Wirksamkeit des Über-Ichs. Es wird auch der Anpassung an die Realität, also auch der Erziehung Schwierigkeiten bereiten und durchaus nicht immer ein »bequemes« Kind sein.

Liegen andrerseits bei dem Kinde *zu große Schwierigkeiten* in der Anpassung an die *Realität* vor, zeigt sich die *Angst* und die *Ambivalenz* in *zu starkem Grade*, kurz, sind die Schwierigkeiten, die das Kind seiner Umgebung bereitet und unter denen es selbst leidet, zu groß, so ist ein solches Kind schwer neurotisch. Allerdings wird diese Neurose häufig weniger schwer sein als die jener Kinder, die schon früh unter dem Druck einer so übermäßigen Affektverdrängung stehen, daß die Affekte und auch die Angst kaum mehr hervortreten. Was aber das weniger neurotische vom schwerer neurotischen Kinde unterscheidet, ist neben dem quantitativen Unterschied vor allem auch die Art und Weise, wie es mit seinen Schwierigkeiten fertig wird.

Die früher besprochenen Kriterien haben sich mir als gute Anhaltspunkte erwiesen, um die häufig undurchsichtigen Wege der Angstverarbeitung und die grundlegende Einstellung, die das Kind entwickelt hat, zu erkennen. Zum Beispiel läßt sich annehmen, daß bei einem Kinde, das ungern Schaustellungen sieht (Theater, Kino u. dgl.), das keine Fragelust zeigt und auch spielgehemmt ist (oder nur bestimmte phantasielose Spiele spielt), auch wenn es sich sonst gut anpaßt und keine auffallenden

Schwierigkeiten zeigt, doch starke Störungen des Wißtriebes und eine weitgehende Phantasieverdrängung vorliegen. In diesen Fällen erfolgt die Befriedigung des Wißtriebes auch später meist nur mehr auf ausgesprochen zwangsneurotische Art. Häufig treten dann im Zusammenhang damit auch andere neurotische Störungen auf.

Bei manchen Kindern wird schon sehr früh ihre ursprüngliche Unfähigkeit, Versagungen zu ertragen, durch eine weitgehende Anpassung an die Forderung der Erziehung verdeckt. Sie werden sehr früh »brave, einsichtige« Kinder. Gerade bei diesen Kindern aber ist häufig die von mir hervorgehobene Gleichgültigkeit Geschenken gegenüber usw. zu beobachten. Liegt dabei noch eine weitgehende Spielhemmung und eine übermäßige Fixierung an die Objekte vor, so besteht eine starke Anwartschaft auf die spätere Neurose. Diese Kinder haben eine pessimistische Verzichteinstellung entwickelt. Ihr Hauptbestreben geht dahin, sich der Angst und des Schuldgefühls um jeden Preis – auch um den der Verzichtleistung auf Triebbefriedigung und Freude – zu erwehren. Hand in Hand damit geht eine verstärkte Abhängigkeit von den Objekten, da die Beziehung zur Außenwelt Schutz und Rückhalt gegen Angst und Schuldgefühl bieten soll.[7] Wesentlich augenfälliger, obwohl auch nicht nach ihrer vollen Bedeutung eingeschätzt, sind die Schwierigkeiten jener Kinder, deren Unersättlichkeit nach Geschenken mit der Unfähigkeit, die von der Erziehung geforderten Versagungen zu ertragen, einhergeht.

Man kann mit großer Wahrscheinlichkeit annehmen, daß in den hier angeführten typischen Fällen die Aussicht auf eine wirklich gelungene Stabilität für die Zukunft ungünstig ist. In diesen Fällen verrät im allgemeinen auch der *Gesamteindruck* (Gang, Blick, Bewegungen, Sprache) die nicht geglückte innere Anpassung. Allerdings läßt sich erst in der Analyse feststellen, wie schwer die vorhandenen Störungen sind. Ich habe wiederholt hervorgehoben, daß eine *Psychose oder psychotische Züge beim Kinde* oft erst nach einem größeren Teil der Analyse feststellbar sind. Das liegt daran, daß auch die Psychose im Kindesalter in ihren Äußerungsformen *von* der des *Erwachsenen vielfach abweicht*, ebenso wie dies bei der infantilen Neurose im Vergleich zu der des Erwachsenen der Fall ist. In einigen von mir analysier-

---

[7] Siehe M. N. SEARL: *Flucht in die Realität*. Int. Ztschr. f. PsA., Bd. XV (1929).

ten Fällen, in denen die Neurose schon im frühen Kindesalter den gleichen Charakter wie die schwere Zwangsneurose der Erwachsenen aufwies, ergab die Analyse das Vorhandensein starker paranoider Züge.[8]

Ich gehe nun darauf ein, wie sich eine bessere innere Anpassung beim Kinde äußert. Eine *günstige Prognose* scheint begründet, wenn ein Kind gern und mit Phantasieentfaltung spielt und zugleich auch (was sich aus bestimmten Anzeichen erkennen läßt) eine genügende Anpassung an die Realität und wirklich gute – nicht überzärtliche –Beziehungen zu den Objekten besitzt. Ein anderes günstiges Anzeichen ist in Verbindung damit die relativ ungestörte Entwicklung des Wißtriebes, der sich frei nach vielfachen Richtungen äußert, ohne so zwanghaft und intensiv aufzutreten, wie es für die Zwangsneurose charakteristisch ist. Ich halte auch beim kleinen Kinde ein gewisses Hervortreten von Affekten und Angst für die Voraussetzung einer günstigen Entwicklung. Diese und andere Anhaltspunkte für eine günstige Prognose besitzen aber nur einen relativen Wert. Sie bieten keineswegs eine Gewähr für die Zukunft, da es ja häufig von der schlechteren oder besseren Realität (also einem Faktor, der sich nicht voraussehen läßt) abhängt, ob die Neurose des Kindes im Erwachsenenalter wieder auftritt oder nicht.

Ferner scheint es, daß wir über die Struktur der Normalität und über die unbewußten Schwierigkeiten des normalen Erwachsenen, der bisher so viel weniger Objekt der analytischen Forschung war als der Neurotiker, nicht viel wissen. Die *Analysen normaler Kinder* verschiedener Altersstufen erwiesen mir, daß auch bei normalen Reaktionen des Ichs große Angstquantitäten, schwere unbewußte Schuldgefühle, tiefe Depressionen vorliegen, und daß in einzelnen Fällen nur die aktivere, hoffnungsvollere Verarbeitung der Schwierigkeiten das normale Kind vom neurotischen unterscheidet. Die in diesen Fällen erzielten Resultate beweisen den Nutzen der Psychoanalyse auch für das weniger neurotische Kind.[9]

Die Annahme scheint begründet zu sein, daß die Verminderung von Angst und Schuldgefühlen und grundlegende Veränderungen der Sexualität nicht nur beim neurotischen, sondern

---

[8] Ich verweise zum Beispiel auf die Analysen *Ernas* (Kap. III) und *Egons* (Kap. IV).

[9] Ich verweise auf die Fälle von *Ludwig* (Kap. V) und *Inge* (Kap. IV).

ebenso auch beim normalen Kinde die Zukunft wesentlich beeinflussen müssen.[10]

Es wäre nun noch zu erörtern, wann eine *Kinderanalyse* als *beendet* zu betrachten ist. Beim Erwachsenen erkennen wir dies unter anderem daran, daß der Patient arbeits- und liebesfähig geworden ist, sich in den gegebenen Lebensumständen bewährt und den nötigen Entschließungen gewachsen ist. Wenn wir uns vergegenwärtigen, wodurch der Erwachsene scheitert, und die korrespondierenden Erscheinungen beim Kinde genügend einschätzen, so gewinnen wir einen verläßlichen Maßstab für die Beendigung der Analyse.

Der Erwachsene scheitert an der *Neurose*, an *Charakterdefekten*, an *Störungen* der *Sublimierungsfähigkeit* und der *Sexualität.*

Die *infantile Neurose* ist, wie ich nachzuweisen versuchte, an verschiedenen kleinen, aber charakteristischen Anzeichen erkennbar, ihre Heilung ist die beste Prophylaxe für die Neurose des Erwachsenen.

Den zukünftigen *Charakterschwierigkeiten* beugen wir durch die Behebung der kindlichen Charakterschwierigkeiten vor.

Das *Spiel*, mit dessen Hilfe wir so tief in das Seelenleben des Kindes eindringen, gibt uns auch verläßliche Anhaltspunkte dafür, wann die Analyse des Kindes im Hinblick auf die zukünftige *Sublimierungsfähigkeit* als beendet zu betrachten ist. Die Spielhemmung des kleinen Kindes muß weitgehend behoben sein,[11] wenn eine Analyse als zu Ende geführt gelten soll. Damit meine ich, daß die der Altersstufe entsprechenden Spielinteressen sich vertieft und an Stetigkeit sowie an Ausbreitung nach verschiedenen Richtungen hin gewonnen haben. Wenn wir beim Kinde von einem einzigen zwanghaften Spielinteresse ausgehen und durch die analytische Arbeit ein immer reicheres Hervortreten von Spielinteressen erzielen, so entspricht dieser Vorgang der durch die Analyse beim Erwachsenen angebahnten Interessenerweiterung und größeren Sublimierungsfähigkeit. Auf diese Weise gewinnen wir durch das Verständnis für das Kinderspiel einen Maßstab für die Sublimierungsfähigkeit des Erwachsenen

[10] Diese Annahme stützt sich auch auf die Tatsache, daß in einer Reihe von mir behandelter Fälle der Übergang in das nächsthöhere Entwicklungsstadium – in einigen Fällen auch der so ausschlaggebende Übergang in das Pubertätsalter und aus diesem in das Erwachsenenalter – sich günstig vollzogen hat.

[11] Entsprechend muß beim größeren Kinde die Lernhemmung und die Hemmung in Bewegungsspielen weitgehend behoben sein.

und können auch einschätzen, wann wir der zukünftigen Lern- und Berufshemmung durch die Analyse des Kindes genügend vorgebaut haben.

Die Entwicklung der Spielinteressen, ihre qualitative und quantitative Veränderung gestattet auch verläßliche Schlüsse auf die zukünftige *Sexualität*.

Ich möchte dies am Verlauf der Analyse eines Knaben und eines Mädchens veranschaulichen. Der fünfjährige *Kurt* beschäftigte sich zu Beginn der Behandlung, wie die meisten Knaben, zunächst mit den kleinen Autos und Zügen. Er griff diese aus den Spielsachen heraus und nahm einige Spielhandlungen mit ihnen vor. Er verglich sie untereinander auf ihre Größe und Leistungsfähigkeit, ließ sie nach einem bestimmten Ziele fahren und drückte damit – auf eine nach meinen Erfahrungen typische Art – symbolisch den Vergleich seines Penis, seiner Potenz und Persönlichkeit mit denen des Vaters und der Brüder aus. Diese Darstellungen ließen nun – könnte man annehmen – auf die normale, aktive, heterosexuelle Einstellung des Knaben schließen. Dem widersprach aber sein ganzes ausgesprochen ängstliches, nicht knabenhaftes Wesen.[12] Der Fortgang der Analyse bestätigte die Richtigkeit dieses allgemeinen Eindruckes. Seine Spielhandlungen, die die Rivalität mit dem Vater um den Besitz der Mutter darstellten, kamen nämlich sehr bald zum Abbruch, da schwere Angst einsetzte. Es ergab sich, daß Kurt eine vorwiegend passiv-homosexuelle Einstellung entwickelt hatte, aber auch diese aus Angst nicht zu halten vermochte, sich deshalb von der Realität abwendete und in phantastischen Größenphantasien Zuflucht suchte. Auf dieser realitätsfremden Basis konnte er vor sich selbst und anderen einen Teil der erhalten gebliebenen Aktivität und Männlichkeit in den Vordergrund schieben und überbetonen.

Es läßt sich immer wieder beobachten, daß das *Kinderspiel ebenso wie der Traum eine Fassade zeigt*, und daß wir den *latenten Spielinhalt* analog dem latenten Trauminhalt nur durch *eingehende Analyse* erforschen können. Da aber das Kinderspiel infolge seiner (im Vergleich zum Traume) stärkeren Beziehung zur Realität und der überragenden Rolle, die es als vornehmster Ausdruck des kindlichen Seelenlebens spielt, häufig einer stärke-

[12] Kurts passive Einstellung war durch folgenden Umstand verstärkt worden: er war der Jüngste aus einer Reihe viel älterer Brüder. Er war demzufolge in mancher Beziehung in der Situation eines einzigen Kindes und litt außerdem sehr unter dem Vergleich mit den aktiven älteren Brüdern. Er empfand deren Überlegenheit um so drückender, als sie sie ihm oft stark zu fühlen gaben.

ren sekundären Bearbeitung unterliegt als der Traum, so können wir die verschiedenen Strömungen des Seelenlebens nur schrittweise durch die Veränderungen des Spiels kennenlernen.

Die Psychoanalyse ergab, daß die aktive, männliche Einstellung, die Kurt in den ersten Spielhandlungen ausdrückte, zum großen Teil nur vorgeschoben war und bald durch schwere Angst unterbrochen wurde. Damit war auch schon die Analyse der passiv-homosexuellen Einstellung eingeleitet, aber erst nach einer längeren Strecke der (insgesamt etwa vierhundertundfünfzig Behandlungsstunden umfassenden) Analyse war die Angst, die der passiv-homosexuellen Position entgegenwirkte, teilweise abgebaut. Nun erwiesen sich die Spieltiere, die anfangs phantastische Helfer im Kampfe gegen den Vater darstellten, als Kinder, und die passive feminine Einstellung und der Kindeswunsch fanden deutlicheren Ausdruck.[13] Die übermäßige Angst vor beiden Elternteilen hatte die Beibehaltung sowohl der weiblichen als auch der heterosexuellen Position behindert[14].

Die Analyse der Angst vor der »Mutter mit dem Penis« und der übermäßigen Angst vor dem Vater führten dazu, daß die aktive heterosexuelle Einstellung stärker hervortrat. Kurt vermochte nun auch die Rivalität mit dem Vater im Spiele anhaltender zum Ausdruck zu bringen. Die Spielhandlungen, die Kurt zu Beginn der Analyse vorgenommen hatte, traten nun wieder in den Vordergrund, wurden aber stetiger und mit voller Phantasieentfaltung durchgeführt. So verwendete Kurt große Sorgfalt darauf, die Garage, in der die Wagen untergebracht waren, auszubauen, und war unermüdlich in der Erfindung immer neuer Einzelheiten, die zu deren Vervollkommnung dienten, oder er stellte verschiedene Arten von Dörfern oder Städten zusammen, wohin die (die Rivalität mit dem Vater um die Mutter ausdrükkende) Fahrt der verschiedenen Wagen ging. In dieser Freude

[13] In meiner Arbeit *Frühstadien des Ödipuskonfliktes* (Int. Ztschr. f. PsA., Bd. XIV, 1928) bin ich auf die frühesten Grundlagen der weiblichen Position des Knaben eingegangen. Ich habe mich dort bemüht nachzuweisen, daß der Weiblichkeitskomplex beim Knaben sehr früh verarbeitet und vom Kastrationskomplex, zu dem er Zuschüsse liefert, verdeckt wird. Daran liegt es auch, daß der Knabe häufig die seiner weiblichen Komponente entsprechenden Spiele (z. B. mit Puppen) bald wieder aufgibt und zu Spielen übergeht, die oft die Männlichkeit überstark betonen.

[14] Auch in diesem Falle erwies sich die dem Koitus der Eltern geltende Aggression als die tiefste Grundlage seiner Angst. Die »Frau mit dem Penis« bedeutete auch bei Kurt die Mutter, die sich den Penis des Vaters einverleibt hat.

und Sorgfalt am Herstellen des Dorfes, der Stadt, der Garage kam Kurts Wunsch, die in der Phantasie angegriffene Mutter wiederherzustellen, zum Ausdruck. Damit aber ging in der Realität ein vollständig verändertes Verhältnis zur Mutter einher. Nun setzte zugleich mit der Verminderung der Schuldgefühle und der Angst eine größere Fähigkeit zu reaktiven Tendenzen und eine veränderte, ausgesprochen zärtliche Beziehung zur Mutter ein.

Das *schrittweise Erstarken der heterosexuellen Tendenzen* zeigte sich in *zahlreichen Veränderungen des Spiels.* Zunächst ließ sich aus den Einzelheiten des Spiels erkennen, daß die prägenitalen Fixierungen auch in der heterosexuellen Beziehung noch vorherrschten oder vielmehr immer wieder die genitalen ablösten. Zum Beispiel bedeutete die Ladung, die der Zug in die Stadt beförderte oder die der Wagen beim Hause ablud, häufig die Exkremente. Diese Ladung wurde dann beim rückwärtigen Eingang des Hauses abgeladen. Die Tatsache, daß diese Spielhandlungen einen gewaltsamen analen Koitus mit der Mutter darstellten, ging unter anderem auch daraus hervor, daß wiederholt beim Ausladen der Kohle der Garten oder das Haus beschädigt wurde, die »Leute im Hause böse« wurden und das Spiel aus Angst bald abgebrochen wurde. Das Befördern von Ladungen verschiedener Art füllte mit wechselnden Einzelheiten einen Abschnitt von Kurts Analyse aus.[15] Es waren mitunter Wagen, die vom Markte Ware holten oder sie zuführten, mitunter waren es Leute, die mit ihren Habseligkeiten auf eine weite Reise gingen, wobei der weitere Verlauf der Spielassoziationen ergab, daß es sich um eine Flucht handelte, und daß die Habseligkeiten gestohlen, geraubt (dem Mutterleib entnommen) waren. Der Wechsel dieser Einzelheiten war sehr aufschlußreich. Die Vorherrschaft der analsadistischen Phantasien drückte sich darin aus, daß der Hintereingang zur Zufuhr benutzt wurde. Zu einem etwas späteren Zeitpunkt war die gleiche Spielhandlung dadurch bestimmt, daß der Vordereingang gemieden werden sollte.[16] Die

---

[15] Dies ist auch im allgemeinen ein typisches Spiel.

[16] Ich greife bei dieser Beschreibung nur die eine oder andere Spielphantasie heraus, um an deren Entwicklung die Entwicklung der Spielphantasien im allgemeinen zu illustrieren. In der Analyse war das hier mitgeteilte Material durch eine Fülle von Darstellungen verschiedener Art gestützt. So zum Beispiel nahmen auch die Wagen, die in die Stadt Ware beförderten, einen Weg, der die Bedeutung des Anus durch verschiedene Einzelheiten erwies.

mit dem Vorgarten (das weibliche Genitale) verbundenen Assoziationen zeigten, daß die Fixierung an den Anus durch die Ablehnung des weiblichen Genitales verstärkt war. Diese Ablehnung beruhte auf der vielfach determinierten Angst vor dem weiblichen Genitale. Ein bedeutungsvoller Faktor für diese Angst waren die Phantasien, beim Koitus mit der Mutter dem Penis des Vaters zu begegnen.

Diese *Angst*, die häufig hemmend wirkt, kann aber auch ein *Stimulans* für die Entwicklung bestimmter *sexueller Phantasien* bilden. Das Streben, die heterosexuellen Antriebe beizubehalten, dem die Angst und Flucht vor dem väterlichen Penis entgegenwirkt, führt auch zu *Besonderheiten* des *Sexuallebens* beim Erwachsenen. Eine typische Knabenphantasie zum Beispiel, die auch bei Kurt vorlag, hat zum Inhalt, den Koitus mit der Mutter gemeinsam oder abwechselnd mit dem Vater auszuführen, wobei genitale und prägenitale oder auch nur vorwiegend genitale Phantasien wirksam sind. Zum Beispiel: zwei Männchen gingen oder zwei Wagen fuhren bei der einen Seite des Gebäudes oder des Tores ein, das den Mutterleib bedeutete. Ein anderer Eingang stellte den Anus dar. Die zwei Männchen, die den Vordereingang benutzten, einigten sich in Kurts Spielen manchmal darauf, gleichzeitig oder abwechselnd einzutreten, oder sie überwältigten und überlisteten einander. Im Kampfe war es dann der kleinere (Kurt), der während des Spiels sich in einen Riesen verwandelt hatte, der den Sieg davontrug und den andern (Vater) beseitigte. Bald nachher setzte die Angstreaktion auf diese Phantasie ein. Es kam zu einer Flucht auf verschiedenen Wegen. Das eine Männchen (Kurt) benutzte nun den Hintereingang und überließ der Vaterfigur den vorderen. Dieses Beispiel zeigt, wie sehr die Kastrationsangst die Befestigung der genitalen Stufe erschwert und die Fixierung, vielmehr Regression auf die prägenitalen Stufen verstärkt. Es ergibt sich bei geringerer Angst außer den schon angeführten Phantasien noch die Möglichkeit zu zahlreichen anderen Varianten auf der genitalen Stufe selbst. Was wir hier als Spielphantasien beim Kinde kennenlernen, tritt uns später als Liebesbedingungen beim Manne entgegen. Die Phantasie zum Beispiel, in der zwei Männchen bei verschiedenen Seiten des Gebäudes eintreten oder den gleichen Eingang benützen – gleichzeitig oder abwechselnd, durch Kampf oder gütliches Übereinkommen –, zeigt Möglichkeiten, die wir im »Verhältnis zu dritt« verwirklicht finden, wie zum Beispiel in der Situation des »geschädigten Dritten«, oder in der Rolle des »Hausfreundes«, der den Gatten überlistet oder bekämpft u. dgl. Die Angst kann aber auch bewirken, daß die Häufigkeit dieses den Koitus darstellenden Spielvorganges herabgesetzt wird, was sich später in der verminderten oder gestörten Potenz des Erwachsenen ausdrückt. Inwieweit die sexuellen Phantasien des Kindes sich im späteren Erleben des Mannes durchsetzen, hängt auch von anderen Entwicklungsmomenten, insbesondere den Einflüssen der Realität, ab. Die Grundlagen der Liebesbedingungen des Mannes sehen wir aber in allen Stücken in den Spielphantasien des Knaben vorgezeichnet. Aus der Entwicklung dieser Phantasien zeigt sich, daß in dem Maße, in dem die Sexualität zur genitalen Stufe fortschreitet, auch die Sublimierungsfähigkeit sich entwickelt. Kurt richtet zum Beispiel ein Haus zum Alleinbesitz ein: es bedeutet die Mutter, die er allein besitzen will. Zugleich kann er sich nicht genug tun darin, das Haus recht schön zu bauen und auszugestalten.

In diesen *Spielphantasien* zeigt sich auch schon die Vorbereitung für die *spätere Ablösung* von den *Liebesobjekten*. Ein anderer kleiner Patient zum Beispiel stellte den Mutterleib durch angebliche Landkarten dar. Zuerst wünschte er einen immer größeren Bogen, um die Landkarte *möglichst groß* anzufertigen, und ging dann nach einer das Spiel unterbrechenden Angstreaktion zu Darstellungen des Gegenteiles, nämlich ganz kleiner Landkarten, über. Dieser Versuch, durch die Kleinheit des Objektes die Unterscheidung und Ablösung von dem ursprünglichen großen Objekt (der Mutter) darzustellen, mißlang. Die Karten wurden immer größer und erreichten zum Schluß doch wieder die Größe der ursprünglichen Darstellungen, worauf das Zeichnen – wieder aus Angst – abgebrochen wurde. Das gleiche brachte dieser Knabe auch an ausgeschnittenen Puppen zum Ausdruck, wobei die kleine Puppe, die er schließlich dann doch wieder für die große wegwarf, sich als Darstellung seiner kleinen Freundin erwies, die als Liebesobjekt die Mutter ablösen sollte. Wir sehen also, daß die späteren Ablösungsmöglichkeiten im Pubertätsalter sich in der Frühzeit vorbereiteten, und können feststellen, daß auch für diese Ablösungsmöglichkeiten die Analyse des kleinen Kindes Wesentliches leistet.

Je weiter die Analyse fortschreitet, um so mehr ist der Knabe imstande, heterosexuelle Phantasien, in denen der Kampf mit dem Vater um die Mutter gewagt wird, in Spiel und Sublimierungen durchzuführen. Die prägenitalen Fixierungen treten zurück, der Kampf selbst zeigt einen wesentlich veränderten Charakter. Der Sadismus ist vermindert, wodurch der Kampf erleichtert wird, da er weniger Angst und Schuldgefühle auslöst.

Die *größere Fähigkeit, solche Phantasien im Spiele ruhig und stetig durchzuführen* und *auch die Realität besser in das Spiel einzubeziehen*, bildet somit in der Kinderanalyse einen *Maßstab* dafür, daß eine *Grundlage* für die *spätere Potenz* erreicht wurde. Diese Änderungen im Charakter der Phantasien und des Spieles gehen immer auch mit sonstigen wichtigen Veränderungen im ganzen Wesen und Verhalten des Kindes einher. Es ist dann auch aktiver und freier geworden. Dies drückt sich in der Behebung zahlreicher Hemmungen und in der veränderten Einstellung zur näheren und weiteren Umwelt aus.

Ich will nun die Entwicklung der Spielphantasien im Verlauf der Analyse am Beispiel eines Mädchens beschreiben.

Die zu Beginn der Analyse zweiunddreivierteljährige *Rita* war schwer spielgehemmt. Das einzige Spiel, das sie – wenn auch unlustig und unter deutlichen Hemmungen – spielte, war die Beschäftigung mit ihrer Puppe und ihren Spieltieren. Dieses Spiel hatte ausgesprochen zwangsneurotischen Charakter. Es bestand fast ausschließlich im zwangsmäßigen Säubern und immer wieder erneuten Umkleiden der Puppe. Sobald irgendwelche Phantasietätigkeit im Zusammenhang mit diesen Verrichtungen – also ein Spiel im eigentlichen Sinne des Wortes – einsetzte, kam es zu heftiger Angstentbindung und zum Abbruch des Spiels.[17] Die Analyse ergab, daß die weibliche und mütterliche Einstellung bei Rita sehr schwach entwickelt war, und daß dieses Puppenspiel nur zum geringen Teil ein mütterliches Spiel war, sondern vorwiegend eine Identifizierung mit der Puppe ausdrückte. Ihre intensive Angst, schmutzig, innerlich zerstört und schlecht zu sein, trieb sie dazu, die Puppe, die dabei ihre eigene Person vertrat, immer wieder umzukleiden und zu säubern. Erst nach einer teilweisen Analyse des Kastrationskomplexes zeigte sich, daß ihre tiefste Angst (die Angst, durch die Mutter der Kinder beraubt zu werden) schon zu Beginn der Analyse im zwangsneurotischen Puppenspiel zum Ausdruck gekommen war. Zur Zeit als der Kastrationskomplex im Vordergrunde stand, stellte der

[17] Auf die tieferen Gründe von Ritas Phantasieverdrängung und Angst habe ich in einem anderen Zusammenhang hingewiesen (siehe Kap. I und II).

Spielbär den Penis dar, den Rita dem Vater geraubt hatte[18] und mit dessen Hilfe sie den Vater zu verdrängen und die Liebe der Mutter zu erwerben suchte. Die Angst setzte in diesem Analysenabschnitt im Anschluß an derartige Männlichkeitsphantasien ein. Erst nachdem die tieferliegende, mit der weiblichen und mütterlichen Position verbundene Angst der Analyse unterzogen worden war, zeigte sich eine völlig veränderte – wirklich mütterliche – Einstellung zum Spielbären und zur Puppe. Indem Rita den Bären herzte und küßte und mit mütterlichen Liebesworten bedachte, sagte sie: »Ich bin nun gar nicht mehr traurig,[19] weil ich doch nun ein so liebes Kindchen habe.« Die nun erreichte Vorherrschaft der genitalen Stufe, der heterosexuellen und mütterlichen Einstellung äußerte sich auf mannigfaltige Weise und kam auch in einer veränderten Einstellung zu den Objekten zum Ausdruck. Die vorher deutliche Abwendung vom Vater hatte einem zärtlichen Verhältnis zu ihm Platz gemacht.[20]

Die Tatsache, daß der *Charakter* und die *Entwicklung* der *Spielphantasien* uns über das *zukünftige Sexualleben* des Erwachsenen *Aufschluß* zu geben vermögen, erklärt sich daraus, daß es die *Masturbationsphantasien* sind, die dem *Kinderspiele*, die des weiteren *allen Sublimierungen zugrunde liegen.* Wenn, wie ich es vertreten habe, die Masturbationsphantasien im Kinderspiele zum Ausdruck und zur Abfuhr gelangen, leuchtet es ein, daß der Charakter der Spielphantasien[21] als Maßstab für die zukünftige Sexualität gelten kann. Daraus ginge aber auch hervor, daß die *Kinderanalyse* nicht nur die Aufgabe zu erfüllen vermag, für die *Sublimierungsfähigkeit* und *Stabilität des Kindes*, sondern auch für die *seelische Gesundheit* und die *Glücksmöglichkeiten des Erwachsenen vorzusorgen.*

---

18 *Rita* spielte zum Beispiel, daß sie den Schaffner aus dem Zug entfernt habe und nun mit dem Bären zu einer »guten« Frau reise, wo sie bewirtet werden würde. Der Schaffner kam aber wieder und bedrohte sie. Hier erwies sich die Angst vor dem Vater, dessen Penis – den Bären – sie geraubt hatte, als ein Hindernis für die Beibehaltung der Identifizierung mit dem Vater.

19 *Rita* hatte an ausgesprochenen Depressionen gelitten, bei denen sie ein außerordentliches Schuldgefühl an den Tag legte; manchmal setzte sie sich allein hin und weinte. Auf die Frage, warum sie weine, erwiderte sie: »weil ich so traurig bin«, auf die Frage, warum sie traurig sei: »weil ich weine«.

20 Siehe Kap. II.

21 Hanns SACHS hat in seinem im Jahre 1923 in Berlin gehaltenen Vortragskurs *»Über die Technik der Psychoanalyse«* die Entwicklung der Masturbationsphantasien von der anal-sadistischen auf die genitale Stufe als eines der Kriterien angeführt, die im Falle der Analyse einer Zwangsneurose für die Beendigung der Behandlung sprechen.

SIEBENTES KAPITEL

Die Sexualbetätigung des Kindes

Eine der großen Leistungen der Psychoanalyse war die Entdekkung, daß das Kind eine Sexualität besitzt, die sowohl in direkter Sexualbetätigung wie auch in sexuellen Phantasien zum Ausdruck kommt.

Wir wissen, daß die Säuglingsmasturbation eine allgemeine Erscheinung ist, daß aber auch die Masturbation bis zur Latenzzeit, wenn auch in verschiedenem Ausmaß, überaus häufig auftritt. Allerdings erwarten wir, ihr auch schon beim kleinen Kinde nicht offenkundig zu begegnen. In der Vorpubertät, insbesondere in der Pubertät, ist die Masturbation wieder eine sehr häufige Erscheinung. Die Entwicklungsperiode, in der die Sexualbetätigung des Kindes am stärksten nachläßt, ist das Latenzalter. Die Erklärung hiefür sehen wir darin, daß mit dem Abklingen des Ödipuskomplexes die Triebansprüche geringer werden. Dagegen ist noch ungeklärt, weshalb wir die Latenzzeit vorwiegend unter dem Drucke des Abgewöhnungskampfes gegen die Masturbation finden. FREUD schreibt:[1] »Während der Latenzzeit scheint die Abwehr der Onanieversuchung als Hauptaufgabe behandelt zu werden.« Dies spricht dafür, daß das Drängen des Es im Latenzalter doch nicht in dem Maße nachgelassen hat, als angenommen wird, oder daß der Druck des Schuldgefühls gegen die Forderungen des Es sich verstärkt hat.

Meiner Auffassung nach gelten die schweren *Schuldgefühle*, die mit der *Masturbation* einhergehen, den *destruktiven*, sich in den Masturbationsphantasien äußernden *Triebregungen.*[2] Diese Schuldgefühle sind es, die zur vollständigen Einstellung der Masturbation drängen und – wenn diese Forderung sich voll durchsetzt – häufig zur Berührungsangst führen. Daß diese ein ebenso bedeutsames Zeichen gestörter Entwicklung bedeutet wie die Zwangsonanie, geht deutlich aus Analysen Erwachsener hervor, in denen wir erfahren, daß die übermäßige Angst vor

---

[1] FREUD: *Hemmung, Symptom und Angst.* Ges. Schr., Bd. XI, S. 55.

[2] Siehe Kap. VIII.

der Masturbation in der Kindheit zu schweren Störungen der Sexualität geführt hat. Diese Störungen sind freilich beim Kinde nicht zu überprüfen. Sie werden erst beim Erwachsenen als Frigidität oder Impotenz deutlich. Doch auch beim Kinde sind sie an Schwierigkeiten erkennbar, die immer mit der Fehlentwicklung der Sexualität einhergehen.

Analysen von *Berührungsangst* ergeben, daß der allzu erfolgreiche Abwehrkampf gegen Onanie sich nicht nur in Symptomen verschiedener Art (insbesondere Tic) äußert,[3] sondern auch die kulturell so wichtige Aufgabe des Latenzalters, die *Entwicklung der Sublimierungen*, im höchsten Maße *beeinträchtigt*,[4] indem er zur übermäßigen *Verdrängung* der *Masturbationsphantasien* führt. Diese sind nach meinen Erfahrungen eine Grundlage der Spieltätigkeit und ein Element aller weiteren Sublimierungen. Beim kleinen Kinde sehen wir, wie in der Analyse, wenn die verdrängten Masturbationsphantasien frei werden, die Spieltätigkeit – beim größeren Lerntätigkeit, Sublimierungen und Interessen verschiedenster Art einsetzen.

Zugleich wird aber auch in den Fällen, in denen Berührungsangst vorgelegen hatte, die Masturbation wieder aufgenommen. Eine weitgehend *verstärkte Sublimierungsfähigkeit* ergibt sich – neben anderen Veränderungen – auch in Fällen von *Zwangsonanie*[5] in dem Maße, als der *Zwang* zur Masturbation *aufgelöst* wird. In diesen Fällen[6] blieb aber die Masturbation in geringerem Ausmaße und ohne Zwanghaftigkeit bestehen. Die Analysen von Zwangsnonanie und Berührungsangst führen demnach in Hinsicht auf Sublimierungsfähigkeit und masturbatorische Betätigung zu den gleichen Endresultaten.

Es scheint demnach, daß das Abklingen des Ödipuskonfliktes

---

[3] Siehe FERENCZI: *Psychoanalytische Betrachtungen über den Tic.* Int. Ztschr. f. PsA., Bd. VII (1919).

[4] In meiner Arbeit: *Zur Genese des Tic* (Int. Ztschr. f. PsA., Bd. XI, 1923) wies ich an Hand eines Falles von Tic nach, daß dieser zugleich mit der Berührungsangst sich in dem Maße auflösen ließ, als die so lange verpönte Masturbation wieder einsetzte, zugleich damit auch eine Reihe von Sublimierungen sich entwickelte.

[5] Analysen von Berührungsangst führen auch fast regelmäßig zu einem vorübergehenden Stadium von Zwangsonanie, Analysen von Zwangsonanie oft zu vorübergehender Berührungsangst. Bei der Zwangsonanie erweist sich auch die Tendenz, die Masturbation der Umgebung vorzuführen, mitbestimmend; sie geht vom Schuldgefühl aus. Dieselben Faktoren sind auch bei dem Verhalten kleiner oder größerer Kinder mit wirksam, die offenkundig – anscheinend »ungehemmt« – onanieren.

[6] Vgl. auch Kap. III.

normalerweise zwar eine Periode geringerer, aber keineswegs völliger sexueller Bedürfnislosigkeit einleitet, und eine *mäßige* – nicht zwanghafte und Befriedigung bietende – *Masturbation* in allen kindlichen Altersstufen eine *normale* Erscheinung ist.

Die Momente, die für die Zwangsonanie bestimmend sind, machen sich auch in einer anderen Form der kindlichen Sexualbetätigung geltend. Ich habe wiederholt hervorgehoben, daß nach meinen Erfahrungen in der ersten Kindheit *sexuelle Beziehungen von Kindern* untereinander die Regel sind. Ich stellte aber auch in einer Reihe von Fällen des Latenz- und Pubertätsalters fest, daß diese Beziehungen beim Einsetzen des Latenzalters nicht zum Stillstand gekommen waren oder in anderen Fällen von Zeit zu Zeit plötzlich wieder aufgenommen wurden, und daß in all diesen Fällen im wesentlichen die gleichen Faktoren wirksam waren. Ich will dies an zwei Beispielen illustrieren, und zwar an der Beziehung zweier Brüder im Alter von sechs und fünf Jahren und zweier Geschwister im Alter von vierzehn und zwölf Jahren. Da ich in beiden Fällen beide Partner in Analyse hatte, war mir ein voller Einblick in das Ineinanderwirken aller Faktoren möglich.

Günther und *Franz* waren in ärmlichen, aber nicht ungünstigen Familienverhältnissen aufgewachsen. Die Eltern lebten in gutem Einvernehmen miteinander. Obgleich die Mutter die Hausarbeit allein besorgte, befaßte sie sich viel und in verständnisvoller Weise mit den Kindern. Günther wurde wegen seines ungewöhnlich gehemmten und ängstlichen Wesens und seiner deutlichen Absperrung von der Realität in Analyse gegeben. Er war ein verschlossenes, überaus mißtrauisches Kind, aufrichtiger und wirklicher Liebe anscheinend nicht fähig. Franz war überlebhaft, aggressiv und schwer erziehbar. Die Kinder vertrugen sich sehr schlecht miteinander, wobei aber Günther der Nachgiebigere zu sein schien.[7]

Der Beginn der von den Kindern mutuell vorgenommenen sexuellen Akte ließ sich in den Analysen bis auf das Alter von etwa dreieinhalb beziehungsweise zweieinhalb Jahren zurückführen;[8] ich halte es aber für wahrscheinlich, daß sie schon vor-

[7] Bei beiden Kindern deckte die Analyse stark psychotische Züge auf. Ich gehe hier aber nur auf die Analyse der sexuellen Beziehung ein, die zwischen den Knaben bestand.

[9] Als die Kinder in diesem Alter standen, hatte die Mutter auch einige Male Beobachtungen dieser Art gemacht.

her eingesetzt hatten. In der Analyse ergab sich, daß beide Kinder bewußt gar kein Schuldgefühl über diese Akte empfanden (die sie aber dabei sorgfältig verheimlichten), während das unbewußte Schuldgefühl überaus schwer war. – Für den älteren Knaben, der den jüngeren verführt und zeitweise genötigt hatte, waren die von ihm vorgenommenen Akte (gegenseitige Fellatio, Masturbation und Berührung des Anus mit den Fingern) gleichbedeutend mit Kastration (die Fellatio vertrat das Abbeißen des Penis) und mit Zerstörung des ganzen Leibes des Bruders (durch Zerschneiden, Zerreißen, Vergiften, Verbrennen usw.). Die Analyse der mit diesen Akten verbundenen Phantasien ergab, daß sie nicht nur der Überwältigung und Zerstörung des Bruders galten, sondern daß dieser ihm dabei auch die beiden miteinander im Koitus vereinigten Eltern bedeutete. – Die Akte waren also in gewissem Sinne eine *Realisierung der sadistischen*, gegen die *Eltern* gerichteten *Masturbationsphantasien* in *gemilderter Form.*[9] Indem Günther, und zwar zeitweise in gewaltsamer Weise, diese Akte am Bruder vornahm, suchte er sich unter anderem den Beweis zu erbringen, daß er auch im gefährlichen *Kampfe mit den Eltern* der *Stärkere* sein würde. Aus der übermäßigen Angst vor den Eltern entsprang ein verstärkter Antrieb, sie zu beseitigen, wobei die in der Phantasie verübten Angriffe auf die Eltern diese wiederum um so furchterregender machten. Die *Angst*, der *Bruder* könne ihn *verraten*, steigerte wieder den *Haß* gegen diesen und bildete einen verstärkten Antrieb, ihn durch diese Akte zu *beseitigen.* Bei Günther, bei dem ein ganz abnormer Sadismus vorlag, enthielt die Sexualität fast keinerlei positive Elemente. In seiner Phantasie[10] bedeuteten die verschiedenen sexuellen Akte eine in raffinierter Weise vorgenommene Folterung, die zum Tod des Objektes führen sollte.

[9] REIK hat ausgeführt, daß die Angst den Haß steigert (*Der Schrecken.* Int. PsA. Verl. 1927).

[10] Diese Phantasien entsprachen in vielen Einzelheiten und durch den völligen Mangel an Reaktionsbildungen gegen diese Antriebe (als Reaktion trat nur Vergeltungsangst, nicht aber Bedauern oder Schuldgefühl auf) den Handlungen sadistischer Verbrecher. Die Vergeltungsangst wirkte sich aber als immer wieder erneuter Antrieb zur Wiederholung der sexuellen Betätigung aus. In diesem abnormen Falle, in dem zufolge weitgehender Vorherrschaft der destruktiven über die libidinösen Triebregungen die Sexualbetätigung dem Verbrechen gleichgesetzt wurde und es vertrat (beim erwachsenen Verbrecher geht häufig die perverse Sexualbetätigung mit dem Verbrechen einher), wirkte sich die Vergeltungsangst als Antrieb zur Beseitigung des Objektes aus. Indem Günther den Bruder überwältigte, erbrachte er sich immer wieder den Beweis, daß er nicht überwältigt würde.

Günthers Beziehung zu seinem Bruder aktivierte aber auf diese Weise immer wieder Angst und verstärkte so noch seine Schwierigkeiten, die zu einer völlig abnormen psycho-sexuellen Entwicklung geführt hatten.

Der jüngere Knabe, Franz, hatte die unbewußte Bedeutung der vom Bruder vorgenommenen Akte voll erfaßt, und deshalb war seine Angst, von ihm kastriert und vernichtet zu werden, übermäßig gesteigert worden. Trotzdem hatte Franz sich weder beklagt noch auch die Entdeckung dieses Verhältnisses ermöglicht. Von den Gründen, die bei dem jüngeren Knaben eine überaus starke masochistische Fixierung an diese für ihn so beängstigenden Akte und (trotzdem er der Verführte war) ein schweres Schuldgefühl erzeugt hatten, greife ich hier einige heraus:

Franz identifizierte ich in seinen sadistischen Phantasien mit dem ihn *vergewaltigenden* Bruder, schöpfte also aus dieser Situation die Befriedigung für seinen Sadismus, die wir als eine der Wurzeln des Masochismus kennen. Die *Identifizierung* mit dem *Angstobjekt* sollte aber auch der *Angstbewältigung* dienen. In seiner Phantasie wurde Franz auf diese Weise selbst zum Überwältiger: Der Feind, gegen den sich seine Angriffe richteten, war sein Es,[11] sowie der verinnerlichte Penis des Bruders, der den Penis des Vaters – das gefährliche Über-Ich – vertrat und den er als Verfolger empfand. Dieser sollte durch die auf seinen Körper erfolgenden Angriffe in seinem Leibesinnern zerstört werden.[12, 13]

Da aber dieses Bündnis mit einem grausamen äußeren Über-Ich gegen die verinnerlichten Objekte und das Es nicht aufrechterhalten werden konnte, weil es das Ich zu sehr bedrohte, wurde der Haß immer wieder auf die Objekte abgedrängt, die auch für das eigene gehaßte schwache Ich standen, so zum Beispiel auf jüngere, schwächere Kinder, gegen die Franz mitunter brutal war. Der Haß, den Franz zeitweise gegen mich in der Analysenstunde bekundete, die Wut, mit der er mich mit einem Holzlöffel

---

[11] Vgl. meine Arbeit: *Die Rollenbildung im Kinderspiel* (Int. Ztschr. f. PsA., Bd. XV, 1929), in der ich auf diese Mechanismen näher einging.

[12] Ich gehe in Kapitel XI auf diesen Mechanismus, der mir für den femininen Masochismus grundlegend scheint, näher ein.

[13] Melitta SCHMIDEBERG weist darauf hin, daß bei den Primitiven durch die gewaltsamen exorzistischen Maßnahmen, die der Medizinmann vornimmt, die Angst vor dem im Kranken befindlichen Dämon (den in ihm vorausgesetzten väterlichen Penis) bewältigt werden soll. *Psychotic Mechanisms in Cultural Development.* Int. Journ. of Psycho-Analysis Vol. XI (1930).

bedrohte, den er mir in den Mund stoßen wollte – wobei er mich als klein, dumm, schwach beschimpfte –, erwiesen sich durch diese Verschiebung determiniert. Der Holzlöffel stellte symbolisch den Penis des Bruders dar, der ihm gewaltsam in den Mund gestoßen worden war. Den Haß gegen den Bruder hatte er in Identifizierung mit diesem gegen sich selbst gewendet. Er wütete gegen sich wegen seiner Schwäche und Kleinheit und drängte dann diesen Haß auf andere, schwächere Kinder – in der Übertragungssituation auf mich – ab.

Abwechselnd mit diesem Mechanismus kehrte Franz in der Phantasie die Situation um und empfand die vom Bruder ausgeübten Akte gleichzeitig als von ihm selbst gegen Günther verübte Angriffe. Da aber für Franz in diesen sadistischen Phantasien – analog wie bei Günther – der Bruder zugleich ein Substitut für die Eltern darstellte, wurde er selbst in den Phantasieangriffen auf die Eltern der Spießgeselle des Bruders. Deshalb teilte er auch das Schuldgefühl und die Angst des anderen vor der Entdeckung durch die Eltern, woraus sich ebenfalls ein starkes Motiv zur Geheimhaltung der Beziehung ergab.

Ich kam auf Grund einer Reihe von analogen Erfahrungen zu der Auffassung, daß es der *übermäßige Druck des Über-Ichs* ist, der (ebenso wie für die vollkommene Unterdrückung) für den *zwanghaften* Antrieb zur *Sexualbetätigung* bestimmend ist, daß also Schuldgefühl und Angst die libidinösen Fixierungen verstärken und die libidinösen Triebansprüche erhöhen.[14] Übermäßiges Schuldgefühl und das Übermaß der Angst scheinen mir beim Einsetzen des Latenzalters die Verminderung der Triebansprüche zu verhindern. Hiezu kommt, daß im Latenzalter selbst eine verminderte Sexualbetätigung eine übermäßige Schuldreaktion hervorruft. Struktur und Ausmaß der Neurose bestimmen das Resultat dieses Kampfes im Latenzalter. Berührungsangst und Zwangsonanie stellen die Endpunkte einer Ergänzungsreihe dar, in der wir die verschiedensten Abschattungen vertreten sehen.

Der zwanghafte Antrieb zum Sexualverkehr erwies sich mir

[14] Ich gehe auf diese Aufstellungen in Kap. VIII ausführlicher ein. Hier liegt eine Übereinstimmung mit REIK vor, der darauf hingewiesen hat, daß in bestimmten Fällen eine Libidoverstärkung und Vertiefung der Triebbefriedigung durch die Mitwirkung des unbewußten Schuldgefühles erfolgt und daß in diesen Fällen eine Verstärkung der Gewissensangst die Triebbefriedigung zu erzwingen vermag. (*Libido und Schuldgefühl,* in: *Der Schrecken,* Int. Psychoanalyt. Verl., 1929.)

in diesem Falle und in anderen Fällen durch einen Faktor bestimmt, dem auch allgemeine Bedeutung für den Wiederholungszwang zuzukommen scheint. Die phantastische *Angst* vor einer *irrealen*, das *Leibesinnere* betreffenden *Gefahr* treibt dazu, diese Gefahr in eine *reale* und *äußere* zu verwandeln. (Im vorliegenden Fall drängte die Angst vor dem verinnerlichten Penis des Bruders als Verfolger und den bösen verinnerlichten Eltern zur Vergewaltigung durch den Bruder.) Diese äußere Gefahrsituation wird dann zwangsweise herbeigeführt, da die Angst, die sich aus *realen* Gefahrsituationen[15] ergibt, immer noch *geringer* ist als die dem *Leibesinnern geltende* und auch besser erledigt werden kann.

Mit äußeren Mitteln den Fortbestand dieser sexuellen Beziehung zu verhindern, wäre unter den gegebenen Verhältnissen unmöglich gewesen, da wegen der engen Wohnungsverhältnisse eine Trennung der Schlafgelegenheiten sich nicht hätte durchführen lassen. Eine solche Maßregel wäre aber auch nach meinen sonstigen Erfahrungen in einem Falle wie diesem, da der Zwang auf beiden Seiten ein so starker war, wirkungslos geblieben. Es zeigte sich, daß die Kinder, wenn sie auch nur einige Minuten tagsüber allein blieben, diesen Zeitraum zur Ausführung irgendeiner sexuellen Berührung benutzten, die für das Unbewußte die gleiche Bedeutung hatte wie die Ausführung der verschiedenen als sadistisch phantasierten Akte. Erst im Verlauf der lange dauernden Behandlung, in der ich niemals die Kinder dahin zu beeinflussen suchte, daß sie diese Sexualbetätigung einstellen sollten,[16] sondern *rein analytisch die determinierenden Ursachen dieser Beziehung auf beiden Seiten aufdeckte*, kam es langsam und schrittweise zuerst zu einer Veränderung der Akte und einer Verringerung ihrer Zwanghaftigkeit und schließlich zu deren *völliger Einstellung*. Hiebei zeigte sich, daß nun nicht etwa eine Gleichgültigkeit gegen die mutuellen sexuellen Akte eingesetzt hatte, sondern daß das Schuldgefühl, als es weniger vehement

[15] Auf den Mechanismus der »*Flucht in die Realität*« hat M. N. SEARL hingewiesen. Int. Ztschr. f. PsA., Bd. XV (1929).

[16] Diese von mir in allen Fällen geübte Enthaltung fiel mir in diesem Falle, da die Schädigung so deutlich war, oft recht schwer. Andrerseits hat mir gerade dieser Fall wieder die Aussichtslosigkeit einer pädagogischen Beeinflussung seitens des Analytikers erwiesen. Wäre die Verhinderung dieser Akte wirklich möglich gewesen – was sie aber in diesem Falle nicht war –, so wäre damit dennoch nicht die notwendige Behebung der pathologischen Ursachen erfolgt.

wurde, zur Einstellung der Beziehung drängte. Während also vorher die übermäßige Angst und das einer frühen Entwicklungsstufe entstammende Schuldgefühl den Zwang hervorgerufen, also die Fixierung verstärkt hatten, so war die sexuelle Beziehung beiderseits aufgegeben worden, als das Schuldgefühl verringert war und sich auf veränderte Art geltend machte. Zugleich mit der Veränderung und schließlich völligen Einstellung der sexuellen Beziehung hatte die vorher feindselige und gehässige Einstellung der Kinder zueinander einer normalen und herzlichen Beziehung Platz gemacht.

Ich kann mich nun bei der Besprechung des zweiten Falles mit der Anführung der Tatsachen und dem Hinweise begnügen, daß hier – wenn auch in den Einzelheiten verschieden – die gleichen Faktoren bestimmend waren wie in dem eben besprochenen Falle.

Zwischen der zwölfjährigen *Ilse* und ihrem zwei Jahre älteren Bruder *Gert* kam es von Zeit zu Zeit zu koitusähnlichen Akten, die – oft nach langen Pausen – ganz plötzlich vorgenommen wurden. Hier lag auf seiten des Mädchens gar kein bewußtes Schuldgefühl vor, während der sehr viel normalere Bruder auch bewußt starke Schuldgefühle hatte. Die Analyse der beiden Kinder ergab, daß eine in der ersten Kindheitsperiode entstandene sexuelle Beziehung zu Beginn des Latenzalters nur zeitweise abgebrochen worden war, weil ein aus dem übermäßigen Schuldgefühl herrührender zwanghafter Antrieb auf beiden Seiten von Zeit zu Zeit die Wiederholung herbeiführte. Die in der frühen Kindheit ausgeführten Akte hatten sich im Latenzalter[17] nicht nur der Häufigkeit nach verringert, sondern auch dem Charakter nach eingeschränkt. Fellatio und Cunnilingus waren aufgegeben worden, und einige Zeit hindurch kam es nur zu gegenseitigem Betasten und Beschauen. In der Vorpubertät setzten aber wieder

[17] Auch in anderen Fällen, in denen Beziehungen dieser Art über den Beginn des Latenzalters hinaus fortgesetzt wurden, stellte ich fest, daß nur ein Teil der in der Frühzeit ausgeführten Akte beibehalten wurde (insbesondere wurden Fellatio und Cunnilingus aufgegeben) und die Akte auch seltener – in den meisten Fällen nur periodisch – vorgenommen wurden, daß sie jedoch für das Unbewußte die ganze ursprüngliche Beziehung mit allen seinerzeit vorgenommenen Handlungen wiederholten. Bei Ilse zum Beispiel trat nach einem Koitusversuch mit dem Bruder ein Ausschlag um den Mund herum auf, der der Ausdruck des Schuldgefühls und der Angst wegen der in früher Kindheit mit diesen Akten zugleich vorgenommenen Fellatio war, die sie aber, wie gesagt, seit früher Kindheit nicht mehr ausgeübt hatte.

koitusähnliche Berührungen ein. Diese Akte gingen vom Bruder aus und trugen einen zwanghaften Charakter. Er folgte dabei einem plötzlichen Impuls; weder vorher noch nachher beschäftigte er sich mit ihnen in Gedanken. Er »vergaß« das Geschehnis auch fast völlig von einem Mal zum anderen. Diese partielle Amnesie lag ebenfalls für eine Reihe anderer mit dem Sexualverkehr assoziativ verbundener Dinge vor und bestand in ungewöhnlichem Maße für die frühe Kindheit. Die Schwester war in früherer Kindheit häufig der aktive Teil gewesen, spielte aber später nur mehr eine passive Rolle. In dem Maße, in dem die *Analyse* bei beiden Kindern die tieferen Ursachen des vorliegenden Zwanges aufklärte, löste sich dieser auf beiden Seiten auf, und es kam auch zur *völligen Einstellung der sexuellen Beziehung* zwischen ihnen. Auch in diesem Falle *verbesserte sich* das ursprünglich *sehr schlechte Verhältnis* zwischen den *Geschwistern* in auffallender Weise.

In diesen und auch in anderen Fällen erfolgte die Auflösung des Zwanges zugleich mit einer Reihe von einschneidenden, ineinandergreifenden Veränderungen. Die in der Analyse schrittweise sich vollziehende Milderung des Schuldgefühls ging mit der Herabsetzung des Sadismus und einem stärkeren Hervortreten der genitalen Stufe einher. Dies drückte sich in entsprechenden Änderungen der Masturbationsphantasien – beim kleineren Kinde auch der Spielphantasien – aus.

In Analysen des *Pubertätsalters* läßt sich dann auch noch eine *Veränderung der Masturbationsphantasien* feststellen. So hatte Gert zum Beispiel keine bewußten Masturbationsphantasien; im Verlaufe der Analyse setzten Masturbationsphantasien ein, die ein Mädchen zum Gegenstand hatten, von dem er nur den nackten Körper und nicht den Kopf sah. Auf einer weiteren Stufe trat dann der Kopf immer deutlicher hervor und erwies sich schließlich als der seiner Schwester. Zu dieser Zeit war aber der Zwang schon aufgelöst, und die sexuelle Beziehung zwischen den Geschwistern war mittlerweile ganz eingestellt worden. Hieraus geht der Zusammenhang hervor, der zwischen der übermäßigen Verdrängung der auf die Schwester gerichteten Wünsche und Phantasien und dem zwanghaften Antrieb zum Sexualverkehr mit ihr bestand.

Noch später veränderten sich die Phantasien dahingehend, daß er nur andere, fremde Mädchen sah, schließlich war es ein bestimmtes Mädchen – eine Freundin der Schwester –, von der er phantasierte. In diesen stufenweisen Veränderungen dokumentierte sich die *Ablösung von der Schwester*; sie konnte erst einsetzen, nachdem die aus *übermäßigem Schuldgefühl* resultierende *zwanghafte Fixierung* an sie analytisch behoben worden war.[18]

Ich komme, was die sexuellen Beziehungen von Kindern – insbesondere von Geschwistern – untereinander betrifft, auf Grund meiner bisherigen Erfahrungen zum Ergebnis, daß solche Beziehungen in der frühen Kindheit allgemein sind, dagegen im Latenzalter und in der ersten Pubertät nur beibehalten werden, wenn das Schuldgefühl übermäßig und seine Verarbeitung nicht geglückt ist.[19]

Allem Anschein nach wirkt sich das Schuldgefühl im Latenzalter dahin aus, daß, während die Masturbation in geringerem Ausmaße bestehen bleibt, sexuelle Betätigungen von Kindern untereinander – sei es mit Geschwistern oder anderen Kindern – als eine zu starke Realisierung der inzestuös-sadistischen Wünsche verworfen werden. Auch noch im Pubertätsalter wirkt die Zielsetzung dieser Entwicklungsperiode, die die Ablösung von den inzestuösen Objekten beinhaltet, solchen Beziehungen entgegen. Die Aufnahme von sexuellen Beziehungen zu neuen Objekten aber erfolgt normalerweise in einem späteren Abschnitt des Pubertätsalters. Sie basiert auf der sich vollziehenden Ablösung von den alten Objekten und beruht dann auf anderen, dem Inzest entgegenwirkenden Strebungen.

Nun erhebt sich die Frage, inwieweit es möglich wäre, von vornherein das *Zustandekommen solcher Beziehungen zu verhindern*? Es scheint mir sehr zweifelhaft, ob dies möglich wäre, ohne anderen schweren Schaden anzurichten (zum Beispiel dadurch, daß die Kinder einer zu weit gehenden Beaufsichtigung und Freiheitsberaubung unterworfen würden), ja, ob selbst bei schärfster Beaufsichtigung solche Beziehungen überhaupt verhindert werden können. Hiezu kommt, daß diese frühen Erlebnisse, die so überaus schädigend wirken können, *in anderen Fällen* die Entwicklung *günstig beeinflussen*. Die sexuellen Beziehungen von kleinen Kindern untereinander dienen allem

[18] *Gert* war wegen nicht sehr großer neurotischer Schwierigkeiten ein Jahr in Analyse. Drei Jahre später erfuhr ich, daß er sich günstig entwickelt.

[19] Allerdings bin ich nach meinen Beobachtungen überzeugt, daß diese Beziehungen auch in diesen Lebensperioden sehr viel häufiger sind, als im allgemeinen angenommen wird.

Anschein nach – neben der libidinösen Befriedigung und der Befriedigung des sexuellen Wißtriebes – der Funktion, das übermäßige Schuldgefühl abzuschwächen. Da der Phantasiegehalt dieser Beziehungen auf den sadistischen Masturbationsphantasien beruht, diese aber die Quelle schwerster Schuldgefühle sind, führt die Tatsache, daß an diesen verpönten, gegen die Eltern gerichteten Phantasien ein Partner teilnimmt, ein Gefühl der *Bundesgenossenschaft* herbei, das die *Angst* vermindert.[20] Hingegen ergeben sich aus der Beziehung selbst wieder Angst- und Schuldgefühle. *Welche Momente überwiegen* und ob diese Beziehung sich als Rückhalt gegen die Angst auswirkt oder diese noch verstärkt, dafür scheint das Ausmaß des eigenen Sadismus und insbesondere die Einstellung des Partners entscheidend. Wo der positive, libidinöse Faktor überwiegt, kann sie – wie ich in einer Reihe von Fällen feststellte – die Liebesfähigkeit und Objektbeziehung in grundlegender Weise günstig beeinflussen.[21] In Fällen, in denen die *destruktiven* Triebregungen (ja sogar Zwang seitens des einen Partners) diese *Beziehung beherrschen*, kann sie die ganze Entwicklung auf das schwerste *schädigen*.

Auch in der Frage der Sexualbetätigung des Kindes – wie in einigen anderen – führen uns die psychoanalytischen Ergebnisse zur Erkenntnis der vollen Tragweite gewisser Entwicklungsmomente, ohne uns aber zugleich die Möglichkeit zu bieten, zuverlässige Regeln für die Prophylaxe aufzustellen.

FREUD schreibt in den »Vorlesungen«:[22] »Diese Verhältnisse haben ein gewisses Interesse für die Pädagogik, die sich eine Verhütung der Neurosen durch frühzeitiges Eingreifen in die Sexualentwicklung des Kindes zum Vorsatz nimmt. Solange man seine Aufmerksamkeit vorwiegend auf die infantilen Sexualerlebnisse gerichtet hält, muß man meinen, man habe alles für die Prophylaxe nervöser Erkrankungen getan, wenn man dafür sorgt, daß diese Entwicklung verzögert wird und daß dem Kinde derartige Erlebnisse erspart bleiben. Allein wir wissen schon, daß die Bedingungen der Verursachung für die Neurosen komplizierter sind und durch die Berücksichtigung eines einzigen

[20] In seinem Buch »*Gemeinsame Tagträume*« (Int. Psychoanalytischer Verlag, 1924) weist Hanns SACHS auf die Verminderung des Schuldgefühles hin, die sich aus der Gemeinschaft inzestuöser Phantasien (Tagträume) ergibt.

[21] Ich gehe auf dieses Moment ausführlich in den Kap. XI und XII ein.

[22] FREUD: *Vorlesungen* (Ges. Schr., Bd. VII, S. 379).

Faktors nicht allgemein beeinflußt werden können. Die strenge Behütung der Kindheit verliert an Wert, weil sie gegen den konstitutionellen Faktor ohnmächtig ist; sie ist überdies schwerer durchzuführen als die Erzieher sich vorstellen, und sie bringt zwei neue Gefahren mit sich, die nicht gering zu schätzen sind, daß sie zu viel erreicht, nämlich ein für die Folge schädliches Übermaß von Sexualverdrängung begünstigt, und daß sie das Kind widerstandslos gegen den in der Pubertät zu erwartenden Ansturm der Sexualforderungen ins Leben schickt. So bleibt es durchaus zweifelhaft, wie weit die Kinderprophylaxe mit Vorteil gehen kann und ob nicht eine veränderte Einstellung zur Aktualität einen besseren Angriffspunkt zur Verhütung der Neurosen verspricht.«

ZWEITER TEIL

Frühe Angstsituationen und ihre Auswirkung auf die Gesamtentwicklung

Achtes Kapitel

Frühstadien des Ödipuskonfliktes und der Über-Ich-Bildung

In den nun folgenden Kapiteln beabsichtige ich einen Beitrag zur Genese und zum Aufbau des Über-Ichs zu geben. Die theoretischen Ergebnisse, die ich vorlege, sind das Resultat der direkten Einblicke in die frühesten Entwicklungsvorgänge, die mir die Analysen kleiner Kinder ermöglichten. Diese Analysen ergaben, daß beim kleinen Kinde die Ödipusstrebungen durch die oralen Versagungen ausgelöst werden und daß gleichzeitig auch die Über-Ich-Bildung beginnt.[1] Die genitalen Triebregungen bleiben zunächst verdeckt, da sie sich gegen die prägenitalen Triebregungen im allgemeinen erst im dritten Lebensjahre voller durchsetzen. Damit beginnt die Entwicklungsperiode, die durch das deutliche Hervortreten der genitalen Regungen charakterisiert ist und die wir als Frühblüte der Sexualität und Entwicklungsphase des Ödipuskonfliktes kennen.

Ich will in den folgenden Ausführungen auf die dieser Frühblüte vorausgehenden Entwicklungsvorgänge in großen Zügen eingehen und den Nachweis versuchen, daß die *Frühstadien des Ödipuskonfliktes* und der *Über-Ich-Bildung* in die Entwicklungsperiode fallen, die etwa *zwischen dem ersten halben Lebensjahre und dem dritten Lebensjahre* liegt.

Die Lust am Saugen wird normalerweise durch die Lust am Beißen abgelöst. Ein Mangel an Lustbefriedigung auf der oralsaugenden Stufe führt zu einem verstärkten Lustbedürfnis auf der oralbeißenden Stufe.[2] Die Bedeutung der »Abhängigkeit von den besonderen Verhältnissen der Ernährung«, die Abraham als die Ursache für eine zu lustarme Saugeperiode anführt, ist

[1] Siehe M. KLEIN: *Die Frühstadien des Ödipuskonfliktes* (Int. Ztschr. f. PsA., Bd. XIV, 1928).

[2] ABRAHAM weist (*Psychoanalytische Studien zur Charakterbildung*, S. 40) auf die Tatsache hin, daß gleichermaßen eine unbefriedigend verlaufene zu lustarme Saugeperiode ebenso wie eine zu lustreiche zu einer besonders starken Fixierung an die Lust des Beißens führt. Edward GLOVER betont (*Notes on Oral Character Formation*, Int. Journ. of Psycho-Analysis, Vol. VI, 1925) besonders die Bedeutung der oralen Versagung für die Fixierung, da er für die traumatische Wirkung der zu lustreichen Saugeperiode auch andere als orale Faktoren wirksam findet. Das Entwicklungsergebnis ist auch nach meinen Erfahrungen in den beiden Fällen ein wesentlich verschiedenes.

durch die allgemeine analytische Erfahrung einwandfrei bewiesen. Wir kennen sie als einen der grundlegenden Faktoren für Erkrankungen und Fehlentwicklungen. Die ungünstigen Ernährungsverhältnisse, die man als *äußere Versagung* bezeichnen kann, scheinen aber nicht die einzige Ursache für eine lustarme Säuglingszeit zu sein. Dies geht deutlich daraus hervor, daß manche Kinder saugeunlustig (trinkfaul) sind, wiewohl sie genügend Nahrung erhalten. Die Unfähigkeit, die Saugebefriedigung zu genießen, die in solchen Fällen vorliegt, scheint mir die Folge einer *inneren Versagung* zu sein und geht nach meinen Erfahrungen auf einen abnorm *verstärkten oralen Sadismus* zurück.[3] Allem Anschein nach äußert sich in diesen frühen Entwicklungsvorgängen schon die Polarität von Lebenstrieb und Todestrieb. Die starke Fixierung an die oralsaugende Stufe ist als Ausdruck der Stärke der Libido aufzufassen, das frühe und starke Auftreten des oralen Sadismus zeigt das Überwiegen der destruktiven Komponente an.

Wie wir durch ABRAHAM[4] und VAN OPHUIJSEN wissen, ist die konstitutionelle Verstärkung der der Beißtätigkeit dienenden Zonen (Kaumuskulatur) ein grundlegendes Moment für die starke Fixierung an die oralsadistische Stufe. Die Fälle, in denen äußere Versagung – ungünstige Ernährungsbedingungen – mit einem konstitutionell verstärkten oralen Sadismus, der die Sauglust beeinträchtigt, zusammentrifft, sind es, die zu den schwersten Fehlentwicklungen und Erkrankungen führen. Umgekehrt scheint ein nicht zu frühes und nicht zu vehementes Einsetzen des oralen Sadismus (das einen befriedigenden Verlauf

---

[3] Als ein Beispiel dieser Art führe ich den ausführlich besprochenen Fall *Ernas* (Kap. III) an. Sie hatte noch lange vor Beginn der Zahnung wiederholt die Brust der Mutter durch Beißen beschädigt und war auch ein trinkfaules Kind gewesen. Auch in einigen anderen Fällen, bei denen ein abnorm verstärkter oraler Sadismus vorlag, fand ich, daß die Stillperiode äußerlich ungestört und ohne Schwierigkeiten, in Wirklichkeit aber völlig unbefriedigend war. Diesen Fällen stehen einige andere gegenüber, in denen starke äußere Störungen der Saugeperiode nicht zur Entwicklung eines abnormen oralen Sadismus geführt, sondern eine starke Fixierung an die oralsaugende Stufe hinterlassen hatten. Zum Beispiel hatte Ruth (Kap. II), bei der eine starke oralsaugende Fixierung vorlag, monatelang als Säugling gehungert, da die Mutter nicht genügend Milch hatte. Ein anderer meiner Analysanden hatte niemals Brustnahrung gehabt, sondern war bei der Flasche aufgezogen worden. Auch bei ihm lag zwar ein sehr starker oraler Sadismus, aber auch eine sehr starke Fixierung an die oralsaugende Stufe vor.

[4] Siehe ABRAHAM: *Versuch einer Entwicklungsgeschichte der Libido*, S. 39.

der Saugeperiode zur Voraussetzung hat) eine Vorbedingung für eine normale Entwicklung zu sein.[5]

Damit würde aber auch die Bedeutung des zeitlichen neben der des quantitativen Moments in ein schärferes Licht gerückt. Setzt die Steigerung des oralen Sadismus zu vehement ein, so geraten Objektbeziehung und Charakterbildung zu stark unter die Herrschaft der Ambivalenz und des Sadismus.[6] Die zu frühe Verstärkung des oralen Sadismus hat eine zu frühe Ichentwicklung zur Folge. Wir kennen als einen der Faktoren für die Entstehung der Zwangsneurose das Voraneilen der Ichentwicklung vor der Libidoentwicklung.[7] Eine grundlegende Ursache für eine zu *schnelle Ichentwicklung* sehe ich in dem zu *frühen* und zu *starken* Einsetzen des *oralen Sadismus* und in dem Druck, den die *Angst* auf das unreife Ich ausübt.

FREUD hat seine ursprüngliche Auffassung von der Entstehung der Angst erweitert. Die Annahme, daß die Angst durch direkte Umsetzung aus der Libido entsteht, behält nur mehr eine sehr eingeschränkte Gültigkeit. FREUD zeigt, daß bei dem hungrigen Säugling die Angst infolge Anwachsens der Bedürfnisspannung entsteht, daß aber diese Angstsituation des Säuglings schon ein Vorbild hat, ». . . die Situation der Unbefriedigung, in der Reizgrößen eine unlustvolle Höhe erreichen . . . muß für den Säugling die Analogie mit dem Geburtserlebnis, die Wiederholung der Gefahrsituation sein; das beiden Gemeinsame ist die ökonomische Störung durch das Anwachsen der Erledigung heischenden Reizgrößen, dieses Moment also der eigentliche Kern der ›Gefahr‹. In beiden Fällen tritt die Angstreaktion auf . . .«[8]

Die Tatsache aber, ». . . daß die Angst der Phobien eine Ichangst ist, im Ich entsteht, nicht aus der Verdrängung hervorgeht, sondern die Verdrängung hervorruft«[9], scheint FREUD ein nicht leicht zu lösender Widerspruch zu der ersten Erkenntnis zu sein, daß nämlich in gewissen Fällen die Angst aus der Libido-

---

[5] Als einen anderen grundlegenden Entwicklungsfaktor lernte ich die größere oder geringere Fähigkeit des unentwickelten Ichs, Angst zu ertragen, kennen. Ich gehe auf dieses Moment etwas später ein.

[6] Siehe ABRAHAM: *Psychoanalytische Studien zur Charakterbildung* (Int. Psychoanalytischer Verlag, 1925, S. 40). Siehe auch Edward GLOVER: *The Significance of the Mouth in Psycho-Analysis* (British Journ. of Medical Psychology, Vol. IV, 1924).

[7] FREUD: *Die Disposition zur Zwangsneurose* (Ges. Schr., Bd. V, S. 286).

[8] FREUD: *Hemmung, Symptom und Angst* (Ges. Schr., Bd. XI, S. 78).

[9] FREUD: Ebenda, S. 49.

spannung entsteht. Seine Annahme,[10] »... daß das Ich in der Situation des gestörten Koitus, der unterbrochenen Erregung, der Abstinenz Gefahren wittert, auf die es mit Angst reagiert ...«, scheint FREUD keine genügende Lösung des Widerspruchs. An einer anderen Stelle kommt FREUD, von anderen Erwägungen ausgehend, auf dieses Problem zurück. Er führt die Angstentwicklung auf die Gefahrsituation zurück, auf »jene der Geburt analoge Situation, in der sich das Ich hilflos gegen den wachsenden Triebanspruch findet, also die erste und ursprünglichste der Angstbedingungen«.[11] Ferner definiert FREUD als Kern der Gefahrsituation: »... das Zugeständnis unserer Hilflosigkeit gegen sie, der materiellen Hilflosigkeit im Falle der Realgefahr, der psychischen Hilflosigkeit im Falle der Triebgefahr«.[12]

Der deutlichste Fall der Umsetzung der unbefriedigten Libido in Angst liegt in der durch die Bedürfnisspannung ausgelösten Reaktion des Säuglings vor. Außer dem Affekt der Angst ist aber zweifellos auch der der Wut[13] an dieser Reaktion des Säuglings beteiligt. Es läßt sich schwer entscheiden, wann die Verlötung der destruktiven mit den libidinösen Triebregungen einsetzt. Vieles spricht dafür, daß sie vom Entwicklungsbeginn an besteht und daß die Bedürfnisspannung nur zur Verstärkung des Sadismus beiträgt.

Wir wissen aber, daß der Destruktionstrieb gegen den Organismus gerichtet ist. Er muß vom Ich als Gefahr empfunden werden. Meiner Auffassung nach ist es diese *Gefahr*, die sich als Angst fühlbar macht.[14] Die *Angst* würde demnach aus der

---

[10] FREUD: Ebenda, S. 49.

[11] FREUD: Ebenda, S. 86.

[12] FREUD: Ebenda, S. 109.

[13] Siehe FERENCZI: *Das Problem der Unlustbejahung* (Int. Ztschr. f. PsA., Bd. XII, 1926). – RADÓ hat in seiner Arbeit: *Das Problem der Melancholie* (Int. Ztschr. f. PsA., Bd. XIII, 1927) die Bedeutung des beim Säugling mit der Hungerreaktion zugleich ausgelösten Wutaffektes hervorgehoben, kam aber bezüglich der Auswirkung dieser Wut zu anderen Folgerungen als ich in meinen nun folgenden Ausführungen.

[14] FREUD hat als eine Möglichkeit in Betracht gezogen, daß in gewissen Fällen zur Realangst ein Stück Triebangst, die durch den Destruktionstrieb ausgelöst würde, hinzukommen kann. Er schreibt: »Es mag oft genug vorkommen, daß in einer Gefahrsituation, die als solche richtig geschätzt wird, zur Realangst ein Stück Triebangst hinzukommt. Der Triebanspruch, vor dessen Befriedigung das Ich zurückschreckt, wäre dann der masochistische, der gegen die eigene Person gewendete Destruktionstrieb. Vielleicht erklärt diese Zutat den Fall, daß die Angst-

Aggression entstehen.[15] Da aber, wie wir wissen, die libidinöse Versagung den Sadismus steigert, so löst – wenn auch dieser Auffassung nach auf indirektem Wege – die unbefriedigte Libido auch Angst aus, beziehungsweise steigert sie. Die Annahme FREUDS, daß das Ich möglicherweise in der Abstinenz eine Gefahr wittert, würde demnach doch die Lösung des Problems darstellen. Nur scheint es mir, daß die Gefahr (d. h. die »psychische Hilflosigkeit im Falle der Triebgefahr«) von den destruktiven Triebregungen ausgeht.

FREUD beschreibt, daß die narzißtische Libido, um die Zerstörung des Organismus durch den Todestrieb zu verhindern, diesen nach außen gegen die Objekte abdrängt. Er sieht diesen Prozeß als grundlegend für die sadistische Beziehung zu den Objekten und den Mechanismus der Projektion an. »Ein anderer Anteil des Todestriebes macht diese Verlegung nach außen nicht mit – er verbleibt im Organismus und wird dort mit Hilfe der erwähnten sexuellen Miterregung libidinös gebunden; in ihm haben wir den ursprünglichen erogenen Masochismus zu erkennen.«[16]

Es scheint mir nun, daß das Ich noch einen anderen Weg zur Bewältigung der im Organismus verbleibenden Anteile des Destruktionstriebes einschlägt, daß es nämlich *einen Teil* der *Triebregungen* zur *Abwehr* gegen den *anderen Teil* mobilisiert. Es käme so zu einer Spaltung im Es, die mir der einleitende Schritt für die Entwicklung der Triebhemmungen und für den Prozeß der Über-Ich-Bildung zu sein scheint und vielleicht mit der Urverdrängung zusammenfällt.[17] Man kann annehmen, daß diese

reaktion übermäßig und unzweckmäßig, lähmend, ausfällt.« (*Hemmung, Symptom und Angst.* Ges. Schr., Bd. XI, S. 111.)

[15] In ihrer Arbeit: *Todestrieb und Angst* (Int. Ztschr. f. PsA., Bd. XVII, 1931), die während der Drucklegung dieses Buches erschien, kommt Therese BENEDEK von einer anderen Seite her ebenfalls zur Auffassung, daß die Angst aus dem Destruktionstrieb entsteht. Sie schreibt: »Die Angst ist also keine ›Todesangst‹, sondern sie ist die Wahrnehmung des im Organismus freigewordenen Todestriebes oder des primären Masochismus.«

[16] FREUD: *Das ökonomische Prinzip des Masochismus* (Ges. Schr., Bd. V, S. 379).

[17] FREUD schreibt: »Man kann es derzeit nicht beurteilen, ob etwa das Auftreten des Über-Ichs die Abgrenzung zwischen Urverdrängung und Nachdrängen schafft. Die ersten – sehr intensiven – Angstausbrüche erfolgen jedenfalls vor der Differenzierung des Über-Ichs. Es ist durchaus plausibel, daß quantitative Momente, wie die übergroße Stärke der Erregung und der Durchbruch des Reizschutzes, die nächsten Anlässe der Urverdrängung sind.« (*Hemmung, Symptom und Angst.* Ges. Schr., Bd. XI, S. 31.)

Spaltung dadurch ermöglicht wird, daß gleichzeitig das *einverleibte Objekt* (und zwar sobald der Prozeß der Einverleibung begonnen hat) zum *Träger* der *Abwehr* gegen die *destruktiven* Triebregungen wird.[18]

Die durch die destruktiven Triebregungen ausgelöste *Angst* macht sich – so scheint es mir – im Ich nach *zwei Richtungen* geltend. Sie beinhaltet die *Vernichtung* des *eigenen Körpers* durch die destruktiven Triebregungen, ist also *Angst* vor einer *inneren Triebgefahr.*[19] Zugleich aber zentriert sie, da ja die sadistischen Triebregungen auf das Objekt gerichtet sind, auch um das *Objekt als Gefahrenquelle.* Die mit der Ichentwicklung zugleich einsetzende Realitätsprüfung, die dazu führt, daß das Kind die Mutter als versagendes und gewährendes Objekt kennenlernt, und die ihm so vermittelte Erkenntnis von der Macht des Objektes über die Befriedigung seiner Bedürfnisse, scheint die früheste reale Grundlage für die Angst vor dem Objekt darzustellen. Hiebei wird allem Anschein nach die – *unerträglichere* – *Angst* vor der *inneren* Triebgefahr mit voller Wucht auf das *Objekt verschoben* und so in eine *äußere Gefahr verwandelt.* Der äußeren Gefahr sucht sich das unentwickelte Ich durch Zerstörung des Objektes zu erwehren.

Ich will nun darauf eingehen, wie die Abdrängung des Todestriebes nach außen die Beziehung zu den Objekten beeinflußt und zur vollen Entwicklung des Sadismus führt. Die Steigerung des oralen Sadismus erreicht ihren Höhepunkt während und

---

[18] Ich gehe auf den Prozeß der Verinnerlichung der Objekte später ein und schicke hier nur voraus, daß nach meiner Auffassung das einverleibte Objekt auch gleich in die Rolle des Über-Ichs eintritt.

[19] Von den vielfachen Darstellungen dieser Angst in Frühanalysen greife ich ein Beispiel heraus: Ein fünfjähriger Knabe verwendete in seinen Phantasien gegen gefährliche Feinde wilde Tiere verschiedener Art (Elefanten, Leoparden, Hyänen, Wölfe), denen besondere Rollen zugeteilt waren. Die Elefanten hatten die Feinde zu zerstampfen, die Leoparden sie zu zerreißen, die Hyänen und Wölfe sie zu fressen. Die Vorstellung, daß die in seinen Diensten stehenden wilden Tiere sich gegen ihn selbst wenden könnten, löste bei dem Knaben schwerste Angst aus. Es ergab sich, daß diese gefährlichen Tiere ihm unbewußt die verschiedenen Quellen seines Sadismus bedeuteten (der Elefant den Muskelsadismus, die reißenden Tiere die Nägel und Zähne, die Wölfe die Exkremente usw.). Die Angst, die gefährlichen, von ihm gezähmten Tiere könnten ihn selbst vernichten, galt der Angst vor dem eigenen Sadismus als gefährlichem innerem Feind. – Ich verweise auch auf den volkstümlichen Ausdruck: »Vor Wut platzen.« Ich habe in Frühanalysen für die Vorstellung, die diesem Ausdruck zugrunde liegt, wiederholt Darstellungen erhalten.

nach der Entwöhnung von der Mutterbrust. Sie führt zur vollen Aktivierung und Höchstentwicklung des Sadismus auf allen Quellgebieten. Oralsadistische Phantasien von ganz bestimmtem Charakter, die den Übergang zwischen der oralsaugenden und oralbeißenden Stufe herzustellen scheinen,[20] gehen dahin, sich des inneren Gehaltes der Mutterbrust zu bemächtigen, sie auszusaugen und auszuhöhlen. Das Begehren, auszuhöhlen und auszusaugen, gilt vorerst der Brust, bald aber auch dem Innern des Mutterleibes.[21]

In meiner Arbeit »Frühstadien des Ödipuskonfliktes«[22] habe ich ein frühes Entwicklungsstadium beschrieben, das von aggressiven Tendenzen gegen den Leib der Mutter beherrscht ist. Der leitende Wunsch dieser Phase lautet: den Leib der Mutter des Inhalts zu berauben und ihn zu zerstören.

Allem Anschein nach ist es der *urethrale Sadismus*, der am dichtesten an den *oralen Sadismus* anschließt. Es hat sich mir vielfach bestätigt, daß Phantasien des *Überschwemmens* und Zerstörens durch ungeheure *Urinmengen* (auch im Sinne des Aufweichens, Ertränkens, Verbrennens, Vergiftens) eine *sadistische Reaktion* auf die *Versagung* an *Flüssigkeit* seitens der Mutter darstellen und letzten Endes *gegen die Mutterbrust gerichtet* sind.

Ich möchte hier auf die große, bisher nicht genügend eingeschätzte Bedeutung hinweisen, die nach meinen Erfahrungen dem urethralen Sadismus als Entwicklungsfaktor zukommt.[23]

---

[20] ABRAHAM hebt den vampyrhaften Charakter hervor, der dem Verhalten gewisser Menschen anhaftet, und erklärt ihn durch eine Regression von der oralsadistischen zur oralsaugenden Stufe. (*Psychoanalytische Studien zur Charakterbildung.* Int. Psychoanalytischer Verlag, 1925, S. 44.)

[21] Edward GLOVER äußerte gesprächsweise die Auffassung, daß das Gefühl der Leere im Leibesinnern des kleinen Kindes, das durch mangelnde orale Befriedigung entsteht, eine Grundlage für die Angriffsphantasien auf den Mutterleib bilden könnte. Es wird zum Ausgangspunkt von Phantasien über den gefüllten Leib der Mutter, der in der Phantasie des Kindes jede gewünschte Nahrung enthält. Mein Material, das ich im Sinne dieses Vorschlages Glovers überprüfte, bestätigt seine Auffassung vollauf. Sie scheint mir eine weitere Erklärung des Entwicklungsschrittes, der zwischen dem Aussaugen und Fressen der Mutterbrust und dem Angriff auf ihr Leibesinneres besteht. Glover wies in diesem Zusammenhang auch auf RADÓS Annahme eines »alimentären Orgasmus« (Radó: *Die psychischen Wirkungen der Rauschgifte.* Int. Ztschr. f. PsA., Bd. XII, 1926) hin, auf Grund deren sich die orale Befriedigung auf den Magendarmkanal fortsetzt.

[22] Int. Ztschr. f. PsA., Bd. XIV, 1928.

[23] ABRAHAM weist in seiner Arbeit: *Zur narzißtischen Bewertung der Exkretionsvorgänge in Traum und Neurose* (Klinische Beiträge zur Psychoanalyse. Int.

Die uns wohlbekannten Phantasien des Überschwemmens und Vernichtens mittels großer Urinmengen[24] sowie auch die bekannte Beziehung zwischen Zündeln und Nässen[25] sind nur der deutlichere, weniger verdrängte Ausdruck der sadistischen Regungen, die sich mit der Urethralfunktion verknüpfen. Ich lernte in den Analysen von Kindern und Erwachsenen immer wieder Phantasien kennen, in denen der Urin als eine *brennende, zersetzende, vergiftende* Flüssigkeit, als schleichendes und geheimes Gift phantasiert wurde. Die urethralsadistischen Phantasien haben einen grundlegenden Anteil an der unbewußten Bedeutung des Penis als eines Werkzeuges des Sadismus und auch an den durch diese sadistischen Phantasien bedingten *Potenzstörungen* des Mannes. Das Bettnässen fand ich in einer Reihe von Fällen durch Phantasien dieser Art determiniert. Auch alle anderen Mittel des Sadismus, der Muskelsadismus und der anale Sadismus, richten sich zuerst gegen die (versagende) Mutterbrust, bald aber gegen das Innere des Mutterleibes, der auf diese Weise zum Ziel aller höchstgesteigerten und gleichzeitig wirksamen Mittel des Sadismus wird. Analsadistische Zerstörungswünsche gegen den Mutterleib werden in den Frühanalysen von solchen des Fressens und des Nässens abgelöst und umgekehrt, wobei als ursprünglichstes Begehren immer wieder das Fressen und Zerstören der *Mutterbrust* deutlich wird.[26]

PsA. Verl. 1921, S. 299) an Hand eines Falles mit sehr stark entwickeltem urethralen Sadismus darauf hin, daß wir bei Neurotikern ». . . den Funktionen und Produkten des Darmes und der Blase auch als Trägern feindseliger Regungen begegnen.«

[24] Siehe insbesondere FREUD: *Traumdeutung und Drei Abhandlungen zur Sexualtheorie;* SADGER: *Über Urethralerotik* (Jahrb. f. psychoanalyt. Forschungen, II. Bd., 1910); ABRAHAM: *Über Ejaculatio praecox und Zur narzißtischen Bewertung der Exkretionsvorgänge in Traum und Neurose.* Klinische Beiträge zur Psychoanalyse (Int. PsA. Verl. 1921); RANK: *Psychoanalytische Beiträge zur Mythenforschung* (Int. PsA. Verl. 1919).

[25] Siehe FREUDs Bemerkungen über den Zusammenhang zwischen Zündeln und Nässen in: *Bruchstück einer Hysterie-Analyse* (Ges. Schr., Bd. VIII, S. 73, 74).

[26] ABRAHAM weist darauf hin (*Versuch einer Entwicklungsgeschichte der Libido,* S. 63), daß die kriminellen Phantasien in der Manie vorwiegend der Mutter gelten. Er berichtet von einem Patienten, bei dem das in frappanter Weise zum Ausdruck kam. Dieser hatte sich in der Phantasie mit Kaiser Nero identifiziert, der die Mutter getötet und der auch beabsichtigt hatte, Rom – ein Symbol für die Mutter – zu verbrennen. Abraham fügt hinzu, daß diese Regungen des Sohnes gegen die Mutter sekundär sind und die Zerstörungstendenzen primär dem Vater gelten. Meiner Auffassung nach werden die Angriffe auf den Mutterleib durch die oralsadistischen Angriffe auf die Mutterbrust eingeleitet, sind also primärer

Die *Entwicklungsphase*, in der die in der Phantasie unternommenen *sadistischen Angriffe* gegen den *Mutterleib* dominieren, wird durch die *oralsadistische* Stufe *eingeleitet*, findet mit dem *Abklingen* der *früheren analsadistischen* Stufe ihren *Abschluß* und umfaßt die *Höchstblüte* des *Sadismus* auf allen *Quellgebieten*.

Die Forschungen ABRAHAMS haben uns darüber aufgeklärt, daß wir es bei der Lust am Beißen nicht etwa nur mit einer libidinösen Befriedigung der erogenen Zonen, sondern auch mit einer ausgesprochen destruktiven Begierde, die die Zerstörung des Objektes beinhaltet, zu tun haben. In noch stärkerem Ausmaß gilt dies von dem Entwicklungsstadium der Höchstblüte des Sadismus. Das Bild des kleinen, etwa sechs bis neun Monate alten Kindes, das mit allen Mitteln des Sadismus, mit Zähnen, Nägeln, Exkrementen und seinem ganzen, in der Phantasie zu gefährlichen Waffen verwandelten Körper, die Zerstörung der Mutter anstrebt, scheint nicht nur abschreckend, sondern auch unglaublich. Es ist – wie ich aus Erfahrung weiß – schwer, sich zu der Erkenntnis zu entschließen, daß dieses abschreckende Bild der Wahrheit entspricht. Die Fülle und reichhaltige Grausamkeit der mit diesen Begierden einhergehenden Phantasien, wie wir sie in Frühanalysen mit voller Deutlichkeit und Eindringlichkeit dargestellt sehen, ist überwältigend. Wir haben uns aber schon mit den sadistischen, im Kannibalismus gipfelnden Phantasien des Kindes vertraut gemacht und finden darin eine Erleichterung für die weiterführende Erkenntnis, daß zugleich mit der *Reichhaltigkeit der sadistischen Mittel* sich auch die *Reichhaltigkeit* und *Intensität* der *sadistischen Phantasien steigert.* Die Tatsache der Steigerung scheint mir überhaupt die Erklärung des ganzen Phänomens zu enthalten. Wenn es die libidinöse Versagung ist, die den Sadismus steigert, so wird es verständlicher, daß die nicht zu befriedigenden destruktiven Begierden, die mit den libidinösen verlötet sind – zunächst also die oralsadistischen –, zur wei-

---

Natur. Insofern diese Regungen gegen die Mutter aber durch den primären Haß des Sohnes gegen den im Mutterleib vorausgesetzten väterlichen Penis gesteigert werden, um dieses Objekt zentrieren und in der Zerstörung des väterlichen Penis kulminieren, gelten sie zu einem sehr wesentlichen, für die ganze Entwicklung des Ödipuskonfliktes entscheidenden Ausmaße dem Vater. Meiner Auffassung nach ist also der primäre Haß gegen den Vater zum Teil auf die Mutter verschoben. Auf die Bedeutung dieser Verschiebung für die Sexualentwicklung des Mannes gehe ich in Kap. XII ausführlich ein.

teren Steigerung des Sadismus und der Aktivierung aller seiner Mittel führen.

In Frühanalysen zeigt sich, daß die orale Versagung auch die unbewußte Kenntnis aktiviert, daß die Eltern miteinander eines (zunächst als oral phantasierten) sexuellen Genusses teilhaftig werden. Diese Phantasie löst in dem unter dem Druck der oralen Entbehrung stehenden Kinde den Neid aus, der wiederum den Haß verstärkt. Das Begehren, auszuhöhlen, geht nun dahin, aus beiden Elternteilen (respektive aus deren Organen) alle Flüssigkeit und den sonstigen Inhalt (auch das, was die Eltern im oralen Koitus voneinander empfingen) auszusaugen und zu fressen.[27]

Die Sexualtheorien kennen wir durch FREUD als phylogenetisches Erbgut. Nach meinen Erfahrungen treten diese unbewußten Kenntnisse und Phantasien vom Sexualverkehr der Eltern schon auf dieser ganz frühen Entwicklungsstufe hervor. Der orale Neid bildet einen Antrieb für den Wunsch des Kindes (beiderlei Geschlechts), in den Mutterleib einzudringen, sowie auch für den mit dieser Tendenz verknüpften Wißtrieb.[28] Die Zerstörungstendenzen sind aber sehr bald nicht nur gegen die Mutter allein, sondern, da das Kind phantasiert, daß die Mutter sich im oralen Koitus den Penis des Vaters einverleibe, der Penis in ihrem Leib verbleibe und der Vater mit einer Vielzahl von Penissen ausgestattet ist, auch gegen den väterlichen Penis in ihrem Leibe gerichtet. Die in den tiefsten Schichten so überaus starke Angst des Knaben vor der Mutter als Kastratorin und die mit dieser Angst so eng verknüpfte Vorstellung der *»Frau mit dem Penis«* läßt sich nach meinen Erfahrungen auf die Angst vor der Mutter, deren Leib den Penis des Vater enthält, reduzieren; sie gilt also letzten Endes dem väterlichen, der Mutter einverleibten Organ.[29]

---

[27] M. N. SEARL berichtete (siehe Refer. im Int. Journ. of Psycho-Analysis, Bd. IX, 1928) über Phantasien dieses intensiv oralsadistischen Charakters, die sie bei einem Kinde fand. Das Begehren, aus dem Vater herauszusaugen, was dieser der Mutterbrust entnommen hätte, stand bei diesem Kind im Zusammenhang mit paranoischen Mechanismen. Die starke Wirksamkeit solcher Phantasien, die mit einem intensiven oralen Sadismus verknüpft sind und dementsprechend auch besonders aggressive Regungen gegen das Innere des Mutterleibes einleiten, habe ich seither charakteristisch für die Psychose gefunden.

[28] Siehe ABRAHAM: *Psychoanalytische Studien zur Charakterbildung* (Int. PsA. Verl. 1925).

[29] Felix BOEHM hebt in seiner Arbeit: *Ödipuskomplex und Homosexualität* (Int. Ztschr. f. PsA., Bd. XII, 1926) die Bedeutung der bei Männern häufigen Phantasien hervor, daß in der Vagina der Mutter der Penis des Vaters, den sie

Die Verschiebung der Gefühle von Haß und Angst vom väterlichen Penis auf den ihn beherbergenden Leib der Mutter scheint mir bedeutungsvoll für die Genese psychischer Erkrankungen. Diese Verschiebung, die sich mir auch als ein determinierender Faktor für Störungen der Sexualentwicklung und für die Wendung zur Homosexualität[30] erwiesen hat, kommt so zustande, daß die Angst vor dem der *Mutter einverleibten väterlichen Penis* auf dem für die Verarbeitung der Angst wohlbekannten Wege der *Verschiebung* auf die *geringere Angst* vor einem *mütterlichen* Penis verlegt wird. Die Angst vor dem der Mutter einverleibten väterlichen Penis ist nämlich aus dem Grunde so überwältigend, weil nach dem auf dieser frühen Entwicklungsstufe wirksamen Prinzip der »pars pro toto« der Penis auch den Vater vorstellt. – Der in der Mutter befindliche väterliche Penis bedeutet deshalb eine *Vereinigung* von *Mutter* und *Vater* in einer Person.[31] Diese Vereinigung wird aber vom Kinde als besonders furchterregend und bedrohend empfunden. Ich wies darauf hin, daß der Sadismus auf seinem Höhepunkt um den Koitus der Eltern zentriert ist. Die während der Urszene oder bei den Urphantasien empfundenen Todeswünsche gegen die Eltern sind mit sadistischen Phantasien verbunden. Diese Phantasien, die von außerordentlicher Reichhaltigkeit sind, beinhalten die sadistische Zerstörung der Eltern, und zwar jedes Elternteiles einzeln und beider zusammen.

Bedeutungsvoll in ihren Auswirkungen sind auch die *Phantasien*, in denen sich die Eltern *gegenseitig* durch ihre als gefährliche Waffen phantasierten Genitalien und durch ihre Exkremente *zerstören*. In diesem Zusammenhang lernte ich eine Fülle von Phantasien kennen, in denen zum Beispiel der der Mutter einver-

vom Koitus zurückbehalten habe, verborgen sei. Boehm weist ferner darauf hin, daß »die verschiedenen Vorstellungen vom versteckten weiblichen Penis dadurch ihre pathogene Wirkung erhalten, daß sie unbewußt in Zusammenhang gebracht werden mit der Vorstellung vom großen, gefürchteten, in der Mutter verborgenen Penis des Vaters«. Häufig finden sich ferner in der psychoanalytischen Literatur Hinweise auf Phantasien einer intrauterinen Begegnung mit dem Penis des Vaters, Phantasien intrauteriner Belauschung des elterlichen Koitus, einer dabei erfolgten Verletzung usw.

[30] Siehe Kap. XII dieses Buches.

[31] Wiederholt stellte ich fest, daß in Knabenanalysen Angriffsversuche gegen mich sich insbesondere gegen meinen Kopf, meine Füße oder meine Nase richteten. Die Analyse dieser Angriffe ergab, daß sie nicht nur diesen Körperteilen als solchen galten, sondern daß Kopf, Nase, Füße auch Penisbedeutung besaßen. Wie sich zeigte, war es aber nicht ein weiblicher, sondern ein mir einverleibter oder aufgesetzter väterlicher Penis, gegen den sich diese Angriffe richteten.

leibte Penis in ein gefährliches Tier oder in mit Explosivstoffen geladene Schußwaffen, die Vagina der Mutter auch in ein gefährliches Tier oder in ein Instrument tödlicher Vernichtung (zum Beispiel eine vergiftete Mausefalle) verwandelt wurden. Der Umstand, daß diese Phantasien Wunschphantasien sind (daß also die *Sexualtheorien* zu einem wesentlichen Teil das *Resultat der sadistischen Wünsche* des Kindes sind), hat zur Folge, daß das Kind sich an den phantasierten gegenseitigen Beschädigungen der Eltern *schuldig* fühlt.

Neben der alle Quellgebiete aktivierenden *quantitativen Steigerung* erfolgt auch eine weitere Steigerung des *Sadismus* im Sinne einer *Qualitätsveränderung*. Die in der Phantasie mit allen Mitteln des Sadismus unternommenen *gewaltsamen Angriffe* auf das Objekt ergänzen sich in einem späteren Abschnitt dieser Phase durch versteckte, *geheime*, mit besonders raffinierten *Mitteln* (und deshalb also um so gefährlicher für das *Objekt*) phantasierte *Angriffe*. Während in dem Abschnitt, in dem die gewaltsamen Angriffe vorherrschen, auch die Exkremente als gewaltsame Angriffswaffen phantasiert werden, nehmen in dem durch die geheimen Angriffe charakterisierten Stadium die Exkremente die Bedeutung *explosiver, vergiftender* Stoffe an. Aus allen diesen Momenten ergibt sich eine Fülle und Mannigfaltigkeit der sadistischen Phantasien, die als unerschöpflich bezeichnet werden kann.

Der *gegen* die *koitierenden Eltern* gerichtete *Sadismus* hat zur Folge, daß auch die *Strafe* von *beiden Eltern* gemeinsam erwartet wird. Die Angst wirkt sich aber auf dieser frühen Stufe in einer Intensivierung des Sadismus und in dem um so stärkeren Antrieb aus, das gefährliche Objekt zu zerstören. Gegen die vereinigten Eltern ist demnach ein um so größerer Aufwand von sadistischen Zerstörungswünschen am Werke und eine damit korrespondierende Angst vor ihnen als einer feindlichen Einheit.

Nach meiner Auffassung ist es der Haß gegen den väterlichen Penis, der zugleich mit dem Wunsch, sich genital mit der Mutter zu vereinigen und in ihrem Leibe den dort vorausgesetzten väterlichen Penis zu zerstören, den Ödipuskonflikt des Knaben einleitet. In diesen frühen genitalen Regungen und Phantasien, die in der vom Sadismus beherrschten Entwicklungsphase einsetzen, sehe ich die Frühstadien des Ödipuskonfliktes. Diese Auffassung beruht darauf, daß für diese Regungen schon die Kriterien gelten, die wir als charakteristisch für die Ödipussituation kennen. Es dominieren zwar noch die prägenitalen Regungen, das Kind fühlt aber neben den oralen, urethralen und analen auch schon genitale, auf den andersgeschlechtlichen Elternteil gerichtete Wünsche und Haß und Eifersucht dem gleichgeschlechtlichen Elternteil gegenüber. Auch der Konflikt zwischen Haß und Liebesregungen dem gleichgeschlechtlichen Elternteil gegenüber besteht schon auf dieser frühen Stufe. Ja, man kann sagen, die ganze Schärfe des Ödipuskonfliktes schreibt sich gerade aus der frühen Situation des ganz kleinen Kindes her. Das Mädchen wendet sich in Haß und Enttäuschung von der Mutter ab und dem Vater mit oralen und genitalen Wünschen zu und ist zugleich durch orale Fixierungen und auch seine allgemeine Hilflosigkeit so stark an die Mutter gebunden. Beim Knaben resultiert auf dieser frühen Stufe der Konflikt aus der oralen positiven Bindung an den Vater und den aus der frühen Ödipussituation resultierenden Haßregungen. Daß der frühe Ödipuskonflikt nicht in dem Maße erkennbar ist wie in den späteren Entwicklungsstadien, liegt meiner Meinung nach, neben anderen Faktoren, an den geringeren Ausdrucksmöglichkeiten des kleinen Kindes und an der vagen und komplizierten Objektbeziehung, die auf den frühen Entwicklungsstufen besteht. Ein Teil der Reaktionen des Kindes zum Objekt spielt sich an den Phantasieobjekten ab.[32] Angst und Haß wenden sich oft in überwiegendem Maße diesen – insbesondere den verinnerlichten – Objekten zu, die Beziehung zu den Eltern spiegelt nur einen Teil der im Verhältnis zum Objekt bestehenden Schwierigkeiten wider.[33] Diese äußern sich aber auf vielfache andere Art, zum Beispiel liegt nach meinen Erfahrungen dem Pavor nocturnus und den Phobien des kleinen Kindes immer auch schon der Ödipuskonflikt zugrunde.

Es scheint mir nicht begründet, zwischen den Frühstadien und den späteren Stadien des Ödipuskonfliktes eine scharfe Grenze zu ziehen.[34] Da die *genitalen* Regungen – wie es mir meine

[32] Die phantastischen Objekte ziehen nicht nur den Haß und die Angst, sondern auch positive Gefühle auf sich, die den realen Objekten entzogen werden. Ist die Beziehung zu den phantastischen Objekten im negativen und positiven Sinne überstark, so können sich die sadistischen Phantasien und auch die Wiedergutmachungstendenzen nicht genügend an das reale Objekt heften. Dies führt zu Störungen der Realitätsanpassung der Objektbeziehung.

[33] Ich gehe hierauf später ein.

[34] Ich halte deshalb auch die Unterscheidung, die FENICHEL zwischen der »prägenitalen Vorgeschichte des Ödipuskomplexes« und dem Ödipuskomplex

Erfahrungen erweisen – schon *zugleich* mit den *prägenitalen* Triebregungen einsetzen und diese beeinflussen und modifizieren, da andrerseits zufolge dieser frühen Verquickung den genitalen Regungen auf den späteren Entwicklungsstufen immer auch *prägenitale Anteile* anhaften,[34] bedeutet das Erreichen der genitalen Stufe nur eine *Verstärkung* der genitalen Regungen. Die frühe und starke Verquickung genitaler Regungen mit prägenitalen geht auch daraus hervor, daß bekanntlich die Urszene oder Urphantasien, also genitale Erlebnisse und Phantasien, starke prägenitale Regungen (Nässen, Defäzieren) auslösen, die von sadistischen Phantasien gegen die koitierenden Eltern begleitet sind.

Die frühen *sadistischen*, um den Koitus der Eltern zentrierenden Phantasien bilden nach meinen Erfahrungen den *Kern* der *Masturbationsphantasien*. Ich fand, daß es die destruktiven, mit den libidinösen verlöteten Triebregungen sind, die die Abwehr des Über-Ichs gegen die Masturbationsphantasien (und die Masturbation) aktivieren. Die mit der frühen genitalen Masturbation verbundenen Schuldgefühle sind demnach die Auswirkung der gegen die Eltern gerichteten sadistischen Phantasien. Nach dieser Auffassung sind aber, da die Masturbationsphantasien den Kern des Ödipuskonfliktes enthalten und deshalb wohl als Brennpunkt der gesamten Sexualität aufzufassen sind, die aus den *libidinösen* Triebregungen resultierenden Schuldgefühle die Reaktion auf die *destruktiven* mit den libidinösen verlöteten Triebregungen.[35] Dann wären es aber auch ursprünglich nicht die inzestuösen Triebregungen, die das Schuldgefühl auslösen, sondern die *Inzestscheu* schriebe sich letzten Endes von den *destruktiven* Triebregungen her, die für immer mit den ursprünglichen *inzestuösen* Wünschen verknüpft bleiben.

---

macht, nicht für begründet. (Siehe FENICHEL: *Die prägenitale Vorgeschichte des Ödipuskomplexes.* Int. Ztschr. f. PsA., Bd. XVI, 1930.)

[35] In meinem auf dem Int. Psychoanalytischen Kongreß in Oxford (Juli 1929) gehaltenen Vortrag: *Die Bedeutung der Symbolbildung für die Ichentwicklung* (Int. Ztschr. f. PsA., Bd. XVI, 1930) kam ich diesbezüglich zu folgender Formulierung: »Die Abwehr gegen die libidinösen Triebregungen tritt erst in den späteren Stadien des Ödipuskonfliktes hervor. In den Frühstadien des Ödipuskonfliktes wendet sie sich gegen die mit libidinösen Triebregungen legierten destruktiven Triebe«.

Auch Ernest JONES betonte in seinem auf dem Oxforder Kongreß gehaltenen Vortrag: *Angst, Schuldgefühl und Haß* (Int. Ztschr. f. PsA., Bd. XVI, 1930) die Bedeutung der Aggression für das Schuldgefühl.

Wenn es sich als richtig erweisen sollte, daß der Beginn der Ödipusstrebungen in die Phase der Höchstblüte des Sadismus fällt, so hätten wir uns zu der Erkenntnis zu entschließen, daß es vorwiegend *Haßstrebungen* sind, die den Ödipuskonflikt und die Über-Ich-Bildung einleiten und auch in ihren frühesten und grundlegenden Stadien beherrschen. Diese nach dem bisherigen Stand unserer Wissenschaft zunächst fremdartig anmutende Erkenntnis stimmt aber andrerseits mit unserer Kenntnis überein, daß die Libidoentwicklung von den prägenitalen Stufen zur genitalen fortschreitet. FREUD hebt mehrfach die Tatsache hervor, daß der Haß in der Entwicklung der Liebe vorausgeht. Er schreibt:[36] »Der Haß ist als Relation zum Objekt älter als die Liebe, er entspringt der uranfänglichen Ablehnung der reizspendenden Außenwelt von seiten des narzißtischen Ichs.« Ferner:[37] »Das Ich haßt, verabscheut, verfolgt mit Zerstörungsabsichten alle Objekte, die ihm zur Quelle von Unlustempfindungen werden, gleichgültig, ob sie ihm eine Versagung sexueller Befriedigung oder der Befriedigung von Erhaltungsbedürfnissen bedeuten.«[38]

Nach der bisherigen Auffassung beginnt die Über-Ich-Bildung in der phallischen Phase. »Die Errichtung des Über-Ichs löst den Ödipuskomplex ab, dieser ›zerschellt‹, das Über-Ich ist sein Erbe.«[39] FREUD schreibt ferner:[40] »Die Angst der Tierphobien ist also eine Affektreaktion des Ichs auf die Gefahr; die Gefahr, die hier signalisiert wird, ist die der Kastration. Kein anderer Unterschied von der Realangst, die das Ich normalerweise in Gefahrsituation äußert, als daß der Inhalt der Angst unbewußt bleibt und nur in einer Entstellung bewußt wird.«

[36] FREUD: *Triebe und Triebschicksale* (Ges. Schr., Bd. V, S. 464).

[37] FREUD: Ebenda, S. 463.

[38] In *»Das Unbehagen in der Kultur«* (S. 84) geht FREUD in diesem Punkt noch weiter. Er schreibt dort: »Sie« (die Aggression) »... bildet den Bodensatz aller zärtlichen und Liebesbeziehungen unter den Menschen, vielleicht mit alleiniger Ausnahme der einer Mutter zu ihrem männlichen Kind.« Meine Auffassung, daß der Ödipuskonflikt unter der Vorherrschaft des Sadismus einsetzt, scheint mir diese Feststellungen Freuds zu ergänzen. Die Tatsache, daß in der Objektbeziehung der Haß grundlegend ist, findet eine weitere Erklärung darin, daß eine so grundlegende und für alles Weitere bestimmende Objektbeziehung, wie die zu den Eltern, in der Höchstblüte des Sadismus sich entwickelt. Die der Mutterbrust als erstem Objekt gegenüber empfundene Ambivalenz steigert sich durch die anwachsende orale Versagung und durch das Einsetzen des Ödipuskonfliktes zur vollen Entwicklung des Sadismus.

[39] FREUD: *Der Untergang des Ödipuskomplexes* (Ges. Schr., Bd. V, S. 427).

[40] FREUD: *Hemmung, Symptom und Angst* (Ges. Schr., Bd. XI, S. 67).

Dann ließe sich aber die Angst, die bis zum Beginn des Latenzalters wirksam ist, beim Knaben auf Kastrationsangst und beim Mädchen auf Angst vor dem Liebesverlust reduzieren. Die Über-Ich-Bildung setzt nach dieser Auffassung erst ein, wenn die prägenitalen Stufen überwunden sind, und erfolgt durch eine Regression zur oralen Stufe. FREUD schreibt:[41] »Uranfänglich in der primitiven oralen Phase des Individuums sind Objektbesetzungen und Identifizierungen wohl nicht voneinander zu unterscheiden.« Ferner:[42] »Es« – (das Über-Ich) – »ist in Wirklichkeit der Niederschlag der ersten Objektbesetzungen des Es, der Erbe des Ödipuskomplexes nach dessen Auflassung.«

Nach meinen Ergebnissen erfolgt der *Beginn* des *Ödipuskonfliktes* und der *Über-Ich-Bildung* unter der *Vorherrschaft* der *prägenitalen Regungen*, und der Prozeß der *Über-Ich-Bildung* geht auf einem einfacheren und gradlinigeren Weg vor sich. Die in der *oralsadistischen* Phase *introjizierten Objekte* – die ersten Objektbesetzungen und Identifizierungen – bilden demnach schon das beginnende *Über-Ich.*[43]

Ferner sind es meiner Auffassung nach die destruktiven Triebregungen und die durch sie ausgelöste Angst, die die Über-Ich-Bildung einleiten und in ihren frühesten Stadien beherrschen. Die Bedeutung der Objekte für die Über-Ich-Bildung bleibt auch nach meiner Auffassung vollauf bestehen, sie erscheint aber, wenn wir die Triebregungen als einen grundlegenden Faktor für die Genese des Über-Ichs erkennen, in einem anderen Lichte.

Ich fand, daß die *frühesten Identifizierungen* das *Bild der Objekte, das ihnen zugrunde liegt, in einer verzerrten, irrealen Weise wiedergeben.* Wir wissen durch Abraham,[44] daß auf einer frühen Entwicklungsstufe die realen und die einverleibten Objekte vorwiegend durch ihre Organe repräsentiert sind. Es ist bekannt, daß der väterliche Penis ein Angstobjekt par excellence ist und gefährlichen Waffen verschiedener Art, auch fressenden,

---

41 FREUD: *Das Ich und das Es* (Ges. Schr., Bd. VI, S. 373).

42 FREUD: *Die Frage der Laienanalyse* (Ges. Schr., Bd. XI, S. 352).

43 Susan ISAACS weist in ihrer Arbeit: *Entbehrung und Schuldgefühl* (Int. Ztschr. f. PsA., Bd. XV, 1929) darauf hin, daß Freuds »primäre Identifizierung« einen größeren Anteil an dem Prozeß der Über-Ich-Bildung haben dürfte, als man ursprünglich dachte.

44 ABRAHAM schreibt: »Bezüglich des introjizierten Teiles erscheint noch eine Bemerkung notwendig. Sie bezieht sich auf die regelmäßige Gleichsetzung des Penis mit der weiblichen Brust.« (*Versuch einer Entwicklungsgeschichte der Libido.* S. 84.)

vergiftenden Tieren gleichgesetzt wird, die Vagina unbewußt eine gefahrdrohende Öffnung bedeutet.[45] Diese Gleichsetzungen haben sich mir als ein genereller, für die Über-Ich-Bildung grundlegender Mechanismus erwiesen. Der Kern des Über-Ichs entsteht nach meinen Erfahrungen durch die in der kannibalistischen Phase erfolgende Partialeinverleibung.[46] Die frühen Imagines nehmen die Züge an, die ihnen die prägenitalen Triebregungen aufprägen.[47]

Daß das Ich das verinnerlichte Objekt als einen so grausamen Feind des Es empfindet, würde sich folgerichtig daraus erklären, daß der vom Ich nach außen abgedrängte Destruktionstrieb sich ja gegen das Objekt richtet und daß von diesem deshalb nur Feindseligkeit gegen das Es erwartet werden kann. Allem Anschein nach ist aber an der Entstehung der – wie mir meine Erfahrungen zeigen – sehr frühen und intensiven Angst vor dem verinnerlichten Objekt der phylogenetische Faktor mitbeteiligt. Der Vater der Urhorde war die äußere Kraft, die Triebhemmungen erzwang.[48] Die im Laufe der Menschheitsgeschichte erworbene Angst vor ihm würde, wenn die Verinnerlichung der Objekte beginnt, zum Teil der Abwehr der Angst dienen, die durch den Destruktionstrieb entsteht.[49]

---

[45] Zum Beispiel die in der psychoanalytischen Literatur häufig berichtete Phantasie von der Vagina dentata.

[46] Ich gehe im nächsten und insbesondere im elften Kapitel darauf ein, daß neben der Introjektion phantastisch böser auch die phantastisch guter Imagines vor sich geht, und daß nach und nach, je weiter Realitätsanpassung und Über-Ich-Bildung fortschreiten, die Imagines sich immer mehr den realen Objekten annähern. In diesem Kapitel handelte es sich mir aber darum, ein Bild der Entwicklung des Sadismus und seines Zusammenhanges mit der Über-Ich-Bildung und den frühen Angstsituationen zu geben.

[47] In meiner Arbeit: *Frühstadien des Ödipuskonfliktes* (Int. Ztschr. f. PsA., Bd. XIV, 1928) wies ich darauf hin, daß es nicht einleuchtend scheint, »daß ein Kind von zum Beispiel vier Jahren in sich das irreale, phantastische Bild fressender, schneidender, kastrierender Eltern aufrichten sollte. Es ist aber einleuchtend, daß das zum Beispiel einjährige Kind die durch das Einsetzen des Ödipuskonfliktes ausgelöste Angst in Form von Aufgefressen- und Zerstörtwerden empfindet. Der Wunsch, das Objekt durch Beißen, Fressen, Schneiden zu zerstören, führt eben, weil dieses Objekt zufolge der mit den Ödipusregungen einsetzenden Introjektion des Objektes zu einem strafenden wird, zur Angst, die Strafe in adäquater Weise zu erleiden: das Über-Ich wird ein beißendes, fressendes, schneidendes«.

[48] Siehe FREUD: *Totem und Tabu* (Ges. Schr., Bd. X, S. 188).

[49] Das Ich würde gewissermaßen seine beiden Feinde, das Objekt und den Destruktionstrieb, gegeneinander ausspielen (wobei es allerdings selbst zwischen den beiden gegensätzlichen Instanzen in schwerste Bedrängnis gerät). Daß hiebei der gefürchtete Vater teilweise zum Schutze gegen den Destruktionstrieb dienen

Wir finden in FREUDS Schriften zwei – einander teilweise ergänzende – Auffassungen über die Über-Ich-Bildung. Die eine Auffassung besagt, daß die Strenge des Über-Ichs auf die Strenge des realen Vaters zurückgeht, dessen Verbote und Gebote das Über-Ich wiederholt.[50] Aus einigen Hinweisen geht die andere Auffassung hervor, daß die Strenge des Über-Ichs eine Auswirkung der destruktiven Triebregungen sei.[51]

---

würde, ließe sich vielleicht aus der ebenfalls phylogenetisch erworbenen Bewunderung für die Macht des Vaters erklären. Für diese Annahme spricht, daß wir schon beim ganz kleinen Kinde beiderlei Geschlechtes neben der Angst vor dem Vater auch die unbegrenzte Bewunderung für seine Macht als ein sehr tiefwurzelndes und primäres Gefühl kennenlernen. In dem Maße, als die Entwicklung fortschreitet, spielt ja auch das Über-Ich die Rolle eines zwar strengen, aber nicht ungütigen Vaters. FREUD schreibt: »Und endlich, wenn das Über-Ich durch den Humor das Ich zu trösten und vor Leiden zu bewahren strebt, so hat es damit seiner Abkunft von der Elterninstanz nicht widersprochen.« (*Der Humor.* Ges. Schr., Bd. XI, S. 408.)

50 FREUD schreibt, daß das Ich des Kindes sich infolge der Kastrationsdrohung vom Ödipuskomplex abwendet. Er setzt fort: »Die ins Ich introjizierte Vater- oder Elternautorität bildet dort den Kern des Über-Ichs, welches vom Vater die Strenge entlehnt, sein Inzestverbot perpetuiert und so das Ich gegen die Wiederkehr der libidinösen Objektbesetzung versichert.« (*Der Untergang des Ödipuskomplexes.* Ges. Schr., Bd. V, S. 427.) Ferner: »Seine« (des Über-Ichs) »Beziehung zum Ich erschöpft sich nicht in der Mahnung: So (wie der Vater) sollst du sein, sie umfaßt auch das Verbot: So (wie der Vater) darfst du nicht sein, das heißt nicht alles tun, was er tut; manches bleibt ihm vorbehalten. Dies Doppelangesicht des Ichideals leitet sich aus der Tatsache ab, daß das Ichideal zur Verdrängung des Ödipuskomplexes bemüht wurde, ja, diesem Umschwung erst seine Entstehung dankt. Die Verdrängung des Ödipuskomplexes ist offenbar keine leichte Aufgabe gewesen. Da die Eltern, besonders der Vater, als das Hindernis gegen die Verwirklichung der Ödipuswünsche erkannt werden, stärkte sich das infantile Ich für diese Verdrängungsleistung, indem es dies selbe Hindernis an sich aufrichtete. Es lieh sich gewissermaßen die Kraft dazu vom Vater aus und diese Anleihe ist ein außerordentlich folgenschwerer Akt. Das Über-Ich wird den Charakter des Vaters bewahren, und je stärker der Ödipuskomplex war, je beschleunigter (unter dem Einfluß von Autorität, Religionslehre, Unterricht, Lektüre) seine Verdrängung erfolgte, desto strenger wird später das Über-Ich als Gewissen, vielleicht als unbewußtes Schuldgefühl über das Ich herrschen. Woher es die Kraft zu dieser Herrschaft bezieht, den zwangsartigen Charakter, der sich als kategorischer Imperativ äußert, darüber werde ich später eine Vermutung äußern.« (*Das Ich und das Es.* Ges. Schr., Bd. VI, S. 378–379.)

51 FREUD schreibt: »Jede solche Identifizierung hat den Charakter einer Desexualisierung oder selbst Sublimierung. Es scheint nun, daß bei einer solchen Umsetzung auch eine Triebentmischung stattfindet. Die erotische Komponente hat nach der Sublimierung nicht mehr die Kraft, die ganze hinzugesetzte Destruktion zu binden, und diese wird als Aggressions- und Destruktionsneigung frei. Aus dieser Entmischung würde das Ideal überhaupt den harten, grausamen Zug

Die Folgerungen aus der zweiten Auffassung wurden in der Psychoanalyse nicht gezogen. Die allgemeine Auffassung, die auch zur Basis der Über-Ich-Forschung wurde, geht – wie die Literatur zeigt – dahin, daß das Über-Ich aus dem Elterneinfluß entstehe.

Meine Auffassung, die den *Einfluß der Triebregungen* auf die *Genese des Über-Ichs* in den Vordergrund stellte und betonte, daß das *Über-Ich sich nicht mit den realen Objekten decke*,[52] ist kürzlich von FREUD zum Teil bestätigt worden.[53]

Es scheint mir – ebenso wie ich es für die Frühstadien des Ödipuskonfliktes vorschlug – begründet, die frühen Identifizierungen als *Frühstadien der Über Ich-Bildung* zu bezeichnen. Der Niederschlag dieser Objektbesetzungen macht sich schon auf den frühesten Entwicklungsstufen auf eine Art geltend, die sie als Über-Ich charakterisiert, obwohl sie sich qualitativ und in ihren Auswirkungen von den Identifizierungen der späteren Stufe unterscheiden. So grausam auch dieses unter der *Vorherrschaft des Sadismus gebildete Über-Ich* ist, wird es doch, indem es die Abwehr des Ichs gegen den Destruktionstrieb übernimmt, auch schon auf dieser frühen Stufe die *Instanz*, von der die Triebhemmungen ausgehen.

FENICHEL führt einige Kriterien an,[54] die die »Vorstufen des Über-Ichs«, wie er in Anlehnung an einen Vorschlag Reichs[55] die frühen Identifizierungen nennt, vom eigentlichen Über-Ich

---

des gebieterischen Sollens beziehen.« (*Das Ich und das Es.* Ges. Schr., Bd. VI. S. 400–401.)

[52] Ich traf mich in dieser Auffassung mit Ernest JONES, Edward GLOVER, Joan RIVIERE und M. Nina SEARL, die von verschiedenen Gesichtspunkten aus ebenfalls zum Ergebnis kamen, daß das frühkindliche Phantasieleben und die Libidoentwicklung einen wesentlichen Anteil an der Entwicklung des Über-Ichs nehmen (*Symposium on Child Analysis.* Int. Journ. of Psycho-Analysis, Vol. VIII, 1927). Ich verweise auf die Arbeit von Ernest JONES: *Ursprung des Über-Ichs* (Int. Ztschr. f. PsA., Bd. XII, 1926), in der er darauf hinweist, daß – »wir allen Grund haben anzunehmen, daß die Vorstellung des Über-Ichs ein Knotenpunkt ist, an dem wir ein Zusammentreffen aller dunklen Probleme von Ödipuskomplex und Narzißmus einerseits, Haß und Sadismus andrerseits erwarten dürfen.«

[53] In *Das Unbehagen in der Kultur* (S. 110) schreibt FREUD: »Die Erfahrung aber lehrt, daß die Strenge des Über-Ichs, das ein Kind entwickelt, keineswegs die Strenge der Behandlung, die es selbst erfahren hat, wiedergibt.« Ferner: op. cit. S. 110: »... daß die ursprüngliche Strenge des Über-Ichs nicht – oder nicht so sehr – die ist, die man von ihm erfahren hat oder die man ihm zumutet, sondern die eigene Aggression gegen ihn vertritt.«

[54] FENICHEL: *Die Identifizierung* (Int. Ztschr. f. PsA., Bd. XII, 1926).

[55] REICH: *Der triebhafte Charakter* (Int. PsA. Verl. 1925).

unterscheiden. Sie bestehen lose, unabhängig voneinander. Die Einheitlichkeit, die Strenge, der Gegensatz zum Ich, die Unbewußtheit und Machtstärke, die dem Über-Ich als Erben des Ödipuskomplexes zukommen, fehlen ihnen. Ich finde diese Unterscheidung Fenichels in mehreren Punkten unzutreffend. Gerade das *frühe Über-Ich* ist nach meinen Erfahrungen von *besonderer Strenge*, der Gegensatz zwischen Über-Ich und Ich ist normalerweise in keiner Lebensperiode so stark wie beim kleinen Kinde. Dies erklärt auch, warum auf den frühen Entwicklungsstufen die *Spannung* zwischen *Über-Ich* und *Ich* sich vorwiegend als *Angst* fühlbar macht. Ich fand ferner, daß die Gebote und Verbote des Über-Ichs beim kleinen Kinde nicht weniger unbewußt sind als beim Erwachsenen, und daß sie sich keineswegs mit den Geboten der realen Objekte decken. Berechtigt scheint mir die Feststellung Fenichels, daß das Über-Ich beim Kinde noch nicht so organisiert sei wie beim Erwachsenen. Aber diese Unterscheidung (die überdies keine allgemein gültige ist, da wir bei vielen kleinen Kindern ein konsolidiertes Über-Ich, andrerseits bei vielen Erwachsenen ein schwach organisiertes Über-Ich finden) scheint mir nur die frühkindliche, im Vergleich zum Erwachsenen weniger organisierte Psyche des kleinen Kindes zu charakterisieren. Wir wissen ja auch, daß das Ich des Kindes im Latenzalter organisierter ist als das des kleineren, und nehmen dennoch nicht an, daß das Kind in der ersten Kindheitsperiode kein Ich, sondern Vorstufen des Ichs habe.

Ich habe früher beschrieben, wie in der Phase der Höchstblüte des Sadismus de Steigerung des Sadismus zu einer Steigerung der Angst führt. Die Drohungen des frühen Über-Ichs gegen das Es enthalten alle Einzelheiten der sadistischen, gegen das Objekt gerichteten Phantasien, die auf diese Weise in allen Stükken gegen das Ich zurückgewendet werden. Der *Angstdruck* auf dieser frühen Stufe entspricht also *quantitativ* dem *Ausmaße des Sadismus*,[56] *qualitativ* der *Vielheit* und *Reichhaltigkeit* der *sadistischen Phantasien*.

Die schrittweise Überwindung des Sadismus und die Bewältigung der Angst[57] geht von der fortschreitenden Libidoentwicklung aus. Aber auch das Übermaß der Angst wirkt als Antrieb

---

[56] Siehe KLEIN: *Frühe Angstsituationen im Spiel künstlerischer Darstellungen* (Int. Ztschr. f. PsA., Bd. XVII, 1931).

[57] Ich gehe hierauf im nächsten Kapitel ein.

zu ihrer Überwindung. Die Angst trägt dazu bei, daß die einzelnen erogenen Zonen sich nacheinander verstärken und zur Vorherrschaft drängen. Die Führung der oral- und urethralsadistischen Triebregungen wird durch die der analsadistischen abgelöst. Da die der früheren analsadistischen Stufe eigenen Mechanismen (so gewaltsam sie auch sind) schon im Dienste der Abwehr der auf den früheren Abschnitten dieser Phase ausgelösten Angst stehen, erweist sich die *Angst*, die einerseits ein *entwicklungshemmender Faktor* par excellence ist, zugleich auch als ein die *Sexual- und Ichentwicklung*[58] *förderndes Moment* von grundlegender Bedeutung.

Auf dieser Stufe sind die Wege der Abwehr überaus gewaltsam, da sie zu dem Übermaß des Angstdruckes im Verhältnis stehen. Wir wissen, daß es das als feindlich empfundene, dem Kot gleichgestellte Objekt ist, das auf der früheren analsadistischen Stufe ausgestoßen wird. Meiner Auffassung nach ist es aber schon das in der oralsadistischen Phase introjizierte angsterregende *Über-Ich*, das auf der früheren analsadistischen Stufe zur *Ausstoßung* gelangt. Die Ausstoßung ist somit das Mittel der Abwehr, das das von Angst überwältigte Ich gegen das Über-Ich anwendet. Es stößt die verinnerlichten Objekte aus und projiziert sie zugleich in die Außenwelt. Die Mechanismen der Projektion und Ausstoßung stehen demnach in inniger Verbindung mit dem Prozeß der Über-Ich-Bildung. Ebenso wie das Ich in der Abwehr gegen das Über-Ich eine gewaltsame vernichtende Ausstoßung anstrebt, sucht es sich auch der destruktiven Triebregungen durch gewaltsames Hinausdrängen zu entledigen. FREUD[59] hält den Begriff der Abwehr für angebracht als »allgemeine Bezeichnung für alle die Techniken . . ., deren sich das Ich in seinen eventuell zur Neurose führenden Konflikten bedient, während Verdrängung der Name einer bestimmten solchen Abwehrmethode bleibt, die uns infolge der Richtung unserer Untersuchungen zuerst besser bekannt worden ist«. Die Möglichkeit, ». . . daß die Verdrängung ein Prozeß ist, der eine besondere Beziehung zur Genitalorganisation der Libido hat, daß das Ich zu anderen Methoden der Abwehr greift, wenn es sich der Libido auf anderen Stufen der Organisation zu erwehren

---

[58] Ich gehe auf die Bedeutung der Angst für die Ichentwicklung im Kap. X ausführlicher ein.

[59] FREUD: *Hemmung, Symptom und Angst* (Ges. Schr., Bd. XI, S. 106).

hat ...«, hebt FREUD ausdrücklich hervor.[60] Meine Auffassung findet ferner eine Stütze in den Forschungen ABRAHAMS, der darauf hinweist, »daß die letztere« (der zweiten analen Stufe eigene) »konservative Tendenz, welche dem Objekt Schonung angedeihen läßt, durch den Prozeß der Verdrängung aus der ursprünglichen destruktiven Triebrichtung entstanden ist ...«[61]

ABRAHAM schreibt über die Grenzscheide der beiden sadistisch analen Stufen:[62] »Schätzen wir die Grenzscheide der beiden sadistisch analen Stufen als so bedeutungsvoll ein, so befinden wir uns im guten Einklang mit der herkömmlichen ärztlichen Erfahrung. Denn unsere aus der psychoanalytischen Empirie gewonnene Scheidung fällt praktisch zusammen mit der Abgrenzung von Neurosen und Psychosen in der klinischen Medizin. Nur werden wir nicht versuchen, eine starre Unterscheidung nervöser und geistiger Störungen durchzuführen. Vielmehr sind wir gewärtig, daß die Libido eines Menschen in regressiver Entwicklung die Grenze der beiden sadistisch analen Stufen überschreiten werde, sobald ein entsprechender Krankheitsanlaß gegeben sei und wenn bestimmte, in der individuellen Entwicklung seiner Libido entstandene Fixierungspunkte dazu die Möglichkeit bieten.« Wir wissen, daß der Normale sich vom Neurotiker nicht durch strukturelle, sondern nur durch quantitative Momente unterscheidet. In den eben angeführten Sätzen faßt ABRAHAM den Unterschied zwischen dem Psychotiker und dem Neurotiker auch nur als einen gradweisen auf. Meine psychoanalytische Arbeit am Kinde hat mir nicht nur bestätigt, daß die Fixierungspunkte für die Psychosen in die Entwicklungsstadien fallen, die der zweiten analen Stufe vorausgehen, sondern auch erwiesen, daß diese Fixierungspunkte ebenfalls beim Neurotiker und Normalen – wenn auch in schwächerem Maße – vorliegen.

Wir wissen, daß die Angstquantitäten beim Psychotiker wesentlich größer sind als beim Neurotiker. Die Entstehung einer so überwältigenden Angst auf einer so frühen Entwicklungsstufe (in die nach FREUDS und ABRAHAMS Forschungen die Fixierungspunkte für die Psychosen fallen) scheint aber bisher nicht erklärt. Daß diese ungeheure Angst sich etwa aus der Umsetzung unbe-

---

60 FREUD: *Hemmung, Symptom und Angst* (Ges. Schr., Bd. XI, S. 65).
61 ABRAHAM: *Versuch einer Entwicklungsgeschichte der Libido*, S. 15.
62 ABRAHAM: Ebenda, S. 20.

friedigter Libido herleiten könnte, ist nach den neueren Resultaten Freuds in »Hemmung, Symptom und Angst« nicht anzunehmen. Die phantastische Angst, von den Eltern gefressen, zerschnitten, getötet zu werden, kann keine Realangst sein. Wenn wir aber annehmen, daß diese übermäßige Angst nur eine Auswirkung intrapsychischer Vorgänge sein kann, so stünde diese Auffassung meiner Annahme nahe, daß die Angst der frühen Entwicklungsstufen durch die destruktiven Triebregungen und das frühe Über-Ich verursacht wird.

Der Druck, mit dem das Über-Ich auf einer frühen Entwicklungsstufe die destruktiven Tendenzen abwehrt und der in Ausmaß und Qualität mit den sadistischen Phantasien korrespondiert, wirkt sich meiner Auffassung nach in frühesten Angstsituationen aus. Diese stehen in enger Beziehung zu den verschiedenen Abschnitten der vom Sadismus beherrschten Phase. Sie lösen bestimmte Abwehrmechanismen im Ich aus und haben meiner Erfahrung nach sowohl für den Charakter der psychotischen Erkrankung als auch für die Entwicklung im allgemeinen spezifische Bedeutung.[63] Bevor ich aber den Versuch unternehme, die Beziehung zwischen den frühen Angstsituationen und dem spezifischen Charakter psychotischer Erkrankungen zu untersuchen, muß ich zunächst darauf eingehen, wie sich Über-Ich-Bildung und Entwicklung der Objektbeziehung zueinander verhalten.

Die Annahme, daß der Kern des Über-Ichs auf einer so frühen, der Realität noch so fernen Stufe der Ichentwicklung sich bildet, wirft ein neues Licht auf die Entwicklung der Objektbeziehung.

Der Umstand, daß das Bild der Objekte von den eigenen sadistischen Triebregungen verzerrt wird, hat auch zur Folge, daß nicht nur der Einfluß der realen Objekte und der Objektbeziehung auf die Über-Ich-Bildung – im Vergleich zu der bisherigen Annahme – in ein anderes Licht gerückt wird, sondern daß die *Bedeutung* der *Über-Ich-Bildung* für die *Objektbeziehung* wächst.

Wenn die Introjektion der – zunächst allerdings nur in vagen Umrissen durch die Organe repräsentierten – Objekte begonnen hat, so setzt, wie ich früher nachzuweisen versuchte, die *Angst* vor den *introjizierten Objekten* die Mechanismen der *Aussto-*

[63] FREUD schreibt: »Möglicherweise bestehen auch engere Beziehungen zwischen der wirksamen Gefahrsituation und der Form der auf sie folgenden Neurose.« (*Hemmung, Symptom und Angst.* Ges. Schr., Bd. XI, S. 84–85.)

ßung und *Projektion* in Gang. Es kommt nun zu einer *Wechselwirkung* zwischen *Projektion* und *Introjektion*, die sowohl für die *Über-Ich-Bildung* wie auch für die Entwicklung der *Objektbeziehung* und *Realitätsanpassung* von grundlegender Bedeutung ist. Der fortgesetzte, stetige Antrieb zur Projektion der angsterregenden Identifizierungen auf das Objekt wirkt sich allem Anschein nach in dem verstärkten Antrieb zu immer wieder erneuter Introjektion des Objekts aus und wird so ein bestimmender Faktor auch für die Entwicklung der Objektbeziehung.[64]

Die Wechselwirkung zwischen Objektbeziehung und Über-Ich äußert sich, wie mir scheint, auch in der Tatsache, daß die Methoden, die das Ich dem Objekt gegenüber anwendet, auf allen Entwicklungsstufen mit denjenigen korrespondieren, die das Über-Ich dem Ich, das Ich dem Über-Ich und dem Es gegenüber in Anwendung bringt. Die Abwehr der Angst vor gewalttätigen, introjizierten und äußeren Objekten führt in der vom Sadismus beherrschten Phase zu verstärkter – in der Phantasie vorgenommener – Zerstörung des Objekts. Die Beseitigung des Objekts würde demnach teilweise dem Bestreben dienen, die unerträglichen Drohungen des Über-Ichs zum Schweigen zu bringen. Diese Reaktion setzt die Ingangsetzung des Projektionsmechanismus nach zwei Seiten voraus. Das Ich setzt das Objekt an Stelle des Über-Ichs, von dem es sich befreien möchte. Das Objekt vertritt aber auch das Es, dessen sich das Ich ebenfalls zu entledigen strebt. Auf diese Weise vermehren sich die dem Objekt geltenden primären Haßquantitäten um die dem Es und dem Über-Ich geltenden.[65] Es scheint, daß bei Individuen, bei denen die frühen Angstsituationen überstark sind und die die Abwehrmechanismen dieser frühen Stufe beibehalten haben, die *Angst* vor dem *Über-Ich* (wenn sie aus äußeren oder intrapsychischen Gründen ein gewisses Maß überschreitet) zur *Vernichtung* des *Objekts* treibt und so die Grundlage für die Entwicklung zum Verbrecher bildet.[66] In der überstarken Wirksamkeit dieser

[64] FREUD schreibt: »Es« (das Ich) »nimmt die dargebotenen Objekte, insofern sie Lustquellen sind, in sein Ich auf, introjiziert sich dieselben (nach dem Ausdruck Ferenczis) und stößt andrerseits von sich aus, was ihm im eigenen Innern Unlustanlaß wird. (Siehe später den Mechanismus der Projektion.)« (*Triebe und Triebschicksale.* Ges. Schr., Bd. V, S. 461.)

[65] Theodor REIK hat in seiner Arbeit (enthalten in: *Der Schrecken*, Int. PsA. Verl., 1927) ausgeführt, daß die Angst den Haß steigert.

[66] Wenn aber auf den frühesten Stufen der Ichentwicklung die Angst die de-

frühen Angstsituationen sehe ich auch einen grundlegenden Faktor für die *Schizophrenie.* Ich kann für diese Auffassung in diesem Rahmen nur einige Hinweise geben. Die Projektion des angsterregenden Über-Ichs auf das Objekt verstärkt, wie ich hervorhob, den Haß gegen das Objekt und somit auch die Angst vor diesem. Sie verwandelt, wenn Aggression und Angst überstark sind, auch die Außenwelt in eine Stätte des Schreckens und die Objekte in Feinde. Die Verfolgung droht nun nicht nur von den *introjizierten* Feinden, sondern auch von der *Außenwelt.* Ist die Angst übermäßig, oder ist das Ich unfähig, sie zu ertragen, so versucht es, sich der *Angst* vor den *äußeren Feinden* durch *Einstellung* der *Projektionsmechanismen* zu entziehen. Damit wird zugleich die weitere Introjektion der Objekte und die Weiterentwicklung der Realitätsbeziehung gestört.[67, 68] Das Individuum wäre um so stärker der Angst vor dem introjizierten Objekt ausgeliefert. Diese Angst beinhaltet Angriffe und Beschädigungen verschiedener Art durch einen *unentrinnbaren Feind* im *Leibesinnern* und ist allem Anschein nach auch eine der tiefsten Quellen der *Hypochondrie.* Das Übermaß dieser Angst, die nicht der Verarbeitung und Verschiebung zuzuführen ist, löst offenbar besonders gewaltsame Abwehrmethoden aus. Die Störung des Projektionsmechanismus scheint auch mit der Negierung der intrapsychischen Realität[69] einherzugehen, etwa derart, daß nicht nur die *Angstquelle*, sondern auch der *Angstaf-*

---

struktiven Triebregungen steigert und dazu treibt, das gefährliche Objekt zu zerstören und zu beseitigen, so würden wir die Erforschung des Seelenlebens des Verbrechers und möglicherweise dessen Heilung nur von einer Analyse dieser tiefsten Seelenschichten zu erwarten haben.

[67] Siehe KLEIN: *Die Bedeutung der Symbolbildung für die Ich-Entwicklung* (Int. Ztschr. f. PsA., Bd. XVI, 1930).

[68] Melitta SCHMIDEBERG hat darauf hingewiesen, daß in der Schizophrenie die Absperrung von der Außenwelt mittels der Flucht zum guten inneren Objekt durchgeführt wird, indem die Projektion aufgegeben und die Liebe zum inneren Objekt narzißtisch überkompensiert wird, um der Angst vor den bösen introjizierten und realen Objekten zu entgehen. (*The Rôle of Psychotic Mechanisms in Cultural Development.* Int. Journ. of PsA., Vol. XI, 1930, und *A Contribution to the Psychology of Persecutory Ideas and Delusions.* Int. Journ. of PsA., Vol. XII, 1931.)

[69] FERENCZI hat darauf hingewiesen, daß die volle Ableugnung der Realität eine ganz frühe Reaktionsweise der Psyche ist und daß die Fixierungspunkte für die Psychosen in diesem ganz frühen Entwicklungsstadium liegen dürften. (*Entwicklungsstufen des Wirklichkeitssinnes.* Int. Ztschr. f. PsA., Bd. I, 1913.)

fekt negiert,[70] gewissermaßen ausgeschaltet wird.[71] Eine Reihe von Erscheinungen, die zum Krankheitsbilde der Schizophrenie gehören, ließen sich aus dem Bestreben des Kranken, den inneren Feind abzuwehren, zu beherrschen, zu bekämpfen usw. erklären. Zum Beispiel könnte demnach die *Katatonie* als Versuch aufgefaßt werden, das *introjizierte* Objekt zu *lähmen*, unbeweglich zu erhalten, und so unschädlich zu machen.[72]

Dem frühesten Abschnitt der vom Sadismus beherrschten Phase entspricht der gewalttätige Charakter der Angriffe auf das Objekt. In einem späteren Abschnitt dieser Phase, der mit der früheren analen Stufe zusammenfällt und in dem die analsadistischen Triebregungen die Führung übernehmen, dominieren die geheimen, mit vergiftenden, explosiven Waffen unternommenen Angriffe: die *Exkremente* stellen nun *Giftstoffe* dar.[73] Diese Phantasien, in denen die *Fäzes* in *Verfolger*[74] gegen die Objekte umgeschaffen und durch eine Art Magie (in der ich die Grundlage der schwarzen Magie sehe) auf geheime und versteckte Art

[70] Nach Melitta SCHMIDEBERG dient das Negieren des Angstaffektes zum Teil dazu, das introjizierte Objekt, dem die Affekte gleichgesetzt werden, zu verleugnen. (*A Contribution to the Psychology of Persecutory Ideas and Delusions.* Int. Journ. of Psycho-Analysis, Vol. XII, 1931.)

[71] LAFORGUE: *Skotomisation in der Schizophrenie* (Int. Ztschr. f. PsA., Bd. XII, 1926) hat für diesen Abwehrmechanismus die Bezeichnung Skotomisation vorgeschlagen und auf die Bedeutung der Skotomisation für die Schizophrenie hingewiesen.

[72] Nach Melitta SCHMIDEBERG wird die Katatonie als Totsein empfunden, um den verschiedenen gefürchteten Angriffen von innen und außen zu entgehen (op. cit.).

[73] Siehe KLEIN: *Die Bedeutung der Symbolbildung für die Ich-Entwicklung* (Int. Ztschr. f. PsA., Bd. V, 1930), ferner: *A Contribution to the Theory of Intellectual Inhibition.* (Int. Journ. of Psycho-Analysis, Vol. XII, 1931). – Kürzlich hat FENICHEL (*Über respiratorische Introjektion.* Int. Ztschr. f. PsA., Bd. XVII, 1931) über sadistische Phantasien berichtet, in denen »die Exekutive des Tötens den Exkrementen übertragen wurde« (mittels explosiver, vergiftender Fäzes und vergiftendem Urin). Diese Phantasien hatten die Angst, durch Exkremente vergiftet zu werden, zur Folge. Fenichels Ausführungen scheinen mir eine Bestätigung der Ergebnisse zu sein, zu denen ich in den oben zitierten Arbeiten kam.

[74] Wir wissen durch van OPHUIJSEN: (*Über die Quelle der Empfindung des Verfolgtwerdens.* Int. Ztschr. f. PsA., Bd. VI, 1920) und STÄRCKE: (*Die Umkehrung des Libidovorzeichens beim Verfolgungswahn.* Int. Ztschr. f. PsA., Bd. V, 1919), daß in der Paranoia der »Verfolger sich auf die unbewußte Vorstellung von einem Skybalum im Darm des Kranken zurückführen läßt, das mit dem Penis des Verfolgers gleichgesetzt wird.« Ich fand, daß die Angst vor dem ›Stuhlstück als Verfolger‹ letzten Endes auf die sadistischen Phantasien, in denen Urin und Fäzes als vergiftende, zerstörende Angriffswaffen gegen den Mutterleib verwendet werden, zurückgeht.

in den Anus (und in andere Körperöffnungen) der Objekte hineinbefördert[75] und in deren Leibesinnern belassen werden, lösen die *Angst* vor den *eigenen Exkrementen* (als für den eigenen Körper gefährlichen und beschädigenden Stoffen) wie auch vor den *einverleibten Exkrementen* der *Objekte* aus (da von diesen die gleichen geheimen Angriffe mittels gefährlicher Exkremente erwartet werden). Sie bilden eine Grundlage für die Angst vor vielen Verfolgern im Leibesinnern sowie auch für die Vergiftungsangst und hypochondrische Befürchtungen.

Diese Phantasien erhöhen aber auch die angsterregende Wirkung der Gleichsetzung vom introjizierten Objekt mit Kot.[76] Denn das introjizierte Objekt wird um so gefährlicher, weil es dem vergiftenden, gefährlichen Skybalum gleichgesetzt wird. Die infolge der urethralsadistischen Triebregungen als *gefährlich* (brennend, schneidend, vergiftend) phantasierte Beschaffenheit des *Urins* bereitet aber auch den Boden vor für die unbewußte Auffassung des *Penis* als eines *sadistischen Organs* und damit auch für die Angst vor dem gefährlichen verinnerlichten Penis des Vaters (des Verfolgers).[77] Auf diese Weise erhöht die sadistische, in der Phantasie erfolgende Umschaffung der Exkremente in gefährliche Stoffe die Angst vor dem verinnerlichten Verfolger.

In der Phase, in der die Angriffe mittels der vergifteten Exkremente dominieren, wird entsprechend den reichhaltigeren und raffinierteren Mitteln des Sadismus auch die Angst vor analogen, von den introjizierten und äußeren Objekten erwarteten Angriffen vervielfältigt. Sie steigert auch die Wirksamkeit der Projektionsmechanismen zum Höchstmaße. Die *Angst* wird *ausgebreitet* und in der Außenwelt auf viele Objekte und Gefahrquellen verteilt. Es werden nun von einer *Vielzahl* von *Verfolgern*[78] in der Außenwelt Angriffe befürchtet, und der ge-

[75] RÓHEIM führt aus, daß der schwarze Zauberer der Primitiven dadurch Menschen krank macht oder tötet, daß er in ihren Körper Exkremente oder deren Ersatz hineinzaubert. (*Nach dem Tode des Urvaters.* Imago, Bd. IX, 1923.)

[76] ABRAHAM hat ausgeführt, daß das gehaßte Objekt dem Kot gleichgesetzt wird. (*Versuch einer Entwicklungsgeschichte der Libido.*) Siehe auch RÓHEIM (*Nach dem Tode des Urvaters.* Imago IX, 1923) und SIMMEL (*Doktorspiel, Kranksein und Arztberuf.* Int. Ztschr. f. PsA., Bd. XII, 1926).

[77] Siehe KLEIN: *A Contribution to the Theory of Intellectual Inhibition* (Int. Journ. of Psycho-Analysis, Vol. XII, 1931).

[78] Außer dieser analsadistischen Grundlage (die Vielzahl der verfolgenden Fäzes) hat die Angst vor einer Vielzahl von Verfolgern auch orale Grundlagen. Meinen Erfahrungen nach trägt die Sexualtheorie, daß die Mutter sich jedesmal

heime und listige Charakter der erwarteten Angriffe führt zu einer verschärften, mißtrauischen Beobachtung der Außenwelt und so zu einer gesteigerten, wenn auch einseitig verschobenen Realitätsbeziehung. Die *Angst* vor dem *introjizierten* Objekt wirkt als *stetiger Antrieb* zur *Projektion*.

Ich sehe die Fixierungsstelle für die *Paranoia* in dem Abschnitt der Phase der Höchstblüte des Sadismus, in dem die *Angriffe* auf den *Mutterleib* und den dort vorausgesetzten *Penis* des *Vaters* mittels der *vergiftenden* gefährlichen *Exkremente* erfolgen.[79] Beziehungs- und Verfolgungswahn scheinen mir in diesen Angstsituationen ihre Quelle zu haben.[80]

Die Angst vor dem introjizierten Objekt wäre meiner Auffassung nach ein Antrieb zur Projektion dieser Angst in die Außenwelt.[81] Dabei werden Organe, Objekte, Fäzes und Dinge, ferner das verinnerlichte Objekt dem äußeren gleichgesetzt und zugleich die Angst vor dem äußeren Objekt durch Gleichsetzung

---

im Koitus einen neuen Penis einverleibe und der Vater mit einer Vielzahl von Penissen ausgestattet ist, zur Angst vor vielen Verfolgern bei.

Melitta SCHMIDEBERG faßt die Vielzahl der Verfolger als Projektion der oralsadistischen Angriffe auf den väterlichen Penis auf, indem angenommen wird, daß aus jedem der Teilstücke ein neues Angstobjekt entsteht. (*The Rôle of Psychotic Mechanisms in Cultural Development.* Int. Ztschr. f. PsA., Bd. XI, 1930.)

79 Vgl. meine Arbeit: *Die Bedeutung der Symbolbildung für die Ichentwicklung.* Diese Auffassung stimmt mit den Ergebnissen *Abrahams* überein, daß beim Paranoiker die Libido auf die frühere anale Stufe regrediert, da die von mir angenommene Phase der Höchstblüte des Sadismus durch die oralsadistischen Triebregungen eingeleitet wird und mit dem Abklingen der frühen analen Phase abschließt. Der hier beschriebene Abschnitt dieser Phase, den ich für grundlegend für die Paranoia halte, fällt somit unter die Vorherrschaft der früheren analen Stufe. Meine Auffassung stellt eine Ergänzung der Forschung *Abrahams* dar, indem sie für diese Phase das höchstgesteigerte Zusammenwirken der verschiedenen Mittel des Sadismus, insbesondere auch neben den oralsadistischen die grundlegende Bedeutung der urethralsadistischen Regungen hervorhebt und Einzelheiten über den Aufbau der Phantasien erbringt, in denen die analsadistischen Triebregungen der früheren Stufe sich auswirken.

80 Seither hat Melitta SCHMIDEBERG über zwei Fälle berichtet, in denen die wahnhaften Verfolgungs- und Beziehungsideen auf diese Angstsituationen zurückgingen. (*A Contribution to the Psychology of Persecutory Ideas and Delusions.* Int. Journ. of Psycho-Analysis, Vol. XII, 1931.)

81 Die Zerstörungswünsche gegen die durch Organe vertretenen Objekte lösen Angst vor den Organen und den Objekten aus. Diese Angst trägt neben dem libidinösen Interesse zur Gleichsetzung dieser Organe mit anderen Dingen bei und treibt dann von den durch diese Gleichsetzung zu Angstobjekten verwandelten Dingen weg zu immer neuen und anderen Gleichsetzungen und damit zur Entwicklung der Symbolik. (Siehe KLEIN: *Die Bedeutung der Symbolbildung für die Ichentwicklung.* Int. Ztschr. f. PsA., Bd. V, 1930.)

der äußeren Objekte untereinander auf eine Vielzahl von Objekten verteilt.[82, 83]

Diese für eine frühe Entwicklungsstufe charakteristische zum Teil auf Angst beruhende Beziehung zu einer Vielzahl von Objekten scheint mir ein weiterer Schritt auf dem Weg zur Objektbeziehung und Realitätsanpassung zu sein, da ja die ursprüngliche Objektbeziehung nur ein einziges Objekt (die Mutterbrust = Mutter) beinhaltet. Diese Objekte befinden sich nun aber in der Phantasie des kleinen Kindes an jener Stätte, die der vornehmste Gegenstand der destruktiven und libidinösen Triebregungen, zugleich aber auch die des einsetzenden *Wißtriebes* ist – nämlich im Innern des *Mutterleibes*. Indem der sich steigernde Sadismus sich des Innern des Mutterleibes bemächtigt, wird dieser zur Repräsentanz des Objektes, zugleich aber auch der Außenwelt und Realität. Auch ursprünglich fällt ja das durch die Brust repräsentierte Objekt mit der Außenwelt zusammen; nun aber stellt der Mutterleib Objekt und Außenwelt in erweitertem Sinne dar, denn er wird zur Stätte, welche die (auf Grund der Ausbreitung der Angst) vervielfältigten Objekte enthält. Somit stellen die auf den *Mutterleib* gerichteten sadistischen *Phantasien* eine *grundlegende Beziehung* zur *Außenwelt* und *Realität* her. Die Aggression und die aus ihr resultierende Angst sind demnach eine der Grundlagen der Objektbeziehung. Zu gleicher Zeit aber ist die Libido am Werke und beeinflußt die Objektbeziehung. Die libidinösen Beziehungen zu den Objekten und die Einflüsse der Realität bilden ein Gegengewicht gegen die Angst vor inneren und äußeren Feinden. Der Glaube an gütige, helfende Gestalten, der auf der Wirksamkeit der Libido beruht,[84] läßt die realen Objekte immer stärker hervortreten und die phantastischen Imagines zurücktreten. Die *Wechselwirkung* zwischen *Über-Ich-Bildung* und *Objektbeziehung*, die auf der Wechselwirkung von *Projektion* und *Introjektion* beruht, be-

---

[82] Wie FERENCZI gezeigt hat, sucht das kleine Kind mittels der Identifizierung – der Vorstufe der Symbolik – seine Organe und Tätigkeiten in jedem Ding wiederzufinden. (*Zur Augensymbolik*.)

[83] Nach Ernest JONES (*Die Theorie der Symbolik*. Int. Ztschr. f. PsA., Bd. V, 1919) ermöglicht das Lustprinzip den Vergleich zweier sonst ganz verschiedener Dinge auf Grund einer interessebetonten Ähnlichkeit. Diese Auffassung betont die Bedeutung des libidinösen Interesses als eines grundlegenden Faktors für die Identifizierung und die Symbolik.

[84] Siehe KLEIN: *Die Rollenbildung im Kinderspiel* (Int. Ztschr. f. PsA., Bd. XV, 1929).

einflußt grundlegend die Entwicklung. Auf den frühesten Stufen bewirkt die Projektion der angsterregenden Imagines in die Außenwelt, daß diese als eine Stätte von Gefahren, die Objekte als Feinde empfunden werden. Die gleichzeitig erfolgende Introjektion der realen, gütigen Objekte wirkt aber dem Druck der angsterregenden Imagines entgegen und trägt dazu bei, diesen Druck zu mildern. In diesem Lichte betrachtet, wäre die *Über-Ich-Bildung* sowohl wie auch die *Objektbeziehung* und die *Realitätsanpassung* das Resultat der *Wechselwirkung* zwischen der *Projektion* der eigenen *sadistischen Antriebe* und der *Introjektion* der *Objekte*.

NEUNTES KAPITEL

Beziehungen zwischen der Zwangsneurose und den Frühstadien der Über-Ich-Bildung

In meinen bisherigen Ausführungen habe ich mich mit den Inhalten und Auswirkungen der frühen Angstsituationen befaßt. Im folgenden will ich näher darauf eingehen, in welcher Weise diese Angstsituationen durch die Einwirkung der Libido und die Beziehung zu den realen Objekten modifiziert werden.

Die orale Versagung führt zur Suche nach neuen Lustquellen.[1] Das Mädchen wendet sich von der Mutter ab. Der Penis des Vaters wird nun das zunächst orale Objekt der Befriedigung, wobei sich aber auch schon genitale Strebungen geltend machen[2].

Auch beim Knaben ergibt sich aus der oralsaugenden Position infolge der Gleichsetzung von Mutterbrust und Penis eine positive Beziehung zum Penis des Vaters.[3] Die oralsaugende Fixierung an den väterlichen Penis hat sich mir als ein grundlegender Faktor für die echte Homosexualität erwiesen.[4] Normalerweise wirken beim Knaben dieser Fixierung an den väterlichen Penis die aus den beginnenden Ödipusstrebungen resultierenden Gefühle von Haß und Angst entgegen.[5] Bei geglückter Entwicklung

[1] Edward GLOVER wies darauf hin, daß die Versagung ein die Entwicklung förderndes Moment ist (*Notes on Oral Character-Formation.* Int. Journ. of Psycho-Analysis. Vol. VI, 1925).

[2] Siehe KLEIN: *Die psychologischen Grundlagen der Frühanalyse* (Imago, Bd. XII, 1926) und *Frühstadien des Ödipuskonfliktes* (Int. Ztschr. f. PsA., Bd. XIV, 1928).

[3] ROHEIM hat in seiner Arbeit: *Nach dem Tode des Urvaters* (Imago, Bd. IX, 1923) ausgeführt, daß der Urvater für die Söhne – indem sie seine Leiche verzehrten – die Bedeutung der nährenden Mutter annahm. Sie übertrugen dadurch die Liebe, die sie bis dahin nur für die Mutter empfunden hatten, auch auf den Vater. Auf diese Weise wurde in die bis dahin rein negative Beziehung zum Vater ein positives Element eingeführt.

[4] Vgl. FREUD: *Eine Kindheitserinnerung des Leonardo da Vinci* (Ges. Schr., Bd. IX, S. 398). – Ich gehe auf diese Entwicklungsvorgänge in Kapitel XII (bei Besprechung der Sexualentwicklung des Knaben) ausführlicher ein.

[5] Die Gründe dieses Übergangs von Vorliebe zu Abneigung illustriert folgender Vorgang, den ich gelegentlich beobachtete. Ein kleiner Knabe zeigte in den der Entwöhnung folgenden Monaten eine Vorliebe für Fischspeisen, zugleich aber auch ein starkes allgemeines Interesse für Fische. Im Alter von einem Jahr beobachtete er oft mit gespannter – deutlich lustvoller – Aufmerksamkeit, wie die Mutter in der Küche den Fisch tötete und zum Kochen vorbereitete. Bald darauf entwikkelte der Knabe eine lebhafte Abneigung gegen Fischspeisen, die sich auf den

bildet die positive Beziehung zum Penis des Vaters die Grundlage für ein gutes Verhältnis zum eigenen Geschlecht und ermöglicht zugleich eine volle heterosexuelle Entwicklung. Die *oral-saugende* Beziehung zum *väterlichen Penis*, die beim *Knaben* unter gewissen Umständen zur Grundlage der *Homosexualität* wird, leitet beim *Mädchen* normalerweise die *heterosexuellen* Strebungen und den *Ödipuskonflikt* ein. Mit der Zuwendung zum Vater (beziehungsweise beim Knaben der neuerlichen Zuwendung zur Mutter als genitalem Liebesobjekt) wird dem libidinösen Begehren ein neues Ziel gesetzt; das Genitale macht sich geltend.

Ich fand, daß alle prägenitalen Positionen und auch die genitale Stufe schnell nacheinander in jener frühen Entwicklungsphase besetzt werden, die ich als Phase der Höchstblüte des Sadismus bezeichnete. Was dann erfolgt, ist ein Ringen der Libido mit den destruktiven Triebregungen, durch das die Libido schrittweise ihre Positionen befestigt.

Neben der Polarität von *Destruktionstrieb* und *Libido* scheint die *Wechselwirkung* zwischen den beiden Triebarten ein grundlegender Faktor für die Dynamik der seelischen Abläufe zu sein. Die unlösliche Verbindung zwischen Destruktionstrieb und Libido stellt diese weitgehend unter die Herrschaft der destruktiven Triebe. Der vom Todestrieb beherrschte Kreislauf, der dahin wirkt, daß die Aggression Angst auslöst und die Angst die Aggression verstärkt, wird durch die Einwirkung der Libido durchbrochen, wenn sie an Kraft gewinnt. Der Lebenstrieb muß seine Kräfte zum Höchstmaß anspannen, um sich auf den frühen Entwicklungsstufen gegen den Todestrieb zu behaupten. Diese Notwendigkeit stimuliert aber die *Sexualentwicklung*.

Da die genitalen Regungen lange verdeckt bleiben, wird das Fluktuieren und Ineinandergehen der Entwicklungsphasen, die das Resultat zwischen dem Widerstreit der destruktiven und libidinösen Regungen sind, undurchsichtig. Das deutliche Hervortreten der uns bekannten Organisationsstufen entspräche

---

Anblick von Fischen ausdehnte und zu einer Fischphobie steigerte. Auf Grund zahlreicher Darstellungen dieser Art in Frühanalysen, die Angriffe gegen Fische, Schlangen, Eidechsen usw. als Angriffe gegen den väterlichen Penis erscheinen lassen, glaube ich das Verhalten des Kindes erklären zu können. Die Tötung des Fisches seitens der Mutter befriedigte sehr stark die sadistischen, gegen den väterlichen Penis gerichteten Triebregungen und löste demzufolge die Angst vor dem Vater, respektive dessen Penis aus.

meiner Auffassung nach den Positionen, die die Libido in ihrem Kampfe gegen den Destruktionstrieb errungen und befestigt hat, zugleich aber – da neben der Polarität zwischen Libido und Aggressionstrieb auch deren unlösliche Legierung besteht – auch dem fortschreitenden Ausgleich zwischen beiden Komponenten.

Von dem ausschweifenden Sadismus, den wir in den Analysen der tiefsten Seelenschichten aufdecken, ist beim kleinen Kinde verhältnismäßig nur wenig zu beobachten. Meine Auffassung, daß das Kind auf den frühesten Entwicklungsstufen durch eine Phase der Höchstblüte des Sadismus auf allen Quellgebieten geht, ist ja nur eine Weiterführung der bisherigen gesicherten psychoanalytischen Erkenntnis, daß einer Stufe des oralen Sadismus (Kannibalismus) eine Stufe des analen Sadismus folgt. Die kannibalistischen Tendenzen finden aber auch keinen ihrer psychischen Bedeutung entsprechenden Ausdruck beim kleinen Kinde, denn normalerweise bekommen wir nur verhältnismäßig schwache Anzeichen der Zerstörungstendenzen dem Objekt gegenüber, nur »Abkömmlinge« dieser Phantasien zu sehen. Die Annahme, daß diese ausschweifenden, auf einer ganz frühen Entwicklungsstufe ausgelösten Phantasien niemals bewußt werden, könnte wohl zur Erklärung des Phänomens beitragen, daß das Kind den realen Objekten gegenüber die sadistischen Antriebe nur abgeschwächt zum Ausdruck bringt. Hiezu kommt noch die frühe Entwicklungsstufe des Ichs, auf der diese Phantasien einsetzen, und die noch unentwickelte, vorwiegend phantastische Realitätsbeziehung. Ein weiterer Grund dürfte wohl auch in dem Größen- und Kräfteverhältnis des Kindes im Vergleich zum Erwachsenen und in seiner biologisch gegebenen Abhängigkeit von diesem liegen, denn wir sehen ja auch, wieviel stärker leblosen Objekten, kleinen Tieren usw. gegenüber sich der Zerstörungstrieb des kleinen Kindes äußert. Daß die genitalen Regungen schon auf den frühesten Entwicklungsstufen eine, wenn auch verdeckte, den Sadismus mildernde Wirkung ausüben, könnte zur Abschwächung des Ausdrucks, den der Sadismus den realen Objekten gegenüber schon frühzeitig findet, beitragen.

Allem Anschein nach besteht beim ganz kleinen Kinde neben der Beziehung zu den realen Objekten eine Beziehung zu phantastischen, überguten und überbösen Imagines – gewissermaßen auf einer anderen Ebene. Normalerweise beeinflussen sich diese beiden Strömungen der Objektbeziehung und durchdringen einander immer mehr – ein Prozeß, den ich als Wechselwirkung zwischen Über-Ich-Bildung und Objektbeziehung beschrieb. In der Psyche des ganz kleinen Kindes sind die realen Objekte und die phantastischen noch weit voneinander entfernt, ein Moment, das mit die Tatsache erklären könnte, daß im Verhältnis zu den Objekten Sadismus und Angst nicht so stark in Erscheinung treten, als dem Charakter der Phantasien nach zu erwarten wäre.

Objektbeziehung und *Charakterbildung* werden bekanntlich in entscheidender Weise dadurch beeinflußt, ob die Fixierung an die *oralsaugende* oder die *oralsadistische* Stufe überwiegt. Dieses Moment, dem Abraham für die Charakterbildung und Objektbeziehung große Bedeutung beimißt, ist meiner Meinung nach auch bestimmend für die *Über-Ich-Bildung*. Die Introjektion einer gütigen Mutter beeinflußt zufolge der Gleichsetzung Brust = Penis die Bildung einer gütigeren Vater-Imago.[6] Die Fixierung an die oralsaugende Stufe wirkt somit im Aufbau des Über-Ichs auch als Gegengewicht gegen die angsterregenden, unter der Herrschaft der oralsadistischen Triebregungen aufgenommenen Identifizierungen.

Mit der *Verminderung des Sadismus* nehmen die Drohungen des *Über-Ichs* einen *weniger gewaltsamen* Charakter an, und auch die Reaktionen des Ichs verändern sich. Die die früheste Entwicklung beherrschende Angst vor dem Über-Ich und den Objekten ruft wegen ihrer Übermäßigkeit gewaltsame Reaktionen hervor. Das Ich sucht sich allem Anschein nach des Über-Ichs erst durch *Skotomisation* (Laforgue), dann durch *Ausstoßung* zu erwehren. In den Versuchen des Ichs, das *Über-Ich* zu *überlisten* und seinem Tadel gegen die Regungen des Es auszuweichen, sehe ich eine der frühesten Reaktionen, durch die das Ich die Macht des Über-Ichs anerkennt. Nach dem Beginn der späteren analen Stufe wird sie dem Ich immer deutlicher erkennbar und führt zu einem fortschreitenden Bestreben des Ichs, sich mit dem Über-Ich zu verständigen. Das Ich hat mit der Feststellung der Macht des Über-Ichs auch die Notwendigkeit erkannt, sich dem Willen des *Über-Ichs* zu *fügen*.[7] Damit

---

[6] ABRAHAM schreibt (*Versuch einer Entwicklungsgeschichte der Libido*, S. 84): »Bezüglich des introjizierten Objektes erscheint noch eine Bemerkung notwendig. Sie bezieht sich auf die regelmäßige Gleichsetzung des Penis mit der weiblichen Brust. Sekundär übernehmen andere Körperteile die Vertretung dieser beiden Organe, so z. B. Finger, Fuß, Haar, Kot, Gesäß.«

[7] ALEXANDER hat in seinem Buch: *Psychoanalyse der Gesamtpersönlichkeit*

zugleich hat sich auch ein Schritt zur *Anerkennung* der *intrapsychischen Realität* vollzogen. Diese hängt aber mit der Anerkennung der *äußeren Realität* zusammen, beziehungsweise bildet sie die Vorbedingung für diese.[8] Das *Verhältnis* des *Ichs* zum *Es*, das auf einer früheren Stufe den Charakter des *Ausstoßens* trug, nimmt auf der späteren analen Stufe den der *Unterdrükkung* der *Triebregungen*, der *Verdrängung* im eigentlichen Sinne, an.[9]

Da der dem Über-Ich und dem Es geltende Haß auf das Objekt abgedrängt worden war, verringern sich die Haßquantitäten nun auch im Verhältnis zum Objekt. Das Anwachsen der libidinösen Komponente und die damit einhergehende Milderung der destruktiven bewirkt auch eine Herabsetzung der primären gegen das Objekt gerichteten sadistischen Antriebe. Damit zugleich aber scheint das Ich sich auch der Vergeltungsangst vor dem Objekt bewußter zu werden. An die Unterwerfung unter das strenge Über-Ich und an die Anerkennung der vom Über-Ich erhobenen Verbote schließt sich demnach auch die Anerkennung der Macht des Objektes an. Hiezu trägt bei, daß das Ich eine Gleichsetzung zwischen Über-Ich und Objekt anstrebt. Diese Gleichsetzung ist ein weiterer mit der Entwicklung der Realitätsbeziehung einhergehender Schritt der Angstverarbeitung (unter Zuhilfenahme der Projektions- und Verschiebungsmechanismen). Das Ich sucht nun die Angst auf die Weise zu bewältigen, daß es die äußeren und die verinnerlichten Objekte zufriedenzustellen trachtet. Dies führt dazu, daß das Ich dem Objekt Schonung zuteil werden läßt – eine Reaktion, die ABRAHAM als der späteren analen Stufe zugehörig beschrieb. Die *veränderten Methoden dem Objekt gegenüber* stellen sich folgendermaßen dar: entweder kommt es zu einer *Abwendung vom Objekt* (die ihre Quelle in der Angst vor diesem als Gefahrenmo-

---

(Int. PsA. Verl. 1927) darauf hingewiesen, daß das Es das Über-Ich gewissermaßen besticht und daß dieses »Paktieren mit dem Über-Ich« die Ausführung der verpönten Handlungen ermöglicht.

[8] FERENCZI hat darauf hingewiesen, daß die Erkenntnis der psychischen Realität mit der Erkenntnis der äußeren Realität einhergeht. (*Das Problem der Unlustbejahung.* Int. Ztschr. f. PsA., Bd. XII, 1926.)

[9] FREUD schreibt (*Hemmung, Symptom und Angst.* Ges. Schr., Bd. XI, S. 65): »Immerhin setzen wir als Stoff für spätere Überlegung die Möglichkeit beiseite, daß die Verdrängung ein Prozeß ist, der eine besondere Beziehung zur Genitalorganisation der Libido hat, daß das Ich zu anderen Methoden der Abwehr greift, wenn es sich der Libido auf anderen Stufen der Organisation zu erwehren hat . . .«

ment und in dem Bestreben hat, es vor den eigenen sadistischen Antrieben zu bewahren) oder zu einer verstärkten Zuwendung zu diesem. Dieser Prozeß der Objektbeziehung kommt durch eine *Spaltung* der *Mutter-Imago* in eine »gute« und »böse« Mutter zustande. Die *Ambivalenz* dem *Objekt* gegenüber, die ein weiterer Schritt in der Entwicklung der Objektbeziehung ist, dient zugleich der *Bewältigung* der *Angst* vor dem *Über-Ich*. Diese *Angst* wird an das äußere Objekt und dann durch Verschiebung auf verschiedene Objekte *verteilt*. Einzelne Personen nehmen nun die Bedeutung des angegriffenen und deshalb gefahrdrohenden Objekts, andere – insbesondere die Mutter – die des gütigen, schützenden Objekts an.

Die Überwindung der Angst gelingt um so besser, je mehr mit fortschreitender Entwicklung zur genitalen Stufe und der damit einhergehenden Introjektion gütigerer Imagines die Methoden des Über-Ichs ihren Charakter verändern. Wenn sich die früher überwältigenden Drohungen des Über-Ichs zu Anklagen und Mahnungen mildern, vermag das Ich an der positiven Objektbeziehung Rückhalt gegen diese Klagen zu finden. Die Wiedergutmachung am Objekt, die Reaktionsbildung des Mitleids werden zum Mittel, das Über-Ich zu besänftigen.[10] Die *Liebe* und Anerkennung der *Objekte* und der Außenwelt wird zum Beweis und Gradmesser für die *Billigung* des *Über-Ichs*. Hiebei erweist sich auch der Mechanismus der Teilung der Imagines als bedeutsam. Während sich das Ich vom *gefahrdrohenden Objekt abwendet*, ist es dem *gütigen* Objekt gegenüber bestrebt, die in der Phantasie erfolgte Zerstörung des Objekts gutzumachen. Dann kann der Prozeß der Sublimierung einsetzen,[11,12] denn die Wiedergutmachungstendenzen dem Objekt gegenüber bilden einen grundlegenden Antrieb für die Sublimierungen (und zwar schon für die frühesten, wie zum Beispiel für die primitiven Äußerungen des Spieltriebes). Die Voraussetzung für die Ent-

[10] JEKELS hat in seiner Arbeit: *Über das Mitleid* (Imago, Bd. XVI, 1930) ausgeführt, daß der Mitleidige das Objekt so behandelt, wie er von seinem Über-Ich behandelt werden möchte.

[11] Siehe meine Arbeit: *Frühe Angstsituationen im Spiegel künstlerischer Darstellungen* (Int. Ztschr. f. PsA., Bd. XVII, 1931).

[12] Ella SHARPE hat ausgeführt, daß bei der Sublimierung die introjizierten Elternimagines auf ein äußeres Objekt projiziert werden, an dem die sadistischen und Wiedergutmachungstendenzen befriedigt werden, wodurch ein magisches Allmachtgefühl entsteht. (*Sublimierung und Wahnbildung.* Int. Ztschr. f. PsA., Bd. XVII, 1931.)

wicklung der Wiedergutmachungstendenzen und der Sublimierungen ist, daß sich der Druck des Über-Ichs abschwächt und sich dem Ich als *Schuldgefühl* manifestiert. Die mit dem stärkeren Hervortreten der genitalen Strebungen und der Objektbeziehung einsetzenden qualitativen Veränderungen des Über-Ichs beeinflussen das Verhältnis des Über-Ichs zum Ich und lösen Schuldgefühl aus. Tritt das Schuldgefühl in zu vehementer Weise auf, so macht sich seine Wirkung auf das Ich wieder vorwiegend als Angst geltend.[13] Wenn sich diese Auffassung als richtig erweist, so ergibt sich daraus die Folgerung, daß nicht der Mangel eines Über-Ichs, sondern nur dessen qualitative Verschiedenheit das Fehlen an sozialen Gefühlen (auch beim Verbrecher und Asozialen) bestimmt.[14]

Meiner Auffassung nach fällt in die frühere anale Stufe die Abwehr der angsterregenden Imagines, die in der oralsadistischen Phase introjiziert wurden. Die Ausstoßung des Über-Ichs wäre ein Schritt zur Überwindung der Angst. Ein Schritt, der auf dieser Stufe noch nicht gelingt, da die zu überwindende Angst noch übermächtig ist und die gewalttätige Ausstoßung immer wieder neue Angst auslöst. Die durch diese Mechanismen nicht bewältigte Angst wirkt als entwicklungsförderndes Moment, indem sie einen weiteren Antrieb zur Besetzung der nächsthöheren Libidostufe – der späteren analsadistischen Stufe – bildet.

Wir wissen, daß beim Erwachsenen *Über-Ich* und *Objekt* sich *keineswegs decken.* Wie ich mich nachzuweisen bemühte, ist dies aber auch auf keiner Stufe der kindlichen Entwicklung der Fall. In dem aus dieser Inkongruenz resultierenden *Bestreben des Ichs,* das *reale Objekt* und die *Imagines der Objekte füreinander einzusetzen, sehe ich einen grundlegenden Entwicklungsfaktor.*[15] Je geringer diese Inkongruenz wird, je mehr sich mit der Vorherrschaft der genitalen Stufe die Imagines den realen Objekten annähern, je mehr die phantastischen, angsterregenden, auf den frühesten Stufen der Entwicklung aufgenommenen Imagines zurücktreten, um so stabiler ist das psychische Gleichgewicht des Individuums, um so besser ist die Modifizierung der frühen Angstsituationen gelungen.

---

[13] Siehe auch Ernest JONES: *Angst, Schuldgefühl und Haß* (Int. Ztschr. f. PsA., Bd. XVI, 1930).

[14] Diese Auffassung vertritt auch FENICHEL in seiner Arbeit: *Identifizierung* (Int. Ztschr. f. PsA., Bd. XII, 1926).

[15] Im Kap. X gehe ich auf die Bedeutung dieses Faktors für die Ichentwicklung und die Realitätsbeziehung ein.

Mit dem schrittweisen Erstarken der genitalen Regungen verliert auch die Unterdrückung des Es durch das Ich an Gewaltsamkeit, wodurch eine bessere Verständigung zwischen Ich und Es ermöglicht wird.

Die mit der genitalen Stufe erreichte positivere Objektbeziehung wäre somit auch als Ausdruck eines befriedigenden Verhältnisses zwischen Über-Ich und Ich, zwischen Ich und Es zu werten.

Wir wissen, daß die Fixierungsstellen für die Psychosen auf den frühesten Stufen der Entwicklung zu suchen sind, und daß die Grenze zwischen der früheren und der späteren analen Stufe zugleich die Grenzscheide zwischen der Psychose und Neurose darstellt. Meine Auffassung geht über diese Annahmen insofern hinaus, als ich in diesen *Fixierungsstellen* die Ausgangspunkte nicht nur für spätere Erkrankungen, sondern auch für *Störungen* sehe, die in den *frühesten Phasen* der *Entwicklung auftreten.*

Die in der Phase der Höchstblüte des Sadismus ausgelösten überstarken Angstsituationen wären, wie ich im vorigen Kapitel nachzuweisen versuchte,[16] ein grundlegender Faktor für die Genese der psychotischen Erkrankungen. Ich fand aber, daß das Kind auch normalerweise in den frühesten Phasen der Entwicklung durch Angstsituationen geht, die einen psychotischen Charakter tragen. Werden aus äußeren oder inneren Gründen die frühen Angstsituationen in stärkerem Maße aktiviert, so zeigen sich beim Kinde psychotische Züge.

Wird aber das Kind von den angsterregenden Imagines übermäßig bedrängt, ohne in helfenden Phantasiegestalten und in den realen Objekten ein Gegengewicht zu finden, so liegt eine psychotische Störung vor,[17] die der Psychose des Erwachsenen ähnlich ist und sich auch häufig in der Psychose des Erwachsenen fortsetzt oder die Grundlage für schwere Erkrankungen oder sonstige Fehlentwicklungen bildet.

Da diese Angstsituationen aber bei jedem Kinde bis zu einem gewissen Grade zeitweise wirksam sind, treten bei jedem Kinde zeitweise psychotische Erscheinungen auf.

Der Wechsel von übermäßiger Lustigkeit und übermäßiger Traurigkeit, der für die melancholische Störung charakteristisch

---

[16] Siehe auch KLEIN: *Die Rollenbildung im Kinderspiel* (Int. Ztschr. f. PsA., Bd. XV, 1929).

[17] Ich verweise auf die Fälle von Erna (Kap. III), Egon (Kap. IV), Ilse (Kap. V).

ist, ist eine beim kleinen Kinde regelmäßige Erscheinung. Die Tiefe und der Charakter der Traurigkeit des Kindes wird allerdings eben wegen der Häufigkeit und der Schnelligkeit ihres Wechsels gewöhnlich nicht ermessen. Ich kann auf Grund meiner Erfahrungen aussagen, daß der Traurigkeit des Kindes – wenn auch in gemilderter Form – die gleichen Ursachen zugrunde liegen wie der melancholischen Depression des Erwachsenen, und daß die kindliche Depression auch von Selbstmordgedanken begleitet ist. Kleinere und größere Selbstbeschädigungen und Unfälle von Kindern habe ich vielfach als mit noch untauglichen Mitteln unternommene Selbstmordversuche kennengelernt. Die Realitätsabsperrung, die ein Kriterium der Psychose ist, wird beim Kinde weitgehend noch als normale Erscheinung gewertet. Undurchsichtiger sind die beim kleinen Kinde wirksamen paranoiden Züge, da sie mit der für diese Affektion charakteristischen Neigung zur Geheimhaltung und Verstellung verbunden sind. Es ist wohlbekannt, daß kleine Kinder sich von phantastischen Gestalten verfolgt und bedrängt fühlen. Ich fand in Analysen kleiner Kinder,[18] daß sie sich, wenn sie allein waren – insbesondere nachts –, von Verfolgern (Zauberern, Hexen, Teufeln, Phantasiegestalten, Tieren) umgeben fühlten und daß diese Angst einen paranoiden Charakter hatte.

Die Kinderneurose stellt ein *Gemisch der verschiedenen psychotischen und neurotischen Züge und Mechanismen dar,* die wir beim Erwachsenen einzeln in mehr oder weniger reiner Ausbildung kennenlernen. Aus diesem vielfältigen Bild sehen wir in dem einen Fall die Züge der einen Affektion, im anderen Fall die anderer Affektionen stärker herausragen. In vielen Fällen wird das Bild der Kinderneurose ganz undurchsichtig durch den Umstand, daß die verschiedenen Affektionen und die Abwehr gegen sie noch alle gleichzeitig am Werke sind.

FREUD[19] schreibt: »daß die frühesten Kindheitsphobien ... sich überhaupt bis jetzt der Erklärung entzogen haben« – ferner, daß »uns ihre Beziehung zu den späteren, deutlichen Neurosen der Kindheit keineswegs ersichtlich ist«. Ich habe als den Inhalt dieser frühesten Phobien die in den Frühstadien der Über-Ich-Bildung entstehende Angst kennengelernt. Die etwa um die

[18] Der Glaube an hilfreiche Phantasiegestalten (Weihnachtsmann, Feen usw.) dient immer auch der Verdeckung und Bewältigung der Angst vor bösen Imagines.

[19] FREUD: *Hemmung, Symptom und Angst* (Ges. Schr., Bd. XI, S. 77).

Mitte des ersten Lebensjahres infolge der Steigerung des Sadismus ausgelösten frühesten Angstsituationen, die die Angst vor gewalttätigen (fressenden, schneidenden, kastrierenden) äußeren und verinnerlichten Objekten beinhalten, können auf dieser Stufe noch keiner genügenden Verarbeitung zugeführt werden.

Auch die *Eßschwierigkeiten* des kleinen Kindes stehen, wie mir meine Erfahrungen beweisen, in engem Zusammenhang mit den frühesten Angstsituationen und haben immer eine paranoide Wurzel. In der kannibalistischen Phase wird alle Nahrung den (durch Organe vertretenen) Objekten gleichgesetzt. Die Nahrung nimmt die Bedeutung des väterlichen Penis und der mütterlichen Brust an und wird geliebt, gehaßt und gefürchtet wie diese. Flüssige Nahrung wird Milch, Urin, Samen, feste Nahrung auch den Fäzes usw. gleichgesetzt. Deshalb kann die Nahrung die vielfache Angst vor Vergiftung und innerlichen Zerstörungen auslösen, die das Kind, wenn die frühen Angstsituationen stark wirksam sind, vor den verinnerlichten Objekten und den Exkrementen empfindet.

Eine Äußerung der frühen Angst sind die *infantilen Tierphobien.* Ihnen liegt die für die frühere anale Stufe charakteristische *Ausstoßung des angsterregenden Über-Ichs* zugrunde. Die infantilen Tierphobien stellen demnach einen aus mehreren Teilen bestehenden Prozeß der Verarbeitung der Angst vor dem furchterregenden Über-Ich und dem Es dar. Über-Ich und Es werden ausgestoßen und in die *Außenwelt projiziert,* wobei das Über-Ich dem realen Objekt gleichgesetzt wird. Dem zweiten Teil des Prozesses – der uns wohlbekannten *Verschiebung der Angst* vom realen Vater auf *ein Tier* – liegt aber in vielen Fällen auch schon eine Modifizierung zugrunde. Auf den frühesten Stufen der Ichentwicklung erfolgt die phantastische Gleichsetzung des Über-Ichs und des Es mit wilden, gefährlichen Tieren. An Stelle des wilden Tieres wird dann ein weniger wildes zum Angstobjekt in der Außenwelt gewählt. Daß das Angsttier nicht nur die Angst vor dem Vater, sondern auch häufig die Bewunderung für diesen auf sich zieht, ist schon ein Anzeichen der sich vollziehenden Idealbildung.[20] Die Tierphobien stellen bereits eine weitgehende

[20] ABRAHAM erzählte mir von einem ganz kleinen Kinde, dessen Abneigung gegen ein Tier auch schon die Angst vor dessen Tadel beinhaltete. Abraham hatte einem noch nicht ganz einundeinhalbjährigen Knaben ein Bilderbuch geschenkt, ihm die Bilder gezeigt und den beigefügten Text vorgelesen. Auf einem Blatt war ein Schwein dargestellt, das ein kleines Kind ermahnte, sauberer zu sein. Dieser

Verarbeitung der Angst vor dem Über-Ich dar, es besteht demnach eine enge Beziehung zwischen Über-Ich-Bildung, Objektbeziehung und Tierphobien.

Freud schreibt:[21] »Ich habe früher einmal der Phobie den Charakter einer Projektion zugeschrieben, indem sie eine innere Triebgefahr durch eine äußere Wahrnehmungsgefahr ersetzt. Das bringt den Vorteil, daß man sich gegen die äußere Gefahr durch Flucht und Vermeidung der Wahrnehmungen schützen kann, während gegen die Gefahr von innen keine Flucht nützt. Meine Bemerkung ist nicht unrichtig, aber sie bleibt an der Oberfläche. Der Triebanspruch ist ja nicht an sich eine Gefahr, sondern nur darum, weil er eine richtige äußere Gefahr, die der Kastration, mit sich bringt. So ist im Grunde bei der Phobie doch nur eine äußere Gefahr durch eine andere ersetzt.« Nach meiner Auffassung läge der Phobie aber letzten Endes eine innere Gefahr zugrunde, nämlich die Angst vor dem eigenen Destruktionstrieb sowie die vor den introjizierten Eltern. Freud schreibt über die Vorteile der Ersatzbildung:[22] »Die Angst der Phobie ist nämlich eine fakultative, sie tritt nur auf, wenn ihr Objekt Gegenstand der Wahrnehmung wird. Das ist ganz korrekt; nur dann ist nämlich die Gefahrsituation vorhanden. Von einem abwesenden Vater braucht man auch die Kastration nicht zu befürchten. Nun kann man aber den Vater nicht einfach wegschaffen, er zeigt sich immer, wann er will. Ist er aber durch das Tier ersetzt, so braucht man nur den Anblick, das heißt die Gegenwart des Tieres zu vermeiden, um frei von Gefahr und Angst zu sein.«

Dieser Vorteil wäre aber noch größer, wenn das Ich durch die Tierphobie nicht nur eine Verschiebung von einem äußeren Objekt auf ein anderes, sondern auch noch eine Projektion von einem unentrinnbaren, weil verinnerlichten gefürchteten Objekt auf ein drittes – und überdies weniger gefürchtetes – äußeres ermöglicht hätte. In diesem Lichte aber würde es sich nicht nur

Text und dann auch schon das Bild mißfielen dem Knaben deutlich, er wollte sofort weiterblättern, und als Abraham dann später darauf zurückkam, wollte das Kind dieses Blatt nicht mehr sehen. Später erfuhr Abraham, daß der Knabe das Bilderbuch sehr liebe, aber das Blatt mit dem Schweine nicht leiden möge. Abraham fügte, indem er mir dies erzählte, hinzu: »Sein Über-Ich war eben damals ein Schwein.«

[21] FREUD: *Hemmung, Symptom und Angst* (Ges. Schr., Bd. XI, S. 66 u. 67).

[22] FREUD: Ebenda, S. 66.

um eine Entstellung des Ausdruckes: »Vom Pferde gebissen (vom Wolf gefressen), anstatt vom Vater kastriert zu werden«, handeln, sondern neben der Kastrationsangst läge auch die frühere Angst vor einem fressenden Über-Ich der Tierphobie zugrunde.

Ich ziehe hier die zwei gut bekannten Tierphobien, die des »Kleinen Hans« und die des »Wolfsmannes«, als Beispiele heran. FREUD wies darauf hin,[23] daß diese beiden Phobien bei einigen Gemeinsamkeiten voneinander in vielen Punkten abweichen. Ich gehe zuerst auf die Unterschiede näher ein. Hansens Phobie sind zahlreiche positive Züge beigemischt. Er hat für sein Angsttier, das ja auch an sich kein abschreckendes ist, auch positive Gefühle (das der Phobie vorhergegangene »Pferdespiel« mit dem Vater!). Die ganze Entwicklung des Knaben, der in der Hauptsache wirklich gute Beziehungen zu beiden Elternteilen und zur Umwelt hat, zeigt, daß er die analsadistische Stufe gut überwunden und die genitale Stufe erreicht hat. Seine Tierphobie enthält von der Angst der frühesten Stufen, die sich in der Gleichsetzung des Über-Ichs mit einem furchterregenden wilden Tier und der entsprechenden Angst vor dem Objekt ausdrückt, nur mehr einige Züge. Er scheint sie im großen und ganzen gut modifiziert und überwunden zu haben. FREUD schreibt: »Hans scheint eben ein normaler Junge mit sogenanntem positivem Ödipuskomplex gewesen zu sein.« Hansens Neurose wäre also als eine milde, eine »normale« Kinderneurose aufzufassen. Seine Angst war ja auch unschwer durch eine kurze Analyse aufzulösen.

Ein ganz anderes Bild gewinnen wir von der Neurose des vierjährigen Knaben im Falle des Wolfsmannes. Die Entwicklung dieses Knaben ist nicht als normal zu bezeichnen. FREUD schreibt darüber: ». . . seine Beziehung zum weiblichen Objekt ist durch eine frühzeitige Verführung gestört worden, die passive, feminine Seite ist bei ihm stark ausgebildet, und die Analyse seines Wolfstraumes enthüllt wenig von beabsichtigter Aggression gegen den Vater, erbringt dafür die unzweideutigsten Beweise, daß die Verdrängung die passive, zärtliche Einstellung zum Vater betrifft. Auch hier mögen die anderen Faktoren beteiligt gewesen sein, sie treten aber nicht hervor.«[24] Die Analyse des Wolfsmannes hat ergeben, daß »die Vorstellung, vom Vater

---

[23] FREUD: *Hemmung, Symptom und Angst* (Ges. Schr., Bd. XI, S. 46).
[24] FREUD: Ebenda.

gefressen zu werden, der regressiv erniedrigte Ausdruck für eine passive zärtliche Regung ist, die vom Vater als Objekt im Sinne der Genitalerotik geliebt zu werden begehrt.«[25]

Ich sehe nun, auf meine früheren Ausführungen gestützt, in dieser Vorstellung nicht nur einen regressiv erniedrigten Ausdruck für eine passive zärtliche Strebung, sondern – darüber hinaus – *ein Überbleibsel aus einer ganz frühen Entwicklungsperiode.*[26] Fassen wir die Befürchtung, vom Wolf gefressen zu werden, nicht nur als Entstellungsersatz für die Angst, vom Vater kastriert zu werden, sondern – wie ich es vorschlage – als eine primäre Angst auf, die sich unverändert neben den späteren modifizierten Inhalten der Angst erhalten hat, so wäre hier eine Angst vor dem Vater am Werke gewesen, der ein entscheidender Einfluß auf die abnorme Entwicklung des Kindes zukäme. In der von den oralsadistischen Triebregungen eingeleiteten Phase der Höchstblüte des Sadismus löst nach meinen Erfahrungen der Wunsch nach Introjektion des väterlichen Penis, zugleich mit den starken oralsadistischen, feindlichen Regungen, die Angst vor einem gefährlichen, fressenden Tier aus, dem der väterliche Penis gleichgesetzt wird. Es hängt zum Teil vom Ausmaß der destruktiven Regungen ab, inwieweit diese Angst vor dem Vater überwunden und modifiziert werden kann. Der Wolfsmann hat diese frühe Angst nicht überwunden. Seine Angst vor dem Wolf, die sich als die Angst vor dem Vater erwies, zeigt, daß das Bild des Vaters als eines fressenden Wolfes auch in der weiteren Entwicklung beibehalten wurde. Wir wissen, daß er den Wolf auch in späteren Vater-Imagines wiedergefunden hat, und daß seine ganze Entwicklung von dieser Angst bestimmt wurde.[27] Ich sehe in dieser überwältigenden Angst vor dem Vater einen grundlegenden Faktor für die invertierte Ödipusentwicklung des Knaben. Ich weiß aus mehreren Analysen vier- bis fünf-

---

[25] FREUD: *Hemmung, Symptom und Angst* (Ges. Schr., Bd. XI, S. 44).

[26] Es scheint mir aber nicht nur eine theoretische, sondern auch eine vom therapeutischen Standpunkt wichtige Frage, ob die Vorstellung des Gefressenwerdens beim Ausbruch der Neurose nur regressiv besetzt wird, oder ob sie neben den späteren Modifizierungen wirksam bleibt, da es sich ja dabei nicht nur um den Vorstellungsinhalt, sondern vor allem um die mit diesen Inhalten verbundene *Angst* handelt. Der Charakter dieser Angst – sowohl quantitativ als auch qualitativ – offenbart sich uns erst vollkommen, wenn wir sie als eine Angst erkennen, die der Neurose zugrunde liegt und für die Psychose spezifisch ist.

[27] Siehe Mack BRUNSWICK: *Ein Nachtrag zu Freuds Geschichte einer infantilen Neurose.* Int. Ztschr. f. PsA., Bd. XV, 1929.

jähriger, stark neurotischer Knaben mit paranoiden Zügen,[28] bei denen der invertierte Ödipuskomplex überwog, daß diese Entwicklung durch die in den tiefsten Schichten bestehende, übermäßige Angst vor dem Vater entscheidend beeinflußt war. Diese Angst war die Auswirkung primärer, überaus starker aggressiver Triebregungen gegen den Vater.

Der aus der direkten Ödipussituation sich ergebende Kampf konnte mit einem so gefährlichen (fressenden) Vater in der Phantasie nicht unternommen werden, weshalb die heterosexuelle Position aufgegeben werden mußte. Es scheint mir, daß diese Angstsituationen auch beim Wolfsmann grundlegend für seine passive Einstellung zum Vater wurden, und daß die Verführung durch die Schwester die passive, aus Angst vor dem Vater eingeschlagene Richtung nur noch verstärkt und befestigt hatte. Wir wissen aus der Krankengeschichte des Wolfsmannes, daß er ». . . sich von dem entscheidenden Traum an ›schlimm‹, quälerisch, sadistisch . . .« benimmt und bald darauf eine richtige Zwangsneurose entwickelt. Seine Zwangsneurose hat sich in der Analyse als eine sehr schwere erwiesen. Diese Tatsachen scheinen meine Annahme zu begünstigen, daß schon bei der Wolfsphobie die Abwehr der aggressiven Triebregungen eine entscheidende Rolle spielte.[29] Der Umstand, daß in Hansens Phobie die Abwehr der aggressiven Triebregungen deutlich hervortrat, in der Phobie des Wolfsmannes aber so stark verdeckt war, erklärt sich mir eben aus der viel abnormeren Verarbeitung der Angst beziehungsweise des so viel *größeren primären Sadismus* im zweiten Falle. Die Tatsache, daß in Hansens Neurose die zwangsneurotischen Züge nicht hervortraten, im zweiten Falle aber sich bald eine richtige Zwangsneurose entwickelte, steht auch in Übereinstimmung mit meiner Auffassung, daß ein zu starkes und frühes Hervortreten der zwangsneurotischen Züge im Gefüge der Kinderneurose ein Anzeichen sehr schwerer Störungen ist.[30]

In den Knabenanalysen, die meinen Folgerungen zugrunde liegen, war die abnorme Entwicklung auf den überstarken Sadismus (respektive dessen nicht geglückte Verarbeitung) zurückzu-

---

[28] Diese Ergebnisse haben sich mir auch in den Analysen Erwachsener bestätigt.

[29] In dem letzten Satz der früher zitierten Bemerkunge scheint FREUD die Möglichkeit offenzulassen, daß auch die Abwehr der sadistischen Antriebe – wiewohl diese nicht hervortraten – an der Struktur des Falles mitbeteiligt sein könnte.

[30] Siehe Kapitel VI.

führen, der auf einer sehr frühen Entwicklungsstufe zu übermäßiger Angst geführt hatte. Als Folge war es zu einer weitgehenden Absperrung von der Realität gekommen, und es hatten sich starke zwangsneurotische und paranoide Züge entwickelt. Die Verstärkung der libidinösen Regungen und der homosexuellen Komponente diente in diesen Fällen der Abwehr und Verarbeitung der auf den frühesten Stufen der Entwicklung ausgelösten Angst vor dem Vater. Ich sehe in diesem Prozeß der Angstverarbeitung einen grundlegenden Faktor für die Genese der Homosexualität der Paranoiker.[31, 32] Diese Annahme wird auch durch die Tatsache gestützt, daß beim Wolfsmann in späterer Zeit eine Paranoia zum Ausbruch kam.[33]

In »Ich und Es«[34] kommt FREUD zu einer Auffassung hinsichtlich der Liebesbeziehung des Paranoikers, die mir eine Stütze für meine Behauptungen zu sein scheint. Er schreibt: »Die analytische Untersuchung des Vorganges bei der paranoischen Umwandlung macht uns aber mit der Möglichkeit eines anderen Mechanismus vertraut. Es ist von Anfang an eine ambivalente Einstellung vorhanden, und die Verwandlung geschieht durch eine reaktive Besetzungsverschiebung, indem der erotischen Regung Energie entzogen und der feindseligen Energie zugeführt wird.«

In der Phobie des Wolfsmannes tritt die meiner Auffassung nach unmodifizierte Angst der frühesten Schichten deutlich hervor. Seine Objektbeziehung ist auch sehr viel weniger geglückt als die von Hans, und die nicht genügend befestigte genitale Stufe, die überstarke Wirksamkeit der analsadistischen Triebregungen, gibt sich in der schon so bald einsetzenden starken Zwangsneurose kund. Dem kleinen Hans ist meiner Auffassung nach die Modifizierung von einem bedrohlichen, gefährlichen Über-Ich zu einer weniger gefährlichen Imago und die Überwindung des Sadismus und der Angst besser gelungen. Dieses

[31] In Kap. III, in dem ich über einen Fall mit paranoiden Zügen berichtete, habe ich die analogen Aufstellungen für die Genese der weiblichen Homosexualität nachzuweisen versucht. Ich verweise auch auf meine Ergebnisse aus Egons Analyse in Kap. IV und meine Ausführungen in Kap. XII.

[32] Zu dem gleichen Ergebnis kam RÓHEIM an ethnologischem Material in seiner Arbeit *Das Völkerpsychologische in Freuds Massenpsychologie und Ichanalyse* (Int. Ztschr. f. PsA., Bd. VIII, 1922).

[33] Siehe Ruth Mack BRUNSWICK: *Ein Nachtrag zu* FREUDS: *Geschichte einer infantilen Neurose* (Int. Ztschr. f. PsA., Bd. XV, 1929).

[34] FREUD: Ges. Schr., Bd. VI, S. 388.

bessere Gelingen gibt sich in einer positiven Objektbeziehung zu beiden Elternteilen sowie in der Tatsache kund, daß bei Hans die aktive und heterosexuelle Einstellung überwiegt und daß er die genitale Stufe gut erreicht hat.

Ich fasse nun meine Ergebnisse hinsichtlich der Entwicklung der Phobien zusammen. *Die Angst der frühesten Angstsituationen findet in den Phobien des Säuglings ihren Ausdruck. Die auf der früheren analen Stufe einsetzenden infantilen Tierphobien haben noch überaus angsterregende Objekte zum Inhalt. Auf der späteren analen und noch mehr auf der genitalen Stufe haben wir es mit stark modifizierten Angstobjekten zu tun.*

Die Modifizierung der Phobie scheint mir mit den auf der späteren analen Stufe einsetzenden, der Zwangsneurose zugrunde liegenden Mechanismen zusammenzuhängen. Ich kam zum Ergebnis, daß die *Zwangsneurose den Versuch darstellt, die psychotische Angst der frühesten Schichten zu überwinden,*[35] und daß schon in der Kinderneurose die zwangsneurotischen Mechanismen zugleich mit denen der früher durchlaufenen Stufen wirksam sind.

Wenn ich die Auffassung, daß Anteile der Zwangsneurose schon im Bilde der Kinderneurose eine wichtige Rolle spielen, an den Feststellungen FREUDS über die Ausgangssituation der Zwangsneurose überprüfe, so scheint meine Auffassung der von FREUD zunächst zu widersprechen. Ich meine aber diesen Gegensatz in einem grundlegenden Punkt aufklären zu können. Die Ausgangssituation der *Zwangsneurose* fällt nach meinen Ergebnissen in die *Periode* der *frühen Kindheit*, die *Synthese* der beim kleinen Kinde wirksamen *zwangsneurotischen* Züge zu einem organisierten Ganzen, als das wir die Zwangsneurose kennen, in die *zweite* Kindheitsperiode, in den Beginn der Latenzzeit. Nach der bisherigen Auffassung machen sich die Fixierungen an die analsadistische Stufe für die Erkrankung erst später auf Grund der Regression geltend. Im Sinne meiner Auffassung fällt die Ausgangssituation der Zwangsneurose – die Entwicklung zwangsneurotischer Züge und Mechanismen – in die Phase, die unter der Vorherrschaft der späteren analen Stufe steht. Die Tatsache, daß diese frühe zwangsneurotische Erkrankung ein von

[35] Die Zwangsneurose ist nur *einer* der Heilungsversuche, die das Ich zur Überwindung der frühinfantilen psychotischen Angst unternimmt. Auf eine andere Methode der Verarbeitung der frühinfantilen Angstsituationen gehe ich in Kap. XII ein.

dem Bild der späteren eigentlichen Zwangsneurose abweichendes Gepräge zeigt, erklärt sich aus dem Umstand, daß erst später – im Latenzalter – das entwickeltere Ich mit seiner veränderten Realitätsbeziehung den Ausbau und die Zusammenfassung der schon im frühen Kindesalter wirksamen zwangsneurotischen Züge vornimmt.[36] Die zwangsneurotischen Züge sind beim kleinen Kinde auch deshalb nicht so durchsichtig, weil neben ihnen die noch nicht überwundenen früheren Affektionen und die verschiedenen Abwehrmechanismen am Werke sind.

Wie ich im sechsten Kapitel ausführte, zeigen auch kleine Kinder häufig Züge von deutlich zwangsneurotischem Charakter, und es gibt auch Kinderneurosen, in denen die eigentliche Zwangsneurose schon dominiert.[37] Dies ist nach meiner Erfahrung dann der Fall, wenn die frühen Angstsituationen überstark wirksam sind, ihre Modifizierung ungenügend gelungen und demzufolge die Zwangsneurose eine sehr schwere ist.

Durch die Unterscheidung zwischen der Ausgangssituation zwangsneurotischer Züge und der eigentlichen späteren Zwangsneurose habe ich, scheint es mir, mit meinen Vorschlägen zur Genese der Zwangsneurose wieder den Anschluß an die bisherigen Ergebnisse der Theorie gefunden. In »Hemmung, Symptom und Angst« schreibt FREUD (S. 47), daß »die Ausgangssituation der Zwangsneurose die notwendige Abwehr der libidinösen Ansprüche des Ödipuskomplexes sei.« Ferner (S. 47): »Die genitale Organisation der Libido erweist sich als schwächlich und zu wenig resistent. Wenn das Ich sein Abwehrstreben beginnt, so erzielt es als ersten Erfolg, daß die Genitalorganisation (der phallischen Phase) ganz oder teilweise auf die

---

[36] Ich gehe auf diese Veränderungen in Kap. X ein. Ich führe dort aus, daß die Zwangsneurose im Latenzalter geeignet ist, die Ansprüche des Ichs, des Über-Ichs und der Objekte zu befriedigen. Das noch unentwickelte Ich des kleinen Kindes vermag die Angst auf diese Art noch nicht zu bewältigen.

[37] So zum Beispiel lagen bei der zu Beginn der Behandlung zweiunddreivierteljährigen *Rita* (Kap. III) eine Reihe von ausgesprochenen Zwangssymptomen vor, die ich hier kurz anführe: ein kompliziertes Bettzeremoniell, eine übertriebene Ordnungsliebe und Reinlichkeit, die ihren zwangsneurotischen, schon die ganze Persönlichkeit beherrschenden Charakter an zahlreichen Verrichtungen erkennen ließ. Diese Züge reichten aber schon einige Zeit zurück. Das Zeremoniell hatte sich zum Beispiel etwa vom zweiten Jahre an stetig entwickelt. Bei Erna (Kap. III), die im Alter von sechs Jahren zu mir in Analyse kam, reichten einzelne zwangsneurotische Züge auch schon bis ins Ende des zweiten Lebensjahres zurück. Auch in diesem – überaus ernsten – Falle zeigte die Neurose schon ganz früh einen der Zwangsneurose Erwachsener vielfach ähnlichen Charakter.

frühere sadistisch-anale Stufe zurückgeworfen wird. Diese Tatsache der Regression bleibt für alles Folgende bestimmend.« Wenn wir das Fluktuieren zwischen den verschiedenen Positionen, das meiner Auffassung nach die frühen Entwicklungsvorgänge charakterisiert (wobei die schon besetzte genitale Position bis zu ihrer stärkeren und stabileren Befestigung vorübergehend immer wieder aufgegeben wird), als Regression auffassen und der von mir behauptete frühe Beginn des Ödipuskonfliktes sich als richtig erweist – so stünden meine Annahmen über die Ausgangssituation der Zwangsneurose nicht in Widerspruch zu den eben zitierten Sätzen FREUDS. Meine Auffassung würde aber für eine weitere Annahme Freuds, die er allerdings nur als eine Möglichkeit in Betracht zieht, sprechen. Er schreibt: »Vielleicht ist die Regression nicht die Folge eines konstitutionellen, sondern eines zeitlichen Faktors. Sie wird nicht darum ermöglicht werden, weil die Genitalorganisation der Libido zu schwächlich geraten, sondern weil das Sträuben des Ichs zu frühzeitig, noch während der Blüte der sadistischen Phase eingesetzt hat.« Freud führt gegen diese Annahme an: »Einer sicheren Entscheidung getraue ich mich auch in diesem Punkte nicht, aber die analytische Beobachtung begünstigt diese Annahme nicht. Sie zeigt eher, daß bei der Wendung zur Zwangsneurose die phallische Stufe bereits erreicht ist. Auch ist das Lebensalter für den Ausbruch dieser Neurose ein späteres als das der Hysterie (die zweite Kindheitsperiode, nach dem Termin der Latenzzeit) ...«[38] Diese Bedenken fallen fort, wenn, wie ich behaupte, die Ausgangssituation der Zwangsneurose in die erste Kindheitsperiode, der Ausbruch der eigentlichen Zwangsneurose in den Beginn der Latenzzeit fällt.

Die Annahme, daß schon im frühen Kindesalter – im zweiten Lebensjahr – zwangsneurotische Mechanismen in Wirksamkeit treten, hängt mit der von mir vertretenen Auffassung zusammen, daß sich das Über-Ich auf den frühesten Stufen der Entwicklung bildet und daß es sich dem Ich gegenüber zunächst als Angst, aber mit dem Abklingen der früheren analsadistischen Stufe auch als Schuldgefühl fühlbar macht. Diese von der bisherigen Theorie ebenfalls abweichende Auffassung, deren empirische Unterlagen ich im ersten Teil dieses Buches mitgeteilt habe, versuche ich im folgenden noch durch eine theoretische Begründung zu stüt-

[38] FREUD: *Hemmung, Symptom und Angst* (Ges. Schr., Bd. XI, S. 53).

zen. FREUD schreibt:[39] »Der Motor aller späteren Symptombildung ist hier« (in der Zwangsneurose) »offenbar die Angst des Ichs vor seinem Über-Ich.« Meine Auffassung, daß durch die Zwangsneurose die frühen Angstsituationen verarbeitet werden, daß also das strenge Über-Ich in der Zwangsneurose das nicht modifizierte angsterregende Über-Ich der Frühstadien der Entwicklung ist, scheint mir aber das Problem, weshalb sich bei der Zwangsneurose ein so strenges Über-Ich bildet, der Lösung näher zu bringen.

Die in der Phase der Höchstblüte des Sadismus unternommenen Angriffe auf den Mutterleib haben sich mir als die Grundlage der mit den urethral- und analsadistischen Triebregungen verbundenen Schuldgefühle erwiesen.[40] Wir lernen in den Frühanalysen die Angst vor einer bösen Mutter kennen, die Stuhl und Kinder, die ihr geraubt wurden, vom Kinde zurückfordert. So wird die die Reinlichkeitsforderungen vertretende Mutter oder Kinderfrau zu einem furchtbaren Angstobjekt. Sie fordert nicht nur die Abgabe der Exkremente, sondern will sie – der Angst des Kindes gemäß – durch gewaltsame Angriffe seinem Körper entreißen. Eine andere, noch überwältigendere Quelle der Angst entspringt der Introjektion von Imagines, von denen auf Grund der destruktiven, auf die Objekte gerichteten Phantasien analoge Angriffe im Inneren des Körpers befürchtet werden.

Die in dieser Phase phantasierte Gleichsetzung der Exkremente mit gefährlichen, vergiftenden, verbrennenden Stoffen, mit Angriffswaffen aller Art verursacht die Angst vor den eigenen (den eigenen Körper vernichtenden) Exkrementen. Die sadistische Gleichsetzung der Exkremente mit vernichtenden Stoffen und die in der Phantasie mit diesen unternommenen Angriffe führen zur Angst vor analogen Angriffen der äußeren sowie der verinnerlichten Objekte, zur Angst vor den Exkrementen und

[39] FREUD: *Hemmung, Symptom und Angst* (Ges. Schr., Bd. XI, S. 69).

[40] Die allgemeine Auffassung, daß die auf der genitalen Stufe erworbenen Schuldgefühle regressiv mit der Reinlichkeitsgewöhnung verknüpft werden, wird der Schwere dieser Schuldgefühle und ihrer innigen Verlötung mit den prägenitalen Triebregungen nicht gerecht. Die auch in der Analyse Erwachsener immer wieder feststellbare, nachhaltige, die ganze Entwicklung beeinflussende Bedeutung der frühen Reinlichkeitsgewöhnung läßt eine ursprünglichere, enge Verbindung zwischen dieser und den schweren Schuldgefühlen erkennen. FERENCZI nimmt eine direktere Verknüpfung, eine Art physiologischer Vorstufe des Über-Ichs, die »Sphinktermoral«, an. (*Zur Psychoanalyse von Sexualgewohnheiten.* Int. Ztschr. f. PsA., Bd. XI, 1925.)

vor Schmutz im allgemeinen. In diesen – um so überwältigendeeren, weil vielfachen – Quellen der Angst liegt meiner Erfahrung nach die tiefste Ursache der mit der Reinlichkeitsgewöhnung verbundenen Angst und Schuldgefühle.

Die *Reaktionsbildungen des Ekels, der Ordnung und Reinlichkeit* würden demnach von der aus verschiedenen Quellen gespeisten *Angst* der *frühesten Gefahrsituationen ihren Ausgang nehmen*. Wenn mit dem Einsetzen der späteren analen Stufe die *Beziehung* zum Objekt sich entwickelt, tritt bekanntlich die Reaktionsbildung des *Mitleids* stärker hervor. Die Zufriedenheit des Objekts wird – wie ich früher hervorhob – aber auch zum Beweismittel für die *eigene Sicherheit*, zum *Schutz* gegen innere und äußere Zerstörung, *die Wiederherstellung* des *Objektes* wird zur Voraussetzung für die *Unversehrtheit* des *eigenen Körpers*.[41]

Die Angst der frühen Gefahrsituationen steht meiner Auffassung nach in enger Beziehung zur Entstehung des Zwanges und des Zwangssymptoms. Sie beinhaltet vielfache Zerstörungen im Innern des Körpers, und die Wiedergutmachung spielt sich deshalb auf dem gleichen Felde ab. Über das Innere des Körpers (sowohl der Objekte wie auch des eigenen Körpers) gibt es aber keine Sicherheit: es ist nicht möglich, zu ermitteln, inwieweit die Angst vor inneren Zerstörungen und Angriffen begründet, noch auch, inwieweit durch die Zwangshandlungen eine Wiedergutmachung tatsächlich erfolgt ist. Die hieraus resultierende *Unsicherheit*, die sich mit der intensiven Angst verbindet und diese steigert, und die Unmöglichkeit, sichere Kenntnis von den phantasierten Zerstörungen zu erhalten, setzt sich in *zwanghaften Wißtrieb* um. Der *phantastische*, eine Überprüfung nicht ermöglichende Charakter der *Angst* soll durch *Überbetonung der Realität*, durch Genauigkeit usw. überwunden werden. Der aus dieser Unsicherheit resultierende Zweifel[42] wäre demnach

[41] Meine Annahme, daß Reaktionsbildungen und Schuldgefühle auf einer sehr frühen Stufe der Ichentwicklung – schon im zweiten Lebensjahre – auftreten, wird durch einige Feststellungen ABRAHAMS gestützt. Er schreibt: »Im Stadium des Narzißmus mit kannibalischem Sexualziel tritt als erste nachweisbare Triebhemmung die Angst auf. Die Überwindung des Kannibalismus ist eng verknüpft mit der Entwicklung von Schuldgefühlen, sie treten als typische Hemmungserscheinungen auf der dritten Stufe hervor.« (*Versuch einer Entwicklungsgeschichte der Libido*, S. 91.)

[42] FREUD schreibt in: *Bemerkungen über einen Fall von Zwangsneurose* (Ges. Schr., Bd. VIII, S. 347): »Der Zwang aber ist ein Versuch zur Kompensation des Zweifels und zur Korrektur der unerträglichen Hemmungszustände, von denen der Zweifel Zeugnis ablegt.«

nicht nur ein auslösendes Moment für den Zwangscharakter an sich, sondern auch für den Antrieb zur Genauigkeit, Ordnung, zur bestimmten Einhaltung der Regeln und Rituale usw. Einen weiteren, für den Charakter des Zwanges bedeutungsvollen Faktor sehe ich in der *Intensität* und *Vielfältigkeit* der (verschiedenen Quellen entstammenden) *Angst* der frühesten Gefahrsituationen. Die Intensität und Vielfältigkeit der Angst wirkt sich als ebenso *intensiver Antrieb* zur Ingangsetzung der *Abwehrmechanismen* aus. Sie führt zu einem zwanghaften Säubern, einem zwanghaften Zusammenfügen (wo vorher beschmutzt, zerstört, zerrissen, zerschnitten wurde usw.), zu einer zwanghaften Verschönerung und Wiederherstellung auf mannigfaltige (den Einzelheiten und der Vielzahl der sadistischen Phantasien entsprechende) Weise.

Der *Zwang*, den der Zwangsneurotiker vielfach auch auf andere ausübt, resultiert meines Erachtens aus mehrfachen Projektionen. 1) Der Zwangsneurotiker sucht sich der Unerträglichkeit des Zwanges, unter dem er steht, zu erwehren, indem er sich gegen das Objekt benimmt, als ob es das Es oder Über-Ich wäre, und indem er den Zwang nach außen abdrängt. Hiebei wird auch der primäre Sadismus durch Quälen und Bemeisterung des Objekts befriedigt. 2) Die Angst vor den seitens der verinnerlichten Objekte erwarteten Zerstörungen und Angriffen, die den Zwang, die Imagines zu bemeistern und zu beherrschen, auslöst (ein Zwang, der im eigentlichen Sinne nie befriedigt werden kann), wendet sich gegen *äußere Objekte.*

Die *Intensität* und die *Quantität* der *Zwangshandlungen* – mithin die Schwere der Neurose – stünde meiner Auffassung nach im Verhältnis zur *Quantität* und *Qualität* der durch die frühesten Gefahrsituationen ausgelösten *Angst.* Diese Auffassung liefert auch einen Beitrag zur Aufklärung der nahen Beziehung, die bekanntlich zwischen der Paranoia und den schweren Formen der Zwangsneurose besteht. Nach Abraham regrediert in der Paranoia die Libido zur früheren der beiden analsadistischen Stufen. Nach meinen Feststellungen wäre diese Annahme dahin zu ergänzen, daß bei starker Wirksamkeit der frühen Angstsituationen auf der früheren analsadistischen Stufe paranoide Zustände in nuce durchlaufen werden, deren Überwindung in der ihr zunächst folgenden Phase, auf der späteren analsadistischen Stufe, erfolgt. *Je schwerer* die in der Entwicklung vorausgehende *paranoide Störung war, desto schwerer* wird die zwangsneurotische Erkrankung sein. Reichen die zu ihrer Überwindung entwickelten zwangsneurotischen Mechanismen nicht aus, dann treten häufig die der Zwangsneurose zugrunde liegenden paranoiden Züge deutlich hervor oder eine Paranoia bricht aus.

Wir wissen, daß die Unterdrückung der Zwangshandlungen Angst auslöst, daß die Zwangshandlungen also der Angstbewältigung dienen. Wenn aber die auf diese Weise bewältigte Angst die der frühesten Angstsituationen wäre, die in der Angst vor vielfachen Zerstörungen des eigenen Körpers sowie der Objekte gipfelt, so würde – scheint es mir – auch der tiefere Sinn vieler Zwangshandlungen deutlicher werden. Das zwanghafte Anhäufen sowohl wie das zwanghafte Hergeben wird zum Beispiel verständlicher, wenn wir die für den analen Austausch grundlegenden Ängste und Schuldgefühle besser kennenlernen.

Der *Zwang*, zu *nehmen* und *zurückzugeben*, findet in den Spielanalysen vielfachen Ausdruck. Er tritt zugleich mit Angst und Schuldgefühl als *Reaktion* auf vorher dargestellte *Raub*- und *Zerstörungstendenzen* auf. Der Inhalt einer Schachtel zum Beispiel geht teilweise oder ganz in eine andere Schachtel über, wo er sorgsam geordnet (beim größeren Kinde oft gezählt) und unter allen Zeichen der Angst verwahrt wird. Der Inhalt ist verschieden: abgebrannte Streichhölzer, bei denen die Asche oft noch verrieben wird, Papierausschnitte, Bleistifte, Bausteine, ein Stück Bindfaden usw. Diese Dinge stellen den dem Mutterleib entnommenen Inhalt: Penis des Vaters, Kinder, Stuhlstücke, Urin, Milch usw. dar. Das gleiche wird mit Notizblöcken dargestellt, denen Seiten entnommen werden, um an einer anderen Stelle verwahrt zu werden.

Wir sehen dann oft, daß infolge der einsetzenden Angst nicht nur das früher (symbolisch dem Mutterleib) Entnommene wiedererstattet wird, sondern daß der Zwang, zu geben, vielmehr zurückzugeben, damit nicht befriedigt ist. Immer wieder und auf mannigfaltige Art wird das Zurückerstattete zwanghaft ergänzt, wobei hinter den reaktiven Tendenzen immer wieder die primären sadistischen durchbrechen.

Der fünfjährige stark neurotische John entwickelte in diesem Stadium der Analyse einen Zählzwang, der allerdings als eine in diesem Alter überaus häufige Erscheinung der Umgebung nicht weiter auffiel. Er bezeichnete auf einem Blatt Papier die Lage der Männchen und anderer Gegenstände, die er auf dieses

Blatt gestellt hatte, um sie dann auf ein anderes Blatt zu stellen. Er wollte aber nicht nur *genau wissen*, wo die Sachen gestanden hatten, um sie nachher genau an die *gleiche Stelle wieder zurückgeben* zu können, sondern durch immer wiederkehrendes *Zählen* suchte er auch die *Anzahl* der von ihm (der Mutter) *entnommenen* und ihr wieder *zurückzuerstattenden* Dinge (Stuhlstücke, Penis des Vaters und Kinder) *festzustellen*. Dabei nannte er mich dumm und schlecht und fügte hinzu: »Man kann von zehn nicht dreizehn wegnehmen und von zwei nicht sieben.« Die *Angst, mehr zurückgeben zu müssen als man besitzt*, ist beim Kinde typisch und erklärt sich unter anderem aus dem Größenunterschied des Kindes im Vergleich zum Erwachsenen und dem Ausmaße des Schuldgefühles. Das Kind hat das Gefühl, das dem – im Verhältnis zu dem eigenen Körper riesigen – Leib der Mutter Entnommene aus seinem kleinen Körper nicht mehr zurückgeben zu können. Der Druck des Schuldgefühls, das ihm eine endlose, immer wiederholte Beraubung und Zerstörung der Mutter beziehungsweise der Eltern vorwirft, verstärkt das Gefühl, nie genug zurückgeben zu können. Das frühe Gefühl des *»Nichtwissens«* trägt wesentlich zur *Verstärkung der Angst* bei. Ich komme hierauf später zurück. Sehr häufig werden die Darstellungen des Zurückgebens dadurch unterbrochen, daß das Kind auf die Toilette muß, um zu defäzieren. Ein anderer meiner Patienten, auch ein fünfjähriger Knabe, mußte in diesem Stadium der Analyse zeitweise vier- bis fünfmal während der Stunde auf die Toilette. Wenn er zurückkam, zählte er zwanghaft und erbrachte sich durch hohe Zahlen den Beweis, daß er genügend besitze, um das Geraubte zurückzuerstatten. Von diesem Gesichtspunkte aus betrachtet, fällt auf das analsadistische Anhäufen von Besitztümern, das nur der Freude des Anhäufens zu entstammen scheint, ein neues Licht. Ich habe auch in Analysen von Erwachsenen festgestellt, daß der Wunsch, ein Kapital für alle Fälle bereit zu haben, sich als der Wunsch nach der Sicherheit erwies, einem Angriff der beraubten – in einigen dieser Fälle längst gestorbenen – Mutter gegenüber gerüstet und imstande zu sein, ihr das Geraubte zurückgeben zu können. Andrerseits führt die Angst, des eigenen Körperinhaltes beraubt zu werden, zu dem Zwange, sich immer mehr zu verschaffen, sich »Reserven« anzulegen. Als ich zusammen mit John festgestellt hatte, daß seine Angst, der Mutter den geraubten Stuhl und die Kinder nicht mehr zurückgeben zu können, ihn zu immer neuem Zerschneiden und Berauben nötigte, gab er mir noch weitere Gründe an, weshalb er nicht alles zurückgeben könne: Der Stuhl sei nämlich inzwischen geschmolzen, er sei doch in einemfort abgegangen, und auch wenn er immer wieder frischen mache, könne er nun nicht mehr so viel herstellen; auch *wisse er nicht*, ob sein Stuhl dann *gut genug* sein würde ... »*Gut genug*« bedeutete zunächst dem der Mutter entnommenen Leibesinhalte *gleichwertig* (daher die Sorgfalt in der Wahl der Farben und Formen in den der Wiedergutmachung dienenden Darstellungen); im tiefsten Sinne aber bedeutete »gut genug« *nicht-beschädigend, giftfrei*.[43] Andrerseits lag den häufigen Konstipationen Johns das Bedürfnis zugrunde, den Stuhl in sich zu verwahren, ihn zu behalten, um nicht *selbst leer* zu bleiben. Diese zahlreichen, einander widersprechenden Tendenzen – von denen ich hier nur einige herausgreife – lösten schwere Angst aus. Wenn die Angst, nicht das Richtige oder nicht genug hergeben, das Beschädigte nicht gutmachen zu können, sich verstärkte, setzten die primären, destruktiven Tendenzen wieder mit voller Wucht ein. John zerriß, zerschnitt, verbrannte dann die Gegenstände, die er aus reaktiven Tendenzen heraus angefertigt hatte, die Schachtel, die er zusammengeklebt und gefüllt hatte, und die die wiederhergestellte Mutter bedeutete, oder das Papier, auf dem er gezeichnet hatte (zum Beispiel einen Stadtplan), und konnte sich dann an Zerstören nicht genug tun. Dabei offenbarte sich der ursprüngliche sadistische Sinn des Urinierens und Defäzierens mit voller Deutlichkeit. Das Zerreißen, Zerschneiden, Verbrennen von Papier wechselte mit Benässen durch Wasser und Beschmieren durch Asche, Bleistifte usw. ab; all diese Handlungen dienten den gleichen destruktiven Zwecken. Benässen und Beschmieren erwiesen sich als ein Aufweichen, Ertränken, Vergiften; nasse, zusammengeballte Papierkugeln zum Beispiel stellten infolge der Mischung von Urin und Stuhl besonders vergiftende Geschosse dar. Hiebei trat deutlich hervor, daß der sadistische Sinn des Urinierens und Defäzierens die tiefste Ursache des Schuldgefühls war und daß aus diesem die Antriebe zur Wiedergutmachung resultierten, die in den zwangsneurotischen Mechanismen einen Ausdruck fanden.

In der Tatsache, daß die *Verstärkung der Angst zur Regression*

---

[43] Ernest JONES weist in seiner Arbeit: *Angst, Schuldgefühl und Haß* (Int. Ztschr. f. PsA., Bd. XVI, 1930) darauf hin, daß das Wort »innocent« von »nicht-beschädigend« stamme, unschuldig, also das sei, das keinen Schaden anrichte.

auf die Abwehrmechanismen der früheren Stufen führt, zeigt sich die verhängnisvolle Wirkung des den frühesten Stufen der Entwicklung entstammenden überwältigenden Über-Ichs. Der Druck dieses Über-Ichs erhöht die sadistischen Fixierungen, er bringt die zwanghafte stetige Wiederholung der ursprünglichen destruktiven Akte zustande. Die Angst, nicht gutmachen zu können, löst wieder die tiefere Angst vor der Rache der in der Phantasie getöteten und wiederkehrenden Objekte aus und setzt die Abwehrmechanismen der früheren Stufen in Gang, denn das *Objekt*, das nicht *besänftigt* und befriedigt werden kann, *muß beseitigt werden*. Mit diesem sinnlos drohenden Über-Ich kann das schwache Ich des Kindes zu keinem Ausgleich gelangen; erst auf einer etwas vorgeschritteneren Stufe wirkt sich diese Angst auch in Schuldgefühl aus und setzt die zwangsneurotischen Mechanismen in Gang. Man stellt in diesem Stadium der Analyse mit Überraschung fest, daß das Kind seinen sadistischen Phantasien nicht nur unter schwerstem Angstdruck folgt, sondern auch daß die Angstbewältigung zur höchsten Lust geworden ist. Den Wunsch nach Besitz überwiegt, sobald sich die Angst verstärkt hat, derjenige, genug zu haben, um den Drohungen des Über-Ichs und der Objekte zu begegnen. Er wird zum Wunsch, zurückgeben zu können. Dies erweist sich aber, wenn Angst und Konflikte zu stark sind, als unerfüllbar, und wir sehen das schwer neurotische Kind unter dem steten *Zwang, zu nehmen*, um *zurückgeben zu können*. Alle Störungen der analen Funktionen und viele körperliche Erkrankungen werden durch diesen Faktor psychisch mitdeterminiert. In dem Maße, in dem die vehemente Angst sich vermindert, verlieren die reaktiven Tendenzen an Vehemenz und Zwanghaftigkeit und gewinnen an Stetigkeit. Wir können dann feststellen, daß die reaktiven Tendenzen leichter und anhaltender zum Ausdruck kommen und seltener von den destruktiven Tendenzen durchbrochen werden. Die Wiedergutmachung an den Objekten als Bedingung der eigenen Wiederherstellung tritt dann immer stärker hervor. Die destruktiven Tendenzen haben zwar nicht ihre Wirksamkeit eingestellt, haben aber an Vehemenz verloren und sind dem Über-Ich gegenüber *anpassungsfähiger* geworden. Auch der zweite Teil der zweizeitigen Handlung in der Zwangsneurose – die Reaktionsbildung – enthält Anteile der destruktiven Triebregungen. Diese werden vom Über-Ich und Ich gelenkt und für Ziele freigegeben, die von diesen gebilligt werden.

Es besteht, wie wir wissen, ein enger Zusammenhang zwischen den Zwangshandlungen und der »Allmacht der Gedanken«. FREUD hebt hervor,[44] daß die primären Zwangshandlungen der Wilden durchaus magischer Natur sind. »Sie sind, wenn nicht Zauber, so doch Gegenzauber, zur Abwehr der Unheilserwartungen bestimmt, mit denen die Neurose zu beginnen pflegt.« Ferner:[45] »Auch die Schutzformeln der Zwangsneurose finden ihr Gegenstück in den Zauberformeln der Magie. Die Entwicklungsgeschichte der Zwangshandlungen kann man aber beschreiben, indem man hervorhebt, wie sie vom Sexuellen möglichst weit entfernt, als Zauber gegen böse Wünsche beginnen, um als Ersatz für verbotenes sexuelles Tun, das sie möglichst getreu nachahmen, zu enden.«

Aus diesen Ausführungen FREUDS geht deutlich hervor, daß die Zwangshandlungen *Gegenzauber* sind, *böse Wünsche* (d. h. Todeswünsche),[46] und daß sie zugleich *sexuelle Handlungen abwehren*.

Diese drei Momente, die sich zur Abwehr vereinigen, müssen auch bei den Handlungen und Phantasien wirksam gewesen sein, die das Schuldgefühl und damit die Abwehrhandlungen auslösten. Ich sehe diese Vereinigung von Zauber, bösen Wünschen und sexuellem Tun in einer Situation gegeben, die ich im vorigen Kapitel ausführlich beschrieb: in der Masturbation des ganz kleinen Kindes.

Ich wies darauf hin, daß die mit dem Beginn des Ödipuskonfliktes einhergehenden *Masturbationsphantasien* ebenso wie der Ödipuskonflikt selbst unter der vollen Herrschaft der *sadistischen* Triebregungen stehen, um den *Koitus* der *Eltern* zentrieren, *sadistische Angriffe* gegen diese beinhalten und so zu einer der tiefsten Quellen des Schuldgefühls werden. Ich kam zum Ergebnis, daß es die aus den destruktiven Regungen gegen die Eltern resultierenden Schuldgefühle sind, die die Masturbation und die Sexualität im allgemeinen zu bösem und verbotenem Tun stempeln, die Schuldgefühle also nicht den libidinösen und inzestuösen, sondern den destruktiven Triebregungen gelten.[47]

---

44 FREUD: *Totem und Tabu* (Ges. Schr., Bd. X, S. 108).

45 FREUD: *Totem und Tabu* (Ges. Schr., Bd. X, S. 108).

46 FREUD schreibt (ebenda, S. 107) vom Zwangsneurotiker: »Doch ist sein Schuldgefühl begründet; es fußt auf den intensiven und häufigen Todeswünschen, die sich in ihm unbewußt gegen seine Mtmenschen regen.«

47 In Kap. I wies ich auf die Übereinstimmung hin, die zwischen dieser Auffas-

Das Entwicklungsstadium, in das meiner Auffassung nach der Beginn des Ödipuskonfliktes und die mit diesem einhergehenden sadistischen Masturbationsphantasien fallen, ist das Stadium des Narzißmus, mit dem wir nach FREUD:[48] die »... Hochschätzung der psychischen Aktionen – die wir von unserem Standpunkt aus eine Überschätzung heißen ...« – in Verbindung bringen können. Aus der Allmacht der Blasen- und Darmfunktion und der an diese anschließenden Allmacht der Gedanken,[49] die für dieses Entwicklungsstadium charakteristisch ist, folgt, daß das Kind sich an den vielfältigen, in der Phantasie gegen die Eltern ausgeführten Angriffen schuldig fühlt. In dem Übermaß der auf diese Weise aus der exkrementellen Allmacht und der Allmacht der Gedanken resultierenden Schuldgefühle sehe ich aber eine Ursache zur Beibehaltung der ursprünglichen Allmachtsgefühle (beziehungsweise Regression auf diese), die wir beim Neurotiker und beim Primitiven antreffen. Wenn das Schuldgefühl die Abwehr in Form von Zwangshandlungen auslöst, wird das Allmachtsgefühl in den Dienst der Wiedergutmachung gestellt. Es muß nun aber in zwanghafter und übermäßiger Weise aufrechterhalten werden, da auch die Wiedergutmachung ebenso wie ursprünglich die Zerstörung auf der »Allmacht« beruht.

FREUD schreibt:[50] »Ob diese ersten Zwangs- oder Schutzhandlungen dem Prinzip der Ähnlichkeit respektive des Kontrastes folgen, ist schwer zu beurteilen, denn sie werden unter den Bedingungen der Neurose gewöhnlich durch die Verschiebung

---

sung und einigen von FREUD in *Das Unbehagen in der Kultur* niedergelegten Ergebnissen besteht. Er schreibt dort: »Dann aber ist es doch nur die Aggression, die sich in Schuldgefühl umwandelt, indem sie unterdrückt und dem Über-Ich zugeschoben wird. Ich bin überzeugt, wir werden die Vorgänge einfacher und durchsichtiger darstellen können, wenn wir den Fund der Psychoanalyse zur Ableitung des Schuldgefühls auf die aggressiven Triebe einschränken.« Ferner: ... »Nun liegt es nahe, den Satz zu formulieren: Wenn eine Triebregung der Verdrängung unterliegt, so werden ihre libidinösen Anteile in Symptome, ihre aggressiven Komponenten in Schuldgefühl umgesetzt.«

[48] FREUD: *Totem und Tabu* (Ges. Schr., Bd. X, S. 106).

[49] Siehe FREUD: *Totem und Tabu* (Ges. Schr., Bd. X, S. 106). FERENCZI wies auf den Zusammenhang zwischen den analen Funktionen und der Allmacht der Worte und Gebärden hin (*Entwicklungsstufen des Wirklichkeitssinnes.* Int. Ztschr. f. PsA., Bd. I, 1913). Siehe auch ABRAHAM: *Zur narzißtischen Bewertung der Exkretionsvorgänge in Traum und Neurose* (Klinische Beiträge zur Psychoanalyse. Int. PsA. Verl. 1921).

[50] FREUD: *Totem und Tabu.* Ebenda. S. 108.

auf irgendein Kleinstes, eine an sich höchst geringfügige Aktion entstellt.« – Die Frühanalyse erbringt unzweideutige Beweise dafür, daß die Mechanismen der Wiedergutmachung in Quantität, Qualität und in allen Einzelheiten letzten Endes vollkommen auf dem Prinzip der Ähnlichkeit beziehungsweise des Kontrastes beruhten. Ein sehr starkes primäres, mit den sadistischen Phantasien verknüpftes Allmachtsgefühl, das bestehen bliebe, würde demzufolge auch einen sehr starken Glauben an eine konstruktive Allmacht erforderlich machen, die im Dienste der Wiedergutmachung stünde.

In den Analysen von Kindern und Erwachsenen läßt sich feststellen, wie wesentlich dieses Moment an der Entwicklung und Hemmung konstruktiver und reaktiver Handlungen beteiligt ist. Das Gefühl der Allmacht in Hinsicht auf die Wiedergutmachung ist nämlich keineswegs dem mit der Zerstörung verknüpften Allmachtsgefühl adäquat. Die Reaktionsbildungen setzen ja auf einer Stufe der Ichentwicklung und Objektbeziehung ein, die eine sehr viel weiter vorgeschrittene Realitätsbeziehung voraussetzt. Demzufolge wird in den Fällen, in denen ein überstarkes Gefühl der Allmacht zur Voraussetzung der Wiedergutmachung wird, der Glaube an die Möglichkeit der Wiedergutmachung von vornherein behindert sein.[51]

In einigen Analysen fand ich, daß die hemmende Wirkung, die sich aus der Inkongruenz zwischen den mit der Zerstörung und den mit der Wiedergutmachung verknüpften Allmachtsgefühlen ergab, sich noch durch ein spezielles Moment verstärkt hatte. Bei einem sehr starken primären Sadismus und Allmachtsgefühl lagen auch ungewöhnlich starke reaktive Tendenzen vor. Die Wiedergutmachungstendenzen basierten auf ungewöhnlich starken Größenphantasien. Die Zerstörung war in der Phantasie des Kindes eine ungeheuerliche, einzigartige gewesen – auch die Wiedergutmachung mußte deshalb aus ganz außerordentlichen, aus weltbewegenden Leistungen bestehen. War schon diese Voraussetzung (obwohl bei zweien dieser Fälle tatsächlich unge-

[51] M. N. SEARL wies in einer Diskussionsbemerkung (in einer Sitzung der British Psycho-Analytical Society) darauf hin, daß die Wiedergutmachungstendenzen des Kindes auch dadurch behindert werden, daß es schon sehr früh reale Beweise dafür erhält, daß es zwar leicht Dinge zerstören, aber sehr schwer sie wiederherstellen kann. Es scheint mir der Fall zu sein, daß reale Beweise dieser Art die Zweifel des Kindes hinsichtlich seiner konstruktiven Allmacht verstärken müssen.

wöhnliche künstlerisch-produktive Begabungen vorlagen) ein starkes Hemmnis für die Ausführung der konstruktiven Tendenzen, so ergab sich noch eine sehr wesentliche Verstärkung der Hemmung aus folgendem Moment: neben den Größenphantasien bestanden überaus starke Zweifel hinsichtlich der für die Wiedergutmachung erforderlichen Allmacht. Daraus ging das Bestreben hervor, auch die bei der Zerstörung betätigte Allmacht zu negieren. Jedes Anzeichen der im positiven Sinne geübten Allmacht wäre aber auch ein Beweis für die negativ betätigte Allmacht gewesen und mußte deshalb so lange vermieden werden, als sich nicht der volle *Beweis* für eine der *destruktiven Allmacht völlig adäquate konstruktive* Allmacht erbringen ließ. Die aus diesen einander widersprechenden Tendenzen sich ergebende Forderung des »Alles oder Nichts« führte bei den beiden erwähnten erwachsenen Patienten zu schweren Arbeitshemmungen, während sie in einigen Kinderfällen mitdeterminierend für die starke Hemmung von Sublimierungen war.

Der hier beschriebene Mechanismus scheint indessen kein Charakteristikum der Zwangsneurose zu sein. Das Krankheitsbild der Patienten, bei denen ich ihn beobachtet habe, entsprach keiner Zwangsneurose, sondern Mischformen.

Der in der Zwangsneurose so stark wirksame Mechanismus der »Verschiebung auf ein Kleinstes« ermöglicht es dem Zwangsneurotiker, in geringfügigen Handlungen den Beweis für seine konstruktive Allmacht und Fähigkeit zur völligen Wiederherstellung zu suchen. Es zeigt sich also, daß der *Zweifel an der eigenen konstruktiven Allmacht*[52] *ein wesentlicher Antrieb für die zwanghafte Wiederholung der Handlungen ist.*

Die enge Verbindung zwischen Wißtrieb und Sadismus ist wohl bekannt. FREUD schreibt:[53] »Besonders vom Wißtrieb gewinnt man häufig den Eindruck, als ob er im Mechanismus der Zwangsneurose den Sadismus geradezu ersetzen könnte.« Die Verbindung von Wißtrieb und Sadismus erfolgt nach meinen Erfahrungen auf einer ganz frühen Stufe der Ichentwicklung, sie fällt in die Phase der Höchstblüte des Sadismus. Der Wißtrieb wird durch den einsetzenden Ödipuskonflikt aktiviert und stellt

---

[52] FREUD schreibt über den Zweifel: »Er ist eigentlich ein Zweifel an der Liebe . . .« und »Wer an seiner Liebe zweifelt, darf, muß doch auch an allem andern, Geringeren zweifeln?« (*Bemerkungen über einen Fall von Zwangsneurose.* Ges. Schr., Bd. VIII, S. 345.)

[53] FREUD: *Die Disposition zur Zwangsneurose* (Ges. Schr., Bd. V).

sich zuerst in den Dienst der oralsadistischen Triebregungen.[54] Mein Material hat mir gezeigt, daß das *erste Objekt* des *Wißtriebes* der *Mutterleib* ist, der zuerst als Objekt der oralen Befriedigung und bald auch als Schauplatz des elterlichen Koitus empfunden wird und in der Phantasie die Kinder und den väterlichen Penis enthält. Zugleich mit dem Antrieb, in den Leib der Mutter einzudringen, um sich dessen Inhalt anzueignen (zu zerstören), entsteht der Wunsch, zu wissen, was dort vorgeht und wie es dort aussieht. Hiebei wird das Bedürfnis, zu wissen, was sich im Mutterleib befindet, dem Wunsche, auf zerstörende Art dort einzudringen, vielfach gleichgesetzt, wobei die eine Begierde die andere verstärkt oder auch ersetzt. Auf diese Weise geht der Wißtrieb an seiner Quelle eine *Verbindung* mit dem in seiner Höchstblüte stehenden *Sadismus* ein, der die Innigkeit dieser Verbindung und auch die durch den *Wißtrieb* ausgelösten *Schuldgefühle* verständlicher erscheinen läßt.

Wir sehen das kleine, intellektuell noch völlig ungerüstete Kind einem überwältigenden Ansturm von Fragen und Problemen ausgesetzt. Ein typischer, insbesondere der Mutter geltender Vorwurf ist der, daß sie diese Fragen nicht beantwortet, die Wißbegierde ebenso wie die orale Begierde nicht befriedigt hat. Dieser Vorwurf spielt eine bedeutsame Rolle für die Entwicklung des Charakters wie auch für die des Wißtriebes. Wie weit diese Anklage zeitlich zurückreicht, geht daraus hervor, daß wir sie regelmäßig auch mit einem anderen Vorwurf verbunden finden, dem nämlich, daß das Kind die Worte, die Sprache der Erwachsenen nicht verstand. Diese Anklage reicht also *hinter die Grenze der Sprachfähigkeit* zurück. Außerordentliche Affekte hängen an diesen beiden, einzeln oder miteinander verbunden auftretenden Vorwürfen. In solchen Stadien pflegen die Kinder – und zwar tat dies auch schon meine zweiunddreivierteljährige Patientin Rita[55] – in unverständlicher Weise zu sprechen (wobei sie Wutreaktionen produzieren). Das Kind vermag diese Fragen ja nicht in Worte zu fassen und könnte ihre Beantwortung durch Worte auch nicht verstehen. Sie scheinen aber auch zum Teil überhaupt niemals bewußt gewesen zu sein. Ich sehe in diesen, auf den *frühesten Stufen* der Ichentwicklung einsetzenden, zur *Unbefriedigung* verurteilten *Regungen* des *Wißtriebes*

---

[54] Siehe ABRAHAM: *Psychoanalytische Studien zur Charakterbildung* (S. 49).
[55] Siehe Kap. II.

die *tiefste Quelle* von *schweren Störungen* des *Wißtriebes.*[56]

Sind es demnach die *sadistischen*, gegen den Mutterleib gerichteten Triebregungen, die den *Wißtrieb aktivieren*, so ergibt sich durch die sehr bald als Reaktion auf diese Triebregungen ausgelöste *Angst* ein weiterer und sehr bedeutungsvoller Anstoß zur *Intensivierung* und *Steigerung* des *Wißtriebes.* Der Drang, zu erfahren, was im Innern des mütterlichen und des eigenen Körpers vorgeht, verstärkt sich infolge der Angst vor den im Mutterleib phantasierten Gefahren und der Angst vor den introjizierten gefährlichen Objekten und Vorgängen im eigenen Körper. Das *Wissen* steht nun *im Dienste der Angstbewältigung.* Hieraus ergibt sich ein Antrieb, sich Kenntnisse zu erwerben, der sowohl für die Entwicklung wie auch für die Hemmung des Wißtriebes bedeutungsvoll ist. Denn ebenso wie für die Entwicklung der Libido wirkt sich auch für die Entwicklung des Wißtriebes die Angst als ein entwicklungsförderndes und hemmendes Moment aus. Ich habe in diesem Buche an Hand von Material einige Fälle von schweren *Störungen des Wißtriebes* besprochen.[57] In diesen Fällen war die *Angst*, die als ungeheuerlich phantasierte *Zerstörung* des Mutterleibes und die sich aus dieser ergebenden Gegenangriffe, Gefahren usw. *zur Kenntnis zu nehmen*, so übermäßig, daß sie die Grundlage für schwere allgemeine Störungen des Wißtriebes wurde. Der ursprünglich überaus intensive und unbefriedigt gebliebene Antrieb, sich Wissen über die Anzahl, Beschaffenheit, Größe der von der Mutter einverleibten väterlichen Penisse, der Exkremente, Kinder usw. zu verschaffen, hatte sich in den Zwang, zu messen, zu rechnen, zu zählen usw., umgesetzt.

In dem Maße, in dem die *libidinösen Regungen* sich immer *stärker durchsetzen*, die destruktiven sich abschwächen, gehen fortgesetzt *qualitative Veränderungen des Über-Ichs* vor sich – seine Wirksamkeit macht sich dem Ich nun vorwiegend in Form von Mahnungen fühlbar. Wenn sich die Angst vermindert, verlieren die Mechanismen, die der Wiedergutmachung dienen, an Zwanghaftigkeit und können erfolgreicher, stetiger und befriedigender arbeiten. Dann treten auch die der genitalen Stufe entsprechenden Reaktionen stärker hervor.

---

[56] Auch der Haß gegen Anderssprachige, die Schwierigkeit des Erlernens fremder Sprachen usw. scheint mir auf diese frühesten Kränkungen des Wißtriebes zurückzugehen.

[57] Siehe Ilse, Kap. V; Erna, Kap. III; Kenneth, Kap. IV.

Die *genitale Stufe* wäre demnach dadurch charakterisiert, daß in der *Wechselwirkung von Projektion und Introjektion, von Über-Ich-Bildung und Objektbeziehung*, von der die gesamte frühe Entwicklung beherrscht wird, das *positive Element zur Vorherrschaft* gelangt ist.

ZEHNTES KAPITEL

Die Bedeutung früher Angstsituationen für die Ichentwicklung

Die Angst und ihre Verarbeitung stellen ein zentrales Problem der Psychoanalyse dar. Die verschiedenen psychoneurotischen Erkrankungen können als mehr oder minder mißglückte Versuche der Angstbewältigung aufgefaßt werden. Neben diesen als pathologisch zu bezeichnenden Verarbeitungen besteht eine Reihe von normalen Verarbeitungen der Angst, denen eine überragende Bedeutung für die Ichentwicklung zukommt. Auf einige *normale Wege der Angstbewältigung* will ich in diesem Kapitel eingehen.

In den Anfängen seiner Entwicklung gerät das Ich unter den *Druck* der *frühen Angstsituationen*. Das schwache Ich, zwischen die Ansprüche eines so heftig drängenden Es und die Drohungen eines grausamen Über-Ich gestellt, muß seine *Kräfte zum Höchstmaße anspannen*, um beiden gerecht zu werden. Wenn FREUD das Ich als »armes Ding« bezeichnet, ». . ., welches unter dreierlei Dienstbarkeiten steht und demzufolge unter den Drohungen von dreierlei Gefahren leidet«,[1] so gilt das besonders für das schwache, unentwickelte Ich des ganz kleinen Kindes. Die Bewältigung des Angstdruckes wird zum vornehmsten Ziel des Ichs.[2]

Schon das ganz kleine Kind trachtet unlustvolle Erlebnisse durch das Kinderspiel zu bewältigen, wie uns Freud am Spiel eines anderthalbjährigen Knaben gezeigt hat.[3] Indem das Kind immer wieder eine an einen Faden befestigte Spule wegwarf – sie verschwinden machte – und sie wieder erscheinen ließ, versuchte es ein unlustvolles Erlebnis (die zeitweilige Abwesenheit der Mutter) psychisch zu bewältigen. Freud erkannte hierin eine

[1] FREUD: *Das Ich und das Es* (Ges. Schr., Bd. VI, S. 402).

[2] In besonderen Fällen kann die Vehemenz dieses Druckes die Ichentwicklung ganz zum Stillstand bringen. Aber auch in weniger abnormen Fällen erweist sich dieser Angstdruck nicht nur als ein die Ichentwicklung förderndes, sondern auch als ein sie hemmendes Moment. Hiebei entscheidet – wie bei allen Entwicklungsvorgängen – ein gewisses Optimum der zusammenwirkenden Faktoren. (Vgl. meine Arbeit: *Die Bedeutung der Symbolbildung für die Ichentwicklung.* Int. Ztschr. f. PsA., Bd. XVI, 1930.)

[3] FREUD: *Jenseits des Lustprinzips* (Ges. Schr., Bd. VI, S. 200).

generelle Funktion des Kinderspiels. Durch das Spiel werden Erlebnisse, die passiv erlebt wurden, in aktive Erlebnisse verwandelt, ferner wird Unlust dadurch in Lust umgesetzt, daß das ursprünglich unlustvolle Erlebnis zu einem guten Ende gebracht wird.

Die Frühanalyse zeigt, daß die durch das *Kinderspiel* bewirkte *Bewältigung der unlustvollen Realität* zugleich auch der Bewältigung von *Triebangst* und von *inneren Gefahren* dient, die *in die Außenwelt projiziert* werden.[4]

Das Bestreben des Ichs, intrapsychische Prozesse in die Außenwelt zu verlegen und dort zum Ablauf zu bringen, scheint auch mit einer anderen Funktion des seelischen Apparates zusammenzuhängen, die Freud in den Träumen von Unfallsneurotikern aufgedeckt hat.[5]

Die Verlegung von Triebgefahren und inneren Gefahren in die Außenwelt ermöglicht nicht nur eine bessere Bewältigung der Angst, sondern auch eine vollere Bereitschaft auf diese.[6] Die im Kinderspiel immer wieder versuchte Bewältigung von Angstsituationen scheint mir auch »die Reizbewältigung unter Angstentwicklung« einzuschließen.[7] Die Verlegung von Angst, die aus intrapsychischen Ursachen entstanden ist, in die Außenwelt (diese Verlegung geht mit der Abdrängung des Destruktionstriebes nach außen einher) erhöht auch die Bedeutung des Objektes,

---

[4] Über die Herkunft der Projektion schreibt FREUD als über ». . . eine Richtung des Verhaltens gegen solche innere Erregungen, welche allzu große Unlustvermehrung herbeiführen. Es wird sich die Neigung ergeben, sie so zu behandeln, als ob sie nicht von innen, sondern von außen her einwirkten, um die Abwehrmittel des Reizschutzes gegen sie in Anwendung bringen zu können. Dies ist die Herkunft der Projektion, der eine so große Rolle bei der Verursachung pathologischer Prozesse vorbehalten ist.« (*Jenseits des Lustprinzips.* Ges. Schr., Bd. VI, S. 217.)

[5] FREUD schreibt: »Diese Träume suchen die Reizbewältigung unter Angstentwicklung nachzuholen, deren Unterlassung die Ursache der traumatischen Neurose geworden ist. Sie geben uns so einen Ausblick auf eine Funktion des seelischen Apparats, welche, ohne dem Lustprinzip zu widersprechen, doch unabhängig von ihm ist und ursprünglicher scheint als die Absicht des Lustgewinns und der Unlustvermeidung.« (*Jenseits des Lustprinzips.* Ges. Schr., Bd. VI, S. 220.)

[6] Ich habe in den vorhergehenden zwei Kapiteln darauf hingewiesen, daß das Ich auf den frühesten Stufen der Entwicklung die Triebangst und Angst vor verinnerlichten Objekten nicht genügend ertragen kann und sich ihrer zum Teil durch Skotomisation und Negierung der psychischen Realität erwehrt.

[7] Über die nahe Beziehung zwischen Traum und Kinderspiel siehe Kap. I und meine Arbeit: *Die Rollenbildung im Kinderspiel* (Int. Ztschr. f. PsA., Bd. XV, 1929).

denn am *Objekt* (respektive an dessen Ersatz) werden die *destruktiven* Triebregungen, zugleich aber auch die positiven und *reaktiven Tendenzen betätigt*. Das Objekt wird so zur Gefahrenquelle, aber insoweit es sich als gütig erweist, wird es auch zum Rückhalt gegen die Angst.

FREUD deutet das Wegwerfen der Spule auch als einen Ausdruck der sadistischen und Racheimpulse des Kindes gegen die Mutter, die es verlassen hatte.[8] Das Wiedererscheinenlassen der Spule, das die Wiederkehr der Mutter ausdrückte, scheint mir aber auch die magische *Wiederherstellung*[9] der im ersten Teil des Spieles *zerstörten* (weggeworfenen = getöteten) *Mutter* einzuschließen.

Außer der Erleichterung, die die Projektion dadurch gewährt, daß sie es ermöglicht, innere Triebreize wie äußere zu behandeln, bietet die Verlegung von Angst vor inneren Gefahren in die Außenwelt auch andere Vorteile. Der Wißtrieb, der zugleich mit dem Sadismus sich auf das Innere des Mutterleibes richtet, wird durch die Angst vor den im Mutterleib und im eigenen Leib vor sich gehenden unkontrollierbaren Zerstörungen und Gefahren gesteigert. Reale Gefahren können auch aus dem Grunde besser bewältigt werden, weil man ihr Wesen deutlicher erkennen und den Erfolg der gegen sie angewendeten Maßnahmen überprüfen kann. Aus diesem Bedürfnis nach Realitätsprüfungen ergeben sich starke Antriebe für die Entwicklung des Wißtriebes und aller Aktivitäten. *Die Aktivitäten, die der Abwehr von Gefahren, dem Beweis gegen Angstinhalte, der Wiedergutmachung am Objekt dienen, stehen ebenso wie die frühen Äußerungen des Spieltriebs im Dienste der Aufgabe, mit der Realangst zugleich auch die Angst vor inneren Gefahren zu bewältigen.*

Infolge der Wechselwirkung von Projektion und Introjektion, die der Wechselwirkung von Über-Ich-Bildung und Objektbeziehung entspricht,[10] erbringt sich das Kind in der *Realität Beweise gegen die Angstinhalte*, mildert aber auch zugleich die Angst durch die Introjektion der realen guten Objekte. Da die Liebe und Anwesenheit des realen Objektes auch dem Zwecke dient, die Angst vor den introjizierten Objekten und das Schuld-

[8] FREUD: *Jenseits des Lustprinzips* (Ges. Schr., Bd. VI, S. 200–202).

[9] Ich habe in Kap. IX darauf hingewiesen, daß das Schuldgefühl schon einen Antrieb für die frühesten Aktivitäten und Sublimierungen bildet.

[10] Siehe Kap. IX.

gefühl zu vermindern, so ergibt sich aus der Angst vor inneren Gefahren ein Moment, das die Fixierung des kleinen Kindes an die Mutter verstärkt und seine Liebes- und Hilfsbedürftigkeit wesentlich steigert. FREUD führt aus, daß die uns verständlichen Fälle der kindlichen Angstäußerungen sich auf eine einzige Bedingung reduzieren lassen: »Das Vermissen der geliebten (ersehnten) Person.«[11] Er führt diese Angst auf das Stadium zurück, in dem das noch unentwickelte Wesen in so hohem Maße der Mutter bedurfte. Das Vermissen der geliebten (ersehnten) Person, den *Liebesverlust*, den *Objektverlust* als *Gefahr*, auch die Angst, im Dunkeln allein oder mit einer fremden Person zu bleiben, lernte ich als *modifizierte Auswirkungen der frühesten Angstsituationen*, nämlich der *Angst vor gefährlichen verinnerlichten und äußeren Objekten* kennen. Zu dieser frühesten Angst tritt auf einer etwas späteren Entwicklungsstufe auch die *Sorge um das Objekt* selbst. Das Kind empfindet nun Angst vor dem Tod der Mutter infolge der in der Phantasie auf sie verübten Angriffe und fürchtet außerdem, in seiner Hilflosigkeit sich selbst überlassen zu bleiben. FREUD schreibt:[12] »Er« (der Säugling) »kann das zeitweilige Vermissen und den dauernden Verlust noch nicht unterscheiden; wenn er die Mutter das eine Mal nicht zu Gesicht bekommen hat, benimmt er sich so, als ob er sie nicht wiedersehen sollte, und es bedarf wiederholter tröstlicher Erfahrungen, bis er gelernt hat, daß auf ein solches Verschwinden der Mutter ihr Wiedererscheinen zu folgen pflegt.«[13]

[11] FREUD: *Hemmung, Symptom und Angst* (Ges. Schr., Bd. XI, S. 77).

[12] FREUD: Ebenda, S. 113.

[13] Von diesen Erfahrungen läßt sich aber das Kind nur dann überzeugen, wenn die frühesten Angstsituationen nicht dominieren und die Beziehung zum realen Objekt bei der Über-Ich-Bildung sich genügend durchsetzt. Das kleine Kind empfindet unter dem Druck der frühen Angstsituationen die zeitweilige Abwesenheit der Mutter als eine dauernde. Wiederholt konnte ich aber auch in Analysen von größeren Kindern feststellen, daß jede Abwesenheit der Mutter die frühesten Angstsituationen aktivierte. Ich habe in meiner Arbeit: *Die Rollenbildung im Kinderspiel* (Int. Ztschr. f. PsA., Bd. XV, 1929) von einem sechsjährigen Knaben berichtet, der mir die Rolle einer »Feenmutter« zuschob, die ihn gegen die »bösen« vereinigten Eltern schützen und diese töten sollte. Er ließ mich wiederholt den unmittelbaren Wechsel zwischen der »Feenmutter« und der »bösen Mutter« darstellen. Als Feenmutter hatte ich die durch ein großes wildes Tier (die vereinigten bösen Eltern) ihm beigebrachten tödlichen Wunden zu heilen. Im nächsten Augenblick aber sollte ich mich entfernen, als »böse« Mutter wieder kommen und ihn angreifen. Er sagte dabei: »man weiß nie, wenn die Feenmutter aus dem Zimmer geht, ob sie nicht gleich als böse Mutter wiederkommt.« Dieser Knabe, bei dem von frühauf eine ungewöhnliche Fixierung an die Mutter bestanden hatte, meinte auch dauernd, daß den Eltern und Geschwistern etwas zugestoßen sei. Es ergab

Nach meinen Erfahrungen soll die Mutter immer wieder durch ihre Anwesenheit beweisen, daß sie nicht die »böse«, angreifende Mutter ist. Das *reale Objekt* soll die *Angst* vor den introjizierten, furchterregenden Objekten, vor dem *Über-Ich* entkräften. Außerdem soll die Anwesenheit der Mutter auch dem Beweis dienen, daß sie nicht tot ist.

In dem Maße, in dem die Realitätsbeziehung fortschreitet, wird die Beziehung zu den Objekten, werden Aktivitäten und Sublimierungen immer mehr zum Rückhalt gegen die Angst vor dem Über-Ich und den destruktiven Triebregungen. Ich ging davon aus, daß die Angst die Ichentwicklung stimuliert. Das *Ich trachtet die Angst mit Hilfe der Beziehung zu den Objekten und zur Realität zu bewältigen*, und dieses Bestreben wird grundlegend für die *Ichentwicklung* und die *Realitätsanpassung*.

Das Über-Ich und das Objekt sind nicht identisch. Das kleine Kind bemüht sich aber immer wieder, sie füreinander einzusetzen. Es tut dies, teils um seine Angst vor dem Über-Ich zu vermindern, teils um den Anforderungen der realen Objekte, die sich nicht mit den phantastischen Geboten der introjizierten Objekte decken, besser entsprechen zu können. Das Ich des kleinen Kindes wird also sowohl durch den Konflikt zwischen Über-Ich und Es belastet als auch durch die Gegensätzlichkeit der verschiedenen Forderungen des Über-Ichs (das sich aus verschiedenartigen, im Laufe der Entwicklung gebildeten Imagines zusammensetzt) sowie durch die Differenz zwischen den Forderungen des Über-Ichs und denen der realen Objekte. Dies führt dazu, daß das frühkindliche Ich zwischen den introjizierten und realen Objekten, zwischen Phantasiewelt und Realität hin und her pendelt.

Der angestrebte Ausgleich zwischen Über-Ich und Es gelingt in der frühen Kindheit noch nicht, weil das Drängen des Es und die korrespondierende Strenge des Über-Ichs alle Kräfte des Ichs in Anspruch nehmen. Wenn mit dem Einsetzen des *Latenzalters* Libidoentwicklung und Über-Ich-Bildung ihren Abschluß finden, erstarkt das Ich und kann die Herstellung eines Ausgleichs zwischen den verschiedenen Faktoren auf einer breiteren Basis in Angriff nehmen. Das *erstarkte Ich* einigt sich mit dem *Über-Ich* auf eine *gemeinsame Zielsetzung*, die vor allem die *Unterwerfung* und Anpassung des *Es* an die *Forderungen*

sich, daß, selbst wenn er die Mutter eben noch gesehen hatte, dies keine Gewähr dafür bot, daß sie nicht inzwischen gestorben sei.

der *Objekte* und an die *Realität* beinhaltet. Das Ichideal des Kindes in dieser Entwicklungsperiode ist das brave Kind, das Eltern und Lehrer zufriedenstellt.

Diese Stabilisierung wird in der Vorpubertät, besonders aber in der *Pubertät* erschüttert. Der einsetzende Libidoschub führt zu verstärkten Forderungen des Es. Zugleich erhöht sich der Druck des Über-Ichs. Das Ich gerät wieder in schwerste Bedrängnis und sieht sich vor die Notwendigkeit gestellt, einen *neuen Ausgleich* herbeizuführen. Der alte hat versagt, die Triebkräfte können nicht mehr in der gleichen Weise niedergehalten und eingeschränkt werden. Die Angst verstärkt sich dadurch, daß ein Triebdurchbruch nun auch real leichter möglich und folgenschwerer ist als im frühen Kindesalter. Es kommt im Einverständnis mit dem Über-Ich zu einer neuen Zielsetzung des Ichs. Die *Ablösung von den alten Liebesobjekten* wird nötig. Wir sehen den Jugendlichen vielfach im Gegensatz zu seiner Umgebung und auf der Suche nach neuen Objekten. Diese Forderung steht nun auch wieder in einem gewissen Einklang mit der Realität, die in diesem Alter erhöhte und veränderte Aufgaben stellt. Die Flucht vor den alten Objekten führt im weiteren Verlauf der Entwicklung auch zu einer teilweisen *Ablösung von persönlichen Objekten* überhaupt und setzt *Prinzipien und Ideale* an deren Stelle.

Die *endgültige Stabilisierung* erfolgt erst nach dem Abschluß der Pubertät, wenn Ich und Über-Ich sich auf die *Zielsetzungen des Erwachsenen* einigen können. An Stelle der Abhängigkeit von der Umgebung tritt die *Anpassung an eine erweiterte Umwelt.* Die Anforderungen der neuen Realität werden zwar anerkannt, aber als eigene, innere Forderungen aufgestellt. Mit der gelungenen Ablösung von den ursprünglichen Objekten geht auch die größere Unabhängigkeit von den Objekten im allgemeinen einher. Dieser Ausgleich basiert auf der Anerkennung einer neuen Realität und kommt mit Hilfe eines erstarkten Ichs zustande. Andrerseits trägt – analog der ersten Blütezeit der Sexualität – der von der gefahrdrohenden Situation zwischen den übermäßigen Forderungen des Es und des Über-Ichs ausgehende Druck wieder wesentlich zur Erstarkung des Ichs bei. Den hemmenden Einfluß dieses Druckes erkennen wir in der mit dem Abschluß der Pubertät einsetzenden, neuerlichen und in den meisten Fällen endgültigen Einschränkungen der Persönlichkeit. Der Phantasieaufschwung, der – wenn auch meist schwächer als in der ersten Kindheitsperiode – in dieser zweiten Blüte der Sexualität wieder einsetzt, ist nach ihrem Abschluß in der überwiegenden Zahl der Fälle wieder stark eingeschränkt. Wir haben den »normalen« Erwachsenen vor uns.

Greifen wir aus dieser Zusammenfassung einen wesentlichen Punkt heraus. Wir sehen, daß Über-Ich und Es sich im frühen Kindesalter noch nicht zu einigen vermögen. Im Latenzalter kommt es zu einer Stabilisierung, wenn Ich und Über-Ich sich auf ein gemeinsames Ziel einigen. Die Pubertätszeit bringt eine der Frühzeit analoge Situation, die wiederum mit einer Stabilisierung abschließt. Ich habe die Unterschiede zwischen den beiden Stabilisierungen besprochen und hebe nun als ein Gemeinsames hervor, daß in beiden Fällen der Ausgleich dadurch erfolgt, daß *Ich und Über-Ich sich auf eine gemeinsame Zielsetzung einigen* und ein den Anforderungen der Realität rechnungtragendes Ichideal aufstellen.[14]

Ich habe mich bemüht, in den früheren Kapiteln nachzuweisen, daß die Entwicklung des Über-Ichs zusammen mit der der Libido beim Einsetzen des Latenzalters ihren Abschluß findet. Als einen Punkt von zentraler Bedeutung hebe ich nun hervor, daß wir es *in den verschiedenen Entwicklungsstadien*, die dem Abklingen des Ödipuskonfliktes folgen, *nicht mit Veränderungen des Über-Ichs*, sondern mit der *Entwicklung des Ichs zu tun haben, die eine Konsolidierung des Über-Ichs einschließt.* Aus der Tatsache, daß es im Latenzalter das gemeinsame Ziel des Ichs und des Über-Ichs ist, sich der Umgebung anzupassen und deren Ichideale zu den eigenen zu machen, und nicht aus Veränderungen des Über-Ichs selbst erklärt sich mir, daß die allgemeine Stabilisierung in dieser Entwicklungsperiode erfolgt.

Im Anschluß an meine Darstellung der Ichentwicklung will ich nun untersuchen, wie diese sich zur Bewältigung der Angstsituation verhält, die ich als einen so wesentlichen Entwicklungsfaktor beschrieb. Ich hob hervor, daß das *Spiel* des kleinen Kin-

[14] »Das Ich beherrscht den Zugang zum Bewußtsein wie den Übergang zur Handlung gegen die Außenwelt; in der Verdrängung betätigt es seine Macht nach beiden Richtungen.« Andrerseits: – »Wir haben dort die Abhängigkeit des Ichs vom Es wie vom Über-Ich geschildert, seine Ohnmacht und Angstbereitschaft gegen beide, seine mühsam aufrechterhaltene Überheblichkeit entlarvt.« (FREUD: *Hemmung, Symptom und Angst.* Ges. Schr., Bd. XI, S. 32.) Meine Auffassung der Ichentwicklung ist in Übereinstimmung mit diesen Sätzen Freuds, denn sie zeigt, wie die Macht des Über-Ichs einerseits und die Macht des Ichs andrerseits aufeinander einwirken und so gemeinsam den Verlauf der Entwicklung bestimmen.

des, das die *Brücke zwischen Phantasie und Realität herstellt*, dem Bestreben dient, Angst vor äußeren und inneren Gefahren zu bewältigen.

Nehmen wir als Beispiel die typischen *Mutterspiele kleiner Mädchen.* Die Analyse normaler Kinder zeigt, daß bei diesen Spielen (neben den wunscherfüllenden Tendenzen) auch noch die tiefste Angst der frühen Angstsituationen wirksam ist. Dem immer wieder erneuten Wunsch nach Puppenkindern liegt auch das Bedürfnis nach *Trost und Beruhigung* zugrunde. Die Puppenkinder sollen dem Mädchen den Beweis erbringen, daß sein Körper nicht zerstört ist, daß die Mutter es nicht der Kinder beraubt hat, oder daß es Kinder bekommen kann. Ferner erbringt sich das Mädchen durch das sorgfältige Pflegen und Schmücken der Puppenkinder in Identifizierung mit diesen den Beweis für den Besitz einer liebenden Mutter und vermindert dadurch seine Angst, verlassen, ohne Heim, der Mutter beraubt zu sein. Diesem Zweck dienen bei Knaben und Mädchen auch andere Spiele, wie z. B. das Einrichten von Wohnungen, das Reisen nach anderen Orten, die dem Wunsch entspringen, ein neues Heim – letzten Endes neuerlich die Mutter – zu finden.

Ich führe nun ein *typisches Knabenspiel* an, das die männliche Komponente deutlich zum Ausdruck bringt. Das Spiel mit Wagen, Pferden, Zügen stellt symbolisch das Eindringen in den Mutterleib dar. Der Kampf mit dem Vater im Leib der Mutter und der Koitus mit der Mutter wird immer wieder mit den verschiedensten Abänderungen dargestellt. Durch die Tapferkeit, Geschicklichkeit, Schlauheit, mit denen der Knabe sich im Spiel der Feinde erwehrt, beweist er sich, daß er erfolgreich gegen den kastrierenden Vater kämpfen kann und setzt so seine Angst vor diesem herab. Dadurch und mittels der verschiedenartigen Darstellungen des Koitus mit der Mutter und der dabei bewiesenen Geschicklichkeit sucht der Knabe sich auch den Besitz des Penis und seine Potenz zu beweisen, deren Verlust er aus den tiefsten Angstsituationen heraus befürchtet. Er beweist sich auch zugleich, da neben den aggressiven auch die Wiederherstellungstendenzen der Mutter gegenüber in diesen Spielen zum Ausdruck kommen, daß sein Penis nicht destruktiv ist, und beruhigt auf diese Weise sein Schuldgefühl.[15]

Die *intensive Lust*, die nicht-spielgehemmte Kinder aus dem

[15] Ich gehe hierauf in Kap. XII ausführlich ein.

Spiele schöpfen, entspringt neben der Befriedigung *wunscherfüllender Tendenzen* auch aus der *Angstbewältigung*, die durch das Spiel erfolgt. Es handelt sich aber dabei nicht einfach um ein bloßes Nebeneinander, sondern das Ich bedient sich – wie mir scheint – zum Zwecke der Angstbewältigung auch weitgehend aller wunscherfüllenden Mechanismen. Im Kinderspiele würde also durch einen komplizierten Prozeß, der alle Ichkräfte mobilisiert, eine *Umsetzung von Angst in Lust* erfolgen. Ich werde später darauf zurückkommen, wie dieser grundlegende Prozeß sich auch in der Ökonomie des Seelenlebens und in der Ichentwicklung des Erwachsenen auswirkt.

Die Bewältigung der Angst vor inneren Gefahren kann aber durch das Spiel niemals vollständig gelingen. Es bleibt *Angst latent wirksam*, die sich als *steter Spielantrieb äußert*. Wird sie *manifest*, so führt sie zur *Unterbrechung des Spiels*.

Das Spiel des kleinen Kindes läßt also erkennen, daß das frühkindliche Ich das Ziel der Angstbewältigung nur unvollkommen zu erreichen vermag. Mit dem Einsetzen des *Latenzalters* gelingt die Angstbewältigung besser, zugleich zeigt sich auch eine *größere Fähigkeit*, den Forderungen der *Realität* zu *entsprechen*. Das Spiel verliert an Phantasiegehalt und tritt allmählich gegen die Schulaufgabe zurück. Die zunächst spielerische Beschäftigung mit Buchstaben, Zahlen, Zeichnungen löst vielfach die Rolle des Spielzeugs ab. Die Art, wie die Buchstaben aneinandergefügt werden, der Eifer, der auf die Form, Gleichmäßigkeit und Reihenfolge verwendet wird, die Freude am Gelingen aller dieser Einzelheiten beruht auf den gleichen inneren Voraussetzungen wie das Hausbau- und Puppenspiel. Das schöne, ordentliche *Schulheft* besitzt für das Mädchen die gleiche symbolische Bedeutung wie das *Haus* und die *Wohnung*, nämlich die des heilen, makellosen *Körpers*. Buchstaben und Zahlen stellen die Eltern, Geschwister, Kinder, Genitalien und Exkremente dar. Dabei kommen die ursprünglichen aggressiven Tendenzen ebenso zum Ausdruck wie die reaktiven. Die Beweise, die die Angstinhalte widerlegen sollen, werden nun durch die gelungene Schulaufgabe geliefert, die an Stelle des Spiels mit Puppen und Hauseinrichtungen tritt. Analysen des *Latenzalters* zeigten mir, daß nicht nur jede Einzelheit der *Schulaufgabe*, sondern auch der verschiedenartigen *Handarbeiten, Zeichnungen* u. dgl. in der Phantasie der Wiederherstellung des eigenen Genitales und Körpers sowie des mütterlichen Körpers und seines Inhaltes, des väterlichen Penis, der einzelnen Geschwister usw. dient. Einzelheiten der Puppenbekleidung sowie der eigenen Bekleidung (z. B. Kragen, Manschetten, Schal, Kappe, Gürtel, Strümpfe, Schuhe) haben dabei symbolische Bedeutung.[16] Dem normalen Entwicklungsgang entspricht, daß die Sorgfalt, die das kleinere Kind auf das »Malen« der Buchstaben und Zahlen verwendet, beim *größeren Kinde* auch auf das *intellektuelle Gelingen der Leistungen* übergeht. Die Befriedigung über die »Leistung« ist aber in dieser Entwicklungsperiode von der Anerkennung der Umgebung abhängig. Die Leistung ist das Mittel, die Zufriedenheit der Autoritäten zu erwerben. Der *Gegenbeweis gegen die Gefahrsituationen wird also im Latenzalter weitgehend durch die Liebe und Zufriedenheit der realen Objekte erbracht. Das Verhältnis zu den Objekten und zur Realität ist ein überbetontes.*

Beim Knaben wird das Schreiben zum Ausdruck der männlichen Komponente.[17] Das Gelingen des Buchstabens, der Schwung, mit dem er gemalt wurde, stellt die aktive Ausführung des Koitus und damit zugleich den Beweis für den Besitz des Penis und der Potenz dar. Buch und Heft bedeuten dann das Genitale oder den Leib der Mutter oder der Schwester.[18] Bei einem sechsjährigen Knaben zum Beispiel bedeutete das *»L«* einen Reiter (den Penis und ihn selbst), der durch einen Torbogen (das mütterliche Genitale) reitet, das *»i«* den Penis und ihn selbst, das *»e«* die Mutter und ihr Genitale und das *»ie«* die Vereinigung beider im Koitus. Große und kleine Buchstaben bedeuteten im allgemeinen Eltern und Kinder usw.[19] Die aktiven Koitusphantasien des Knaben finden auch in *Bewegungsspielen und im Sport* ihren Ausdruck, wobei wir in den Einzelheiten dieser Spiele die *gleichen Phantasien* wie in den *Schulaufgaben* wiederfinden. Der Wunsch, den Rivalen zu übertreffen und sich dadurch den Gegenbeweis gegen die Gefahr der Kastration durch den Vater zu erbringen, der der männlichen Verarbeitung der Angstsituation entspricht und später im Pubertätsalter so bedeutungsvoll wird,

---

[16] Vgl. J. C. FLÜGEL: *The Psychology of Clothes* (Hogarth Press, 1930).

[17] Auch beim Mädchen sind Schreiben und andere Aktivitäten vorwiegend der Ausdruck seiner männlichen Komponente.

[18] Beim Knaben hat – und zwar aus seiner femininen Position heraus – das Heft und die Aufgabe auch die Bedeutung des eigenen Körpers, den er wiederherzustellen strebt.

[19] Vgl. meine Arbeit: *Die Bedeutung der Schule für die libidinöse Entwicklung des Kindes.* Int. Ztschr. f. PsA., Bd. IX, 1923.

zeigt sich auch schon beim Knaben im Latenzalter. Im allgemeinen ist der Knabe auch schon im Latenzalter weniger von der Sanktion der Umgebung abhängig als das Mädchen. Die Leistung an sich spielt auch schon in dieser Entwicklungsperiode beim Knaben eine größere Rolle als beim Mädchen.

Ich habe als die Grundlage der *Stabilisierung im Latenzalter* die vom Ich in Übereinstimmung mit dem Über-Ich aufgestellte Anpassung an die Realität beschrieben. Diese Zielsetzung beruht auf der durch alle Faktoren gemeinsam durchgeführten *Niederhaltung und Einschränkung der Triebe.* Damit hängt auch der Abgewöhnungskampf gegen die Onanie zusammen, der im Latenzalter ». . . einen Großteil der Energien in Anspruch nimmt . . .« (FREUD). Der Abgewöhnungskampf trifft auch mit voller Wucht die Masturbationsphantasien, die – wie ich wiederholt begründete – ein Element des Kinderspiels wie auch der Lerntätigkeiten und des weiteren aller Sublimierungen sind.[20]

Im Latenzalter bedarf das Kind in so hohem Maße der Billigung der Objekte, um den Einspruch des Über-Ichs (das sich auf dieser Stufe den Objekten anpassen will) gegen die desexualisierten Masturbationsphantasien herabzusetzen. So ergibt sich einerseits im *Latenzalter* die *Forderung*, die *Onanie zu vermeiden*, die Masturbationsphantasien zu verdrängen, andrerseits die *Gegenforderung*, die *desexualisierten Masturbationsphantasien* (in ihrer Umsetzung in Leistungen) *erfolgreich* und zur *Zufriedenheit der Autoritäten durchzuführen.* Denn nur mit Hilfe erfolgreicher Sublimierungen kann der umfangreiche Gegenbeweis gegen die Angstsituationen, dessen das Ich bedarf, erbracht wer-

[20] In meiner Arbeit *Die Bedeutung der Schule für die libidinöse Entwicklung des Kindes* (Int. Ztschr. f. PsA., Bd. IX, 1923) ging ich auf die unbewußte Bedeutung der einzelnen Schulgegenstände ein und besprach die tieferen Ursachen von Lern- und Schulhemmungen. Die Hemmung der Phantasie infolge überstarker Verdrängung der Masturbationsphantasien äußert sich in der Spielhemmung und auch in der Lernhemmung. Die Hemmung der Phantasietätigkeit im Latenzalter tritt im ganzen Wesen des Kindes sehr deutlich hervor. FREUD schreibt in: *Die Frage der Laienanalyse* (Ges. Schr., Bd. XI, S. 342). »Ich habe den Eindruck, daß sie« (die Kinder) »mit dem Eintritt in die Latenzzeit auch geistig gehemmt, dümmer, werden. Viele Kinder verlieren auch von da an ihren körperlichen Reiz.«

Das Ich erkauft eben die Aufrechterhaltung seiner Position dem Es gegenüber durch zahlreiche Einschränkungen. In den Entwicklungsperioden, in denen die Niederhaltung des Es dem Ich nicht so weitgehend gelingt (in der ersten und zweiten Blütezeit der Sexualität), ist die Phantasietätigkeit eine viel reichere, was sich in einer geringeren Stabilität und in einem größeren Reichtum der Persönlichkeit ausdrückt.

den. Die Stabilisierung im Latenzalter hängt davon ab, wie dieser Durchgang zwischen Scylla und Charybdis gelingt. Die Sanktion der Autoritäten, die eine Bedingung der Angstbewältigung im Latenzalter ist, ist andrerseits für diesen Prozeß eine Voraussetzung.

Diese kursorische Zusammenfassung so reich gegliederter und komplizierter Entwicklungsvorgänge muß notgedrungen eine schematische sein. Die Abgrenzung zwischen dem normalen und dem neurotischen Kinde ist insbesondere im *Latenzalter* in Wirklichkeit weniger scharf. Das *neurotische Kind* kann auch ein erfolgreicher Schüler sein. Das *normale Kind* ist nicht immer lerneifrig. Es erbringt sich häufig den Gegenbeweis gegen die Angstsituationen auf andere Arten, zum Beispiel durch körperliche Geschicklichkeit. Das normale Mädchen im Latenzalter zeigt vielfach vorwiegend die männliche aktive Art der Angstbewältigung, und der Knabe im Latenzalter ist oft noch als normal zu bezeichnen, auch wenn er seine Angst mehr auf die passive weibliche Art verarbeitet.

Freud weist auf die in dieser Altersstufe einsetzenden typischen Zeremoniellbildungen hin, die durch den Kampf gegen die Onanie erzeugt werden.[21] Die Latenzzeit ist ferner »durch die Aufrichtung der ethischen und ästhetischen Schranken im Ich«[22] gekennzeichnet. Da die Reaktionsbildungen der Zwangsneurotiker nur »Übertreibungen der normalen Charakterbildung«[22] sind, ist – abgesehen von krassen Fällen – die Grenze zwischen zwangsneurotischen Reaktionen und der normalen, von der Erziehung geförderten Charakterentwicklung bei Kindern im Latenzalter oft nur schwer feststellbar.

Ich vertrat die Auffassung, daß die Ausgangssituation der Zwangsneurose in die frühe Kindheit fällt, daß aber in dieser Entwicklungsperiode im allgemeinen sich nur *einzelne zwangsneurotische Züge* entwickeln, die im *Latenzalter zu einem organisierten Ganzen, zur Zwangsneurose, zusammengefaßt werden. Dieser Prozeß geht mit der Konsolidierung des Über-Ichs*[23] *und*

---

[21] FREUD: *Hemmung, Symptom und Angst* (Ges. Schr., Bd. XI, S. 55).

[22] FREUD: Ebenda, S. 54.

[23] Diese beruht auf einer besseren Synthese der verschiedenartigen Identifizierungen und der damit einhergehenden Vereinheitlichung der Forderungen des Über-Ichs. Es kommt nun auch eine bessere Angleichung der verinnerlichten Objekte an die äußeren zustande.

Siehe auch meine Arbeit: *Die Rollenbildung im Kinderspiel* (Int. Ztschr. f. PsA., Bd. XV, 1929).

der Stärkung des Ichs einher und kommt dadurch zustande, daß das Über-Ich und das Ich[24] sich auf eine gemeinsame Zielsetzung einigen; sie ist die Voraussetzung für die Machtstellung des Ichs und des Über-Ichs über das Es. Die von den Objekten geforderte Triebunterdrückung wird mit Hilfe der zwangsneurotischen Mechanismen durchgeführt. Die Niederhaltung der Triebregungen setzt aber das Zusammenwirken aller beteiligten Faktoren gegen das Es voraus. In dieser umfassenden Organisierung dokumentiert sich »die Neigung des Ichs zur Synthese«.[25]

Im Latenzalter ist die Zwangsneurose geeignet, die Ansprüche des Ichs, die Ansprüche des Über-Ichs und die Ansprüche der Objekte zu befriedigen. Die im allgemeinen starke Abwehr der Erwachsenen gegen die Affekte des Kindes ist häufig aus dem Grunde so erfolgreich, weil sie den inneren Forderungen des Kindes entgegenkommt.[26]

Man erfährt oft in Analysen, daß das Kind darunter leidet und in Konflikt gerät, wenn die Erziehungspersonen sich zu stark mit den Unarten und aggressiven Tendenzen des Kindes identifizieren. Das Ich des Kindes fühlt sich seiner Aufgabe, das Es niederzuhalten und die verpönten Triebregungen zu bekämpfen, eben nur mit Hilfe der erziehenden Personen gewachsen. Es bedarf der äußeren Verbote, weil diese, wie wir wissen, eine Stütze für die inneren Verbote sind. Es bedarf der Repräsentanten des Über-Ichs in der Außenwelt. Die Abhängigkeit von den Objekten als Bedingung der Angstbewältigung ist im Latenzalter

---

[24] FREUD schreibt in *Hemmung, Symptom und Angst* (Ges. Schr., Bd. XI, S. 52): ». . . daß Ich und Über-Ich hier« (in der Zwangsneurose) »einen besonders großen Anteil an der Symptombildung nehmen.«

[25] FREUD: *Hemmung, Symptom und Angst* (Ges. Schr., Bd. XI, S. 52).

[26] Der Einfluß der Umgebung kann auch Veränderungen der Neurose bewirken. So fand ich zum Beispiel in einigen Analysen, daß die günstige Wirkung einer Milieuveränderung darauf zurückzuführen war, daß Symptome, die der Umgebung lästig waren, für andere, weniger beachtete, aber für den Aufbau der Neurose nicht weniger bedeutungsvolle, eingetauscht wurden. Auch die Verstärkung der Angst vor den Objekten vermag mitunter zu einem Zurücktreten von Symptomen zu führen. Als Beispiel verweise ich auf einen Fall, den ich in meiner Arbeit: *Zur Genese des Tic* (Int. Ztschr. f. PsA., Bd. IX, 1923) besprach. Der Knabe war, als er zur Schule kam, ein guter Schüler, aber in Bewegungsspielen und sportlichen Dingen sehr gehemmt gewesen. Der Zwang, den der Vater, der nach längerer Abwesenheit heimkehrte, in dieser Beziehung auf ihn ausübte, bewirkte, daß er aus Angst vor dem Vater die Sporthemmung zum Teil überwand. Dafür setzte zugleich eine schwere Lernhemmung ein, die noch bestand, als ich den Knaben im Alter von vierzehn Jahren in Analyse nahm.

sehr viel stärker als in den anderen Entwicklungsphasen. Es scheint mir geradezu die Voraussetzung eines gelungenen Überganges in das Latenzalter zu sein, daß die Objektbeziehung und Realitätsanpassung zur Grundlage der Angstbewältigung werden. Es ist aber für die spätere Stabilität erforderlich, daß dieser Mechanismus der Angstbewältigung nicht übermäßig vorherrscht.

Stehen Interessen, Leistungen und sonstige Befriedigungen übermäßig im Dienste des Bestrebens, die Liebe, Anerkennung und Billigung der Objekte zu erreichen, überwiegt also die Bedeutung der Objektbeziehung für die Angstbewältigung und die Beruhigung des Schuldgefühls, so scheint die psychische Gesundheit für die Zukunft nicht gut fundiert. Liegt eine geringere Abhängigkeit von den Objekten vor, und ist es die Freude an der Leistung an sich, die Befriedigung von Interessen, die zur Angstbewältigung und zur Verminderung der Schuldgefühle beitragen, so wird die Angst einer besseren Verarbeitung und einer umfassenderen Verteilung – gewissermaßen einer Verflachung – unterzogen. Ist aber die Angst geringer, so wächst zugleich die Fähigkeit zur libidinösen Befriedigung: eine Voraussetzung für den erfolgreichen Verlauf der Angstbewältigung. Die Angstbewältigung gelingt nur dann, wenn ein befriedigender Ausgleich zwischen Über-Ich und Es vorliegt und eine genügende Stärke des Ichs erreicht wurde.[27]

Da die Objektbeziehung in dieser Entwicklungsperiode auch normalerweise dem Kinde einen so starken psychischen Rückhalt bietet, so ist die übermäßige Bedeutung, die diesem Moment in vielen Fällen zukommt, weniger augenfällig. Sie zeigt sich aber deutlich im Pubertätsalter, da die Abhängigkeit von den Objekten – wenn sie das dominierende Mittel der Angstbewältigung ist– nun nicht mehr ausreicht, um die Angst zu binden. Dies scheint mir einer der Gründe zu sein, daß psychotische

---

[27] In der ersten Kindheitsperiode sind – wenn man den Kriterien genügend Bedeutung beimißt – die Grundlagen späterer Erkrankungen und Fehlentwicklungen weit deutlicher erkennbar als im Latenzalter. Es läßt sich vielfach feststellen, daß Individuen, die im Pubertätsalter oder später erkranken, in der frühen Kindheit große Schwierigkeiten hatten, aber in der Latenzzeit gut angepaßt waren, den von der Erziehung gestellten Forderungen – oft mehr als genügend – nachkamen und keine auffallenden Schwierigkeiten zeigten.

In Fällen, in denen die Angst der frühesten Stufen zu intensiv ist oder ihre Modifizierung nicht gelingt, kommt die auf den zwangsneurotischen Mechanismen beruhende Stabilisierung auch schon im Latenzalter nicht zustande.

Erkrankungen im allgemeinen erst während oder nach der Pubertät ausbrechen. Wenn wir die Stärke des Ichs, die auf Herabsetzung der Strenge des Über-Ichs beruht und auch ein größeres Ausmaß an Triebfreiheit einschließt, neben einer Anpassung an die Zielsetzung dieser Entwicklungsperiode zum Maßstab nehmen, werden wir nicht in Gefahr geraten, die Anpassung an die Forderungen der Erziehung und an die Realität im Latenzalter als Kriterium für die geglückte Entwicklung und Gesundheit zu überschätzen.[28]

Freud schreibt, daß »die *Pubertät* in der Entwicklung der Zwangsneurose einen entscheidenden Abschnitt macht«. Ferner – »es werden also einerseits die aggressiven Regungen der Frühzeit wieder erwachen, andrerseits muß ein mehr oder minder großer Anteil der neuen libidinösen Regungen – in bösen Fällen deren Ganzes – die durch die Regression vorgezeichneten Bahnen einschlagen und als aggressive und destruktive Absichten auftreten. Infolge dieser Verkleidung der erotischen Strebungen und der starken Reaktionsbildungen im Ich wird nun der Kampf gegen die Sexualität unter ethischer Flagge weitergeführt.«[29]

Die Aufstellung neuer Prinzipien und idealisierter Vater-Imagines sowie die erhöhten Forderungen an sich selbst dienen der *Entfernung von den ursprünglichen Objekten*. Dadurch kann die ursprüngliche positive Bindung an den Vater herangezogen und verstärkt und die Gefahr des Zusammenstoßes mit diesem vermindert werden. Dieser Vorgang entspricht einer *Spaltung*

---

[28] Gelingt die Forderung des Latenzalters, sich der Umgebung anzupassen, zu gut, so ergibt sich daraus die weitgehende Abhängigkeit des Ichideals und des Charakters auch für das Erwachsenenalter. Ein zu schwaches Ich (als das Resultat eines nicht genügend geglückten Ausgleichs zwischen Über-Ich und Es) wird aber Gefahr laufen, im Pubertätsalter die Ablösung von den Objekten und die damit verbundene Fähigkeit der Aufstellung unabhängiger innerer Forderungen nicht durchführen zu können und charakterlich zu versagen.

Eine geringere Abhängigkeit von den Objekten vereinigt sich sehr wohl mit den Ansprüchen der Erziehung. Eine Ablösung von den Objekten in dem Sinne, wie es das Pubertätsalter mit sich bringt, habe ich in Analysen des Latenzalters niemals eintreten sehen, sondern nur eine Verminderung übermäßiger und ambivalenter Fixierungen. Die größere Unabhängigkeit äußert sich in dieser Entwicklungsperiode in einer besseren Möglichkeit, auch andere Objekte zu finden; sie bereitet der späteren vorgezeichneten Ablösung im Pubertätsalter den Boden vor. Die Schwierigkeiten in der Anpassung an die Umgebung werden durch die Analyse nur vermindert und nicht erhöht. Je freier das Kind innerlich ist, desto besser kann es sich der Umgebung anpassen und sich mit dieser verständigen.

[29] FREUD: *Hemmung, Symptom und Angst* (Ges. Schr., Bd. XI, S. 56).

der Vater-Imago. Der erhöhte und bewunderte Vater kann nun geliebt und verehrt werden, während der »böse« Vater, der sehr häufig der reale Vater oder ein Vertreter (Lehrer) ist, die in dieser Entwicklungsperiode überaus starken Haßregungen auf sich zieht. In der aggressiven Beziehung zum gehaßten Vater beweist sich der Knabe auch, daß er ihm gewachsen ist und vom Vater nicht kastriert werden wird. In der Beziehung zur bewunderten Vater-Imago beweist sich der Knabe, daß er einen mächtigen und hilfreichen Vater besitzt. Mit diesem kann er sich auch identifizieren und er bezieht hieraus einen stärkeren Glauben an die eigenen konstruktiven Fähigkeiten und die eigene Potenz. Nun gewinnt die Leistung an Bedeutung. Durch die Leistung (sowohl die sportliche als auch die intellektuelle), die an den Mut, an die Kraft, an die Unternehmungslust auch in einem übertragenen Sinn appelliert, beweist sich der Knabe unter anderem, daß die befürchtete Kastration nicht eingetreten und er nicht impotent ist. Die Leistung befriedigt auch die reaktiven Tendenzen und beruhigt das Schuldgefühl. Sie beweist, daß die konstruktiven Fähigkeiten die destruktiven Tendenzen überwiegen und stellt auch eine Wiedergutmachung an den Objekten dar. Diese Beweise tragen wesentlich zur Befriedigung über die Leistung bei.[30]

Die Beruhigung der Angst und des Schuldgefühls, die das Kind im *Latenzalter* in der gelungenen Ausführung von *Aktivitäten* empfindet, *die durch die Zufriedenheit der Umgebung ichgerecht* werden, muß in der *Pubertät* in verstärktem Maße durch die *»Leistung«* und die Arbeit selbst *erfolgen.*

Ich gehe nun noch kurz auf die Verarbeitung der Angstsituation in der *weiblichen Pubertät* ein. Das normale Mädchen dieses Alters behält länger die Zielsetzung der Latenzzeit und die dieser Entwicklungsstufe gemäßen Methoden der Angstbewältigung bei. In vielen Fällen dominiert im Pubertätsalter beim Mädchen die männliche Art der Angstbewältigung. Die Befestigung der weiblichen Position setzt sich aus Gründen, auf die ich im nächsten Kapitel näher eingehen werde, beim jungen Mädchen schwerer durch als die korrespondierende Einstellung beim

---

30 Bei zahlreichen Sublimierungen, insbesondere bei intellektuellen und künstlerischen Leistungen oder Zielen, spielt beim Knaben vielfach die weibliche Art der Angstbewältigung eine bedeutende Rolle. Buch, Werk, in ihrer Bedeutung als Körper, Fruchtbarkeit, Kind usw., dienen auch als Gegenbeweis gegen die aus der femininen Position des Mannes befürchtete Zerstörung des Körpers durch die Mutter als Rivalin.

Knaben. Das junge Mädchen stellt auch erhöhte Forderungen an sich und andere. Sie nehmen bei ihm aber weniger die Form abstrakter Prinzipien an, sondern stehen mehr in Beziehung zu verehrten Personen. Der Wunsch, zu gefallen, erstreckt sich auch auf die geistigen Leistungen und hat selbst dort noch einen Anteil, wo es zu Höchstleistungen kommt. Das Verhältnis zur Arbeit ist in den Fällen, in denen nicht die männliche Komponente in der Leistung überwiegt, beim Mädchen analog dem zum eigenen Körper. Die Beschäftigung mit beiden dient in weitgehendem Maße der Verarbeitung der Angstsituation. Der *schöne Körper*, die *vollkommene Leistung* erbringen auch der heranwachsenden Frau den gleichen Gegenbeweis, den das Kind benötigt, nämlich: daß der Körper nicht innerlich zerstört wurde, daß die Kinder ihm nicht geraubt wurden. Bei der *erwachsenen Frau* tritt das *Verhältnis zum eigenen Kinde*, das so häufig die Beziehung zur *Arbeit* ablöst, auch stark in den Dienst der Angstverarbeitung. Der erwachsenen Frau gibt der Besitz des Kindes, seine Pflege, die Sicherheit seines Gedeihens, ähnlich wie das *Puppenspiel dem kleinen Mädchen*, immer wieder den erneuten Beweis dafür, daß sie im Besitz des Kindes nicht bedroht ist, und beruhigt auch ihre Schuldgefühle.[31] Die kleinen und größeren Gefahrsituationen, die sich bei der Erziehung von Kindern ergeben, sind bei glücklichem Ausgang geeignet, immer wieder Beweise gegen die frühesten Angstinhalte zu erbringen. Das Verhältnis der Frau zum eigenen Heim hat ebenfalls eine besondere Bedeutung für die weibliche Art der Angstbewältigung. Das Heim wird dem eigenen Körper gleichgesetzt, hat aber auch eine direktere Beziehung zur frühen Angstsituation. Das Rivalitätsverhältnis zur Mutter drückt sich – wie ich schon besprach – beim kleinen Mädchen auch in den Phantasien aus, die Mutter zu vertreiben und ihre Stelle als Herrin des Hauses einzunehmen. Ein wesentliches Stück der Angstsituation beinhaltet (bei beiden Geschlechtern, insbesondere aber beim weiblichen Kinde) die Phantasie, aus dem Heim vertrieben, obdachlos zu werden.[32] Der Befriedigung über das eigene Heim liegt stets auch der Gegenbeweis gegen dieses Stück der Angstsituation

[31] Ich gehe auf die tieferen Grundlagen der Beziehung zum Kinde im nächsten Kapitel ein.

[32] Die Angst, ein Bettlerkind, eine verlassene Waise zu werden, ist in jeder Kinderanalyse aufzudecken. Sie hat einen wesentlichen Anteil an der Fixierung an die Mutter und ist ein Spezialfall der Angst vor dem Liebesverlust.

zugrunde. *Die normale Stabilisierung der Frau beruht darauf, daß ihr Kind, ihre Arbeit, ihre Tätigkeit, die Pflege, das Schmükken des eigenen Körpers und des Heims ihr den Gegenbeweis gegen die Gefahrsituationen voll erbringt.*[33] *Die Beziehung zum Manne* ist weitgehend von dem Bedürfnis der Frau bestimmt, sich durch sein Gefallen den Beweis für ihre körperliche Unversehrtheit zu erbringen. Der *Narzißmus* der Frau steht also stark *im Dienste der Angstbewältigung.* An der weiblichen Art der Angstbewältigung liegt es, daß die Frau von der Liebe des Mannes (von den Objekten im allgemeinen) so viel abhängiger ist als der Mann in seiner Beziehung zur Frau. Aber auch der Mann bezieht aus dem Liebesgenuß eine Beruhigung von Angst, die einen wesentlichen Anteil an der Sexualbefriedigung hat.

Die normale *Angstbewältigung* scheint an eine Reihe von *Voraussetzungen* gebunden. Hiebei wirken *quantitative Momente*, wie das Ausmaß des Sadismus, die Angstquantitäten und die Fähigkeit des Ichs, Angst zu ertragen, mit den *spezifischen Methoden* der *Angstbewältigung* zusammen. Bei einem Optimum der ineinandergreifenden Momente können allem Anschein nach auch sehr große Angstquantitäten gut verarbeitet werden, und es kann dabei eine befriedigende (oder sogar hervorragende) Ichentwicklung und psychische Gesundheit erreicht werden. Die Bedingungen der Angstbewältigung sind nicht weniger spezifisch als die Liebesbedingungen und stehen allem Anschein nach in innigem Zusammenhang mit diesen.[34]

In bestimmten Fällen ist der Mechanismus der Angstbewältigung durch Überwindung der Gefahrsituation an besonders schwere Bedingungen, an Situationen, die starke Angst auslösen, gebunden. (Dieser Mechanismus tritt besonders stark im Pubertätsalter hervor.) In anderen Fällen ist die möglichste, in extremen Fällen phobische Vermeidung von Angstsituationen die Bedingung der Angstbewältigung. Zwischen diesen Extremen liegt der als normal zu bezeichnende Antrieb, Lust aus der Überwindung von Angstsituationen zu gewinnen, die mit nicht zu großer (wohl auch nicht zu direkter, also auch besser dosierter) Angst verbunden sind.

Ich habe in diesem Kapitel nachzuweisen versucht, daß alle

---

[33] Ich stellte zum Beispiel in einigen Fällen fest, daß nach vorangegangener Depression durch die Morgentoilette sich ein Gefühl der Frische und Tatkraft einstellte, das in vielfachem Sinne eine Wiederherstellung bedeutete.

[34] Siehe Kap. XI.

Aktivitäten und Sublimierungen auch der Angstbewältigung und der Beruhigung der Schuldgefühle dienen. Neben der Befriedigung aggressiver Regungen ist die Wiedergutmachung am Objekt und die Wiederherstellung des eigenen Körpers und Genitales eine Wurzel aller Aktivitäten und Interessen.

Ich habe darauf hingewiesen,[35] daß auf einer ganz frühen Entwicklungsstufe das Allmachtsgefühl in den Dienst der destruktiven Triebregungen gestellt wird. Das Gefühl negativer, destruktiver Allmacht macht, wenn die Reaktionsbildungen einsetzen, einen Glauben an eine positive Allmacht erforderlich. Je stärker das sadistische Allmachtsgefühl war, ein um so stärkeres Gefühl positiver Allmacht ist notwendig, um den Forderungen des Über-Ichs nach Wiedergutmachung nachkommen zu können.

Wenn die Wiedergutmachung einen sehr starken Allmachtsglauben voraussetzt (z. B. die volle Wiedergutmachung an beiden Elternteilen, den Geschwistern usw. und in Verbindung auf andere Objekte – unter Umständen auf die ganze Welt –), so wird es von der Stärke der Ichentwicklung und der die phantastischen Forderungen regulierenden Realitätsanpassung abhängen, ob es zu Höchstleistungen und zum Gelingen[36] der Ichentwicklung und der Sexualentwicklung oder zu schweren Hemmungen kommt.

Ich fasse nun meine Ausführungen zusammen. Ich habe mich bemüht, einen Einblick in den komplizierten, alle Energien mobilisierenden Prozeß zu geben, durch den das Ich die Bewältigung der infantilen Angstsituationen durchführt. Das Gelingen dieses Prozesses ist ein grundlegender Faktor für die Ichentwicklung, zugleich aber auch entscheidend für die psychische Gesundheit. Denn die vielfache, stetige, aus mannigfachen Quellen fließende *Beruhigung der Angst und des Schuldgefühls*, die der *normale Erwachsene* aus seinen Tätigkeiten, Interessen, sozialen Beziehungen und aus seiner Liebesbefriedigung schöpft, gibt ihm die *Möglichkeit, sich von den ursprünglichen Angstsituationen* weitgehend zu *entfernen* und ihren Druck zu verteilen und abzuschwächen. Durch den generellen Anteil dieses Mechanismus auch bei unbedeutenden Verrichtungen ergibt sich aus

---

35 Siehe Kap. IX.

36 Das Übermaß der Forderungen und die Inkongruenz zwischen destruktiver und konstruktiver Allmacht kann zur Hemmung von Sublimierungen, zur Störung der Produktivität und der Sexualentwicklung führen. Ich gehe auf einen Fall dieser Art im Kap. XII ein.

der Überwindung alltäglicher Schwierigkeiten ein ökonomisch wichtiger Weg zur Angstbewältigung für den Normalen.[37]

Ich habe nun zu überprüfen, wie meine Annahme von der normalen Verarbeitung der Angstsituationen sich zur Auffassung FREUDS verhält. FREUD schreibt:[38] »Es müssen also im Verlaufe der Reifung Angstbedingungen aufgegeben worden sein und Gefahrsituationen ihre Bedeutung verloren haben.« Dieser Satz schränkt sich aber durch nachfolgende Betrachtungen Freuds wieder ein. Er schreibt anschließend: »Dazu kommt, daß einige dieser Gefahrsituationen sich dadurch in späte Zeiten hinüber retten, daß sie ihre Angstbedingungen zeitgemäß modifizieren.«

Meine Auffassung von der Verarbeitung der Angstsituation scheint mir ein Beitrag zum Problem zu sein, in welcher Weise sich der Normale von den Gefahrsituationen entfernt und die Angstbedingungen modifiziert. Daß auch beim *Normalen die weitgehende Entfernung von den Angstsituationen sich nicht mit einem Aufgeben der Angstsituationen deckt*, muß ich nach meinen Erfahrungen vertreten. Praktisch sind ja bei normaler Entwicklung die direkten Auswirkungen der Angstsituationen nicht vorhanden; sie treten aber unter gewissen Verhältnissen wieder auf. Bei stärkeren *Belastungen*, wenn der Gesunde erkrankt oder sonst versagt, können wir die *tiefsten Angstsituationen* auch bei ihm in voller und direkter *Wirksamkeit* erkennen. Da aber die Möglichkeit der neurotischen Erkrankung bei jedem Gesunden vorliegt, würde sich auch daraus die Folgerung ergeben, daß die Angstsituationen nie ganz aufgegeben werden.

Diese Feststellung steht mit folgenden Sätzen FREUDS[39] im Einklang: »Der Neurotiker unterscheidet sich dann von dem Normalen dadurch, daß er die Reaktionen auf diese Gefahren übermäßig erhöht. Gegen die Wiederkehr der ursprünglichen traumatischen Angstsituationen bietet endlich auch das Erwachsensein keinen zureichenden Schutz; es dürfte für jedermann eine Grenze geben, über die hinaus sein seelischer Apparat in der Bewältigung der Erledigung heischenden Erregungsmengen versagt.«

---

37 Wenn aber auch die alltäglichen Verrichtungen so stark mit Angst verknüpft sind, so wäre dies für den Neurotiker ein Grund mehr, sie als belastend zu empfinden und in ihrer Ausübung zu versagen.

38 FREUD: *Hemmung, Symptom und Angst* (Ges. Schr., Bd. XI, S. 89).

39 FREUD: Ebenda, S. 90.

ELFTES KAPITEL

Die Auswirkungen früher Angstsituationen auf die weibliche Sexualentwicklung

Die Psychologie der Frau ist durch die Forschungen der Psychoanalyse nicht im gleichen Maße aufgeklärt worden wie die des Mannes. Da zuerst der Motor der Neurosenbildung beim Manne – die Kastrationsangst – erkannt wurde, studierte man auch bei der Frau zunächst die Erscheinungen, die den neurosebildenden Faktoren beim Manne entsprechen. Diese Erkenntnisse wurden aber vorwiegend den Analogien zwischen Mann und Frau und weniger den psychischen Differenzen gerecht. – Den Kernpunkt des Problems faßt FREUD[1] in den folgenden Worten zusammen: ». . . und weiters: steht es fest, daß die Kastrationsangst der einzige Motor der Verdrängung (oder Abwehr) ist? Wenn man an die Neurose der Frauen denkt, muß man das bezweifeln, denn so sicher sich der Kastrationskomplex bei ihnen konstatieren läßt, von einer Kastrationsangst im richtigen Sinne kann man bei bereits vollzogener Kastration doch nicht sprechen.«

Wenn wir uns vergegenwärtigen, von wie großer Bedeutung jeder Fortschritt im Verständnis der Kastrationsangst sowohl für die Therapie der männlichen Neurosen wie für die Psychologie des Mannes war, so ergibt sich, daß die Kenntnis jener *Angst, die beim weiblichen Kinde der Kastrationsangst des Knaben äquivalent sein muß*, die Therapie der weiblichen Neurosen vervollkommnen und dazu beitragen wird, den genaueren Verlauf der weiblichen Sexualentwicklung aufzuklären.

Angstsituationen des Mädchens. Ich habe einen Beitrag zu dieser offenen Frage in meiner Arbeit »Frühstadien des Ödipuskonfliktes«[2] geliefert. Ich vertrat dort die Auffassung, daß die tiefste Angst des Mädchens die vor der Beraubung und Zerstörung seines Leibesinneren ist. Die orale Versagung durch die Mutter führt zur Abwendung von ihr und zur Zuwendung zum väterlichen Penis als Objekt der Befriedigung. Dieses Begehren drängt zu weiteren Entwicklungsschritten. Den Kern der frühkindlichen Sexualtheorien bilden Phantasien (die Mutter verleibt sich den Penis des Vaters ein und gibt dem Vater die Brust),

---

[1] FREUD: *Hemmung, Symptom und Angst* (Ges. Schr., Bd. XI., S. 63).
[2] Int. Ztschr. f. PsA., Bd. XIV, 1928.

die Neid und Haß wegen der von beiden Elternteilen ausgeübten Versagung auslösen. In diesem Entwicklungsstadium ist es bei beiden Geschlechtern die nahrungspendende Mutter, deren Leib alles Begehrenswerte – auch den Penis des Vaters – enthält. Diese Sexualtheorie steigert den Haß des Mädchens gegen die Mutter wegen der Versagung und trägt zu den *sadistischen Phantasien* bei, in denen das Mädchen das *Leibesinnere der Mutter angreift, beraubt und zerstört*. Infolge der daraus resultierenden *Vergeltungsangst* bilden diese Phantasien die Basis für die *tiefste Angstsituation des Mädchens*.

Ernest JONES sieht in der »Aphanisis«, der Angst vor der völligen und dauernden Vernichtung der sexuellen Genußfähigkeit, die frühe dominierende Angstsituation des Kindes beiderlei Geschlechtes.[3] Diese Annahme berührt sich eng mit meiner Auffassung. Die Zerstörung der Genußfähigkeit scheint mir auch eine Vernichtung der der libidinösen Befriedigung dienenden Organe einzuschließen, die das weibliche Kind zugleich mit den Angriffen auf seinen Leib und sein Leibesinneres – insbesondere durch die Mutter – erwartet. Die Angst für das Genitale ist besonders intensiv, zum Teil, weil die gegen die Mutter gerichteten sadistischen Regungen sich sehr stark gegen ihr Genitale und ihren Liebesgenuß richten, zum Teil aber, weil die Angst vor der Unfähigkeit zur libidinösen Befriedigung die Angst vor Beschädigung des Genitales steigert.

Frühstadien des Ödipuskonfliktes. Nach meinen Erfahrungen ist es das *orale*, auch schon mit *genitalen* Regungen einhergehende *Begehren nach dem Penis des Vaters*, das die *Ödipusstrebungen einleitet*. Ich fand, daß der Wunsch, den väterlichen Penis der Mutter zu rauben und sich selbst einzuverleiben, ein *grundlegender Faktor der weiblichen Sexualentwicklung* ist. Der Groll des Mädchens darüber, daß die *Mutter* ihm die spendende *Brust entzogen* hat, verstärkt sich nun durch die weitere *Anklage*, daß sie ihm den *Penis des Vaters* als Objekt der Befriedigung *vorenthält*, und bildet die tiefste Quelle des aus den Ödipusregungen resultierenden Hasses des weiblichen Kindes gegen die Mutter.

Diese Annahmen weichen in einigen Punkten von der bisherigen psychoanalytischen Theorie ab, da FREUD zum Ergebnis kam,[4] daß beim Mädchen der Kastrationskomplex den Ödipus-

[3] Ernest JONES: *Die erste Entwicklung der weiblichen Sexualität.* (Int. Ztschr. f. PsA., Bd. XIV, 1928.)

[4] FREUD: *Einige Folgen des anatomischen Geschlechtsunterschiedes.* (Ges. Schr., Bd. XI.)

komplex einleitet, und der Groll gegen die Mutter, die dem Mädchen den Penis versagte, den Anstoß zur Abwendung von ihr gibt. Der Unterschied zwischen meiner Auffassung und der von FREUD vermindert sich aber wesentlich durch die Überlegung, daß beide Auffassungen in zwei Punkten übereinstimmen, 1) das Mädchen wünscht den Besitz des Penis, 2) es haßt die Mutter wegen der Versagung des Penis. Nach meiner Annahme ist es aber nicht ein eigener Penis als männliches Attribut, den das weibliche Kind zuerst fordert, sondern der väterliche Penis, den es sich als Objekt oraler Befriedigung einverleiben will. Ferner ist, meiner Meinung nach, die Forderung nach dem Penis nicht eine Äußerung des Kastrationskomplexes, sondern eine – und zwar die grundlegende – Äußerung der Ödipusstrebungen. Demnach würde das weibliche Kind nicht auf dem Umweg über Männlichkeitstendenzen und Penisneid, sondern aus der dominierenden weiblichen Komponente heraus unter die Herrschaft der Ödipusstrebungen geraten.[5]

Wenn das Mädchen sich dem Penis des Vaters als Objekt der Befriedigung zuwendet, sind mehrere Momente für die Intensität bestimmend, mit der diese Forderung erhoben wird. Aus dem Drängen der oralsaugenden Regungen heraus, begünstigt durch die an der Mutterbrust erlittene Versagung, die das neue Begehren steigert, erwächst ein Phantasiebild vom väterlichen Penis als einem Organ, das zum Unterschied von der Mutterbrust eine niemals endende und grandiose orale Befriedigung spenden kann.[6] Die urethralsadistischen Triebregungen tragen zur Ent-

[5] Karen HORNEY hat in ihrer Arbeit *Zur Genese des weiblichen Kastrationskomplexes* (Int. Ztschr. f. PsA., Bd. IX, 1923) die Auffassung vertreten, daß es die in der Ödipussituation erlittene Versagung ist, die den Kastrationskomplex des Mädchens auslöst, und daß der Wunsch nach dem Penisbesitz zunächst aus den Ödipuswünschen und nicht aus den Männlichkeitswünschen entspringt. Der begehrte Penis wird als Bestandteil und Ersatz des Vaters betrachtet.

[6] Helene DEUTSCH hat in ihrem Buche *Psychoanalyse der weiblichen Sexualfunktionen* (Int. PsA. Verl. 1925) darauf hingewiesen, daß schon in der frühesten Entwicklungsphase »die zärtliche Liebe, die dem Vater, dem nächsten neben der Mutter bestehenden Objekt, zugetragen wird, als Zuschuß auch einen großen Teil der vollsexuellen Libido erhält, die von der Mundzone her die mütterliche Brust besetzt hat«, – »da für das *Ubw* in einer Entwicklungsphase der väterliche Penis als Saugorgan mit der mütterlichen Brust gleichgesetzt wurde.« Auch in einem anderen Punkte stimmen meine Ergebnisse mit denen von Helene Deutsch überein, nämlich darin, daß die Vagina »in der Verlegung von oben nach unten die passive Rolle des saugenden Mundes in der Gleichsetzung Penis = Mamma übernimmt.

wicklung dieser Phantasie bei. Das Kind beiderlei Geschlechts mißt dem Penis (bei dem sie ja auch deutlicher zutage treten) sehr viel stärkere urethrale Fähigkeiten zu als dem weiblichen Harnapparat. Da in der Phantasie des kleinen Kindes alle Körperstoffe einander gleichgesetzt werden, verknüpfen sich die Vorstellungen von der urethralen Macht des Penis mit den oralen Phantasien. Dem kleinen Mädchen erscheint der Penis als Objekt, das magische Fähigkeiten zur oralen Befriedigung besitzt. Da die an der Mutterbrust erlittene orale Versagung aber auch zugleich alle anderen erogenen Zonen stimuliert und die genitalen Strebungen und Begierden in Beziehung zum *väterlichen Penis* auslöst, wird dieser das *Objekt oraler, urethraler, analer* und *genitaler* Triebregungen. Ein weiteres Moment, das zur Intensivierung dieser Wünsche beiträgt, sehe ich in der unbewußten Sexualtheorie, daß die Mutter sich den Penis des Vaters einverleibt habe, und dem aus diesen Phantasien resultierenden Neid. An dem Zusammenwirken aller dieser Momente scheint es mir zu liegen, daß in der Phantasie des kleinen Mädchens der *Penis des Vaters* mit ungeheurer *Machtfülle* ausgestattet und zum Gegenstand höchster Bewunderung[7] und intensivsten Verlangens wird. Dieses Verhältnis zum väterlichen Penis wirkt sich, wenn die weibliche Einstellung dominierend bleibt, in vielen Fällen als Demut und Unterwerfung dem Manne gegenüber aus. Andererseits bildet es aber auch die *Grundlage für die Intensität des Hasses*, den die *Versagung des so leidenschaftlich begehrten und bewunderten Objekts* auslösen kann, sowie für die Erscheinungen, die sich bei der männlich eingestellten Frau als *Penisneid* geltend machen.

Diese orale, saugende Tätigkeit der Vagina ist im ganzen anatomischen Bau vorgezeichnet« (l. c. S. 54). – Während aber nach Helene DEUTSCH diese Phantasien erst nach der Geschlechtsreife und durch den Geschlechtsakt ihre Wirksamkeit entfalten, sehe ich in der frühen Gleichsetzung des Penis mit der Mamma ein Moment, das von der Versagung durch die Mutterbrust eingeleitet wird und auch alsbald starke, für die ganze Entwicklung bedeutsame Wirkungen ausübt. Die Gleichsetzung Penis = Mamma ist meiner Auffassung nach auch schon von der Verlegung »von oben nach unten« begleitet und aktiviert auch schon die oralen aufnehmenden Qualitäten des weiblichen Genitals. Diese Gleichsetzung ermöglicht eine Bereitschaft der Vagina für die Aufnahme des Penis, leitet so die Ödipusstrebungen ein (die allerdings erst viel später sich voll durchsetzen) und bildet die Grundlage der weiblichen Sexualentwicklung.

[7] Ein Teil dieser Bewunderung strahlt auch noch auf die Mutter aus, die in gewissen Fällen seitens der Tochter nur als Besitzerin des väterlichen Penis geschätzt und anerkannt wird.

Die aus den oral-, urethral- und analsadistischen Triebregungen entspringenden Phantasien des kleinen Mädchens von der ungeheuren Machtfülle sowie auch der physischen Größe und Stärke des väterlichen Penis bewirken aber auch, daß diesem überaus gefährliche und bedrohliche Eigenschaften zugeschrieben werden. Auf dieser Basis entwickelt sich die *Angst vor dem »bösen« Penis.* Sie setzt als Reaktion auf die destruktiven Triebregungen ein, die (zugleich mit den libidinösen) sich gegen den Penis richten. In Fällen, in denen der orale Sadismus dominiert, bedeutet der in der Mutter – als deren Besitz – vorausgesetzte väterliche Penis vorwiegend ein Objekt des Hasses, Neides und der Zerstörung.[8] An der Intensität der Haßphantasien, die dann insbesondere um den die Mutter befriedigenden väterlichen Penis zentrieren, liegt es, daß in gewissen Fällen die tiefste und leitende Angst des Mädchens – die *Angst vor der Mutter – auf den Penis des Vaters* als auf ein gehaßtes und gefürchtetes Anhängsel der Mutter *verschoben* wird. Bei diesen Frauen kommt es dann zu schweren Fehlentwicklungen und auch zu einem verschobenen Verhältnis zum Manne. Solche Fälle scheinen auch mit mehr oder weniger *mangelhafter Objektbeziehung* einherzugehen. Das Stadium der Partialliebe[9] ist dann nicht oder nur unvollkommen überwunden worden.[10]

Das *orale Begehren nach dem Penis des Vaters löst infolge*

[8] Das gleiche gilt für die im Mutterleib befindlichen Kinder. Ich komme später darauf zurück, wie die Feindseligkeit den im Mutterleib befindlichen Kindern gegenüber sich im Verhältnis zu den Geschwistern und zu dem eigenen imaginären (und später auch zu dem realen) Kinde auswirkt.

[9] ABRAHAM: *Versuch einer Entwicklungsgeschichte der Libido.*

[10] Ein typisches Beispiel dieser Art war meine Patientin Erna, deren Krankengeschichte ich in Kap. III wiedergab. Der Vater bedeutete ihr vorwiegend den Träger des Penis, der die Mutter befriedigte, sie selbst aber unbefriedigt ließ. Die überaus starken Kastrationswünsche und der Penisneid erwiesen sich durch die auf der oralen Position erlittene Versagung des Penis determiniert. Die Konzentration des Hasses auf den väterlichen Penis und der Umstand, daß es die Mutter war, die in ihrer Phantasie den Penis des Vaters besaß, hatten zur Folge, daß zur Mutter ein zwar haßerfülltes, aber persönlicheres Verhältnis vorlag als zum Vater. Allerdings wendete sich Erna auch vom Vater ab, um ihn vor ihrem Sadismus zu bewahren. Die Konzentration des Hasses auf den Penis diente auch der Schonung des Objektes (ABRAHAM). Die Analyse bewirkte unter anderm auch die Entwicklung eines guten menschlichen Verhältnisses zum Vater, ein Schritt, der mit günstigen Veränderungen der Objektbeziehung im allgemeinen und mit einer Verbesserung des Verhältnisses zur Mutter einherging. – Ich verweise auf die Analogie, die in wesentlichen Punkten zwischen meiner Patientin und den zwei Fällen besteht, über die ABRAHAM (l. c., S. 76–78) berichtete.

der Allmacht der Gedanken das Gefühl der vollzogenen Einverleibung aus. Deshalb erstreckt sich die ambivalente Gefühlseinstellung dem väterlichen Penis gegenüber alsbald auch auf den verinnerlichten Penis. Wir wissen, daß im Stadium der partiellen Einverleibung das Objekt durch einen Körperteil, der Vater durch den Penis vertreten ist. Daraus erklärt sich mir, daß die frühesten Vater-Imagines, der *Kern des väterlichen Über-Ichs,* durch den *Penis des Vaters* repräsentiert werden. Ich habe mich bemüht, bei beiden Geschlechtern den Ursprung eines angsterregenden und grausamen Über-Ichs aus dem Umstand zu erklären, daß die Introjektion der Objekte in einer Entwicklungsperiode beginnt, in der der Sadismus auf seinem Höhepunkt ist. So kommt es, daß die frühesten Imagines den phantastischen Charakter annehmen, den die vorherrschenden prägenitalen Triebregungen ihnen aufdrücken.[11] Der Antrieb zur Introjektion des väterlichen Penis und damit des Ödipusobjektes ist aber beim Mädchen viel intensiver, das Begehren, den väterlichen Penis bei sich zu behalten, viel stärker als beim Knaben, da dieses orale Begehren mit den gleichzeitig aktivierten genitalen Strebungen zusammenfällt und da das weibliche Genitale einen rezeptiven Charakter hat. Die *Ödipusregungen des Mädchens* stehen deshalb viel *stärker* unter der Herrschaft der *oralen Triebregungen*, als dies beim Knaben normalerweise der Fall ist.

Es ist ein für die Über-Ich-Bildung und Sexualentwicklung entscheidendes Moment, ob die Phantasien vom »guten« oder vom »bösen« Penis überwiegen. In beiden Fällen aber fühlt sich das weibliche Kind dem introjizierten Vater mehr unterworfen, seiner guten oder bösen Macht mehr ausgeliefert, als es normalerweise das männliche Kind seinem Über-Ich gegenüber empfindet.[12]

Angst und Schuldgefühle der Mutter gegenüber komplizieren die an sich zwiespältige Beziehung zum Penis des Vaters. Um die Darstellung dieser Verhältnisse übersichtlicher zu gestalten, will ich nun versuchen, zuerst der Beziehung des Mädchens zum Penis des Vaters nachzugehen und dann nachzutragen, inwiefern

---

[11] Siehe Kap. VIII dieses Buches und meine Arbeit *Frühstadien des Ödipuskonfliktes.* (Int. Ztschr. f. PsA., Bd. XIV, 1928.)

[12] Daraus ginge hervor, daß die Wirksamkeit des Über-Ichs beim Mädchen stärker ist als beim Knaben. Ich gehe später darauf ein, wie dieses Moment sich für die weibliche Ichentwicklung und Objektbeziehung geltend macht.

die Beziehung zur Mutter die Entwicklung des Verhältnisses zum Vater beeinflußt.

Im günstigen Falle besteht neben dem *Glauben an einen verinnerlichten, gefährlichen Penis* auch der an einen *bewunderten und hilfreichen*. Die aus dieser ambivalenten Einstellung entspringende Angst bildet auch einen starken *Antrieb zu Sexualerlebnissen* in früher Kindheit sowie auch für die Sexualbetätigung im Erwachsenenalter. Dieser Antrieb, der zu dem libidinösen Begehren nach dem Penis hinzutritt und es verstärkt, kommt auf folgende Art zustande: die Angst vor dem introjizierten bösen Penis treibt zur fortgesetzten Introjektion eines guten Penis durch den Koitus.[13] Zugleich dient der Sexualakt (sei es durch Fellatio, Koitus per anum oder Koitus) der Überprüfung, ob die mit dem Koitus verknüpften grundlegenden und beherrschenden Angstinhalte begründet seien oder nicht. Infolge der sadistischen Wunschphantasien, die den Koitus der Eltern in eine Gefahrsituation für diese umschufen, wird in der Phantasie des Kindes beiderlei Geschlechtes der Koitus zu einer bedrohlichen Gefahrsituation.[14] Ich bin an früheren Stellen ausführlicher auf den Charakter dieser sadistischen Masturbationsphantasien eingegangen und habe zwei Kategorien von Phantasien, die ineinander greifen, unterschieden: 1) Die Phantasien, die – mit den verschiedenen Mitteln des Sadismus unternommene – *direkte Angriffe des Kindes gegen beide* im Koitus vereinigten *Elternteile* oder *jeden einzeln* darstellen; 2) Phantasien, die einem etwas späteren Abschnitt der Höchstblüte des Sadismus entstammen, in denen sich der Glaube an eine sadistische Allmacht über die Eltern auf *indirektem Wege* auswirkt. Die *Eltern* werden in der Phantasie mit Werkzeugen gegenseitiger Vernichtung ausgestat-

[13] Daß die Angst vor dem »bösen« Körperinhalt (verinnerlichten bösen Objekten, gefährlichen Exkrementen und Körperstoffen) normalerweise die Introjektion auf allen Wegen und auch die Ausstoßung befördert und so zu einem grundlegenden Entwicklungsfaktor wird, habe ich an früheren Stellen dieses Buches beschrieben.

[14] Der Umstand, daß das Kind einen sadistischen Koitus der Eltern wünscht, ist nach meinen Erfahrungen ein wesentlicher Faktor sowohl für die Bildung der Sexualtheorien wie auch für die Tendenz, an den Sexualtheorien festzuhalten. Die *Sexualtheorien* verdanken demnach ihren Charakter nicht nur dem Einfluß, den die prägenitalen Triebregungen auf die Phantasiebildung nehmen, sondern sie sind auch das Resultat der *destruktiven Wünsche* des Kindes *gegen die koitierenden Eltern*. Es hat sich mir als therapeutisch wichtig erwiesen, bei der Analyse der Sexualtheorien darauf Bedacht zu nehmen, daß sie von den sadistischen Wünschen des Kindes ausgehen und deshalb ein starkes *Schuldgefühl* verursachen.

tet. Ihre Zähne, Nägel, Genitalien, Exkremente usw. werden in der Phantasie zu gefährlichen Waffen, Tieren usw. umgeschaffen, mit denen sie sich im Sexualakt – dem Wunsche des Kindes entsprechend – gegenseitig quälen und zerstören. Diese sadistischen Phantasien lösen Angst aus, die aus mehreren Quellen entspringt. Aus der ersten Kategorie von Phantasien resultiert die Angst vor analogen Angriffen beider Elternteile oder jedes einzelnen, insbesondere aber der Mutter, als des Elternteiles, gegen den sich – beim Mädchen – der größere Haß richtet. Hiebei werden sowohl von außen wie auch von innen Angriffe erwartet, da zugleich mit den Angriffen gegen die Objekte auch deren Introjektion erfolgt. Diese Angstinhalte haben eine besonders nahe Beziehung zum Sexualakt,[15] da ja auch die primären sadistischen Akte in sehr starkem Ausmaße den im Sexualverkehr befindlichen (phantasierten) Eltern galten. Insbesondere aber hat die zweite Kategorie von Phantasien zur Folge, daß der Sexualakt, der sich nach den sadistischen Wünschen des Mädchens für die Mutter so vernichtend gestalten sollte, nun zu einer schweren Gefahr für das Kind selbst wird.

Der *Koitus*, der infolge der sadistischen Phantasien und Wünsche des Kindes sich in eine so bedrohliche *Gefahrsituation* verwandelte, wird gerade deshalb auch zu einem eminenten *Mittel der Angstbewältigung*, und zwar dies um so mehr, als die mit dem Sexualakt verbundene *libidinöse Befriedigung* – die höchste dem Individuum erreichbare Lust – die *Angst* um so stärker *herabsetzt*.

Diese Auffassung wirft ein neues Licht auf die Faktoren, die als Antrieb zum Sexualakt wirksam sind, wie auch auf die psychischen Quellen, aus denen die durch den Sexualakt ausgelöste libidinöse Befriedigung Zuschüsse erhält. Die libidinöse Befriedigung aller erogenen Zonen ist, wie wir wissen, infolge der Verlötung der libidinösen mit den destruktiven Triebregungen auf den vom Sadismus beherrschten Entwicklungsstufen zugleich eine Befriedigung der destruktiven Komponente. Meiner Auffassung nach lösen die *destruktiven Triebregungen* schon in den ersten Lebensmonaten Angst aus. Die sadistischen Phantasien verlöten sich dadurch mit der Angst, und die Verlötung führt zu spezifischen Angstsituationen. Da die genitalen Triebregungen – wie mir meine Erfahrungen beweisen – schon in

[15] Aus diesen Phantasien ergeben sich auch Gefahrsituationen, die nicht an die Bedingung des Sexualaktes gebunden sind.

der Höchstblüte des Sadismus einsetzen, und der *Koitus* in den sadistischen Phantasien des kleinen Kindes ein *Mittel der Zerstörung der Eltern bedeutet, so verknüpfen sich die auf den Frühstadien der Entwicklung ausgelösten Angstsituationen auch mit der genitalen Betätigung.* Diese Verknüpfung wirkt sich dahin aus, daß die *Angst die libidinöse Bedürftigkeit steigert*, und daß andrerseits die *libidinöse Befriedigung* aller erogenen Zonen auch in *den Dienst der Angstbewältigung* gestellt wird. Die libidinöse Befriedigung vermindert die Aggression und damit auch die Angst. Hiezu kommt, daß allem Anschein nach das Lustgefühl als solches die Angst vor Zerstörung durch die destruktiven Triebregungen und die Objekte beruhigt und auch der Aphanisis (JONES), der Angst vor der Zerstörung der Liebesfähigkeit, entgegenwirkt. Die *libidinöse Befriedigung*, die Äußerung des Eros, *verstärkt den Glauben an helfende Imagines und setzt somit die Gefahren herab,* die von dem *Todestrieb* und von dem *Über-Ich* drohen.

Je *größer* die *Angstquantitäten* sind, je *neurotischer* das *Individuum* ist, um so *stärker* werden alle Energien des Ichs und die *Triebkräfte* durch die *Angstbewältigung absorbiert.* Dann dient auch die libidinöse Befriedigung vornehmlich der Angstbewältigung. Beim normalen Individuum, das sich weiter von den frühen Angstsituationen entfernt und sie besser verarbeitet hat, ist der Einfluß der Angstsituationen auf die Sexualbetätigung wohl geringer, aber nach meinen Erfahrungen niemals aufgehoben.[16] Auch beim *Normalen verstärkt der Antrieb, die spezifischen Angstsituationen in der Beziehung zum Liebespartner zu überprüfen, die libidinösen Fixierungen und beeinflußt deren Charakter.* Der Sexualakt dient auch beim Normalen immer zum Teil der Angstbewältigung. Die *Angstquantitäten* und die *Vorherrschaft bestimmter Angstsituationen* sind ein *spezifisches Element der Liebesbedingungen* bei jedem Individuum.

Wird die durch den Sexualakt erfolgende Überprüfung der Angstsituationen, die einer Realitätsprüfung entspricht, stärker von *hoffnungsvollen Strömungen* getragen, so entsteht der Antrieb, ein *Objekt* zu wählen, das als Repräsentant des *»guten« Penis* empfunden wird. Die Beruhigung der Angst, die in diesem Falle durch den Sexualakt erzielt wird, macht sich als starkes Lustgefühl geltend, das die rein libidinöse Befriedigung wesent-

---

[16] Siehe Kap. X.

lich erhöht und über den Sexualakt hinaus die Grundlage für dauernde und befriedigende Liebesbedingungen bildet.

Im *ungünstigen Falle*, wenn die Angst vor dem introjizierten bösen Penis überwiegt, wird es zur *Liebesbedingung*, daß die Überprüfung durch den Sexualakt mit dem *»bösen« Penis*, d. h. mit einem *sadistischen Liebespartner* erfolgt. Die Überprüfung geht dann dahin, festzustellen, einen wie gearteten Schaden dieser anrichten wird, wobei selbst die durch den Sexualakt erwartete Beschädigung noch die Angst beruhigt und von Bedeutung für die Ökonomie des Seelenhaushaltes ist.[17]

Der Antrieb, sich durch Beweise in der Außenwelt eine Beruhigung der Angst vor inneren und äußeren Gefahren zu verschaffen, scheint mir ein wesentlicher Faktor für den Wiederholungszwang.[18] Diese Beweisführung steht um so mehr im Zeichen des Strafbedürfnisses, je *neurotischer* das Individuum ist. Je stärker die Angst der frühesten Gefahrsituationen und je geringer die hoffnungsvolle Strömung ist, an *um so ungünstigere Bedingungen* ist dieser *Gegenbeweis gebunden*. In solchen Fällen vermögen nur harte Strafen, vielmehr unglückliche Erlebnisse (die als Strafe empfunden werden) an Stelle der befürchteten phantastischen Strafen zu treten.

Der Wahl eines sadistischen Partners liegt aber auch der Antrieb zugrunde, durch die neuerliche Einverleibung eines sadistischen »bösen« Penis (als die der Sexualakt in diesem Falle empfunden wird) die verinnerlichten gefährlichen Objekte zu zerstören. Demnach wäre die tiefste Quelle des femininen Masochismus die Angst vor den gefährlichen verinnerlichten Objekten – der *feminine Masochismus wäre der gegen die verinnerlichten Objekte gerichtete Sadismus.*[19]

FREUD führt aus,[20] daß der Sadismus der durch die narzißtische

---

[17] Dies liegt daran, daß kein reales, von außen zugefügtes Leiden heranreicht an das Leiden, das infolge der Spannung steter und überwältigender Angst vor phantastischen inneren Beschädigungen und Gefahren besteht.

[18] Siehe Kap. VII.

[19] Helene DEUTSCH, die in ihrer Arbeit *Der feminine Masochismus und seine Beziehung zur Frigidität* (Int. Ztschr. f. PsA., Bd. XVI, 1930) hinsichtlich der Genese des Masochismus zu wesentlich anderen Ergebnissen kommt als ich, legt ihrer Auffassung auch die von der meinen abweichende Annahme zugrunde, daß der Kastrationskomplex und der Kastrationswunsch den Ödipuskomplex des Mädchens einleitet.

[20] FREUD: *Jenseits des Lustprinzips* (Ges. Schr., Bd. VI) und *Das ökonomische Prinzip des Masochismus.* (Ges. Schr., Bd. V.)

Libido vom Ich abgedrängte, ursprünglich gegen den Organismus (Ursadismus) gerichtete Destruktionstrieb ist, der zuerst am Objekt zum Vorschein kommt. Der erogene Masochismus ist der Anteil des Destruktionstriebs, dessen Verlegung nach außen nicht gelungen ist, der im Organismus verbleibt und dort libidinös gebunden wird. Indem der nach außen gewendete Destruktionstrieb wieder nach innen gewendet und von den Objekten abgezogen wird, entsteht der sekundäre, der feminine Masochismus.

Nach meiner Auffassung verbleibt bei dieser Rückwendung der *Destruktionstrieb* auch bei den Objekten, aber es sind nun die *verinnerlichten Objekte*, gegen die er sich wendet; indem er aber zugleich das die Objekte beherbergende Ich zu zerstören droht und so den erogenen Masochismus verstärkt, ist im femininen Masochismus auch die Rückwendung gegen den Organismus zustande gekommen. FREUD stellt fest:[21] »Im manifesten Inhalt der masochistischen Phantasien kommt auch ein Schuldgefühl zum Audruck, indem angenommen wird, daß die betreffende Person etwas verbrochen habe (was unbestimmt gelassen wird), was durch alle die schmerzhaften und quälerischen Prozeduren gesühnt werden soll.« Es scheint mir eine gewisse Beziehung vorzuliegen zwischen den selbstquälerischen Prozeduren des Masochisten und den Selbstanklagen des Melancholikers, die, wie wir wissen, gegen das introjizierte Objekt gerichtet sind. Der *feminine Masochismus wäre demnach sowohl gegen das Ich als gegen das (verinnerlichte) Objekt gerichtet.* Die Zerstörung des verinnerlichten Objekts wird nun ein im Dienste der Selbsterhaltung stehendes Ziel. In extremen Fällen von Masochismus vermag das Ich die Abdrängung des Todestriebes nach außen nicht mehr zu ermöglichen, weil Lebenstrieb und Todestrieb sich in einem gemeinsamen Ziele begegnen, und weil der Lebenstrieb dadurch seiner eigentlichen Aufgabe – dem Schutze des Ichs – entzogen wurde.

Ich führe nun noch kurz einige andere typische Resultate der weiblichen Sexualentwicklung[22] an, die durch die vorherr-

[21] FREUD: *Das ökonomische Prinzip des Masochismus.* (Ges. Schr., Bd. V, S. 378.)

[22] Diese verschiedenen Entwicklungsresultate greifen natürlich auch ineinander. In der Darstellung so komplizierter und vielfältiger Erscheinungen muß ich mich aber mit der – notgedrungen schematischen – Darstellung einiger Typen und dem Hinweis begnügen, daß es mir hier im wesentlichen darauf ankommt, einige Auswirkungen dieser tiefsten Angst zu beschreiben.

schende Angst vor dem introjizierten Penis bedingt sind. Frauen, bei denen neben einem starken Masochismus auch hoffnungsvollere Strömungen bestehen, haben häufig die Tendenz, sich einem sadistischen Liebespartner hinzugeben, wobei sie aber versuchen, ihn durch Bemühungen verschiedenster Art, die oft alle Energien des Ichs beanspruchen, in ein »gutes« Objekt zu verwandeln. In Fällen dieser Art, bei denen die Angst vor dem »bösen« Penis und der Glaube an den »guten« einander die Waage halten, besteht häufig auch ein Schwanken zwischen dem »guten« und dem »bösen« realen Objekt. In manchen Fällen treibt die *Angst vor dem verinnerlichten Penis* zu immer wieder erneuter Überprüfung der Angstsituation, wodurch die *zwanghafte* Sexualbetätigung mit einem Objekt oder auch – eine andere Ausgangsform – der zwanghafte *Wechsel der Liebesobjekte* bedingt ist.

In anders gelagerten Fällen führt die gleiche Angst zum entgegengesetzten Resultat, nämlich zur *Frigidität.*[23] Aus Haß gegen die Mutter war der Penis des Vaters aus einem begehrten und spendenden Objekt in ein gefährliches und böses verwandelt worden. Andrerseits hatte das Kind in der Phantasie die Vagina in ein Mordinstrument, die ganze Mutter in eine Gefahrenquelle für den mit ihr im Koitus befindlichen Vater umgeschaffen. Die Angst des Mädchens vor dem Sexualakt gilt nun einerseits den Beschädigungen, die der Penis ihr zufügen, andrerseits denen, die sie selbst dem Partner zufügen würde. Ihre Angst, den Liebespartner zu kastrieren, geht zum Teil auf die Identifizierung mit der sadistischen Mutter zurück, zum Teil ist sie ein Resultat ihrer eigenen sadistischen Regungen.

Ich wies früher darauf hin, daß bei der Wendung zum Masochismus der Sadismus gegen die verinnerlichten Objekte gerichtet ist. Zu einem entgegengesetzten Resultat kommt es in den

---

[23] Hiefür scheint auch bestimmend, inwieweit das Ich Angst überwinden kann. Ich wies im vorigen Kapitel darauf hin, daß in manchen Fällen eine Voraussetzung der Angstbewältigung (vielmehr der Umsetzung der Angst in Lust) darin besteht, daß es besonders schwierige oder gefährliche reale Situationen sein müssen, die überwunden werden sollen. Der gleiche Mechanismus beeinflußt in gewissen Fällen die Liebesbedingungen, die Gefahrsituation ist dann der Koitus. Demnach läge der Frigidität unter anderem auch die phobische Vermeidung der Angstsituation zugrunde. Allem Anschein nach besteht ein sehr enger Zusammenhang zwischen den spezifischen Bedingungen der Angstbewältigung und denen der Sexualbefriedigung.

Fällen, in denen die *Angst vor dem verinnerlichten Penis* dazu führt, sich des inneren Bedrohers durch Projektion zu erwehren. Der *Sadismus* wird dann gegen das *äußere Objekt*, gegen den im Koitus neu introjizierten Penis betätigt, also gegen den Sexualpartner gerichtet.

In diesen Fällen wäre es dem Ich gelungen, den Destruktionstrieb neuerlich von sich – und nun auch von den verinnerlichten Objekten – abzudrängen und wieder auf das (äußere) Objekt abzuleiten. Dominiert der Sadismus, so wird demnach ebenfalls der Sexualakt als Realitätsprüfung für die Angst gewertet, die Beweisführung wird aber im umgekehrten Sinne geführt. Die Phantasien, daß die Vagina und der ganze Körper vernichtend für den Sexualpartner seien, die Fellatio ein Abbeißen und eine Zerstückelung des Penis bedeute, werden in diesen Fällen ein Mittel, die Angst vor dem schon einverleibten Penis wie auch vor dem realen Objekt zu überwinden. Indem der Sadismus am äußeren Objekt betätigt wird, findet aber auch in der Phantasie ein Vernichtungskampf gegen die verinnerlichten Objekte statt.

Ich habe hier ein Moment in den Zusammenhang einzufügen, dem eine wesentliche Bedeutung für die Entwicklung des Mädchens zukommt.

Die Allmacht der Exkremente. In den sadistischen Phantasien spielen bei beiden Geschlechtern die Exkremente eine große Rolle. Die Allmacht der Blasen- und Darmfunktion[24] steht in enger Beziehung zu den paranoischen Mechanismen.[25] Diese Mechanismen sind in vollster Wirksamkeit in der Phase, in der das Kind in seinen sadistischen Masturbationsphantasien die im Koitus befindlichen oder phantasierten Eltern auf geheime Weise mittels des Urins, der Fäzes und des Flatus zerstört.[26] Diese primären Angriffsmittel und -wege werden aus Angst vor Gegenangriffen sekundär verstärkt und in den Dienst der Verteidigung[27] gestellt.

---

[24] Siehe FREUD: *Totem und Tabu.* (Ges. Schr., Bd. X., S. 106.) – FERENCZI: *Entwicklungsstufen des Wirklichkeitssinnes.* (Int. Ztschr. f. PsA., Bd. I, 1913.) – ABRAHAM: *Zur narzißtischen Bewertung der Exkretionsvorgänge in Traum und Neurose.* (Klinische Beiträge zur Psychoanalyse. Int. PsA. Verl. 1921.)

[25] Zur Beziehung zwischen Paranoia und analen Funktionen. Siehe FREUD, FERENCZI, VAN OPHUIJSEN, STÄRCKE u. a.

[26] Siehe Kap. IX.

[27] Die sadistische Allmacht, die primär die Zerstörung der Eltern oder eines Elternteiles mittels der Exkremente beinhaltet, modifiziert sich im Verlaufe der Entwicklung häufig zu moralischem Quälen, zu der sadistischen Beherrschung und Bemeisterung der Objekte mittels des Intellekts. Zufolge dieser Modifizierung

Es scheint mir, daß die Allmacht der Blasen- und Darmfunktion die weibliche Sexualentwicklung und Ichentwicklung stärker und nachhaltiger beeinflußt als die des Mannes. Die mittels der Exkremente unternommenen Angriffe gelten der Mutter, und zwar zuerst ihrer Brust und daran anschließend dem Innern ihres Leibes. Da nun aber beim *Mädchen der Mutterleib stärker* und anhaltender das *Objekt der destruktiven Triebregungen* ist, entwickeln sich beim weiblichen Kinde (in enger Beziehung zur verborgenen geheimnisvollen Innenwelt des mütterlichen und des eigenen Körpers) die geheimnisvollen, listigen Angriffsmethoden stärker, die auf der *Magie der Exkremente* und der anderen Körperausscheidungen[28] und auf der *Allmacht der Gedanken* beruhen. Beim Knaben dagegen konzentriert sich der Haß auf den im Mutterleib vorausgesetzten väterlichen Penis und auf den des realen Vaters (und damit mehr auf die Außenwelt, das Sichtbare). Der Knabe bedient sich auch stärker anderer Mittel – nämlich der sadistischen Allmacht seines Penis. Im Zusammenhang damit entwickeln sich beim Knaben auch andere Wege der Angstbewältigung.[29] Für die *Angstbewältigung der Frau* bleibt aber die *Beziehung zur Innenwelt, zum Verborgenen* und damit auch zum *Unbewußten*[30] *dominierend.*

---

und dem Umstand, daß diese Angriffe auf geheime und raffinierte Weise erfolgen und daß die Angst vor Gegenangriffen eine entsprechende Wachsamkeit, Beobachtungsgabe und intellektuelle Fähigkeiten entwickelt, wird sie, so scheint es mir, von grundlegender Bedeutung für die Ichentwicklung bei beiden Geschlechtern. ABRAHAM (l. c.) meinte, die Allmacht der Blasen- und Darmfunktion sei die Vorstufe für die Allmacht der Gedanken. Nach JONES *(Die Empfängnis Mariä durch das Ohr)* werden die Gedanken dem Flatus gleichgesetzt. In den von mir angenommenen geheimen Angriffen auf den Mutterleib (siehe Kap. VIII) werden die auf magische Weise in den Körper der Objekte beförderten Fäzes, insbesondere aber der unsichtbare Flatus, anderem unsichtbarem und geheimem Körperinhalt – den Gedanken– gleichgesetzt.

[28] Der Umstand, daß beim Manne der Allmachtsglauben stärker um sein Genitale zentriert, bei der Frau aber mehr mit den verschiedenen Körperfunktionen, Ausscheidungsprozessen usw. verknüpft und deshalb auch stärker auf den ganzen Körper verteilt ist, dürfte wohl (neben den dem Leibesinnern geltenden Angstinhalten) auch einen Anteil am Narzißmus der Frau haben, der dem ganzen Körper gilt. Ihr Körper ist es ja auch letzten Endes, mit dem sie in magischer Weise die realen Objekte erobert und beherrscht.

[29] Ich gehe im Verlaufe dieses und des nächsten Kapitels darauf ein, in welcher Weise der anatomische Geschlechtsunterschied zu einer bei beiden Geschlechtern verschiedenen Entwicklung des Allmachtsglaubens beiträgt. Dies führt auch zu verschiedenen Wegen der Angstbewältigung.

[30] In meiner Arbeit *A Contribution to the Theory of Intellectual Inhibition* (Int. Journ. of PsA., Vol XII, 1931) führte ich aus, daß in der Phantasie der Penis

Ich wies früher darauf hin, daß auf dem Höhepunkt des Sadismus der Sexualakt ein Mittel zur Vernichtung des Objektes darstellt, daß aber zugleich auch ein Vernichtungskampf gegen die verinnerlichten Objekte erfolgt. Mittels der Allmacht der Exkremente und Gedanken trachtet das Kind die angsterregenden Objekte im eigenen Leibesinnern (sowie ursprünglich in dem der Mutter) zu überwältigen.

Ist der *Glaube an den verinnerlichten »guten« väterlichen Penis* stark genug, so wird dieser zum *Träger der Allmacht.*[31] Bleibt die Magie der Exkremente und Gedanken stärker wirksam, so werden in der Phantasie die verinnerlichten sowie die realen Objekte mittels dieser Magie gelenkt und beherrscht. Die verschiedenen Arten der Magie greifen aber nicht nur ineinander und verstärken einander, sie werden vom Ich im Dienste der Angstbewältigung auch gegeneinander ausgespielt.

Die frühe Beziehung zur Mutter. Das Verhältnis zum introjizierten Penis wird von dem zur Mutterbrust stark beeinflußt. Ich fasse diese primären Momente kurz zusammen. Die »gute« und »böse« Mutter[32] (repräsentiert durch die Brust) ist das primäre introjizierte Objekt. Die Begierde, den Penis zu saugen (zu fressen), schließt direkt an die gleichen, der Mutterbrust geltenden Begierden an. Die an der Mutterbrust erlittene Versagung bereitet deshalb die Gefühle vor, die später durch die neuerliche Versagung seitens des Penis ausgelöst werden. *Neid und Haß der Mutter gegenüber* beeinflussen und *verschärfen die sadistischen, gegen den Penis gerichteten Phantasien.* Aber auch auf anderen Wegen beeinflußt das Verhältnis zur Mutterbrust die Beziehung zum Manne. Sobald die Angst vor dem bösen introjizierten Penis eingesetzt hat, beginnt sofort auch eine Flucht zur Mutter zurück, die sowohl als reales Objekt als auch in ihrer introjizierten Gestalt Hilfe bieten soll. Ist das primäre *Verhältnis*

zum Repräsentanten des Ichs und des Bewußten wird. Das Körperinnere – das Unsichtbare – wird zur Repräsentanz des Unbewußten und des Über-Ichs.

[31] Melitta SCHMIDEBERG zeigte in ihrer Arbeit: *The Rôle of Psychotic Mechanisms in Cultural Development* (Int. Journ. of Psychoanalysis, Vol. XI, 1930, Part IV), daß die Introjektion des väterlichen Penis (Vaters) das Allmachtsgefühl und den Narzißmus wesentlich verstärkt.

[32] Ich habe in Kap. VII begründet, daß die »gute« Mutterbrust infolge der in der Phantasie gegen sie verübten Angriffe (der Sadismus mit allen seinen Mitteln richtet sich ja zuerst gegen die nicht genügende Befriedigung gewährende Brust) in eine »böse« Brust verwandelt wird, es erfolgt also die grundlegende Introjektion einer »guten« und einer »bösen« Mutter-Imago, noch bevor es zur Entwicklung anderer Imagines kommt.

zur Mutter von der *oralsaugenden* Position beherrscht gewesen und enthält es demzufolge starke positive und hoffnungsvolle Elemente, so vermag die *»gute« Mutter-Imago* gegen die *»böse« Mutter-Imago* und gegen den *»bösen« Penis* einen teilweisen *Rückhalt* zu bieten. Im umgekehrten Fall verstärkt die Angst vor der introjizierten Mutter auch die vor dem verinnerlichten Penis und vor den angsterregenden vereinigten Eltern.

Die Bedeutung der Mutter-Imago als »helfende« Gestalt und die Bindung an die Mutter sind um so größer, als sie in der Phantasie des kleinen Mädchens über die nahrungspendende Brust, den väterlichen Penis und über die Kinder, demnach über die Macht verfügt, alle Bedürfnisse zu befriedigen. Denn das *Nahrungsbedürfnis* – auch im übertragenen Sinne – wird, wenn die frühen Angstsituationen eingesetzt haben, vom Ich auch *in den Dienst der Angstbewältigung* gestellt. Die »gute Milch«, der »gute Penis« und die Kinder,[33] über die die Mutter in der Phantasie des Kindes in unbegrenztem Maße verfügt, werden um so leidenschaftlicher begehrt, je stärker die Angst ist, ein vergiftetes Leibesinnere zu besitzen, das von Angreifern bedroht wird. Die »guten« Dinge dienen zum Schutze gegen die »bösen«, dienen zur Herstellung eines gewissen Gleichgewichtszustandes im Leibesinnern. Der Leib der Mutter ist demnach in der Phantasie des Kindes das Reservoir, aus dem alle Wünsche befriedigt und die Angst gestillt werden können. Diese Phantasien, die auf die erste und auch in ihren Auswirkungen bedeutungsvollste Befriedigungsquelle – die Brust – zurückgehen, sind bestimmend für die überaus starke Bindung des Mädchens an die Mutter. Die *Versagung* seitens der Mutter wird unter dem Drucke der *Angst* zur Basis *neuer Anklagen* und *verstärkter* sadistischer *Angriffe* auf den Leib der *Mutter*.

Auf einer etwas vorgeschritteneren Entwicklungsstufe, auf der die Schuldgefühle nach allen Seiten hervortreten,[34] löst aber gerade das Bestreben, den Mutterleib des guten Inhaltes zu berauben (beziehungsweise das Gefühl, ihn beraubt zu haben) und

---

[33] Auf die tiefere Bedeutung des Kindesbesitzes gehe ich später ausführlich ein. Hier will ich nur allgemein bemerken, daß das imaginäre Kind ein gutes hilfreiches Objekt im Leibesinnern bedeutet.

[34] Zugleich mit den Angriffen auf die Eltern werden in der Phantasie auch die im Mutterleib befindlichen Geschwister beschädigt oder zerstört. Die aus dieser Quelle stammende Vergeltungsangst verursacht Störungen des Verhältnisses zu den Geschwistern und damit der sozialen Anpassung im allgemeinen.

sie dadurch gewissermaßen dem bösen Teil des Leibesinhalts zu überliefern, schwerste Schuldgefühle und Angst aus. Die gänzliche Zerstörung des Kindes fällt in der Phantasie des Kindes mit der Vernichtung des Reservoirs zusammen, aus dem es die Befriedigung aller leiblichen und psychischen Bedürfnisse erwartet. Diese für das Seelenleben des kleinen Mädchens überaus bedeutungsvolle Angst trägt sehr stark zur Bindung an die Mutter bei. Der aus diesen *Angstquellen resultierende Antrieb, gutzumachen*, der *Mutter* alles *wiederzugeben*, was ihr entnommen wurde (ein Antrieb, der in zahlreichen spezifisch weiblichen Sublimierungen Ausdruck findet), steht aber in *Gegensatz zu dem durch die Angst verstärkten Antrieb*, ihr alles Vorhandene zur Rettung des eigenen Körpers zu *entnehmen*. In diesem Entwicklungsstadium finden wir das Kind beherrscht vom *Zwang, zu nehmen und zurückzugeben*, den ich an einer früheren Stelle als wesentlich für die Genese der *Zwangsneurose* beschrieben habe.[35] Ganz kleine Mädchen zeichnen zum Beispiel Sternchen oder Kreuzchen (Stuhl und Kinder darstellend), größere Mädchen Buchstaben, Zahlen auf ein Blatt, das den Leib der Mutter oder den eigenen bedeutet, und achten sorgfältig, daß keine Stelle leer bleibt. Oder es werden auch nur Papierstückchen gleichmäßig in eine Schachtel getan und diese angefüllt. Häufig zeichnen die Kinder ein Haus (die Mutter), einen Baum davor (den Penis des Vaters), einige Blumen (die Kinder bedeutend) daneben. Größere Mädchen verfertigen Gegenstände verschiedener Art (Zeichnungen, Handarbeiten, Puppen, Puppenbekleidung, Bücher u. dgl.), die den wiederhergestellten Leib der Mutter (oftmals jeden beschädigten Körperteil einzeln), die Kinder und den väterlichen Penis im Mutterleib oder den Vater und die Geschwister selbst darstellen. Häufig setzen während oder nach Beendigung dieser Beschäftigungen Enttäuschung, Wut oder Depression ein, oder es kommt zu Reaktionen destruktiver Art, die durch die *Angst, nicht gutmachen zu können*, determiniert sind. Diese Angst, die ein grundlegendes Hindernis aller konstruktiven Tendenzen ist,[36] entspringt verschiedenen Quellen. Das Kind hat sich in der Phantasie einen väterlichen Penis, Stuhl

---

[35] Siehe Kap. IX.

[36] Ist die Angst so stark, daß sie durch die zwangsneurotischen Mechanismen nicht gebunden werden kann, so setzen die gewaltsamen Mechanismen der früheren Entwicklungsstufen und die primitiveren Abwehrmechanismen durch das Ich ein.

und Kinder angeeignet, an deren guter Beschaffenheit es zufolge der mit den sadistischen Phantasien einsetzenden Angst vor Penis, Kindern und Exkrementen zweifelt. Die Fragen lauten nun: Kann es der Mutter auch die richtigen »guten« Dinge wiedererstatten, und zwar richtig nach Qualität, Quantität, ja sogar nach richtiger Wiederanordnung im mütterlichen Leibe (die auch mit eine Voraussetzung der Wiederherstellung ist)? Meint aber das Kind, der Mutter den guten Leibesinhalt zurückgegeben zu haben, so setzt die Angst ein, sich selbst dadurch gefährdet zu haben.

Aus *diesen Angstquellen* resultiert aber auch ein besonderes *Mißtrauen der Tochter* der *Mutter* gegenüber. Zeitweise bekundet das Kind, das eine Zeichnung, Papierschnitzel oder andere den Penis oder die Kinder symbolisierende Dinge in ein Päckchen verpackt, verschnürt und sorgfältig in der Spielzeugschublade verwahrt, mir gegenüber tiefes Mißtrauen. Ich darf dann dem Päckchen und der Schublade nicht nahe kommen, soll während der Verpackung beiseite stehen, oft sogar wegsehen. Manche Kinder mustern, wenn sie mein Zimmer betreten, mißtrauisch den Vorrat an Papier, die Bleistifte (z. B. ob es die ihrigen sind, ob sie nicht kürzer, nicht weniger an Zahl sind als am Tag vorher), wollen feststellen, ob der Inhalt der Schublade nicht durcheinandergeschüttelt wurde, ob alles in der richtigen Ordnung liegt, nichts fehlt oder nichts vertauscht wurde.[37] Die Analyse erweist dann, daß der Schubkasten (ebenso wie das verschnürte Päckchen) die Bedeutung des eigenen Körpers hat, und daß die Angst des Kindes dahin geht, von der Mutter nicht nur angegriffen und beraubt zu werden, sondern auch von ihr »böse« Dinge anstatt des eigenen »guten« Leibesinhaltes zurückzubekommen.

Zu diesen mannigfaltigen Angstquellen tritt als ein weiteres Moment, das die weibliche Position und die Beziehung zur Mutter erschwert, die anatomische Beschaffenheit des weiblichen Körpers. Im Vergleich mit dem Knaben, der die Stütze der männlichen Position und die Möglichkeit einer Realitätsprüfung im Besitze seines Penis findet, vermag das kleine weibliche Kind

---

[37] Spielzeug, Papier, Bleistifte u. dgl., die ich zu Beginn der Analyse für jedes Kind bereithalte (und von Zeit zu Zeit erneuere), werden zusammen mit Dingen, die das Kind selbst von zu Hause mitbringt, in einem Schubkasten verwahrt; jedes Kind verfügt in meinem Zimmer über einen eigenen Schubkasten.

aus der weiblichen Position selbst keinen Rückhalt gegen die Angst zu beziehen.[38] Der Kindesbesitz, der eine volle Bestätigung und Erfüllung der weiblichen Position wäre, ist ja nur eine Zukunftshoffnung.[39] Die *Unmöglichkeit,* sich über das *Innere des Leibes Gewißheit* zu verschaffen, *verschärft* die (meiner Meinung nach tiefste) *Angst* des Mädchens, ein *beschädigtes* oder zerstörtes *Leibesinnere*[40] und keine oder beschädigte Kinder zu besitzen.

Die Rolle der Vagina für die frühinfantile Sexualentwicklung. Die Angst des Mädchens für sein Leibesinnere hat meiner Meinung nach auch einen starken Anteil daran, daß die Rolle der Vagina für die frühinfantile Sexualorganisation hinter der der Klitoris verdeckt bleibt. Schon in den frühesten Masturbationsphantasien des kleinen Mädchens, in denen die Vagina der Mutter in ein Werkzeug der Zerstörung umgeschaffen wird, dokumentiert sich die unbewußte Kenntnis der Vagina. Die Vagina wird zwar unter dem Einfluß der vorherrschenden oralen und analen Strebungen dem Munde und dem Anus gleichgesetzt, ist aber, wie viele Einzelheiten der Phantasien deutlich erweisen, dem kleinen Mädchen unbewußt als eine Höhlung im Genitale, die der Aufnahme des väterlichen Penis dient, bekannt.

Über die *allgemeine unbewußte Kenntnis der Vagina* hinaus liegt aber in vielen Fällen auch eine ganz bewußte Kenntnis der Vagina vor. Außer den besonderen Fällen, auf die Helene DEUTSCH[41] hinweist, in denen Vergewaltigung und Defloration diese Kenntnis und anschließende vaginale Masturbation herbeiführen, fand ich in einer Reihe von Analysen kleiner Mädchen, daß sie *bewußte Kenntnis* vom Vorhandensein einer Öffnung im Genitale besaßen. In einigen Fällen war diese Kenntnis bei sexuellen Spielereien mit anderen Kindern (Knaben oder Mädchen) durch gegenseitige Erforschung des Genitales erworben worden, in anderen Fällen hatte das Kind die Vagina selbst ent-

---

38 Siehe meine Arbeit: *Frühstadien des Ödipuskonfliktes.* (Int. Ztschr. f. PsA., Bd. XIV, 1928.)

39 Auch Helene DEUTSCH weist in ihrer Arbeit: *Der feminine Masochismus und seine Beziehung zur Frigidität* (Int. Ztschr. f. PsA., Bd. XVI, 1930) auf diesen Umstand als erschwerend für die Beibehaltung der weiblichen Position hin.

40 Mit an diesen Angstinhalten liegt es, daß der weibliche Narzißmus dem ganzen Körper gilt. Analog zentriert der Narzißmus des Knaben, dessen leitende Angst die Kastrationsangst ist, um den Penis.

41 Helene DEUTSCH: *Der feminine Masochismus und seine Beziehung zur Frigidität.* (Int. Ztschr. f. PsA., Bd. XVI, 1930.)

deckt. Allerdings scheint eine besondere Neigung zur *Verleugnung und Verdrängung dieser Kenntnis* vorzuliegen, eine Neigung, die einer an die *Vagina* und das *Leibesinnere* geknüpften Angst entspringt. Der Umstand, daß die *Vagina ein Teil des mit tiefer Angst besetzten Leibesinnern*, und zwar *das Organ ist*, das in den *sadistischen Phantasien über den Sexualakt der Eltern als besonders gefährlich und gefährdet empfunden wird*, hat sich mir auch in Frauenanalysen als ein grundlegender Faktor für *Frigidität und sexuelle Störungen*, insbesondere aber für Hemmungen der vaginalen Erregbarkeit erwiesen.

Vieles spricht dafür, daß die Vagina ihre volle Funktion überhaupt erst nach der Kohabitation aufnimmt.[42] Bekanntlich verändert sich in vielen Fällen die Einstellung des Weibes zum Sexualakt vollständig, wenn Kohabitation stattgefunden hat. Die in der Mehrzahl der Fälle vorher bestehende – als normal zu betrachtende – Hemmung dem Sexualakt gegenüber fällt fort und wird in vielen Fällen durch einen intensiven Wunsch nach dem Sexualakt abgelöst. Diese Tatsache läßt darauf schließen, daß die dem *Koitus vorhergehende Hemmung auch auf Angst zurückgeht, die durch den Akt selbst behoben wird.*[43] Diese Angstberuhigung geht meiner Meinung nach darauf zurück, daß die beim Sexualakt empfundene libidinöse Befriedigung auch als Bestätigung dafür gewertet wird, daß der im Koitus einverleibte Penis ein »gutes« Objekt und die Vagina kein Werkzeug der Zerstörung für den Penis ist. Das *reale Objekt entkräftet* die (*vorher unkontrollierbare* und durch diesen Umstand *intensivierte*) *Angst vor dem äußeren und verinnerlichten Penis.*

Die das Leibesinnere betreffenden Angstinhalte tragen meiner Auffassung nach neben den biologischen Faktoren dazu bei, das Zustandekommen einer deutlich hervortretenden vaginalen Phase in früher Kindheit zu verhindern. Die *psychische Repräsentanz der Vagina* hat aber, wie ich in einer Reihe von Analysen kleiner Mädchen fand, ebenso wie die der anderen libidinösen Phasen, ihren *vollen Anteil an der frühinfantilen Genitalorganisation.*

Die gleichen Ursachen, die dazu beitragen, die psychische Funktion der Vagina zu verdecken, erhöhen die *Fixierung an*

---

[42] Eine Auffassung, die auch Helene DEUTSCH in ihrem Buch *Psychoanalyse der weiblichen Sexualfunktionen* vertritt. (Int. PsA. Verl. 1925.)

[43] Auf die Struktur der Fälle, in denen der Sexualakt die Angst nicht herabsetzt, sondern sie verstärkt, ging ich früher ein.

die Klitoris als an ein äußeres Organ, das einer *Realitätsprüfung* unterzogen werden kann. Ich fand, daß die Klitorismasturbation mit Phantasien verschiedenen Inhaltes verbunden ist. Die Inhalte dieser Phantasien wechseln überaus schnell, entsprechend dem starken Fluktuieren der Positionen auf den frühen Entwicklungsstufen. Die *Masturbationsphantasien* sind zunächst vorwiegend *prägenitalen Inhalts.* Sie nehmen aber, *sobald der Wunsch nach der oralen und genitalen Einverleibung des väterlichen Penis sich verstärkt, auch genitalen und vaginalen Charakter an* (wobei allem Anschein nach häufig auch schon vaginale Sensationen auftreten),[44] sind also *zuerst weiblich* gerichtet.

Da sich der Identifizierung mit der Mutter sehr bald die mit dem Vater anschließt, nimmt in den Masturbationsphantasien des kleinen Mädchens die Klitoris auch bald Penisbedeutung an. Alle Masturbationsphantasien dieser frühen Entwicklungsstufe, die sich an der Klitoris abspielen, sind vom Sadismus beherrscht. Dieses Moment aber scheint mir entscheidend dafür, daß die Klitorisonanie und die Masturbation im allgemeinen mit Abschluß der phallischen Phase – also in einer Entwicklungsperiode, in der die Schuldgefühle stärker hervortreten – aufgegeben oder eingeschränkt wird. Die Anerkennung der Tatsache, daß die Klitoris kein Ersatz für den gewünschten Penis ist, sehe ich nur als den letzten Akt eines Dramas an, das ein Schicksal – in vielen Fällen das dauernder Frigidität – besiegelt.

Kastrationskomplex. Die Identifizierung mit dem Vater, die mit allen Erscheinungen des Kastrationskomplexes[45] und Penisneides beim Mädchen in der phallischen Phase deutlich hervortritt, scheint mir das Resultat eines Prozesses zu sein, der in Schüben vor sich geht.[46] Ich greife in der nun folgenden Darstel-

---

[44] Hanns SACHS zieht in seiner Arbeit *Über einen Antrieb bei der Bildung des weiblichen Über-Ichs* (Int. Ztschr. f. PsA., Bd. XIV, 1928) als eine Möglichkeit in Betracht – »daß dunkle Sensationen in der Vagina, da eine vaginale Phase sich nicht durchsetzen kann, auf den Mund verschoben werden.«

[45] Siehe ABRAHAM: *Äußerungsformen des weiblichen Kastrationskomplexes.* (Int. Ztschr. f. PsA., Bd. VII, 1921.)

[46] Karen HORNEY hat in ihrer Arbeit *Zur Genese des weiblichen Kastrationskomplexes* (Int. Ztschr. f. PsA., Bd. IX, 1923) als erste den Kastrationskomplex der Frau im Zusammenhang mit der frühen weiblichen Position des kleinen Mädchens betrachtet. Sie führt als Momente, die einen auf prägenitalen Besetzungen beruhenden Penisneid des kleinen Mädchens begünstigen, an: die Befriedigung des aktiven und passiven Schautriebes, die der Knabe beim Urinieren hat, und

lung einige wichtige Etappen dieses Prozesses heraus, um zu untersuchen, wie die Identifizierung mit dem Vater von der Angst, die aus der weiblichen Position entspringt, beeinflußt wird, und wie ferner die in den verschiedenen Phasen eingenommenen männlichen Positionen sich aufeinander aufbauen.

Das Mädchen identifiziert sich, wenn es die Mutterbrust aufgibt und sich dem Penis des Vaters als Objekt der Befriedigung zuwendet, mit der Mutter. Die in dieser Position erlittene Versagung drängt sehr bald zu einer Identifizierung mit dem Vater, der in der Phantasie des Kindes sich an der Brust und dem Leib der Mutter, also an der primären Quelle befriedigt, die das Kind eben und unter schwerstem Leiden aufzugeben genötigt war. *Neben dem libidinösen Begehren nach der Mutter treiben Neid und Haß gegen sie zur frühesten Identifizierung mit dem sadistischen Vater.* In dieser Identifizierung spielt das Nässen eine wichtige Rolle.

Der *Urin* wird bei beiden Geschlechtern in seiner positiven Bedeutung (auf Grund der unbewußten Gleichsetzung aller Körperstoffe) der *Muttermilch* gleichgesetzt. Das Nässen ist nach meinen Beobachtungen bei *beiden Geschlechtern* in seiner *frühesten Bedeutung* der Ausdruck der *weiblichen Position*[47] (im positiven spendenden Sinne sowie in der sadistischen Verkehrung). Der Haß gegen die versagende Mutterbrust aktiviert – allem Anschein nach zugleich mit den kannibalistischen Triebregungen oder dicht an diese anschließend – Phantasien von Beschädigung und Zerstörung der Brust mittels des Urins.[48]

---

die stärkere Befriedigung der Harnerotik, die sich in der Phantasie des Mädchens mit dem Penisbesitz verbindet. Die Schwierigkeiten der weiblichen Position (unter anderem der Neid auf den Kindesbesitz der Mutter) verstärken den Penisneid und tragen zur Identifizierung mit dem Vater bei. Karen HORNEY findet, daß die gleichen Momente, die zur Homosexualität führen, in abgeschwächtem Maße an der Entwicklung des Kastrationskomplexes beteiligt sind.

[47] Nach Helene DEUTSCH (*Psychoanalyse der Neurosen*, Int. PsA. Verl. 1930) ist das Nässen beim Knaben der Ausdruck der weiblichen, beim Mädchen der männlichen Position.

[48] Hiebei entwickelt sich folgender Mechanismus, der mir im allgemeinen für den Aufbau sadistischer Phantasien bedeutungsvoll erscheint: die Befriedigung, die das Objekt genießt, wird durch Zusatz destruktiver Elemente ins Gegenteil verkehrt. Aus Rache gegen die zu geringe Menge an Milch wird ein Übermaß an Urin (Zerstörung durch Aufweichen, Überschwemmen usw.) in der Phantasie erzeugt. Ebenso soll zur Vergeltung für die Versagung der »guten Milch« die Brust und die Milch der Mutter durch eine verbrennende, vergiftende Flüssigkeit zerstört werden. Dieser Mechanismus wirkt sich auch in Phantasien des Inhaltes aus, die Objekte durch ein Übermaß an guter Nahrung zu quälen oder zu zerstören. Die

Wie ich früher ausführte, bleibt beim Mädchen in der sadistischen Phase die Magie der Exkremente dominierend, während beim Knaben der Penis zum hauptsächlichen Exekutivorgan des Sadismus wird. Aber auch beim Mädchen führt – wenn auch in geringerem Maße – der Glaube an die Allmacht der Blasenfunktion zur Identifizierung mit dem sadistischen Vater, dem infolge des Penisbesitzes besonders urethral-sadistische Macht zugeschrieben wird.[49] Das *Nässen* wird sehr bald bei beiden Geschlechtern zum Ausdruck der männlichen Position und in der frühesten *Identifizierung des Mädchens mit dem sadistischen Vater ein Mittel zur Zerstörung der Mutter.* Zugleich eignet sich das Mädchen in der Phantasie den Penis des Vaters an, indem es ihn kastriert.

Die *Identifizierung mit dem Vater* auf Grund des *introjizierten Penis*[50] schließt nach meinen Erfahrungen dicht an die mittels des Nässens hergestellte primäre sadistische Identifizierung an. In den frühesten Masturbationsphantasien identifiziert das Kind sich abwechselnd mit den beiden Elternteilen. Die in der femininen Position erfolgte Verinnerlichung des väterlichen Penis löst

Vergeltungsangst kann dann – wie ich in einigen Fällen feststellte – dazu führen, daß sich Erstickungsangst, Angst zu voll zu sein u. dgl. mit der Nahrungsaufnahme verbindet. Einer meiner Patienten geriet in nur mühsam beherrschte Wut, wenn ihm, sei es auch in freundlichster Absicht, Speisen, Getränke oder Zigaretten ein zweites Mal angeboten wurden. Er fühlte sich sogleich »vollgepfropft« und verlor jede Eßlust oder Lust zum Rauchen. Die Analyse erwies als tiefste Wurzel dieses Verhaltens ganz frühe, gegen die Objekte gerichtete Phantasien des eben geschilderten sadistischen Charakters.

[49] Karen HORNEY führt in ihrer Arbeit *Zur Genese des weiblichen Kastrationskomplexes* (Int. Ztschr. f. PsA., Bd. IX, 1923) unter den Momenten, die aus den urethral-erotischen Triebregungen primär zum Penisneid drängen, auch den Umstand an, daß sadistische Allmachtsphantasien, die sich mit der Blasenfunktion verbinden, sich besonders an den männlichen Urinstrahl knüpfen.

[50] Ernest JONES (*Die erste Entwicklung der weiblichen Sexualität*, Int. Ztschr. f. PsA., Bd. XIV, 1928) kam hinsichtlich der Genese der weiblichen Homosexualität zu grundlegenden Ergebnissen, die ich durch mein Material voll bestätigt fand, und die ich hier kurz zusammenfasse. JONES vertritt die Auffassung, daß sehr starke Fellatiophantasien im Zusammenhang mit einem starken oralen Sadismus die Grundlage für den Glauben bilden, gewaltsam vom Penis des Vaters Besitz ergriffen und damit eine bestimmte Art der Vateridentifizierung vollzogen zu haben. Die Homosexualität, die auf dieser Basis zustande kommt, charakterisiert sich nach JONES durch geringeres Interesse an Frauen und starkes Interesse am Manne. Das Streben dieser Homosexuellen geht dahin, Anerkennung und Beachtung vom Manne zu erzielen, und ist mit starken Rivalitätsgefühlen, Haß und Groll gegen den Mann verbunden. Die Charakterentwicklung zeigt dann auch im allgemeinen starke oralsadistische Züge, die Vateridentifizierung dient in diesen Fällen weitgehend den Kastrationswünschen dem Manne gegenüber.

die Angst vor dem *verinnerlichten »bösen«* Penis aus. Diese Angst führt aber wieder zu einer *Verstärkung der Identifizierung mit dem Vater*, denn sie aktiviert als Abwehrmechanismus gegen die Angst die *Identifizierung mit dem Angstobjekt.*[51] Der Besitz des introjizierten, dem Vater geraubten Penis wird zur Basis für das Allmachtsgefühl, das den Glauben an die destruktive Magie mittels der Exkremente verstärkt. In dieser Position verstärkt das weibliche Kind den Sadismus gegen die Mutter, die es mit Hilfe des väterlichen Penis zerstört. Es befriedigt zugleich seine Rache gegen den versagenden Vater und findet im Allmachtsgefühl und in der Macht über beide Eltern eine Abwehr gegen die Angst. Diese Position fand ich besonders stark in einigen Fällen entwickelt, in denen paranoide Züge vorherrschten.[52] Sie scheint mir auch bei den Frauen stark wirksam zu sein, bei denen die Homosexualität den Charakter einer gehässigen Rivalität mit dem Manne trägt, also auch bei den Homosexuellen, die Ernest JONES beschreibt und auf die ich früher einging.

Das Mädchen will sich nun unter anderem durch den Besitz eines äußeren Penis folgendes beweisen: I) daß *es die sadistische Macht über beide Elternteile*, die eine Bedingung der *Angstbewältigung* ist, *real besitzt;*[53] II) *beweist* der Penis als Mittel der sadistischen Macht über die Objekte, daß der *verinnerlichte gefährliche Penis und die introjizierten Objekte überwältigt werden können.* Hier dient der Penisbesitz letzten Endes dem Schutze des eigenen Körpers.

Bildet demnach die durch Angst verstärkte *sadistische Position* eine *Grundlage für den Männlichkeitskomplex*, so ergibt sich andrerseits ein starkes Begehren nach dem Penisbesitz aus dem *Schuldgefühl.* Der reale Penis wird nun zum Zwecke der Wiedergutmachung an der Mutter angestrebt.

---

51 Siehe Kap. VII.

52 Ich verweise auf die Krankheitsgeschichte von *Erna* (Kap. III) und greife hier nur ein charakteristisches Detail heraus. Die sechsjährige Erna, die an schwerer Schlaflosigkeit litt, konnte der Angst vor dem Einbrecher und Räuber nur Herr werden, indem sie, auf dem Bauche liegend, mit dem Kopf auf die Kissen »bumste«. Dies bedeutete den sadistischen Koitus mit der Mutter, wobei sie die Rolle des (sadistischen) Vaters spielte.

53 Joan RIVIERE hat in ihrer Arbeit *Weiblichkeit als Maske* (Int. Ztschr. f. PsA., Bd. XV, 1929) darauf hingewiesen, daß das Mädchen aus Wut und Haß über die einander sexuell befriedigenden Eltern in der Phantasie den Vater kastriert und sich seinen Penis aneignet. In der Phantasie gewinnt es dadurch Macht über beide Eltern und vernichtet sie.

Joan RIVIERE hat darauf hingewiesen,[54] daß der Antrieb, die Mutter für den ihr in der Phantasie geraubten Penis des Vaters zu entschädigen, wichtige Zuschüsse zum Kastrationskomplex und Penisneid des Mädchens liefert. Wenn das Mädchen durch die Angst vor der Mutter dazu gedrängt wird, die Rivalität mit ihr aufzugeben, so führt der Wunsch, die Mutter zu besänftigen und an ihr gutzumachen, zu einem intensiven Begehren des Mädchens nach dem Penisbesitz, denn der Penis wird zum Mittel der Wiedergutmachung. Den Grad des Sadismus und die Fähigkeit, Angst zu ertragen, hält Joan RIVIERE für Faktoren, die über den Ausgang in Heterosexualität oder Homosexualität mit entscheiden.

Ich will nun näher darauf eingehen, warum in gewissen Fällen die männliche Position und der *Penisbesitz* für das Mädchen zur *ausschließlichen Voraussetzung der Wiedergutmachung an der Mutter wird.*

Die Frühanalyse läßt als ein Grundgesetz des Unbewußten, das die reaktiven Tendenzen regelt und den Sublimierungsprozeß beherrscht, die im Seelenleben wirksame Forderung erkennen, daß die *Wiedergutmachung in allen den Einzelheiten den phantasierten Zerstörungen folgen muß*: Schritt für Schritt wird rückgängig gemacht, wieder hergestellt, zurückerstattet, was in der Phantasie an Bösem zugefügt wurde. Dieses Gesetz wirkt sich aber auch dahin aus, daß die *sadistischen Mittel*, die zur Beschädigung und *Zerstörung* dienten (Penis, Exkremente usw.), wieder in »gute« Dinge verwandelt und dann als *Mittel der Heilung* angewendet werden. Der »böse« Penis, der »böse« Urin hat beschädigt, der »gute« Penis,[55] der »gute« Urin soll heilen.

Nehmen wir nun zum Beispiel den Fall des weiblichen Kindes, bei dem die *sadistischen Phantasien* mehr um die – indirektere

[54] *»Weiblichkeit als Maske.«* (Int. Ztschr. f. PsA., Bd. XV, 1929.)

[55] Melitta SCHMIDEBERG geht in ihrer Arbeit *Psychotic Mechanisms in Cultural Development* (Int. Journ. of Psycho-Analysis, Vol. XI, 1930, Part IV) auf den Anteil ein, den der Glaube an die magischen Qualitäten des »guten« Penis (Arznei) und des »bösen« Penis (Krankheitsdämons) an der Entwicklung der Medizin hat. Sie führt die psychische Wirkung von Heilmitteln unter anderem auf folgende Momente zurück: Die ursprüngliche Aggression gegenüber dem Penis des Vaters, die ihn in ein so gefährliches Objekt verwandelt hat, wird durch Gehorsam und Unterwerfung dem Vater gegenüber abgelöst, und die in diesem Geiste eingenommene Medizin – die den »guten« Penis symbolisiert – wirkt dann auch als Heilmittel gegen die »bösen« verinnerlichten Objekte.

– *Vernichtung der Mutter* durch den gefährlichen väterlichen *Penis* zentrieren, und das sich auch sehr stark mit dem sadistischen Vater identifiziert hat. Die reaktiven Tendenzen drängen dann, wenn der Antrieb zur Wiedergutmachung sich verstärkt, zur *Wiederherstellung* der Mutter mittels eines *heilsamen Penis*, und verstärken so die Antriebe zur Homosexualität. Eine wichtige Rolle spielt dabei, inwieweit das Gefühl, daß der Vater zur Wiedergutmachung unfähig ist (weil das Kind ihn kastriert, beseitigt oder seinen Penis zu stark in einen »bösen« Penis verwandelt zu haben meint), vorherrscht, und deshalb die Hoffnung, ihn wiederherstellen zu können, aufgegeben wurde.[56] In solchen Fällen muß das Mädchen selbst die Rolle des Vaters übernehmen, ein Moment, das die Wendung zur Homosexualität mitbestimmt.

Die aus der Erkenntnis des Penismangels sich ergebenden Gefühle von Zweifel, Enttäuschung und Minderwertigkeit, ferner die aus der männlichen Position resultierenden Angstquellen und Schuldgefühle (dem Vater gegenüber, der hierdurch des Penis und des Besitzes der Mutter beraubt wird – der Mutter gegenüber, die des Vaters beraubt wird) erschüttern neuerlich die männliche Position. Auch führt der Groll, der in der primären Position der Mutter gilt, weil sie die Brust und den objektlibidinös begehrten Penis des Vaters verweigerte, und der sich nun durch die Anklage ergänzt hat, daß sie der Tochter das Attribut der Männlichkeit, den eigenen Penis versagte, zur Abwendung von ihr als einem genitalen Liebesobjekt. Andrerseits wirken Penisneid und Haß, die aus der männlichen Position gegen den Vater empfunden werden, der Wiederaufnahme der weiblichen Rolle entgegen. Meiner Erfahrung nach schließt sich beim Mädchen an die phallische Phase noch eine *»nachphallische Phase«* an, in der es sich entscheidet, ob das Mädchen die weibliche Position beibehält oder verwirft. *Die weibliche passive*[57] *genitale und mütterliche Position*, die auch die Funktion der Vagina,

[56] Tritt die Homosexualität nur in sublimierter Form hervor, so zeigt sie sich in diesen Fällen zum Beispiel in der Sorgfalt für andere Frauen (die Mutter), die beschützt, versorgt, bei denen Gattenstelle vertreten wird usw. Bei diesen Frauen liegt nur wenig Interesse am Manne vor. Ernest JONES hat gezeigt, daß diese Einstellung bei jenen Homosexuellen wirksam ist, bei denen die oralsaugende Fixierung sehr stark ist.

[57] Helene DEUTSCH spricht (*Psychoanalyse der weiblichen Sexualfunktionen*, Int. Ztschr. f. PsA., Bd. XII, 1926) auch die Auffassung aus, daß »die wirklich passive feminine Einstellung der Vagina in ihrer oralen, saugenden Tätigkeit liegt«.

beziehungsweise deren psychische Repräsentanz einschließt, ist meinen Erfahrungen nach *in allen Grundzügen errichtet, wenn das Latenzalter einsetzt*. Dies geht auch daraus hervor, daß die wirklich weibliche und mütterliche Position, die bei vielen kleinen Mädchen ganz ausgesprochen hervortritt, nicht denkbar ist ohne die Funktion des weiblichen Genitales als eines rezeptiven Organes. *In der Funktion der Vagina* ergeben sich, wie ich früher hervorhob, durch die biologischen Veränderungen im Pubertätsalter[58] und dann wieder durch die Wirkungen des Sexualaktes wichtige Veränderungen, die den endgültigen psychischen Abschluß der weiblichen Sexualentwicklung, die Weiblichkeit im vollen Sinne des Wortes, herbeiführen.

Meine Auffassung stimmt in mehreren Punkten überein mit Feststellungen, zu denen Karen HORNEY in ihrer Arbeit »Flucht aus der Weiblichkeit«[59] kam. Sie vertritt dort die Auffassung, daß die Vagina neben der Klitoris eine Rolle in der frühinfantilen weiblichen Gesamtorganisation spielt. Man könnte sogar aus den späteren Erscheinungen der Frigidität schließen, daß die Vaginalzone eher stärker mit Angst- und Abwehraffekten besetzt ist als die Klitoris, und zwar darum, weil die »inzestuösen Wünsche mit der vollen Treffsicherheit des Unbewußten auf sie bezogen werden«. Im Sinne dieser Betrachtung müßte man die Frigidität als einen Ausdruck der Abwehr jener für das Ich so bedrohlichen Phantasien auffassen. In dem Umstand, daß das Mädchen sich über die Vagina keinerlei Sicherheit verschaffen und nicht wie der Knabe (der sein Genitale betrachten kann) eine Realitätsprüfung vorzunehmen vermag, ob die gefürchteten Folgen der Onanie eingetreten sind, sieht auch Karen HORNEY einen Faktor, der sowohl die Genitalangst verstärkt als auch die Zuwendung zur männlichen Position begünstigt. In dieser Arbeit vertritt Karen HORNEY die Auffassung, daß der »sekundäre« Penisneid des Mädchens, der in der phallischen Phase hervortritt, vom »primären« Penisneid, der auf prägenitalen Besetzungen (wie Schautrieb, Harnerotik) beruht, zu unterscheiden sei. Der sekundäre Penisneid steht ihrer Auffassung nach im Dienste der Verdrängung weiblicher Wünsche. Beim Ausgang des Ödipuskomplexes wird regelmäßig – wenn auch in Ausmaß und Abstu-

[58] Auch beim kleinen Knaben ist die psychische Repräsentanz aus den Funktionen des Penis, die erst in der Fortpflanzungsperiode einsetzen, die Voraussetzung der männlichen Position.

[59] *Int. Ztschr. f. PsA.*, Bd. XII, 1926.

fungen verschieden – nicht nur der Vater als Sexualobjekt aufgegeben, sondern es kommt gleichzeitig zu einem Zurückweichen vor der weiblichen Rolle und so zu einer Regression auf den primären Penisneid.

In meiner Auffassung vom Abschluß der ersten Genitalorganisation des Mädchens, die ich in meiner Arbeit »Frühstadien des Ödipuskonfliktes«[60] vertrat, stimmte ich in wesentlichen Punkten mit Ergebnissen überein, zu denen Ernest JONES gleichzeitig in seiner Arbeit »Die erste Entwicklung der weiblichen Sexualität«[61] kam. JONES spricht in dieser Arbeit die Vermutung aus, daß die Funktion der Vagina, die sich in einem – noch unklaren – Prozeß vom Anus (mit dem sie ursprünglich identifiziert wird) differenziert, in einem früheren Entwicklungsstadium einsetzt, als allgemein angenommen wird. JONES nimmt eine Mund-Anus-Stufe an, die die heterosexuelle Einstellung auf Grund der Identifizierung mit der Mutter begründet. Die phallische Phase ist seiner Annahme nach beim normalen Mädchen nur eine abgeschwächte Form der Vater-Penis-Identifizierung bei weiblichen Homosexuellen und gleich dieser – wie JONES in seiner Arbeit vertritt – vornehmlich sekundär und defensiv.

Zu einem abweichenden Ergebnis kommt Helene DEUTSCH.[62] Sie nimmt zwar auch eine nachphallische Phase an, in der sich die endgültigen Schicksale der späteren Genitalorganisation vorbereiten, meint aber, daß das völlige Ausbleiben einer vaginalen Phase (sie hält auch die Kenntnis der Vagina und Sensationen der Vagina für Ausnahmeerscheinungen) zur Folge hat, daß die genitale weibliche Einstellung beim Abschluß der infantilen Sexualentwicklung nicht aufgenommen werden kann. In der hierdurch erzwungenen Rückwendung der Libido, auch insoweit die weibliche Einstellung beibehalten wird, auf die früheren Positionen des Kastrationskomplexes – der nach Auffassung von Helene DEUTSCH dem Ödipuskomplex des Mädchens vorausgeht – sieht sie ein grundlegendes Moment für den femininen Masochismus.

Wiedergutmachungstendenzen und Sexualität. Ich habe den Anteil hervorgehoben, der den Wiedergutmachungstendenzen

---

60 *Int. Ztschr. f. PsA.,* Bd. XIV, 1928.

61 Ebenda, Bd. XIV, 1928.

62 In ihrer Arbeit *Der feminine Masochismus und seine Beziehung zur Frigidität.* (Int. Ztschr. f. PsA., Bd. XVI, 1930).

an der Befestigung der homosexuellen Position des Mädchens zukommt. Aber auch die Befestigung der heterosexuellen Position hängt davon ab, daß sie in Einklang mit den Forderungen des Über-Ichs steht.

An einer früheren Stelle dieses Kapitels habe ich den Nachweis zu führen versucht, daß der *Sexualakt* auch beim *Normalen* zum Teil im Dienste der *Angstbewältigung* steht, und will diese Ausführungen nun dahin ergänzen, daß ein weiteres Moment, das generell *neben dem libidinösen Begehren* als Antrieb zur genitalen Betätigung wirkt, die Tendenzen sind, *mittels des Koitus* die in den *sadistischen Phantasien* angerichteten *Zerstörungen* wieder *gutzumachen.*[63]

Wenn mit dem stärkeren Hervortreten der genitalen Regungen das Über-Ich sich weniger als Angst und stärker als Schuldgefühl dem Ich fühlbar macht, wird der *Sexualakt infolge seiner Verknüpfung mit den frühen sadistischen Phantasien zu einem eminenten Mittel der Wiedergutmachung am Objekt.*

Die Quantität und die Einzelheiten der den phantastischen Zerstörungen adäquaten *Wiedergutmachungsphantasien* werden bei beiden Geschlechtern ein bedeutungsvoller Faktor, nicht nur für die *Entwicklung von Sublimierungen* und Aktivitäten, sondern auch für den *Verlauf* der *Sexualentwicklung* und für deren Endresultat.[64] Der Aufbau und Inhalt der sadistischen Phantasien, die Quantität der reaktiven Tendenzen, die Stärke und Struktur des Ichs beeinflussen die libidinösen Fixierungen und sind mitbestimmend dafür, ob beim Mädchen die *Wiedergutmachung auf der weiblichen oder der männlichen Linie* oder in einer *Mischung von beiden* erfolgen wird.[65]

---

[63] Auf die Bedeutung der Wiederherstellungstendenzen als Antrieb für die hetero- und homosexuelle Sexualbetätigung hat auch M. SCHMIDEBERG in ihrer Arbeit: *Einige unbewußte Mechanismen im pathologischen Sexualleben und ihre Beziehung zur normalen Sexualbetätigung* (Int. Ztschr. f. PsA., Bd. XVIII, 1932) – von einer anderen Seite kommend – hingewiesen. Auf Einzelheiten dieser Arbeit gehe ich hier nicht weiter ein, sondern verweise auf die Arbeit selbst.

[64] Sind die Schuldgefühle übermäßige, so kann die Verlötung von Sexualbetätigung und Wiedergutmachungstendenzen zur Grundlage schwerer Störungen der Sexualität werden. – Ich gehe im nächsten Kapitel darauf ein, in welcher Weise der Antrieb zur Wiedergutmachung sich in der Sexualentwicklung des Mannes auswirkt und seine Potenz günstig oder ungünstig beeinflußt.

[65] Auch wenn der Sadismus vorherrschend bleibt, beeinflussen die Mittel der Angstbewältigung die Sexualentwicklung. Sie führen dann in gewissen Fällen zu einer auf sadistischer Basis festgehaltenen Homosexualität, in anderen Fällen zu einer auf sadistischer Basis beruhenden Heterosexualität.

Von Bedeutung für den Ausgang scheint mir ferner, ob die auf bestimmten sadistischen Inhalten sich aufbauenden *Wiedergutmachungsphantasien* sich sowohl in der *Ichentwicklung wie in der Sexualentwicklung durchsetzen* können. Normalerweise greifen sie ineinander und führen dann zur Befestigung einer bestimmten Libidoposition und einer mit dieser korrespondierenden Ichentwicklung.

Wenn zum Beispiel der Sadismus des kleinen Mädchens stark um Phantasien zentrierte, in denen es den Körper der Mutter beschädigte, ihr die Kinder und den väterlichen Penis raubte, so kann es, wenn die reaktiven Tendenzen voll einsetzen, die weibliche Position unter gewissen Bedingungen halten. In Sublimierungen setzt sich der Wunsch durch, die Mutter wieder herzustellen, ihr die Kinder und den Vater wiederzugeben. (In Berufen wie Kinderpflegerin, Krankenschwester, Masseuse oder auch auf intellektuellen Gebieten.)[66] Liegt zugleich auch ein genügender Glaube an die Wiederherstellung des eigenen Leibes durch den Besitz von Kindern und durch den Koitus mit einem »heilsamen« Penis vor, so wird die heterosexuelle Position zu einer Stützte der Angstbewältigung. Die heterosexuelle Libidoposition verstärkt aber auch die Sublimierungen, die auf die Wiederherstellung der Mutter zielen, denn sie beweist, daß auch der Koitus der Eltern die Mutter nicht zerstört hat, oder daß deren Wiederherstellung möglich ist – ein Glaube, der wiederum die heterosexuelle Libidoposition befestigt.

Bestimmend für den Entwicklungsausgang ist auch – gleiche Grundbedingungen angenommen –, ob bei starken reaktiven Tendenzen auch ein genügender *Glaube an die eigene konstruktive Allmacht* vorliegt. Dann kann sich das Ich ein weiteres Ziel für die Wiedergutmachungstendenzen setzen, nämlich das der Wiederherstellung und friedlichen Wiedervereinigung beider

66 In meiner Arbeit *Frühe Angstsituationen im Spiegel künstlerischer Darstellungen* (Int. Ztschr. f. PsA., Bd. XVII, 1931) habe ich den von Karin MICHAËLIS beschriebenen künstlerischen Entwicklungsgang einer jungen Frau analysiert und den Nachweis zu führen versucht, daß die den tiefsten Gefahrsituationen des Mädchens entstammende Angst der Antrieb für das in diesem Falle plötzliche Einsetzen künstlerischer Aktivität war. Das Malen von Frauenbildnissen, das die junge Frau eines Tages mit großer Begabung begann (ohne je vorher Malen gelernt oder versucht zu haben), stellte meiner Auffassung nach die sublimierte Wiederherstellung des in der Phantasie angegriffenen Leibes der Mutter sowie des eigenen (dessen Zerstörung sie aus Vergeltungsangst erwartete) dar und beruhigt deshalb die aus den frühesten Quellen fließende Angst.

Elternteile. Es ist dann der Vater, der mittels eines heilsamen Penis die Wiedergutmachung an der Mutter vornehmen und diese befriedigen soll, während der ursprünglich als gefährlich phantasierten Vagina der Mutter nun in den Wiedergutmachungsphantasien die Rolle zuerteilt wird, den von ihr beschädigten väterlichen Penis wieder herzustellen und zu heilen. Die mit diesen Phantasien verbundene Bedeutung der mütterlichen Vagina als eines heilsamen, freudespendenden Organs läßt aber in der Phantasie des Kindes nicht nur die ursprüngliche Bedeutung der »guten« stillenden Mutter wieder hervortreten, sondern ermöglicht der Tochter, auch sich selbst in Identifizierung mit der Mutter als spendend und heilsam und den Penis des Liebespartners als »guten« Penis zu empfinden. Diese Einstellung bildet die Grundlage für das Gelingen der Sexualentwicklung und darüber hinaus für eine zärtliche und sexuelle Bindung an das Sexualobjekt.

Der Ausgang der *infantilen Sexualentwicklung* ist, wie ich durch meine bisherigen Ausführungen nachzuweisen versuchte, das Resultat langwierigen Fluktuierens zwischen verschiedenen Positionen. Er baut sich auf einer *Vielzahl von ineinandergreifenden Kompromissen zwischen Ich und Über-Ich, Ich und Es auf*, die auch ein Ergebnis der *Angstbewältigung* (also sehr weitgehend eine Leistung des Ichs) sind.

Solche Kompromisse, die der Beibehaltung der weiblichen Rolle zugrunde liegen und sich in typischer Weise im späteren Sexualleben und sonstigem Verhalten äußern, sind zum Beispiel: der Penis des Vaters soll abwechselnd die Mutter und die Tochter befriedigen;[67] ein Teil der Kinder – eine bestimmte Anzahl – werden der Mutter, eine ebenso große oder auch nur geringere Anzahl der Tochter selbst zugebilligt. Der väterliche Penis wird zeitweise von der Tochter inkorporiert, dagegen werden alle Kinder der Mutter zugesprochen u. dgl. Auch die männliche Komponente wird in diese Kompromisse voll einbezogen. Das kleine Mädchen eignet sich zum Beispiel zeitweise den väterlichen Penis an, um damit die männliche Rolle der Mutter gegen-

[67] Phantasien dieses Inhalts (sei es, daß es sich bei vorherrschend sadistischer Einstellung um eine gemeinsame Vernichtung des väterlichen Penis oder bei vorwiegend positiver Einstellung um eine gemeinsame libidinöse Befriedigung durch den väterlichen Penis handelt) spielen für die weibliche Homosexualität eine analoge Rolle wie für die Homosexualität des Mannes die Phantasien, dem väterlichen Penis als Objekt der Befriedigung oder des Hasses im Mutterleib zu begegnen.

über durchführen zu können, gibt ihn dann aber wieder dem Vater zurück usw.

Im Verlaufe der Analyse läßt sich erkennen, daß jede günstige Änderung, die sich in der Libidoposition ergibt, aus der Verminderung von Angst und Schuldgefühlen resultiert und sich sofort in der Bildung neuer Kompromisse auswirkt. Je mehr sich die Angst und das Schuldgefühl vermindern, je mehr auch die genitale Stufe hervortritt, um so mehr wird das Mädchen fähig, der Mutter die weibliche und mütterliche Rolle zuzubilligen (vielmehr sie ihr wiederzugeben). Zugleich vermag sie selbst die weibliche und mütterliche Rolle zu übernehmen und die männliche Komponente zu sublimieren.

Äußere Faktoren. Wir wissen, daß das frühe Triebleben und die Eindrücke der Realität ineinandergreifen, und daß ihr Zusammenwirken das Entwicklungsresultat bestimmt. Die *realen Objekte* und die Realität *beeinflussen* meiner Meinung nach von den frühesten Stufen an die *Angstsituationen* (und damit auch die *Triebentwicklung*) in der Weise, daß sie als *positive oder negative Beweise für die in die Außenwelt verlegten Angstsituationen gewertet werden.* Das Verhalten der Objekte und Erlebnisse trägt auf diese Weise zur Verstärkung und Verminderung der beherrschenden Angstsituationen bei. Indem der äußere Faktor mittels der Wechselwirkung von Projektion und Introjektion den Verlauf der Über-Ich-Bildung, die Entwicklung der Objektbeziehung und der Triebentwicklung beeinflußt, wird er auch mitentscheidend für den Ausgang der Sexualentwicklung.

Wenn zum Beispiel das kleine Mädchen nicht in der Güte und *Liebe des Vaters eine Bestätigung des Glaubens an den verinnerlichten »guten« Penis* und ein Gegengewicht gegen den Glauben an den »bösen« Penis findet, so führt dies oft zur Verstärkung der *masochistischen Einstellung* und kann den Ausschlag dafür geben, daß der sadistische Vater zur Liebesbedingung erhoben wird. In anderen Fällen verstärken sich durch das Verhalten des Vaters die Regungen von Haß und Angst dem Penis gegenüber, und dies wirkt sich dahin aus, daß die *weibliche* Rolle aufgegeben wird oder daß es zur *Frigidität* kommt. Jedoch wirken in der Realität viele Momente zusammen, um den günstigeren oder ungünstigeren Ausgang zu unterstützen.

Nicht nur die Beziehung des Vaters dem kleinen Mädchen gegenüber (zum Beispiel übermäßige Zurücksetzung hinter der Mutter oder den Schwestern oder zu große Bevorzugung), sondern auch das Verhältnis des Vaters zur Mutter und zu den Geschwistern beeinflußt die Bildung des Liebestypus. Inwieweit das Mädchen die feminine Position festhalten und innerhalb dieser den Wunsch nach einer gütigen Vater-Imago ausbilden kann, hängt wesentlich von den Schuldgefühlen der Mutter gegenüber und deshalb auch vom Verhältnis der Eltern untereinander ab.[68] Auch bestimmte *Erlebnisse*, z. B. die Erkrankung oder der Tod eines Elternteils oder eines der Geschwister, können, je nachdem, wie sie sich auf das *Schuldgefühl auswirken*, zur *Verstärkung* der einen oder der andern *sexuellen Position beitragen.*

Von großer Bedeutung für die Gesamtentwicklung ist es, wenn in früher Kindheit neben den Eltern ein als *»helfende Gestalt« empfundenes Objekt realen Rückhalt gegen die phantastischen Angstinhalte bietet.* Bei der Teilung in eine »gute« und »böse« Mutter, in einen »guten« und »bösen« Vater betätigt sich der dem Objekt geltende (letzten Endes gegen das Es und Über-Ich gerichtete) Haß am »bösen« Objekt oder führt zur Abwendung vom »bösen« Objekt, während die »gute Mutter«, der »gute Vater« zum Objekt der Wiederherstellungstendenzen werden und an ihnen in der Phantasie die Wiedergutmachung dessen erfolgt, was in sadistischen Phantasien an den Eltern-Imagines verübt wurde.[69] – Wo aber die Ödipusobjekte wegen zu großer Angst des Kindes oder aus realen Gründen nicht zu »guten« Imagines werden, vermögen noch in gewissen Fällen andere Objekte (z. B. eine gute Kinderfrau, Geschwister, Großmutter, Tante, Onkel usw.) die Rolle der »guten« Mutter, des »guten« Vaters zu übernehmen.[70] Dadurch können die positiven Regungen, die infolge der übermäßigen Angst vor den Ödipus-

---

[68] Da die Einflüsse der Realität vom Kinde schon in einer bestimmten Weise aufgenommen werden, die von den frühesten Angstsituationen abhängt, wirken sich gleiche Einflüsse bei verschiedenen Kindern verschiedenartig aus. Ein glückliches und harmonisches Zusammenleben der Eltern untereinander und mit den Kindern ist aber sicherlich von grundlegender Bedeutung für das Gelingen der Sexualentwicklung und der psychischen Gesundheit. Allerdings hat ein harmonisches Familienleben im allgemeinen zur Voraussetzung, daß die Eltern nicht neurotisch sind. Das konstitutionelle Moment dürfte also auch hiebei wesentlich sein.

[69] Siehe Kap. IX.

[70] Auch Haustiere nehmen in vielen Fällen für das kleine Kind die Rolle des »hilfreichen« Objektes an und tragen dann zur Verminderung der Angst bei. Die gleiche Bedeutung haben für das Kind seine Puppen, Spieltiere (Bär, Elefant usw.), denen häufig die Rolle zugewiesen wird, es im Schlaf vor den feindlichen Objekten zu beschützen.

objekten in der Entwicklung gehemmt waren, stärker hervortreten und sich an ein Liebesobjekt heften.

Ich habe wiederholt darauf hingewiesen, daß sexuelle Beziehungen zwischen Kindern, insbesondere Geschwistern im frühen Kindesalter, eine generelle Erscheinung sind. Die durch die Ödipusversagungen gesteigerte libidinöse Bedürftigkeit und die aus den tiefsten Gefahrsituationen stammende Angst drängen das Kind dazu, sich in der Sexualbetätigung mit einem anderen Kinde die libidinöse Befriedigung und die vielfachen Bestätigungen und Gegenbeweise gegen die Angstinhalte zu verschaffen, die, wie ich insbesondere in diesem Kapitel nachzuweisen versuchte, an den Sexualakt geknüpft sind.

Wird dieses *infantile Sexualobjekt* zugleich zu einer *hilfreichen Gestalt*, so beeinflußt die frühkindliche sexuelle Beziehung, wie ich in einer Reihe von Frauen- und Mädchenanalysen feststellte, die Objektbeziehung und die *weitere Sexualentwicklung in günstiger Weise.*[71] In diesen Fällen hatten die übermäßige Angst vor beiden Elternteilen und äußere Faktoren eine Ödipussituation entwickelt, die die Basis einer nicht geglückten Einstellung dem Manne gegenüber bildete und die Beibehaltung der weiblichen Position und die Liebesfähigkeit stark behinderte. Die sexuelle Beziehung zu einem Bruder oder Brudersubstitut, die in die frühe Kindheit fiel, bildete, da der Bruder zugleich mit der sexuellen Befriedigung auch Zärtlichkeit bewies und die Schwester beschützte, eine Grundlage für die *Liebesfähigkeit* und die *heterosexuelle Position*. In einigen der Fälle, die ich hier im Auge habe, bestanden zwei Liebestypen nebeneinander,[72] die den Imagines des strengen Vaters und des freundlichen Bruders entsprachen. In anderen Fällen entwickelte sich eine Imago, die eine Mischung aus dem Vater- und Brudertypus darstellte; die Bruderbeziehung hatte auch auf diese Weise zur Verminderung des Masochismus geführt. Indem die Beziehung zum Bruder sich als ein *Realitätsbeweis für den guten Penis auswirkte, ver-*

[71] Siehe Kap. VII.

[72] In diesen Fällen waren beide Liebestypen in verschiedenen Lebensperioden für das Liebesleben bedeutungsvoll geworden. Die Analyse ergab, daß Steigerungen der Angstquantitäten und äußere Faktoren zur Wahl des sadistischen Typus gedrängt hatten, oder auch nur die Unfähigkeit herbeigeführt hatten, sich der Werbung des sadistischen Partners zu entziehen. Als die Ablösung vom sadistischen Objekt gelungen war, machte sich der Brudertypus geltend; der Masochismus trat zurück, und es kam zu einer befriedigenden Objektwahl.

stärkte sie den Glauben an den introjizierten »guten« Penis und milderte die Angst vor den introjizierten bösen Objekten. Sie wurde aber auch zu einem Mittel der Bewältigung der Angst vor diesen, indem durch den sexuellen Akt zwischen Kindern ein Gefühl der *Bundesgenossenschaft gegen die Eltern* hergestellt wurde. Der sexuelle Akt machte sie zu Mitschuldigen, da in ihrer Beziehung zueinander die ursprünglich gegen die Eltern gerichteten sadistischen Masturbationsphantasien erneuert und nunmehr gemeinsam in der Phantasie durchlebt wurden. Die Gemeinsamkeit dieser tiefsten Schuld schwächte einerseits das Schuldgefühl ab. Andrerseits wurde die Angst durch das Gefühl, nunmehr einen Bundesgenossen gegen die gefürchteten Objekte zu besitzen, gemildert. Diese Bundesgenossenschaft, die eine wesentliche Rolle in *jeder Liebesbeziehung* auch zwischen *Erwachsenen* spielt, erwies sich mir von besonderer Bedeutung für sexuelle Bindungen in Fällen von paranoidem Typus.[73]

Die sexuelle Bindung an ein anderes, das »gute« Objekt bedeutende, Kind wird aber auch als ein *Realitätsbeweis gegen die Angst vor der als destruktiv empfundenen Sexualität* (und zwar sowohl der eigenen wie auch der des Objektes) gewertet, kann also späterer Frigidität und sonstigen Störungen der Sexualität, die sich aus den früher besprochenen Angstquellen ergeben, entgegenwirken.

Nehmen demnach *Erlebnisse* dieser Art in gewissen Fällen einen günstigen Einfluß auf die Sexualentwicklung und Objektbeziehung, so können sie in anderen Fällen zu *schweren Schädigungen* führen.[74] Wird die sexuelle Beziehung zu einem anderen Kinde zur *Bestätigung* der tiefsten *Angstinhalte* (sei es, daß der Partner zu sadistisch ist, oder auch, weil infolge des eigenen übermäßigen Sadismus der sexuelle Akt noch schwerere Angst und Schuldgefühle auslöst), so *verstärkt sich der Glaube an die Gefährlichkeit der introjizierten Objekte und des Es, führt zur vermehrten Strenge des Über-Ichs* und damit zu einer *Verschlimmerung der Neurose* und aller *Fehlentwicklungen des Charakters und der Sexualität.*[75]

Pubertätsentwicklung. Die psychischen Erschütterungen im Pubertätsalter sind, wie wir wissen, weitgehend eine Folge der

[73] Ich gehe auf dieses Moment ausführlicher im nächsten Kapitel ein.

[74] Über zwei Fälle dieser Art berichtete ich in Kap. VII.

[75] Dies gilt in noch stärkerem Ausmaße von Vergewaltigungs- und Verführungsversuchen seitens Erwachsener, die bekanntlich zu den schwersten psychischen Schädigungen führen können.

mit den somatischen Entwicklungsvorgängen einhergehenden Verstärkung der Triebregungen. Beim Mädchen kommt hiezu das *Einsetzen der Menstruation,* die die Angst verstärkt. Auf die psychische Bedeutung, die dem Einsetzen der Menstruation zukommt, und auf die Belastungsprobe, die dieser Vorgang für das Mädchen bedeutet, ist Helene DEUTSCH in ihrem Buch »Psychoanalyse der weiblichen Sexualfunktionen«[76] näher eingegangen. Sie kommt zum Ergebnis, daß das erste Auftreten der Blutung im Unbewußten als eine reale Kastration gewertet wird und zugleich auch die Versagung eines Kindes, also eine doppelte schwere Enttäuschung bedeutet. Helene DEUTSCH hebt auch hervor, daß die Menstruation – in einer Determinante – als eine Bestrafung für die Klitorisonanie empfunden wird und außerdem wieder regressiv die infantile Koitusauffassung belebt, die in der Phantasie des Kindes beinahe regelmäßig einen sadistischen Charakter hat und etwas grausam Blutiges[77] darstellt.

Die Wirksamkeit der von Helene DEUTSCH hervorgehobenen narzißtischen Kränkungen und Enttäuschungen fand ich durch mein Material voll bestätigt, sehe aber ihre pathogene Bedeutung in dem Umstand, daß sie *alte Angstinhalte* aktivieren. Meiner Auffassung nach sind aber diese Momente auch nur einige Glieder einer ganzen *Kette* von Angstsituationen, die durch die *Menstruation* wieder belebt werden.

Ich bin auf diese Angstinhalte in einem früheren Abschnitt dieses Kapitels eingegangen und fasse sie in Beziehung zur Menstruation kurz zusammen:

1) Das Menstruationsblut wird auf Grund der unbewußten Gleichsetzung aller Körperstoffe mit den als gefährlich phantasierten Exkrementen identifiziert.[78] Der Umstand, daß *Blut* von früh an mit Verwundung assoziiert wird, scheint die Angst, daß die *gefährlichen Exkremente den eigenen Körper beschädigen könnten,* real zu bestätigen.

2) Bestärkt die Menstruationsblutung die Angst vor *Angriffen auf den Körper.* Hier liegen mehrere Angstinhalte vor:

a) Angst vor der *Mutter,* die den Körper angreift und zerstört, zum Teil aus Rache, zum Teil, um die *Kinder* und den *väterlichen*

---

[76] Int. PsA. Verl. 1925.

[77] l. c., S. 36.

[78] Siehe auch LEWIN: *Kotschmieren, Menses und weibliches Über-Ich.* Int. Ztschr. f. PsA., Bd. XVI, 1930.

Penis (die das Kind der Mutter in der Phantasie raubte und nun besitzt) zurückzunehmen.

b) Angst vor dem *Vater*, von dem zerstörerische Angriffe befürchtet werden, sei es durch einen *sadistischen Koitus*,[79] (auf Grund der sadistischen, gegen die Mutter gerichteten Masturbationsphantasien), sei es, um den *ihm geraubten Penis* zurückzunehmen. In der Phantasie, daß diese gewaltsame Zurücknahme des väterlichen Penis das *Genitale* beschädigt, sehe ich eine Quelle für die spätere Vorstellung, daß die *Klitoris eine Wunde oder Narbe* des kastrierten Penis sei.

c) Angst vor Angriffen und *Zerstörungen* durch die *introjizierten Objekte* im Leibesinnern. Diese sind direkt gegen das Leibesinnere gerichtet, oder werden auf indirektem Wege herbeigeführt durch den Kampf der Objekte gegeneinander. Hiebei ist besonders die Phantasie, die gewalttätigen, im *sadistischen Koitus befindlichen Eltern verinnerlicht zu haben*, die nun durch die gegenseitige Zerstörung auch das *eigene Leibesinnere* gefährden, eine Quelle intensiver Angstinhalte.

Die körperlichen Sensationen, die der Menstruationsvorgang häufig auslöst (und die durch Angst gesteigert werden), werden als reale Bestätigung der befürchteten Zerstörungen und aller Ängste hypochondrischen Charakters gewertet.

3) Das Strömen von Blut aus dem Körperinnern wird als Beweis für die *Beschädigung und Vernichtung der Kinder im Leibesinnern* empfunden. In einigen Frauenanalysen fand ich, daß erst die Geburt des Kindes die seit dem Beginn der Menstruation verstärkte Angst vor Kinderlosigkeit – beziehungsweise vor der eingetretenen Vernichtung der Kinder im Leibesinnern – widerlegt hatte. In vielen Fällen wirkt sich aber die durch die Menstruation gesteigerte Angst vor beschädigten, abnormen Kindern dahin aus, daß die Frau die Empfängnis – bewußt oder unbewußt – dauernd ablehnt.

[79] Melitta SCHMIDEBERG weist in ihrer Arbeit *Psychoanalytisches zur Menstruation* (Ztschr. f. psychoanalyt. Pädag., V. Jahrg., 1931, Heft 5/6) darauf hin, daß das Mädchen die Menstruation unter anderem als Folge eines sadistischen Geschlechtsverkehrs mit dem Vater auffaßt. Der sadistische Koitus wird hiebei als Vergeltung der Aggression gegen beide Eltern empfunden. – Der Vater führt hiebei, ebenso wie er in den sadistischen Phantasien des Kindes die Exekutive der aggressiven Wünsche der Mutter gegenüber übernahm, nun auch die Bestrafung von seiten der Mutter dem Kinde gegenüber aus. Andrerseits stellt der sadistische Koitus die Strafe für die mit dem Koitus verknüpften Kastrationswünsche dem Manne gegenüber dar.

4) Bestätigt die Menstruation die Erkenntnis der *Penislosigkeit*, der *Klitoris* als einer (Wunde) *Narbe* des kastrierten Penis[80] und erschwert dadurch die Beibehaltung der männlichen Rolle.

5) Aktiviert die Menstruation als das *Zeichen der Geschlechtsreife alle Angstquellen*, die im Zusammenhange mit der als *sadistisch* empfundenen *Sexualbetätigung* stehen, und auf die ich an früheren Stellen dieses Kapitels hingewiesen habe.

Analysen des Pubertätsalters zeigen, daß das Mädchen aus diesen Gründen sowohl die weibliche wie auch die männliche Position erschüttert fühlt. Die Menstruation aktiviert beim Mädchen die Angstquellen und Konflikte viel stärker, als es die entsprechenden Entwicklungsvorgänge beim Knaben bewirken. Daraus erklärt sich unter anderem die stärkere sexuelle Gehemmtheit des Mädchens im Pubertätsalter. Mit an den psychischen Auswirkungen der Menstruation liegt es, daß sich bei Mädchen dieser Altersstufe die neurotischen Schwierigkeiten häufig sehr vermehren. Auch beim normalen Mädchen aktiviert die Menstruation die alten Angstsituationen, aber die Angst kann, wenn das Ich und die Methoden der Angstbewältigung genügend entwickelt sind, besser verarbeitet werden als in früher Kindheit. Normalerweise bezieht das Mädchen aus dem Einsetzen der Menstruation auch starke Befriedigung. Wenn die feminine Position in der ersten Entwicklungs der Sexualität befestigt wurde, so bedeutet die Menstruation, als das Zeichen der Geschlechtsreife, eine Bestätigung des Weibseins und eine verstärkte Hoffnung auf sexuelle Befriedigung und den Kindesbesitz. Die Menstruation wird dann auch als positiver Beweis gegen verschiedene Angstinhalte empfunden.

Die Beziehung zum Kinde. Ich bin, als ich die Sexualentwicklung des kleinen Mädchens beschrieb, auf den Wunsch nach dem Kindesbesitz nicht näher eingegangen, da ich das Verhältnis des kleinen Mädchens zu seinem imaginären Kind im Zusammenhang mit der Beziehung der schwangeren Frau zum Kind in ihrem Leibesinnern behandeln wollte.

Freud stellt fest, daß der Peniswunsch vom Kindeswunsch abgelöst wird.[81] Nach meinen Erfahrungen ist es aber der – aus

[80] Die unter 2) hervorgehobene primäre Phantasie, am Genitale (Klitoris) durch gewaltsame Entnahme des introjizierten Penis beschädigt worden zu sein (oder die Angst, es zu werden), bildet meiner Auffassung nach eine Grundlage für die Phantasie, ein durch Kastration beschädigtes Genitale zu besitzen.

[81] FREUD: *Einige psychische Folgen des anatomischen Geschlechtsunterschiedes.* (Ges. Schr., Bd. XI.)

der oralen Position stammende – objektlibidinöse Wunsch nach dem väterlichen Penis, dem sich der Kindeswunsch anschließt. In einzelnen Fällen scheint die Gleichsetzung *Stuhlstange = Kind*, in anderen die Gleichsetzung *Penis = Kind stärker vorzuherrschen.* Im ersten Falle scheint das *Verhältnis zum Kinde* sich unabhängiger von dem zum Manne, stärker in Beziehung zum eigenen Körper und zur Allmacht der Exkremente *(mehr narzißtisch)* zu entwickeln.

Im zweiten Falle baut sich das *Verhältnis zum Kinde* stärker auf der *Beziehung zum Vater* beziehungsweise dessen *Penis* auf. Es ist eine allen Kindern eigene Theorie, daß die Mutter sich immer wieder einen neuen Penis im Koitus einverleibe, und daß diese Penisse oder ein Teil derselben zu Kindern würden. Infolge dieser Sexualtheorie beeinflußt die Beziehung des weiblichen Kindes zum väterlichen Penis auch seine Beziehung zum phantasierten Kinde und später auch zum realen.

Helene DEUTSCH bespricht in ihrem Buch *Psychoanalyse der weiblichen Sexualfunktionen*[82] die Beziehung der schwangeren Mutter zum Kinde in ihrem Leibesinnern. Das Kind stellt für die Mutter gleichzeitig einen Bestandteil des Ichs, wie auch ein außerhalb des Ichs gelegenes Objekt dar, an dem »sämtliche Objektrelationen der Mutter in ihren positiven und negativen Gefühlseinstellungen wiederholt werden.« Im Koitus, der »letzten Endes für das Unbewußte der Frau die orale Einverleibung des Vaters darstellt«, war der Vater zum Kinde gemacht worden »und behält diese Rolle in der real eintretenden oder phantasierten Schwangerschaft bei«. Nach der Introjektion des Kindes wird es für sie (durch die Introjektion des Vaters) zur »Inkarnation des bereits früher entwickelten Ichideals« und stellt auch »weiterhin die Verkörperung eigener nicht erreichbarer Ideale« dar. In dem Umstand, daß das Kind für die Mutter die Bedeutung des Über-Ichs annimmt – das auch in starkem Gegensatz zum Ich stehen kann –, und daß die ambivalenten, aus der Ödipuskonstellation stammenden Gefühle dem Vater gegenüber am Kinde neu belebt werden, sieht Helene DEUTSCH eine Grundlage für die Ambivalenz dem Kinde gegenüber. Eine weitere Quelle der Ambivalenz ergibt sich nach Helene DEUTSCH aus der regressiven Besetzung früherer Libidopositionen. Die Identifizierung Kind = Kot, auf Grund der narzißtischen Bewertung des Stuhls,

[82] Int. PsA. Verl. 1926.

wird zur Voraussetzung der narzißtischen Bewertung des Kindes. Aus den Reaktionsbildungen gegen die ursprüngliche Überschätzung der Exkremente ergeben sich Ekel- und Ausstoßungstendenzen dem Kinde gegenüber.

Meine Auffassung geht über die von Helene DEUTSCH in folgenden Punkten hinaus. Die auf den Frühstufen der Entwicklung erfolgende Gleichsetzung väterlicher *Penis = Kind* wird (da der *verinnerlichte Penis* des Vaters den Kern des *väterlichen Über-Ichs* bildet) die Grundlage dafür, daß das Kind im Leibesinnern die Bedeutung des väterlichen Über-Ichs annimmt. Aus dieser frühen Gleichsetzung bezieht das Verhältnis zum imaginären Kind und später das der Mutter zum realen Kind nicht nur die Ambivalenz, sondern auch die *Angstquantitäten,* die die *Beziehung zum Kinde* entscheidend beeinflussen. Auch die Gleichung *Stuhl = Kind* beeinflußt nach meinen Erfahrungen schon beim kleinen Kinde das Verhältnis zum imaginären Kinde. Die Angst, die sich aus den Phantasien von den *vergiftenden, verbrennenden Exkrementen* ergibt, ein Moment, das meiner Auffassung nach im allgemeinen die Ausstoßungstendenzen der früheren analen Stufe verstärkt, bildet eine Grundlage für Haß und Angst im Verhältnis der Mutter zum Kinde in ihrem Leibesinnern.

Ich wies früher darauf hin, daß die Angst vor dem introjizierten »bösen« Penis zur verstärkten Introjektion des »guten« Penis drängt, da dieser Schutz und Hilfe gegen den »bösen« Penis im Leibesinnern, die bösen Imagines, die als gefährlich empfundenen Exkremente, bieten soll. Dieser freundliche »gute« Penis – häufig auch als kleiner Penis aufgefaßt – ist es aber, der Kindesbedeutung annimmt. Das imaginäre Kind bietet dem Kinde Schutz und Hilfe, es stellt im Unbewußten primär den »guten« Leibesinhalt dar. Dieser Rückhalt gegen die Angst ist freilich ganz phantastisch, aber auch die Angstobjekte weisen einen irrealen Charakter auf. In dieser Entwicklungsphase ist vorwiegend die psychische Realität entscheidend.[83]

In der Bedeutung, die dem Kindesbesitz als Mittel der Angstbewältigung und der Beruhigung von Schuldgefühlen zukommt,

---

[83] Die Anerkennung der psychischen Realität bildet aber die Basis für die Entwicklung der Realitätsanpassung, denn das Verhältnis zu den phantastischen Objekten – die auf dieser Stufe nur phantastische Imagines der realen Objekte sind – wird grundlegend für die Beziehung zu den realen Objekten (siehe Kap. VIII).

sehe ich die tiefsten Gründe dafür, daß das kleine Mädchen normalerweise ein so intensives, alle anderen Wünsche übersteigendes Bedürfnis nach Kindern empfindet. Häufig ist ja auch bei der erwachsenen Frau der Wunsch nach dem Kinde stärker als das Begehren nach dem Manne.

Die Beziehung des kleinen Mädchens zum imaginären Kinde hat auch eine große Bedeutung für die Entwicklung von Sublimierungen. Die phantasierten Angriffe gegen den Leib der Mutter mittels vergiftender und zerstörender Exkremente zeitigen die Sorge um den Inhalt des eigenen Körpers. Infolge der Gleichsetzung von Stuhl mit Kindern führen die Phantasien vom »bösen« Stuhlstück im Leibesinnern auch zu denen vom »bösen« Kind,[84] das für das kleine Mädchen gleichbedeutend mit einem »häßlichen«, abnormen Kinde ist. Ich sehe in den *Reaktionsbildungen auf die sadistischen Phantasien vom gefährlichen Stuhlstück* eine Quelle spezifisch *weiblicher Sublimierungen.* In Analysen kleiner Mädchen läßt sich deutlich erkennen, daß die Sehnsucht nach dem Besitz von *»schönen«* (guten, gesunden) *Kindern*, und die unermüdlichen Bestrebungen, das Baby und den eigenen Körper zu verschönern, auf das innigste zusammenhängen mit der *Angst, böse und häßliche Kinder* (die den vergiftenden Exkrementen gleichgesetzt sind) im eigenen Körper produziert und in den Körper der Mutter befördert zu haben.

FERENCZI hat die Umwandlungen beschrieben,[85] die das Interesse für Fäzes in den verschiedenen Entwicklungsstufen erfährt, und kam zum Ergebnis, daß die Koprophilie schon auf einer frühen Entwicklungsstufe teilweise zur Freude an glänzenden Dingen sublimiert wird. Ein Element dieses Sublimierungsprozesses sehe ich in der Angst vor dem *»bösen«, gefährlichen Stuhlstück*, von dem eine direkte *Sublimierungslinie zur »Schönheit« führt.*[86] Dem intensiven Bedürfnis der Frau nach einem schönen Körper, des weiteren nach einem schönen Heim und nach Schönheit im allgemeinen liegt der Wunsch zugrunde, ein *schönes Körperinneres* mit guten, schönen Objekten und ungefährlichen Exkrementen zu besitzen.

---

[84] Die Gleichsetzungen »böser« Penis = Kind und böses Stuhlstück = Kind bestehen nebeneinander und verstärken einander.

[85] FERENCZI: *Zur Ontogenese des Geldinteresses* in: *Bausteine zur Psychoanalyse.* (Int. PsA. Verl. 1927.)

[86] Wohl mit aus dem Grunde, weil es auch bestimmt war, die Mutter zu entstellen, sie häßlich zu machen.

Eine andere Sublimierungslinie führt von den *»gefährlichen«* Exkrementen zu *»guten« = heilsamen Produkten* (wobei allerdings »schön« und »gut« beim kleinen Kinde oft gleichgesetzt werden) und dient so zur Verstärkung der der weiblichen Position entstammenden, ursprünglichen mütterlichen und spendenden Gefühle.

Wenn beim kleinen Mädchen die hoffnungsvolle Strömung überwiegt, so besteht zugleich mit dem Glauben an den »guten« Penis auch der an Kinder im Leibesinnern als hilfreiche Gestalten. Herrscht aber die Angst vor dem bösen verinnerlichten Penis und den gefährlichen Exkrementen vor, so steht später auch die *Beziehung zum Kinde* häufig im *Zeichen der Angst*. Dennoch entwickelt sich in vielen Fällen, in denen die Beziehung zum Sexualpartner unbefriedigend bleibt, eine Beziehung zum Kinde, die der Mutter Befriedigung und psychischen Rückhalt gewährt. In diesen Fällen, in denen der *Sexualakt* übermäßig die Bedeutung der *Angstsituation* angenommen hat und das Sexualobjekt zum Angstobjekt wird, hat vorwiegend das *Kind* die Qualität des *guten*, hilfreichen *Penis* auf sich gezogen. In anderen Fällen, in denen die Angst gerade durch die Sexualbetätigung überwunden wird, kann bei einem leidlich guten Verhältnis zum Manne eine schlechte Beziehung zum Kinde vorliegen. Die Angst vor dem Feind im Leibesinnern ist dann vorwiegend auf das Kind verschoben. Diese *Angstinhalte* fand ich unter anderem der *Angst vor der Schwangerschaft und vor dem Gebärakt* zugrunde liegend. Sie tragen auch zur Verstärkung der psychischen *Beschwerden während der Schwangerschaft* bei und können sogar zur vollen *psychischen Unfähigkeit, Kinder zu empfangen*, führen.

Ich habe früher beschrieben, in welcher Weise bei der Frau die Angst vor dem »bösen« Penis den Sadismus verstärken kann. Frauen, die ein stark sadistisches Verhältnis zum Manne haben, sehen im allgemeinen auch im Kinde den Feind. Ebenso wie ihnen der Sexualakt in der Phantasie zur Vernichtung des Objektes dient, bejahen sie oft auch den Kindeswunsch, vorwiegend, um sich des Kindes als eines Feindes zu bemächtigen. Der Haß, der dem verinnerlichten, gefürchteten Feinde gilt, wird dann am äußeren Objekt (Mann und Kind) betätigt. Es gibt allerdings auch Fälle, in denen ein sadistisches Verhältnis zum Manne mit einem relativ positiven zum Kinde einhergeht und umgekehrt. *In allen Fällen bestimmt der Charakter der Beziehung zu den introjizierten Objekten, insbesondere zum väterlichen Penis, die Beziehung der Frau zum Manne und zum Kinde.*

Das Verhältnis der Mutter zu ihrem Kinde beruht, wie wir wissen, auf den *frühen Beziehungen zu den Objekten.* Je nach dem Geschlecht des Kindes setzen sich die Gefühlsbeziehungen, die in früher Kindheit zu Mutter, Tanten, Schwestern, beziehungsweise zu Vater, Onkel, Brüdern bestanden, im Verhältnis der Mutter zum Kinde mehr oder weniger durch. In den Fällen aber, in denen die Gleichsetzung Kind = »guter« Penis vorherrscht,[87] werden vorwiegend die *positiven Elemente der alten Beziehungen auf das Kind übertragen.* Es findet dann eine *Verdichtung* verschiedener *gütiger Imagines* statt, deren *Repräsentant* das *Kind* wird.[88] Dieses stellt als »unschuldiger« Säugling auch ein Wunschbild des eigenen, in die Kindheit zurückverlegten Ichs dar. Die Hoffnung auf die befriedigende Entwicklung des Kindes in der Zukunft dient so letzten Endes immer auch der Umschaffung der nichtbefriedigenden eigenen Vergangenheit.

Eine Summe von Momenten scheint mir zur Verstärkung der *Gefühlsbindung der Mutter an ihr Kind* beizutragen. Indem die Frau dem Kinde das Leben gibt, hat sie in der Realität den stärksten *Gegenbeweis* gegen alle aus den *sadistischen Phantasien* resultierenden *Angstinhalte* erbracht. Die *Geburt des Kindes* bedeutet im Unbewußten nicht nur, daß der *eigene Leib und die eigenen Kinder unversehrt* oder wiederhergestellt sind, sondern widerlegt auch alle anderen mit dem Begriff »Kind« assoziierten Angstinhalte; denn sie beweist auch, daß die *Kinder im Mutterleib* (die Geschwister), daß der *väterliche Penis* (der Vater), die im Mutterleib in der Phantasie angegriffen wurden, daß ferner auch die *Mutter unversehrt* oder wiederhergestellt ist. Das Ge-

---

[87] Häufig wird das imaginäre Kind im Unbewußten mit dem kleinen ungefährlichen Penis identifiziert. Mit daran liegt es, daß die Beziehung zum Bruder oder zu einem andern Kinde zur Bestätigung des Glaubens an den »guten Penis« werden kann. Das kleine Mädchen, das dem Penis des Vaters ein ungeheures Maß an Sadismus zuschreibt, findet den kleineren Penis des Bruders zwar weniger bewundernswert, aber auch weniger gefährlich.

[88] FREUD schreibt in *Das Unbehagen in der Kultur* (S. 84): »Sie ...« (die Aggression) »bildet den Bodensatz aller zärtlichen und Liebesbeziehungen unter den Menschen, vielleicht mit alleiniger Ausnahme der einer Mutter zu ihrem männlichen Kinde.« – Das männliche Kind scheint in den Fällen, in denen bei der Frau die Gleichsetzung Kind = guter Penis vorwiegt, besonders geeignet, alle positiven Gefühlselemente auf sich zu vereinigen.

bären des Kindes kann so die Wiederherstellung einer Anzahl von Objekten – es kann in gewissen Fällen die Neuerschaffung einer Welt bedeuten. Hiezu kommt die überaus große Bedeutung des *Stillens*, das ein Band besonderer Art zwischen Mutter und Kind knüpft. Indem die Mutter dem Kinde ein Produkt ihres Körpers gibt, das für die Ernährung und für das Gedeihen des Kindes wichtig ist, schließt sie beweiskräftig in positiver Weise den Kreislauf ab, der mit den gegen die Mutterbrust – als dem frühesten Objekt der destruktiven Triebregungen – gerichteten Angriffen begonnen hat. Diese vom Säugling gegen die Mutterbrust gerichteten Phantasien beinhalten die Zerstörung der Mutterbrust durch Zerbeißen, durch Besudelung, Vergiften, Verbrennen mittels der Exkremente. Die Frau wertet unbewußt die Tatsache, daß sie ihrem *eigenen Kinde nährende* und *heilsame Milch spendet*, als Beweis dafür, daß ihre frühen sadistischen Phantasien *sich nicht erfüllt haben* und daß die *Wiederherstellung gelungen ist.*[89]

Ich habe früher darauf hingewiesen, daß das »gute« Objekt infolge der Verminderung von Angst und der Befriedigung, die es dadurch bietet, daß es zum Ziel und Objekt der Wiedergutmachungstendenzen wird, um so mehr geliebt wird. Kein anderes Objekt besitzt aber diese Qualität in solchem Ausmaße wie das hilflose Kind. Indem die Mutter in Identifizierung mit ihrem Kinde die mütterliche Liebe und Pflege, die sie ihm zuteil werden läßt, mitgenießt, fühlt sie ihre eigenen frühesten Wünsche wieder erfüllt. Sie vermag in dieser Umkehrung des Mutter–Kind-Verhältnisses als in einer geglückten Neuauflage ihrer *eigenen frühesten Beziehung zur Mutter* aber auch die ursprünglichen Haßregungen dieser gegenüber zurück- und die *positiven* Gefühle hervortreten zu lassen. Alle diese Momente tragen dazu bei, daß das Kind eine so überragende Bedeutung für das Gefühlsleben der Frau gewinnt.

Aus dem Gesagten geht hervor, weshalb das schlechte Gedeihen des Kindes, weshalb insbesondere das abnorme Kind das

---

[89] Dies wird auch als Realitätsbeweis dafür, daß der mit der Milch gleichgesetzte Urin nicht beschädigt ist, empfunden (umgekehrt wie häufig das Menstruationsblut als Realitätsbeweis für die Gefährlichkeit des Urins und der Körperausscheidungen gewertet wird). Die Tatsache, daß die Milchquelle nicht versagt, widerlegt nicht nur die aus den sadistischen Phantasien resultierende Angst, daß die Mutterbrust zerstört sei, sondern beweist auch die Ungefährlichkeit der eigenen Exkremente für den eigenen Körper, da diese in der Phantasie die Angriffsmittel gegen die Mutterbrust darstellten und sich nun als unschädlich erweisen.

seelische Gleichgewicht der Mutter so stark erschüttert. Ebenso wie das *gut geratene Kind* sich als der *Gegenbeweis* gegen eine Summe von *Angstinhalten* auswirkt, wird das *abnorme, kranke*, oder auch nur das weniger gelungene Kind zur *Bestätigung* aller dieser Angstinhalte. Es kann dann als Feind und Verfolger empfunden werden.

Ichentwicklung. Ich will nun noch kurz auf die Beziehung zwischen der Über-Ich-Bildung des Mädchens und seiner Ichentwicklung eingehen. FREUD hat darauf hingewiesen, daß einige Unterschiede zwischen der männlichen und der weiblichen Über-Ich-Bildung mit dem anatomischen Geschlechtsunterschied zusammenhängen.[90] Dieser Unterschied macht sich meiner Auffassung nach für die Über-Ich-Bildung und die Ichentwicklung auf mehrfache Art geltend. Infolge der anatomischen Beschaffenheit des weiblichen Genitales, das den vorgezeichneten Charakter des Aufnehmens trägt, stehen die Ödipusstrebungen des *Mädchens* stärker unter der Herrschaft der oralen Triebregungen, und die *Introjektion* des *Über-Ichs* ist *weitergehend* als beim Knaben. Hiezu kommt das Fehlen des Penis als eines aktiven Organs. Die aus den stärkeren Introjektionstendenzen resultierende größere Abhängigkeit des Mädchens vom Über-Ich verstärkt sich durch den Umstand, daß das Mädchen keinen Penis besitzt.

Ich habe an früheren Stellen dieses Buches die Auffassung vertreten, daß *beim Knaben das primäre Gefühl der Allmacht sich mit seinem Penis verbindet*, der ja auch im Unbewußten der Repräsentant der von der männlichen Komponente ausgehenden Aktivitäten und Sublimierungen wird. Beim *Mädchen* sind, da es keinen eigenen Penis besitzt, die mit der Introjektion des *väterlichen Penis* verknüpften *Allmachtsgefühle* grundlegendere und *weitergehende* als beim Knaben. Hiezu kommt, daß das Bild, das das weibliche Kind vom väterlichen Penis in sich aufgenommen hat (und das bestimmend wird für die inneren Forderungen, vor die sich die Frau gestellt sieht), auf Grund extremerer Phantasien entwickelt wurde, also sowohl im guten wie bösen Sinne noch phantastischer ist, als das des Knaben.

Der Auffassung, daß das Über-Ich bei der Frau stärker wirksam ist als beim Manne, scheint die Beobachtung zu widerspre-

---

90 FREUD: *Einige psychische Folgen des anatomischen Geschlechtsunterschiedes.* (Ges. Schr., Bd. XI, S. 18.)

chen, daß die Frau häufig genug abhängiger von den Objekten, beeinflußbarer durch die Außenwelt, wandelbarer in ihren ethischen Forderungen, also anscheinend in geringerem Ausmaße den Forderungen des Über-Ichs unterworfen ist als der Mann. Die stärkere Wirksamkeit des Über-Ichs und die Abhängigkeit von den Objekten (und damit in Zusammenhang die größere Bedeutung des *Liebesverlustes*)[91] stehen aber, so scheint es mir, in engem Zusammenhang miteinander. Sie haben eine gemeinsame Wurzel in den primären stärkeren Introjektionstendenzen der Frau, die zu einer intensiveren Aufnahme der Objekte (und so auch zu einer stärkeren Über-Ich-Bildung) führen. Sie erfahren gerade infolge der *größeren Abhängigkeit* vom *Über-Ich* und der Angst vor ihm eine Verstärkung. Die tiefste *Angst* des Mädchens vor den unkontrollierbaren *Beschädigungen* durch die Objekte im *Leibesinnern* ergibt – wie ich früher begründete – einen starken Antrieb zu einer immer wieder erneuten *Überprüfung* der Angstinhalte durch die *Beziehung* zu den realen *Objekten*, also zu einer sekundären Verstärkung der Introjektionstendenzen. Andrerseits sind die mit der stärkeren Allmacht der Exkremente und Gedanken einhergehenden, allem Anschein nach bei der Frau *stärkeren Projektionsmechanismen* ein weiteres Moment, das zur intensiveren Beziehung mit der Außenwelt und den realen Objekten (auch zum Zwecke deren magischer Beherrschung) drängt.

[91] Hanns SACHS weist in seiner Arbeit *Ein Antrieb zur Bildung des weiblichen Über-Ichs* (Int. Ztschr. f. PsA., Bd. XIV, 1928) auf das Problem hin, daß für die im allgemeinen narzißtischere Frau der Liebesverlust dennoch eine größere Rolle spielt als für den Mann. Sachs erklärt diesen scheinbaren Widerspruch folgendermaßen: Das Mädchen versucht, wenn der Ödipuskonflikt zum Abschluß kommt, am Vater, sei es durch den Kindeswunsch oder durch orale Regression, festzuhalten. Ich sehe eine Übereinstimmung zwischen der von Sachs vertretenen Auffassung und meiner Meinung in einem Punkte, nämlich in der Bedeutung der oralen Bindung an den Vater für die Über-Ich-Bildung. Nach SACHS kommt aber diese Bindung auf regressivem Wege zustande, wenn beim Mädchen die Enttäuschung über den mangelnden Penis und die nichterfolgte genitale Befriedigung seitens des Vaters eingesetzt hat, während nach meiner Auffassung orale Bindung an den Vater – genauer gesagt, das Begehren nach Einverleibung seines Penis – Ausgangspunkt und Grundlage für die weibliche Sexualentwicklung und Über-Ich-Bildung bildet. – Ernest JONES leitet (*Die erste Entwicklung der weiblichen Sexualität*, Int. Ztschr. f. PsA., Bd. XIV, 1928) die Abhängigkeit der Frau vom Objektverlust von der Angst ab, daß ihr der Vater die sexuelle Befriedigung versagen würde. Die Versagung der sexuellen Befriedigung – bei der ja die Frau vom Partner abhängiger ist als der Mann von der Frau – ist aber nach Jones für die Frau aus dem Grunde so unerträglich, weil sie die tiefste Angst vor der Aphanisis, vor der völligen Vernichtung der sexuellen Genußfähigkeit aktiviert.

Die stärkere Wirksamkeit der Introjektions- und Projektionsmechanismen, die den Charakter der weiblichen Objektbeziehung beeinflussen, scheint mir auch von Bedeutung für die weibliche Ichentwicklung. Das bei der Frau vorherrschende tiefe Bedürfnis, sich dem *»guten« verinnerlichten Penis gläubig zu unterwerfen,* bildet eine Grundlage für den *rezeptiven Charakter* ihrer *Sublimierungen* und Interessen; zugleich aber fördert der ebenfalls der weiblichen Position entstammende starke Antrieb zur *geheimen Beherrschung der verinnerlichten Objekte* mittels der Allmacht der Exkremente und Gedanken, ihre Entwicklung zu *Schlauheit, List,* Beobachtungsgabe, psychologischen Fähigkeiten, ihre Anlage zu *Verstellung* und *Intrige.*

Diese Richtung der weiblichen Ichentwicklung entsteht insbesondere in Beziehung zum *mütterlichen Über-Ich,* beeinflußt aber auch stark das Verhältnis zu der väterlichen Imago.

In *Das Ich und das Es*[92] schreibt FREUD: »Nehmen diese« (die Objektidentifizierungen des Ichs) »überhand, werden allzu zahlreich und überstark und miteinander unverträglich, so liegt ein pathologisches Ergebnis nahe. Es kann zu einer Aufsplitterung des Ichs kommen, indem sich die einzelnen Identifizierungen durch Widerstände gegeneinander abschließen, und vielleicht ist es das Geheimnis der Fälle von sogenannter *multipler Persönlichkeit,* daß die einzelnen Identifizierungen alternierend das Bewußtsein an sich reißen. Auch wenn es nicht so weit kommt, ergibt sich das Thema der Konflikte zwischen den verschiedenen Identifizierungen, in die das Ich auseinanderfährt, Konflikte, die endlich nicht durchwegs als pathologische bezeichnet werden können.«

Das Studium der Frühstadien der Über-Ich-Bildung und deren Zusammenhang mit der Ichentwicklung bestätigt vollauf den im letzten der hier zitierten Sätze FREUDS enthaltenen Hinweis. Zur weiteren Erforschung nicht nur der *abnormen,* sondern auch der *normalen* Persönlichkeit wird allem Anschein nach dieser von FREUD bezeichnete Weg weiter zu verfolgen sein. Es scheint, daß wir um so mehr über das Ich wissen werden, je mehr wir über die *verschiedenen Identifizierungen* des Ichs und die *Verhaltungsweisen des Ichs ihnen gegenüber* in Erfahrung bringen können. Nur so werden wir Aufschluß über die Art und Weise erhalten, wie das Ich das *Verhältnis der Identifizierungen unter-*

[92] Ges. Schr., Bd. VI, S. 374.

einander reguliert (die ja nach den Entwicklungsphasen, in denen sie aufgenommen wurden, und je nachdem, ob sie mütterliche oder väterliche Identifizierungen oder eine Vereinigung beider bedeuten, verschieden sind).

Die mütterliche Über-Ich-Bildung beim Mädchen wird dadurch erschwert, daß die Möglichkeit zur *Identifizierung* mit der *Mutter* auf Grund der anatomischen Gleichartigkeit (im Vergleich zur analogen Situation des Knaben dem Vater gegenüber) durch den Umstand *behindert* ist, daß die den weiblichen Sexualfunktionen dienenden *inneren Organe* – die der Mutter sowohl wie die eigenen – und der Kindesbesitz der Erforschung und *Überprüfung nicht zugänglich* sind. Diese Schwierigkeit, auf deren Bedeutung für die weibliche Sexualentwicklung ich früher einging, erhöht die Wirksamkeit der angsterregenden Mutter-Imago, die das Innere des Leibes bedroht und Rechenschaft für geraubte Kinder, Stuhl und den väterlichen Penis fordert. Eine Imago, die auf Grund der sadistischen Angriffe gegen die Mutter entwickelt wurde. Die auf der Allmacht der Exkremente und Gedanken basierenden, gegen die Mutter angewendeten Methoden, die allem Anschein nach die weibliche Ichentwicklung direkt beeinflussen, machen sich auch auf indirektem Wege für die Ichentwicklung geltend.

Die Reaktionsbildungen gegen die sadistische Allmacht und deren Umsetzung in konstruktive Allmacht, sind auch geeignet, beim Mädchen Sublimierungen und Eigenschaften zu entwikkeln, die im vollen Gegensatz zu den früher beschriebenen, mit der primären Allmacht der Exkremente zusammenhängenden Erscheinungen stehen. Wir finden Offenheit und Gläubigkeit, Aufopferungsfähigkeit, Hingebung an eine gestellte Aufgabe, die Fähigkeit, um einer solchen Aufgabe oder anderer Menschen willen schwere Entbehrungen zu ertragen, bei vielen Frauen stark entwickelt. Diese Reaktionsbildungen und Sublimierungen tragen aber wieder dazu bei, das Allmachtsgefühl, das auf der Verinnerlichung der guten Objekte beruht, und die Unterwerfung unter die Führerschaft des väterlichen Über-Ichs zur dominierenden weiblichen Einstellung zu machen.[93]

---

[93] Ich wies früher darauf hin, daß die verschiedenen Arten der Magie ineinandergreifen, einander ablösen, aber auch vom Ich gegeneinander ausgespielt werden. Die als Folge der Magie der Exkremente einsetzende Angst des Mädchens, »böse« (dem Stuhl gleichgesetzte) Kinder im Leibesinnern zu beherbergen, wirkt sich auch als ein Antrieb zur Überbetonung des Glaubens an den »guten« Penis aus. Die Gleichsetzung »guter« Penis = Kind ermöglicht dem Mädchen die Hoffnung,

Auch der Wunsch, mittels »guten Urins«, »guten Stuhls« die Wirkungen der »bösen« beschädigenden Exkremente zu heilen, gute und schöne Dinge zu spenden, ein Antrieb, der für den Gebärakt und Stillakt der Frau (das »schöne« Kind und die »gute« Milch bilden einen Gegenbeweis gegen die Angstinhalte vom beschädigenden Stuhl und gefährlichen Urin) so bedeutungsvoll ist, spielt eine wesentliche Rolle für die Ichentwicklung der Frau. Er bildet ein produktives und schöpferisches Element für Sublimierungen, die sich aus der psychischen Repräsentanz des Gebäraktes und des Stillaktes entwickeln.

Der Prozeß der *weiblichen Ichentwicklung* ließe sich dahin charakterisieren, daß das Über-Ich besonders erhöht und das Ich dem *vergrößerten, bewunderten Über-Ich* unterworfen wird. Infolge des Bestrebens aber, das bewunderte Über-Ich zufriedenzustellen, ergeben sich *Antriebe für das Ich*, seine Kräfte anzuspannen, die sich in einer *Bereicherung des Ichs* auswirken. Während demnach das Ich (und damit die Realitätsbeziehung) beim Manne stärker die Führung hat, er objektiver und nüchterner ist, ist die Frau stärker dem Unbewußten unterworfen. Die Qualität *weiblicher Leistungen* hängt demnach nicht weniger als die männlicher von den Qualitäten des Ichs ab, erhält aber den intuitiven, subjektiveren Charakter, der weiblichen Leistungen spezifisch ist, von der Unterwerfung des Ichs unter einen geliebten, inneren Geist. Sie bedeutet das *Gebären* eines geistigen, mit dem Vater erzeugten *Kindes*, wobei die *geistige Zeugung dem Über-Ich zugeschoben wird.* Auch die ausgesprochen weibliche Entwicklung weist zahlreiche Züge auf, die auf der männlichen Komponente beruhen, aber es scheint der dominierende Glaube an die Allmacht des einverleibten väterlichen Penis und des in ihr wachsenden Kindes zu sein, der die Frau zu spezifisch weiblichen Leistungen befähigt.

Hier drängt sich ein Vergleich zwischen der psychischen Situation der Frau und der des Kindes auf, das, wie ich vertrete, so viel mehr unter der Herrschaft des Über-Ichs steht und dabei der Objekte so viel mehr bedürftig ist als der Erwachsene. Die Frau steht ja auch bekanntlich dem Kinde sehr viel näher als der Mann. Andrerseits aber ist sie in vielen Punkten ihrer Ichentwicklung vom Kinde nicht weniger verschieden als der Mann. Die Erklärung für diesen Gegensatz sehe ich darin, daß – als

daß es sich »gute« Kinder (als Gegengewicht gegen die dem »bösen« Stuhl gleichgesetzten) einverleibt habe.

Folge der stärkeren Introjektion der Ödipusobjekte – in der Entwicklung des Weibes zwar dem Unbewußten ein größerer Raum verbleibt (wodurch eine gewisse Analogie mit der Situation des Kindes entsteht), zugleich aber in Anlehnung an das aufgenommene mächtige Über-Ich (zum Teil auch im Drange, es zu beherrschen oder es zu übertreffen) eine vollere Ichentwicklung erfolgt.

Der Verlauf der weiblichen Ichentwicklung ist ein wesentlich anderer, wenn das *Mädchen* vorwiegend am *fiktiven Besitz des Penis* als einem männlichen Attribut *festhält.* Ich bin früher in Hinsicht auf die Sexualentwicklung den verschiedenen Gründen nachgegangen, die das weibliche Kind in die männliche Position drängen. In allen diesen Fällen steht die *Entwicklung* von Aktivitäten und *Sublimierungen*, die im Unbewußten als *realer Beweis für den Besitz eines Penis* gewertet werden oder diesen in der Phantasie ersetzen, nicht nur im Dienste der *Konkurrenz mit dem väterlichen Penis*, sondern immer auch sekundär im Dienste der *Abwehr* und der Abschwächung des Über-Ichs. Dann übernimmt das Ich stärker die Führung, und die Leistung wird vorwiegend zum Ausdruck der männlichen Potenz.

Ich habe die Bedeutung der »guten« Mutter für die Bildung der »guten« Vater-Imago in Hinsicht auf die Sexualentwicklung hervorgehoben. In den Fällen, in denen das Mädchen imstande ist, sich der inneren Führerschaft eines bewunderten, väterlichen Über-Ichs zu überlassen, liegen immer auch »gute« Mutter-Imagines vor. Nur ein genügender *Glaube* an eine *gute* verinnerlichte *Mutter* ermöglicht die volle *Hingabe an das väterliche Über-Ich.* Diese Hingabe beruht aber auch auf dem genügenden Glauben an den eigenen »guten« Leibesinhalt – an den Besitz freundlicher verinnerlichter Objekte. Nur wenn das vom Vater in der Phantasie gezeugte oder erwartete Kind ein »gutes« und »schönes« Kind bedeutet, wenn also das Körperinnere der Frau in ihrer Phantasie eine Stätte vorstellt, in der Harmonie und Schönheit herrscht (eine Phantasie, die übrigens auch mit der des Mannes korrespondiert), nur dann kann sie sich dem väterlichen Über-Ich und dessen Repräsentanten in der Außenwelt sexuell und psychisch voll und ganz hingeben.

Diese Harmonie beruht auf dem guten Verhältnis des Ichs zu seinen Identifizierungen und auf dem Einklang der Identifizierungen untereinander, insbesondere auf der friedlichen Vereinigung der beiden Elternteile.

Die Phantasien, in denen aus Eifersucht und Haß die gegenseitige Zerstörung der Eltern angestrebt wurde, bilden die Quelle tiefster Schuldgefühle, zugleich aber auch die Grundlage der überwältigendsten Gefahrsituationen. Sie lösen die Angst aus, miteinander im Kampf (im zerstörerischen tödlichen Koitus) befindliche oder in Feindseligkeit gegen das Ich vereinigte Objekte (feindlich, da sie die Schuld des Kindes entdeckt haben) im Leibesinnern zu beherbergen. Die tiefe Befriedigung, die das Kind aus einem glücklichen Zusammenleben der Eltern schöpft, schreibt sich zu einem wesentlichen Teil aus der Beruhigung her, die diese für das aus den sadistischen Phantasien resultierende Schuldgefühl bedeutet. Das harmonische Zusammenleben der Eltern wird im Unbewußten auch als Realitätsbeweis für die Möglichkeit der Wiedergutmachung auf allen Linien gewertet. Ist dieser Mechanismus der Wiedergutmachung gelungen, so ist das Individuum nicht nur in *Einklang mit der äußeren Welt*, sondern – was mir als eine Voraussetzung für diesen Einklang und für das Gelingen der Objektbeziehung und Sexualentwicklung erscheint – in *Frieden mit seiner inneren Welt* und mit sich selbst. Wenn die drohenden Imagines stärker zurücktreten, wenn das friedliche Zusammenwirken der verinnerlichten gütigen Mutter- und Vater-Imagines eine Gewähr für die Sicherheit und Harmonie im eigenen Körperinnern bietet, dann kann das Mädchen seine weibliche und männliche Komponente im Sinn und Geist beider introjizierten Elternteile entwickeln. Dann ist auch die Grundlage für die Vollentwicklung einer harmonischen Persönlichkeit bei der Frau gegeben.

Nachtrag

Während der Drucklegung des vorliegenden Buches erschien eine Arbeit von Freud (Über die weibliche Sexualität. Int. Ztschr. f. PsA., Bd. XVII, Heft 3), in der er sich insbesondere mit der langen Mutterbindung des Mädchens befaßt. Freud versucht die Bindung an die Mutter von den Auswirkungen des Über-Ichs und des Schuldgefühls zu isolieren. Dies ist meiner Meinung nach aber nicht möglich, da Angst und Schuldgefühl (die durch die aggressiven Regungen ausgelöst werden) schon sehr früh die primäre libidinöse Bindung an die Mutter verstärken. Die mannigfaltige Angst vor phantastischen Imagines (dem Über-Ich) und vor der »bösen« realen Mutter drängt das kleine Mädchen dazu, bei der »guten« realen Mutter Schutz zu suchen; dazu muß sie aber ihre primäre Aggression überkompensieren.

FREUD hebt auch hervor, daß das Mädchen gegen die Mutter auch Feindseligkeit empfindet und Angst hat, »von der Mutter umgebracht (aufgefressen?) zu werden . . .« Ich fand in Analysen (von Kindern und Erwachsenen), daß die Angst des Mädchens, von der Mutter aufgefressen, zerschnitten, zerstört zu werden, aus der Projektion der analogen sadistischen Regungen gegen die Mutter entsteht und daß diese Angstinhalte den frühesten Angstsituationen des Mädchens zugrunde liegen. FREUD berichtet auch, daß insbesondere weibliche Personen mit starker Mutterbindung auf Klystiere und Darmeingießungen, die die Mutter bei ihnen vornahm, mit Angst und Wut zu reagieren pflegten. Solche Affektäußerungen sind nach meinen Beobachtungen durch die Angst vor analen Angriffen, die die Projektion der analsadistischen phantasierten Angriffe des Mädchens gegen die Mutter darstellen, verursacht. Ich stimme mit FREUD darin überein, daß die Projektion der feindseligen Regungen des kleinen Mädchens gegen die Mutter den Keim der Paranoia des Weibes bildet.[94] Nach meinen Beobachtungen sind es aber insbesondere die phantasierten Angriffe gegen den Mutterleib mittels zerstörerischer (vergiftender, verbrennender, explosiver) Exkremente, die infolge Projektion die Angst vor dem Stuhlstück als Verfolger und vor der Mutter als einer angsterregenden Gestalt auslösen.

FREUD hält die lange Mutterbindung des Mädchens für ausschließlich und präödipal. Die Analysen kleiner Mädchen lassen erkennen, daß die lange und starke Bindung an die Mutter niemals eine ausschließliche ist, sondern mit Ödipusregungen verknüpft ist. Angst und Schuldgefühle im Verhältnis zur Mutter beeinflussen auch das Schicksal der Ödipusregungen, da die Abwehr gegen die Weiblichkeit – nach meinen Beobachtungen – weniger aus dem Männlichkeitsstreben als aus Angst vor der Mutter erfolgt. Ist die Angst des kleinen Mädchens vor der Mutter übermäßig, so kann sich die Bindung an den Vater nicht genügend durchsetzen, der Ödipuskomplex wird nicht deutlich. In Fällen aber, in denen eine starke Vaterbindung erst in der

[94] Siehe KLEIN: *Frühstadien des Ödipuskonfliktes.* Int. Ztschr. f. PsA. 1928; *Die Bedeutung der Symbolbildung für die Ichentwicklung.* Int. Ztschr. f. PsA. 1930 und Kap. III dieses Buches.

nachphallischen Phase zustande kam, fand ich, daß auch schon in einem frühen Alter (wenn auch oft nicht deutlich hervortretend) positive Ödipusregungen bestanden hatten. Diese Frühstadien des Ödipuskonfliktes tragen zunächst teilweise noch einen phantastischen Charakter, da sie dem Penis des Vaters gelten. Zum Teil gelten sie aber auch schon dem realen Vater. Den Groll gegen die Mutter wegen der oralen Versagung – ein Moment, das auch FREUD in seiner neuesten Arbeit anführt –, ferner den Neid auf die gegenseitige orale Befriedigung der Eltern im Koitus, die das Kind auf Grund der frühesten Sexualtheorien annimmt, habe ich in einigen Arbeiten als die frühesten Momente angeführt, die die Abwendung von der Mutter herbeiführen. Diese Momente bewirken meiner Auffassung nach aber auch in der zweiten Hälfte des ersten Lebensjahres – auf Grund der Gleichsetzung von Mutterbrust und Penis – die Zuwendung zum Penis des Vaters und sind eine Ursache dafür, daß die Vaterbindung grundlegend von der Mutterbindung beeinflußt wird. Auch FREUD weist in seiner Arbeit darauf hin, daß die Vaterbindung sich auf der Mutterbeziehung aufbaut, und daß viele Frauen in ihrem Verhältnis zum Manne das Verhältnis zur Mutter wiederholen.

ZWÖLFTES KAPITEL

Die Auswirkungen früher Angstsituationen auf die männliche Sexualentwicklung

In den frühesten Entwicklungsphasen verläuft – wie die Frühanalysen erkennen lassen – die Sexualität des Knaben auf der gleichen Linie wie die des Mädchens.[1] Auch beim Knaben steigert die orale Versagung die gegen die Mutterbrust gerichteten destruktiven Triebregungen. Ebenso wie beim weiblichen Kinde setzt mit der Abwendung von der Mutterbrust, eingeleitet von den oral-sadistischen Triebregungen, die Phase der Höchstblüte des Sadismus ein, deren Ziel die Angriffe auf das Leibesinnere der Mutter sind.

Weiblichkeitsphase. In diese Phase fällt auch beim Knaben die oralsaugende Fixierung an den Penis des Vaters, die ich für die Grundlage der echten Homosexualität halte. Diese Auffassung stimmt mit FREUDS Untersuchung in: Eine Kindheitserinnerung des Leonardo da Vinci[2] überein, in der er zum Ergebnis kam, daß der Homosexualität Leonardos die überstarke Bindung an die Mutter, letzten Endes an die Mutterbrust zugrunde lag, die auf den Penis als Objekt der Befriedigung verschoben war. Nach meinen Beobachtungen folgt bei jedem Knaben auf die oralsaugende Fixierung an die Mutterbrust diejenige an den *väterlichen Penis* und bildet die *Grundlage* der *Homosexualität.*

Auch in der Phantasie des Knaben verleibt sich die Mutter den väterlichen Penis (vielmehr eine Vielzahl von Penissen) ein. Neben der Beziehung zum realen Vater beziehungsweise dessen Penis entwickelt der Knabe eine phantastische Beziehung zum *väterlichen Penis im Leibesinnern der Mutter.* Da das orale Begehren nach dem Penis des Vaters einen Anteil an den Angriffen auf das Innere des Mutterleibes hat (auch der Knabe wünscht sich des in der Mutter vorausgesetzten väterlichen Penis in gewaltsamer, die Mutter zerstörender Weise zu bemächtigen), so stellen die Angriffe auf den Mutterleib zum Teil auch die früheste Rivalitätssituation des Knaben mit der Mutter dar. Sie bilden

[1] Insoweit dies der Fall ist, werde ich im folgenden diese Entwicklungsschritte nur aufzählen und verweise auf meine Ausführungen im vorigen Kapitel sowie auch auf Kap. VIII und IX.

[2] FREUD, *Ges. Schr., Bd. IX.*

meiner Auffassung nach die Grundlage für den Weiblichkeitskomplex des Mannes.[3] Die gewaltsame Entnahme des väterlichen Penis, der Exkremente und Kinder aus dem Leibe der Mutter löst schwere Vergeltungsangst aus. Außer der Beraubung bildet aber auch die Zerstörung des Mutterleibes eine Quelle tiefster Angst vor ihr. Je sadistischer die Zerstörung des Mutterleibes war, um so größer ist auch die Angst vor der Mutter als Rivalin.

Frühstadien des Ödipuskonfliktes. Zugleich bewirken die *genitalen Regungen* (die zunächst von den prägenitalen verdeckt und in deren Dienst gezwungen werden, aber dennoch den Verlauf der sadistischen Phase wesentlich beeinflussen), daß der Leib und das Genitale der Mutter zum Sexualobjekt werden. Das Begehren des Knaben geht nun dahin, die Mutter auf oralem, analem und genitalem Wege allein zu besitzen. Er greift deshalb den im Mutterleib befindlichen väterlichen Penis mit allen Mitteln des Sadismus an. Auch an der oralen Position ergeben sich (infolge der Versagung seitens des Vaters) große Quantitäten an Haß gegen den väterlichen Penis. Die destruktiven Regungen gegen den Penis des Vaters sind normalerweise beim Knaben sehr viel stärker als beim Mädchen, da das Begehren nach der Mutter als Sexualobjekt den Haß stärker auf den väterlichen Penis konzentriert. Hiezu kommt, daß der Penis des Vaters schon auf den frühesten Entwicklungsstufen zum Angstobjekt *par excellence* für den Knaben wird, denn die Aggression gegen ihn löst adäquate Angst aus. Diese Angst verstärkt den Haß und die Zerstörungswünsche des Knaben gegen den Penis des Vaters.

Wie ich im vorigen Kapitel ausführte, bleibt beim weiblichen Kinde der Mutterleib an sich viel länger und stärker das Objekt der destruktiven Triebregungen. Auch die positiven Regungen dem Penis des Vaters (sowohl dem phantastischen im Mutterleib wie dem realen) gegenüber sind normalerweise viel stärker und anhaltender als die des Knaben.

Beim Knaben hingegen ist nur in einem Teilabschnitt des frühen Entwicklungsstadiums, in dem die Angriffe auf den Mutter-

---

[3] Die mit der Weiblichkeitsphase des Mannes zusammenhängenden Erscheinungen habe ich in meiner Arbeit *Frühstadien des Ödipuskonfliktes* (Int. Ztschr. f. PsA., Bd. XIV, 1928) ausführlich beschrieben. Siehe auch Karen HORNEY: *Flucht aus der Weiblichkeit* (Int. Ztschr. f. PsA., Bd. XII, 1926) und Felix BOEHM: *Über den Weiblichkeitskomplex des Mannes.* (Int. Ztschr. f. PsA., Bd. XVI, 1930.)

leib das Bild beherrschen, die Mutter selbst das Objekt der Zerstörung. Es ist bald der im Mutterleib vorausgesetzte Penis des Vaters, der in wachsendem Maße die gegen die Mutter gerichtete Aggression auf sich zieht.

Frühe Angstsituationen. Außer den Angstinhalten, die sich aus der Rivalität mit der Mutter ergeben, wirkt auch die Angst vor dem gefährlichen verinnerlichten Penis des Vaters der Beibehaltung der femininen Position entgegen. Sowohl diese Angst wie auch insbesondere die sich verstärkenden genitalen Regungen führen dazu, daß der Knabe die Identifizierung mit der Mutter aufgibt, und daß sich die heterosexuelle Position befestigt. Ist aber die Angst vor der Mutter als Rivalin und die Angst vor dem väterlichen Penis übermäßig, und wird demzufolge die Weiblichkeitsphase nicht gut überwunden, so bildet dies ein entscheidendes Hindernis für die Befestigung der heterosexuellen Position.

Es ist ferner von großer Bedeutung für den Entwicklungsausgang, ob die *Angst vor den beiden im Koitus vereinigten Eltern*, die eine untrennbare, dem Kinde feindliche Einheit bilden, das frühe Seelenleben beherrscht.[4] Diese Angst erschwert die Beibehaltung jeder Position. Sie führt zu Gefahrsituationen, die ich zu den tiefsten Quellen der Impotenz rechne. Diese spezifischen Gefahrsituationen ergeben sich aus der Angst, durch den väterlichen Penis im Mutterleib, also von den vereinigten »bösen« Eltern kastriert zu werden, wobei in manchen Fällen die Angst, daß der Penis am Rückweg verhindert, im Mutterleib eingeschlossen gehalten werde, sehr stark hervortritt.[5]

Ich habe wiederholt darauf hingewiesen, daß die sadistischen Angriffe auf den Mutterleib bei beiden Geschlechtern zur Grundlage für zwei hauptsächliche Kategorien von Angstsituationen werden: 1) Der *Mutterleib* wird in eine *Stätte von Gefahren* verwandelt, aus denen sich eine Summe von Angstinhalten ergeben. 2) Die Introjektion der gefährlichen Objekte, insbesondere der im Koitus befindlichen Eltern, verwandelt das In-

---

[4] Auf die Bedeutung dieser Angstinhalte für die Genese der Psychose habe ich in Kap. VIII und IX hingewiesen.

[5] Dieser Angstinhalt scheint mir in Beziehung zu verschiedenen Formen der Klaustrophobie zu stehen, die nach meinen Erfahrungen auf die Angst, im gefährlichen Mutterleib eingeschlossen zu sein, zurückgeht. Bei der Angst, den Penis nicht mehr aus dem Mutterleib befreien zu können, wäre die Angst auf den Penis beschränkt.

nere des eigenen Leibes in eine dem Mutterleib gleichartige Stätte und löst die Angst vor den *Gefahren* und Bedrohungen im *eigenen Leibesinnern* aus. Diese beiden Kategorien von Angstsituationen, die einander beeinflussen, bestehen bei beiden Geschlechtern.

Auf die beiden Geschlechtern gemeinsamen Wege der Angstbewältigung bin ich an früheren Stellen dieses Buches ausführlich eingegangen. Ich fasse kurz zusammen: Die *verinnerlichten »bösen« Objekte werden mittels der Allmacht der Exkremente bekämpft.* Außerdem bieten in der Phantasie die *»guten« Objekte Schutz gegen die »bösen«*. Zugleich wird mit *Hilfe der Projektion die Angst vor inneren Gefahren in die Außenwelt verlegt*, und Beweise in der Realität dienen der Entkräftung dieser Angstinhalte. Neben diesen Gemeinsamkeiten bestehen beim Knaben und beim Mädchen sehr wesentliche Unterschiede in den Methoden der Angstbewältigung. Beim Knaben ist die Allmacht der Exkremente weniger stark entwickelt, sie wird bei ihm zum Teil von der Allmacht des Penis abgelöst. Im Zusammenhang damit wirkt sich auch die Projektion der Angst vor inneren Gefahren beim Knaben und beim Mädchen verschiedenartig aus.

Die Funktion des Penis als eines aktiven Organs, das der Bemächtigung des Objektes dient, der Umstand ferner, daß der Penis einer Realitätsprüfung unterzogen werden kann, bestimmen den spezifischen Mechanismus, durch den der Mann (zugleich mit der Sexualbefriedigung) die Angst vor verinnerlichten und äußeren Gefahren bewältigt. Der *Knabe erobert den Mutterleib mittels seines Penis* und beweist sich dadurch nicht nur seine *Überlegenheit* über die gefährlichen *realen*, sondern auch über die *verinnerlichten Objekte.*

Sadistische Allmacht des Penis. Die Allmacht der Exkremente und Gedanken wird beim Knaben zum Teil in der Allmacht seines Penis zusammengefaßt, zum Teil löst die Allmacht des Penis die der Exkremente ab. Der Knabe stattet in der Phantasie den eigenen Penis mit destruktiven Fähigkeiten aus und setzt ihn fressenden, mörderischen Tieren, Schußwaffen usw. gleich. Die als gefährlich phantasierte Qualität des Urins, ferner die Gleichsetzung des vergiftenden und explosiven Stuhlstückes mit dem Penis tragen dazu bei, daß dieser zum Exekutionsorgan des Sadismus wird. Hiezu kommt, daß der Knabe durch physiologische Vorgänge Beweise dafür erhält, daß der Penis sich tatsächlich verändern kann, und diese Veränderungen als Bestätigungen der Allmacht des Penis deutet. Auf diese Weise entsteht eine Verknüpfung zwischen Penis und Allmachtsgefühl, die für die Aktivität und Angstbewältigung des Mannes von grundlegender Bedeutung ist. Der Vorstellung des Penis als »Zauberstab«, der Masturbation als Magie, begegnet man in Kinderanalysen allgemein, wobei die Erektion und Ejakulation[6] als besondere Steigerungen der sadistischen Fähigkeiten des Penis gewertet werden.[7]

Da das Innere des Mutterleibes, das als Objekt die Brust ablöst, bald die Bedeutung der Stätte annimmt, die andere, zahlreiche Objekte (zunächst durch Penis und Exkremente repräsentiert) beherbergt, bildet die in der *Phantasie erfolgende Bemächtigung des Mutterleibes mittels des Koitus die Grundlage für die Eroberung der Außenwelt und für den männlichen Weg der Angstbewältigung. Dieser geht sowohl im Sexualakt als auch in Sublimierungen dahin, Gefahrsituationen in die Außenwelt zu verlegen und dort mittels der Allmacht des eigenen Penis zu überwinden.*

Beim *Mädchen* verstärken der Glaube an den »guten« väterlichen Penis sowie die Angst vor dem »bösen« die Introjektionstendenzen. Die Realitätsprüfung gegen die »bösen« Objekte ist also bei der Frau letzten Endes doch wieder nach innen verlegt. Beim Knaben unterstützt der Glaube an die verinnerlichte »gute« Mutter wie auch die Angst vor »bösen« Objekten die Verlegung der Realitätsprüfung nach außen, nämlich in den Mutterleib. Die verinnerlichte »gute« Mutter erhöht die libidinöse Anziehung seitens der realen Mutter und steigert den Wunsch und die Hoffnung des Knaben, den verinnerlichten Penis in ihrem Leibe mittels des eigenen Penis zu bekämpfen und zu besiegen. Dieser Sieg soll zugleich als Beweis dafür dienen, daß auch die verinnerlichten Angreifer im eigenen Leibesinnern überwunden werden können.[8]

[6] Siehe ABRAHAM: *Über Ejaculatio praecox* in: *Klinische Beiträge zur Psychoanalyse.* (Int. PsA. Verl. 1921.)

[7] Paul FEDERN ging in seiner Arbeit *Beiträge zur Analyse des Sadismus und Masochismus* (Int. Ztschr. f. PsA., Bd. I, 1913) darauf ein, »wie beim Manne die Erscheinungsformen des aktiven Sadismus zustande kommen«. Er kommt zum Ergebnis, ». . . daß die erwachende aktive männliche Organkomponente durch unbewußte Mechanismen, zum großen Teil durch symbolische Darstellung, in den Sadismus respektive daß die von ihr ausgehenden Strebungen in die sadistischen Betätigungswünsche verwandelt werden. Dabei werden alle schon früher im Kinde entwickelten aktiven Strebungen und Triebe reaktiviert.«

[8] Ich habe in einigen Fällen festgestellt, daß auch der eigene Penis in der Phanta-

Die Zentralisierung der sadistischen Allmacht in der Repräsentanz des Penis ist für die männliche Position des Knaben grundlegend. Ein starker primärer Glaube an die Allmacht des eigenen Organs ermöglicht dem Knaben, diese gegen die Allmacht des väterlichen Penis einzusetzen und den Kampf gegen den gefürchteten und bewunderten Penis des Vaters aufzunehmen. Für das Gelingen dieser Zentralisierung scheint erforderlich, daß der Penis eine starke Besetzung mit dem Sadismus in seinen verschiedenen Formen erfährt.[9] Die Fähigkeit des Ichs, Angst zu ertragen, und die Stärke der genitalen[10] Triebregungen (letzten Endes der libidinösen Triebregungen) scheinen für das Gelingen dieses Prozesses mitentscheidend zu sein. Setzt aber, wenn die genitalen Regungen stärker hervortreten, eine zu intensive und plötzliche Abwehr des Ichs gegen die destruktiven Triebregungen ein,[11] so wird die Zentralisierung des Sadismus in der Repräsentanz des Penis behindert.

Antriebe für die Sexualbetätigung. Der Haß gegen den väterlichen Penis und die Angst aus den früher angeführten Quellen wirken sich als ein Antrieb zur genitalen Bemächtigung der Mutter aus – ein Antrieb, der das libidinöse Begehren nach dem Koitus mit ihr vermehrt.[12]

In dem Maße, als die Überwindung des Sadismus im Verhältnis zur Mutter fortschreitet, wird der *väterliche Penis in der*

---

sie als Waffe gegen den verinnerlichten väterlichen Penis verwendet, nach innen gewendet wurde, indem der Urinstrom dem Penis gleichgesetzt und als eine Stange, Peitsche, Waffe den väterlichen Penis im Leibesinnern überwältigte. Eine andere Phantasie, die ich wiederholt in Analysen fand, nämlich die, den eigenen Penis so lang auszuziehen, daß er in den Mund genommen werden könnte – in einem Falle auch in den Anus – erwies sich ebenfalls durch den Wunsch determiniert, den eigenen Penis in direktem Kampf gegen das Über-Ich zu verwenden.

[9] Nach FERENCZI *(Versuch einer Genitaltheorie)* werden im Vorgange der Amphimixis auf die genitale Betätigung auch prägenitale Erotismen verlegt.

[10] Wilhelm REICH hat die Bedeutung des konstitutionellen Faktors für die Genitalität hervorgehoben. (*Die Funktion des Orgasmus.* Int. PsA. Verl. 1927.)

[11] Setzen die genitalen Regungen zu früh ein und führen sie zu einer zu frühen und starken Abwehr des Ichs gegen die destruktiven Triebregungen, so kann dies zu schweren Entwicklungshemmungen beitragen. Siehe meine Arbeit: *Die Bedeutung der Symbolbildung für die Ichentwicklung.* (Int. Ztschr. f. PsA., Bd. XVI, 1930.)

[12] Können sich die positiven Regungen der Mutter gegenüber nicht genügend durchsetzen, so bleibt auch der Mutterleib, infolge der Aggression gegen den in ihm vorausgesetzten väterlichen Penis, ein Objekt des Hasses und es kommt zur Abwendung von der Mutter.

Mutter als Gefahrenquelle nicht nur für den eigenen Penis, sondern auch für den Leib der Mutter empfunden und muß deshalb – in ihr – zerstört werden. Ein weiteres Moment, das den *Antrieb zum Koitus erhöht* (und auch beim Mädchen die homosexuelle Position verstärkt), ist die zufolge der Angst intensivierte *Wißbegierde.*[13] Die zugleich mit den destruktiven Triebregungen auftretende Wißbegierde wird sehr bald in den *Dienst der Angstbewältigung* gestellt. Der Wunsch geht dahin, mittels des eindringenden Penis, der einem Organ, das der Aufnahme von Kenntnissen dient, und zwar dem Auge,[14] dem Ohr und einer Mischung von beiden gleichgesetzt wird, festzustellen, welcher Art die in der Mutter (seitens des eigenen Penis, der eigenen Exkremente sowie auch seitens des väterlichen Penis und der väterlichen Exkremente) angerichteten Zerstörungen und welcher Art die dort dem eigenen Penis drohenden Gefahren sind.

Demnach wirkt sich noch während der Vorherrschaft des Sadismus – und wiewohl noch ganz durch destruktive Mittel bestritten – der Antrieb zur Angstbewältigung auch schon als ein Stimulans zur genitalen Befriedigung, also als ein entwicklungsfördernder Faktor aus. Auch werden schon während dieser Phase die destruktiven Mittel zum Teil in den Dienst der Wiedergutmachungstendenzen gestellt, insofern nämlich, als die Mutter von dem einverleibten bösen väterlichen Penis, wenn auch auf gewaltsame und sie beschädigende Weise, befreit werden soll.

»Frau mit dem Penis.« Die Phantasie des Kindes, daß der Mutterleib auch den Penis des Vaters enthält, führt, wie ich an früheren Stellen dieses Buches nachzuweisen versuchte, zur Vorstellung der »Frau mit dem Penis«. Die Sexualtheorie von einem weiblichen, der Mutter zugehörigen Penis scheint mir eine durch Verschiebung entstandene Modifizierung der tiefer liegenden Angstinhalte zu sein, die sich auf den mit gefährlichen Penissen gefüllten Leib der Mutter sowie auf die einen gefährlichen Koitus ausübenden Eltern beziehen. »Die Frau mit dem Penis« bedeutet meiner Erfahrung nach immer die *Frau mit dem Penis des Vaters.*[15]

[13] Siehe Kap. VIII.

[14] Siehe Mary CHADWICK: *Die Wurzel der Wißbegierde.* (Int. Ztschr. f. PsA., Bd. XI, 1925.)

[15] Felix BOEHM ist (l. c.) zur Feststellung gekommen, daß Phantasien von Männern, dahingehend, daß in der Vagina der Frau ein großer »gefährlicher«, beweglicher – ein weiblicher Penis – versteckt sei, dadurch ihre pathogene Wirkung

Die Herabsetzung der Angst vor den im Mutterleib enthaltenen väterlichen Penissen erfolgt normalerweise mit der fortschreitenden Objektbeziehung und der Überwindung des Sadismus. Da die Angst vor dem »bösen« Penis zu einem sehr wesentlichen Teil durch die destruktiven Regungen gegen den Penis des Vaters bedingt ist, und da der Charakter der Imagines weitgehend von der Quantität und Qualität des eigenen Sadismus bestimmt wird, so vermindert die Herabsetzung des Sadismus und der Angst auch die Strenge des Über-Ichs und verbessert sowohl das Verhältnis des Ichs zu den verinnerlichten phantastischen als zu den realen Objekten.

Spätere Stadien des Ödipuskonfliktes. Wenn neben der Imago der vereinigten Eltern auch die Einzel-Imagines der Eltern, insbesondere der »guten« Mutter (Brust), in genügendem Maße wirksam sind, bringt es die fortschreitende Objektbeziehung und Realitätsanpassung mit sich, daß die Phantasien vom väterlichen Penis im Mutterleib an Wirksamkeit einbüßen und daß der – allerdings schon verminderte – Haß sich stärker gegen das reale Objekt wendet. Damit hat sich aber auch die bessere Trennung der vereinigten Eltern-Imago vollzogen. Die Mutter wird dann hauptsächlich das Objekt der libidinösen Regungen, Haß und Angst richten sich vorwiegend gegen den realen Vater und dessen Penis oder – infolge Verschiebung – auf ein anderes Objekt (Tierphobien). Mit der Trennung der vereinigten Eltern-Imago treten die einzelnen Imagines der Eltern und die Bedeutung der realen Objekte stärker hervor. Es setzt die Phase ein, in der die Ödipusstrebungen und die Kastrationsangst vor dem realen Vater mit aller Deutlichkeit offenbar werden.[16]

Bis zu einem gewissen, individuell verschiedenen Grade bleiben nach meinen Erfahrungen trotz aller im Laufe der Entwicklung erfolgenden Modifizierungen die frühesten Angstsituationen latent wirksam[17] (ebenso auch alle aus diesen Angstsituationen resultierenden Abwehrmechanismen neben denen der

erhalten, daß sie unbewußt in Zusammenhang gebracht werden mit der Vorstellung vom großen, gefürchteten, in der Vagina der Mutter verborgenen Penis des Vaters. Die Tendenzen, den Penis des Vaters in der Scheide der Mutter anzugreifen, und die Verdrängung dieser Aggressionsneigung betrachtet Boehm als ein bedeutungsvolles Moment für die Wendung zur Homosexualität.

[16] Diese Erscheinungen zeigen auch an, daß die Trennung der Eltern-Imago gelungen ist und die Modifizierung der frühinfantilen psychotischen Angst weitgehend erfolgt ist. (Siehe Kap. IX.)

[17] Siehe Kap. IX. und X.

höheren Entwicklungsstufen). In den tiefsten Schichten ist es demnach immer der »böse« väterliche Penis in der Mutter, von dem der Knabe die Kastration erwartet. Herrschen aber die frühen Angstsituationen nicht überstark vor und ist vor allem die Mutter in genügendem Maße die »gute« Mutter, so bedeutet der Mutterleib eine Stätte der Anziehung, die aber nur unter Gefahren (je nach den Angstquantitäten unter mehr oder weniger schweren Gefahren) erobert werden kann. Aus diesem *Element von Gefahr und Angst*, das sich auch beim *normalen Manne mit dem Koitus verbindet*, ergibt sich ein *Antrieb für die Sexualbetätigung*, der die libidinöse Befriedigung beim Koitus erhöht, sie aber stört (oder vollends unterbindet), wenn die Angst übermäßig ist. Der Koitus schließt in den tiefsten unbewußten Phantasien des Mannes die Überwältigung oder Beseitigung des im Leibesinnern der Frau vorausgesetzten väterlichen Penis ein. An diesen Kampf gegen den Vater in der Mutter knüpfen sich – so scheint es mir – die sadistischen Regungen, die auch normalerweise mit der genitalen Bemächtigung des Objektes einhergehen. Hat somit der Umstand, daß in der Phantasie der väterliche Penis ursprünglich in den Leib der Mutter verlegt wurde, zur Folge, daß diese – wenn auch in sehr verschiedenem Maße – immer ein Angstobjekt bleibt, so verstärkt andrerseits dieses Moment gerade durch den Antrieb, die Angst zu bewältigen, sehr wesentlich die von der Frau ausgehende sexuelle Anziehung auf den Mann.

Normalerweise wirkt sich die Verstärkung der genitalen Triebregungen und die damit einhergehende Überwindung des Sadismus dahin aus, daß die Wiedergutmachungsphantasien auf allen Linien einsetzen. Wie ich früher ausgeführt habe, machen sich noch unter Vorherrschaft des Sadismus die Wiedergutmachungstendenzen der Mutter gegenüber in der Weise geltend, daß der »böse« väterliche Penis in ihr zerstört werden soll. *Das erste und hauptsächliche Objekt der Wiedergutmachungstendenzen ist die Mutter.* Diese heften sich um so stärker an ihre Imago, je mehr die Mutter für den Knaben das »gute« Objekt bedeutet.[18] In den Spielanalysen zeigt sich dies mit großer Deutlichkeit. Wenn die reaktiven Tendenzen sich verstärken, setzen

[18] Daß die Wiedergutmachung am »guten« Objekt sich vollzieht, das »böse« Objekt der Gegenstand der destruktiven Triebregungen verbleibt, habe ich in anderen Zusammenhängen ausgeführt.

konstruktive Spiele ein. Das Bauen von Häusern, das Zusammenstellen von Dörfern zum Beispiel stellt symbolisch die Wiederherstellung des Mutterleibes sowie auch des eigenen Leibes dar.[19] Die Einzelheiten der Wiederherstellung entsprechen den in einem früheren Stadium der Analyse (oder auch alternierend mit den konstruktiven Spielen) phantasierten Zerstörungen. Der Knabe stellt dann zum Beispiel auf die verschiedensten Arten eine Stadt aus kleinen Häusern zusammen. Ein kleines Spielmännchen als Verkehrspolizist – ihn selber darstellend – regelt den Verkehr, untersucht immer wieder, ob keine Zusammenstöße der Wagen erfolgen, keine Häuser beschädigt, keine Menschen umgerannt werden können. In früheren Spielen wurde aber die Stadt häufig durch die zusammenstoßenden Wagen beschädigt, wurden die Menschlein überfahren. In einer noch früheren Periode dokumentierte sich der Sadismus in direkter Weise durch Benässen, Verbrennen, Zerschneiden von Dingen, die symbolisch den Mutterleib und dessen Inhalt (väterlichen Penis und Kinder) bedeuteten. Zugleich aber stellten diese destruktiven Akte die seitens des väterlichen Penis im Mutterleib angerichtete (und vom Kinde gewünschte) Zerstörung der Mutter dar. Als *Reaktion auf diese sadistischen Phantasien*, in denen die Mutter mittels des gewalttätigen Penis, sowohl des eigenen wie auch des Vaters (dargestellt durch die fahrenden Autos), zerstört, die Kinder (die Spielfigürchen) kastriert und beschädigt wurden, setzen die *Phantasien* ein, in denen die *Mutter* (durch die Stadt dargestellt) *in allen diesen Punkten wiederhergestellt wird.*

Wiedergutmachungstendenzen und Sexualbetätigung. Ich habe wiederholt darauf hingewiesen, daß bei beiden Geschlechtern der Sexualakt ein eminentes Mittel der Angstbewältigung ist. Auf den frühen Entwicklungsstufen dient der Sexualakt neben der libidinösen Befriedigung der Vernichtung oder Beschädigung des Objektes (wobei auch schon positive – wiewohl verdeckte – Strebungen sich geltend machen). Auf den späteren Entwicklungsstufen dient der Sexualakt neben der libidinösen Befriedigung der Wiederherstellung des beschädigten Leibes der

[19] Da die den Mutterleib betreffenden Angstsituationen und die Angst vor der Gefährdung des eigenen Leibesinnern ineinandergreifen und einander bedingen, bedeuten alle Einzelheiten der Wiederherstellung der Mutter auch die des eigenen Leibes. Ich gehe auf diesen Inhalt der Wiederherstellungsphantasien später ein.

Mutter und auf diese Weise der Bewältigung von Angst und Schuldgefühl.

Als ich die tieferen Quellen der homosexuellen Einstellung des Mädchens beschrieb, wies ich auf die Bedeutung des »heilsamen« Penis und die konstruktive Allmacht im Sexualakt hin; diese Ausführungen gelten ebenfalls für die heterosexuelle Position des Mannes. Bei Vorherrschaft der genitalen Stufe wird in der Phantasie dem Penis im Sexualakt die Aufgabe zuteil, nicht nur der Frau Freude zu spenden, sondern sie auch von allen durch den eigenen sowie den väterlichen Penis ihr zugefügten Beschädigungen zu *heilen*. In Knabenanalysen läßt sich feststellen, daß der Penis in der Phantasie alle möglichen heilsamen und reinigenden Funktionen erfüllt. Hat der Penis im Stadium der sadistischen Allmacht sadistische Funktionen erfüllt – mittels des Urins überschwemmt, vergiftet, verbrannt –, so lernen wir im Stadium der vorherrschenden Wiedergutmachung den Penis als »Feuer-Löschapparat«, als reinigende Bürste, als ein Behältnis für heilsame Medizin usw. kennen. Der Glaube an den eigenen »guten« Penis schließt auch den an den »guten« Penis des Vaters ein, ebenso wie der Glaube an die sadistischen Qualitäten des eigenen Penis den an die sadistischen des väterlichen Penis bedingt. War es ein Ziel der sadistischen Phantasien, den väterlichen Penis in ein Instrument der Zerstörung für die Mutter umzuschaffen, so wird es nun das Ziel der *Wiedergutmachungstendenzen*, den *väterlichen Penis* in einen heilsamen *»guten« Penis zu verwandeln*,[20] womit zugleich die Angst vor dem väterlichen »bösen« Über-Ich herabgesetzt wird. Dann vermindert sich im Verhältnis zu den realen Objekten die Identifizierung mit dem »bösen« Vater (die zum Teil auf der Identifizierung mit dem Angstobjekt beruht), und die stärkere Identifizierung mit dem guten Vater wird möglich. *Vermag das Ich ein gewisses Ausmaß an destruktiven Triebregungen gegen den Vater zu tolerieren und zu verarbeiten und ist zugleich ein genügender Glaube an*

[20] Das Schuldgefühl der Mutter gegenüber, die Angst, daß ihr etwas durch den »bösen« väterlichen Penis widerfahren könnte, haben einen wesentlichen Anteil an dem Bestreben des Knaben, auch den Penis des Vaters wiederherzustellen, ihn der Mutter zurückzuerstatten und die Eltern friedlich zu vereinigen. In gewissen Fällen kann sich dieses Bestreben so stark in den Vordergrund drängen, daß der Knabe die Mutter in der Phantasie als Liebesobjekt aufgibt und sie ganz dem Vater überläßt, ein Moment, das die Wendung zur Homosexualität begünstigt. Diese steht dann im Dienste der Wiedergutmachung am väterlichen Penis, dem die Aufgabe zuerteilt wird, die Mutter wiederherzustellen und zu befriedigen.

den »guten« väterlichen Penis vorhanden, so kann sowohl die Rivalität mit dem Vater (die eine Voraussetzung der heterosexuellen Position ist) als auch die Identifizierung mit ihm aufrechterhalten werden. Der Glaube an den »guten« väterlichen Penis erhöht auch die sexuelle Anziehung seitens der Frau, die nun in der Phantasie weniger gefährliche Objekte und – aus der homosexuellen Position heraus, da der »gute« Penis ein Liebesobjekt ist – als anziehend empfundene Objekte in ihrem Leibesinnern beherbergt.[21] Die destruktiven Triebregungen behalten dann als Objekt den rivalisierenden (als das »böse« Objekt empfundenen) väterlichen Penis, die Mutter wird dann vorwiegend das Objekt der positiven Regungen.

Bedeutung der Weiblichkeitsphase für die Heterosexualität. Dieses Entwicklungsresultat hängt sehr wesentlich von dem günstigen Verlauf der frühen Weiblichkeitsphase des Knaben ab. Wie ich früher hervorhob, ist die gelungene Überwindung dieser Phase eine Vorbedingung der gut befestigten heterosexuellen Position.

In einer früheren Arbeit[22] habe ich darauf hingewiesen, daß der Knabe häufig die aus der Weiblichkeitsphase stammenden Gefühle von Haß, Angst, Neid und Minderwertigkeit durch Verstärkung des Penisstolzes überkompensiert und diesen Stolz auf das intellektuelle Gebiet[23] verschiebt. Diese Verschiebung bildet die Grundlage einer gehässigen Rivalitätseinstellung der Frau gegenüber, die sich in der Charakterbildung des Mannes auf analoge Art geltend macht wie der Penisneid bei der Frau. Das Übermaß der aus den sadistischen Angriffen auf den Mut-

[21] Wird aus Angst vor dem »bösen« Penis (und häufig aus der Unfähigkeit, den eigenen Sadismus zu ertragen) der Glaube an den »guten« Penis übermäßig verstärkt, und zwar sowohl in Beziehung zum Über-Ich wie auch zu dem in der Mutter vorausgesetzten väterlichen Penis, so kann sich hieraus eine ganz verschobene Position zur Frau ergeben. Der heterosexuelle Akt dient dann vorwiegend der Befriedigung des homosexuellen Begehrens; der Mutterleib wird zum Behältnis für den »guten« Penis.

[22] Siehe M. KLEIN: *Frühstadien des Ödipuskonfliktes.* (Int. Ztschr. f. PsA., Bd. XIV, 1928.)

[23] Mary CHADWICK führt in ihrer Arbeit *Die Wurzel der Wißbegierde* (Int. Ztschr. f. PsA., Bd. XI, 1925) aus, »daß der Knabe den Verzicht auf das Kind in der Befriedigung seiner Wißbegierde findet«. Produkte seines Forschungseifers, intellektuelle Leistungen und wissenschaftliche Entdeckungen nehmen bei ihm die Stelle von Kindern ein. Aus der Verschiebung des Kindesneides auf das Intellektuelle ergibt sich, wie Mary CHADWICK ausführt, eine Quelle der Rivalitätseinstellung des Mannes der Frau gegenüber auf geistigem Gebiete.

terleib resultierenden Angst wird zur Quelle schwerster Störungen im Verhältnis zum anderen Geschlecht. Mildern sich aber Angst und Schuldgefühle, so werden gerade diese zur Grundlage für die Einzelheiten der phantasierten Wiedergutmachung, die sich als Einfühlung in die weibliche Psyche äußern.

Die frühe Weiblichkeitsphase des Knaben beeinflußt das spätere Verhältnis zur Frau noch auf einem andern Wege in positiver Weise. Die Differenz zwischen den sexuellen Strebungen des Mannes und der Frau führt, wie wir wissen, zu verschiedenen psychischen Bedingungen der Befriedigung, führt dazu, daß Mann und Frau an die gegenseitige Beziehung verschiedene – an sich unvereinbare – Forderungen stellen. Normalerweise wünscht die Frau das Liebesobjekt immer bei sich – letzten Endes in sich – zu behalten; hingegen begünstigen die nach außen drängenden psychosexuellen Strebungen des Mannes und seine Art der Angstbewältigung den häufigen Wechsel des Liebesobjektes. (Dieser Tendenz wirkt allerdings der Wunsch entgegen, das Liebesobjekt, wenn es die »gute« Mutter bedeutet, zu behalten.) Kommt trotz aller dieser Schwierigkeiten eine gute Einfühlung des Mannes in die andersartigen Bedürfnisse der weiblichen Psyche zustande, so hat die früheste Identifizierung mit der Mutter einen starken Anteil daran. In dieser Phase introjiziert sich der Knabe den väterlichen Penis als Liebesobjekt und bezieht, wenn sich das Verhältnis zur Mutter positiv gestaltet, aus diesen Wünschen und Phantasien das Verständnis für die Introjektions- und Bewahrungstendenzen der Frau hinsichtlich des Penis.[24] Auch befähigt der dieser Phase entstammende Wunsch des Knaben, vom Vater Kinder zu empfangen, den Mann dazu, in der Frau das Kind zu sehen. Er übernimmt der Frau gegenüber auch die Rolle der spendenden Mutter.[25] Dadurch befriedigt er auch die Liebeswünsche der Frau, die sich aus ihrer starken Mut-

---

[24] Edoardo WEISS führt aus, »daß die heterosexuelle Objektwahl des reifen Mannes durch Projektion seiner eigenen Weiblichkeit zustande kommt«. Er sieht in diesem Projektionsvorgang die Erklärung, warum »auch der reife Mann seinem geliebten Weib gegenüber ein Stück mütterlicher Einstellung beibehält«. (*Eine Phase der Entwicklung zur heterosexuellen Liebe.* Int. Ztschr. f. PsA., Bd. XI, 1925.) Weiß hebt hervor, daß analoge Verhältnisse für die Endgestaltung der heterosexuellen Liebe auch beim Weibe vorliegen. Sie verzichtet auf ihre Männlichkeit und sieht diese im geliebten Manne verkörpert.

[25] REICH weist darauf hin, daß bei manchen Patienten der Penis die Rolle der Mutterbrust, der Samen die der Milch spielt. (*Die Funktion des Orgasmus.* Int. PsA. Verl. 1927.)

terbindung ergeben. Nur wenn die der Weiblichkeitsphase entstammenden Gefühle von Neid, Haß und Angst der Mutter gegenüber genügend überwunden werden[26] und wenn die weibliche Komponente des Mannes gut sublimiert werden kann, vermag der Knabe bei Vorherrschaft der genitalen Stufe die heterosexuelle Position genügend zu befestigen.

Ich habe früher ausgeführt, weshalb bei voller Erreichung der genitalen Stufe der *Glaube an den eigenen »guten« Penis* (und damit an die Fähigkeit, mittels des Sexualaktes wiedergutzumachen) eine Bedingung der Potenz ist.[27] Dieser Glaube ist letzten Endes an eine (vom Standpunkt der psychischen Realität betrachtet) konkrete Bedingung gebunden, und zwar an den *Glauben an den guten Zustand des eigenen Leibesinnern.* Die Angstsituationen, die aus den bedrohlichen Vorgängen, den Angriffen und Kämpfen im eigenen Leibesinnern resultieren und die ineinandergreifen mit den Angstsituationen, die sich aus den phantasierten Zerstörungen und Gefahren im Mutterleib ergeben, sind bei beiden Geschlechtern die tiefsten Gefahrsituationen. Die Kastrationsangst ist nur ein wenn auch dominierender Teilinhalt der Angst für den ganzen Körper. Sie wird aber beim Knaben zur leitenden Angst und verdeckt alle anderen Angstinhalte mehr oder weniger weitgehend. Dies erhellt auch daraus, daß die Angst um das eigene Leibesinnere sich als eine der tiefsten Wurzeln der Potenzstörungen beim Manne erweist. Das Haus, die Stadt, die der Knabe so eifrig wiederherzustellen bemüht ist, bedeutet nicht nur die erneute, intakte Mutter,[28] sondern immer auch das Innere des eigenen Körpers.

Sekundäre Verstärkung des Penisstolzes. In dieser Beschreibung der männlichen Entwicklung habe ich einige Momente hervorgehoben, die nach meiner Meinung die zentrale Bedeutung des Penis für den Knaben wesentlich erhöhen. Ich fasse kurz zusammen: 1) Die Angst der frühesten Gefahrsituationen

[26] Analog ist beim Mädchen die gelungene Überwindung des Penisneides und die Sublimierung der männlichen Komponente die Voraussetzung einer gut befestigten heterosexuellen Position.

[27] Dieser Glaube verstärkt sich Schritt für Schritt im Verlaufe der Analyse in dem Maße, als die Strenge des Über-Ichs, die Angst und der Sadismus herabgesetzt werden, die genitale Stufe stärker hervortritt und damit zugleich die Beziehung zum Objekt und das Verhältnis zwischen Über-Ich, Ich und Es sich verbessert.

[28] Die »reine« unberührte Frau wäre demnach letzten Endes die Frau, die nicht durch den väterlichen Penis und gefährliche Exkremente beschmutzt (zerstört) ist, die deshalb aus ihrem intakten Leibesinneren gute, heilende – reine – Stoffe dem Manne zu geben vermag.

(Angriffe im Leibesinnern und auf den ganzen Körper), die auch alle aus der weiblichen Position entspringenden Angstquellen einschließt, wird auf den Penis als ein äußeres Organ verschoben und so besser bewältigt. Die Verstärkung des Penisstolzes mit allen ihren Auswirkungen[29] dient ebenfalls der Bewältigung der aus der weiblichen Position resultierenden Angstinhalte und Enttäuschungen. 2) Da der Penis der Träger zuerst der sadistischen und dann der konstruktiven Allmacht wird, verstärkt sich hiedurch seine Bedeutung als Vehikel der Angstbewältigung. Indem er aber alle diese Funktionen erfüllt (also den Allmachtsglauben, die Realitätsprüfung, die Objektbeziehung fördert und mittels all dieser Funktionen der dominierenden Funktion der Angstbewältigung dient), gerät er, vielmehr seine psychische Repräsentanz, in innige Beziehung zum Ich und wird zum Repräsentanten des Ichs und des Bewußten.[30] Das Innere des Leibes, die Imagines und Fäzes – also das Unsichtbare und Unbekannte – werden dem Unbewußten gleichgesetzt. In Analysen von Knaben und Männern fand ich auch, daß in dem Maße, in dem die Angst vor den das Leibesinnere beherrschenden bösen Imagines und Fäzes (also vor dem Unbewußten) herabgesetzt wurde, der Glaube an die eigene Potenz wuchs. Zugleich setzte ein Stück Ichentwicklung ein.[31] Hiezu kommt, daß die Verringerung der Angst vor dem bösen Über-Ich und dem bösen Leibesinhalt dem Knaben stärker die Möglichkeit gibt, sich mit den introjizierten guten Objekten zu identifizieren, wodurch ebenfalls eine Bereicherung des Ichs erzielt wird. Wenn das Vertrauen zur konstruktiven Allmacht des eigenen Penis genügend befestigt ist, wird der Glaube an die Macht des verinnerlichten »guten« väterlichen Penis zur Grundlage für einen sekundären Allmachtsglauben, der beim Knaben die durch den eigenen Penis gegebene Entwicklungslinie verstärkt.

Wie ich früher ausführte, bringt es die wachsende Objektbeziehung mit sich, daß die phantastischen Imagines zurücktreten, dagegen Haß und Kastrationsangst in Beziehung zum realen Va-

---

[29] Siehe KLEIN: *Frühstadien des Ödipuskonfliktes.* (Int. Ztschr. f. PsA., Bd. XIV, 1928.)

[30] Für diese Auffassung spricht die vielfach bestätigte analytische Erfahrung, daß der Penis (und die männliche Potenz) die Repräsentanz der männlichen Aktivität bildet.

[31] Siehe KLEIN: *A Contribution to the Theory of Intellectual Inhibition.* (Int. Journal of Psycho-Analysis, Vol. XII.)

ter deutlicher hervortreten. Zugleich machen sich auch die Wiedergutmachungstendenzen den realen Objekten gegenüber sowie die realitätsgemäßeren Wege der Angstbewältigung stärker geltend. Alle diese Entwicklungsschritte gehen mit der fortschreitenden Herrschaft der genitalen Stufe einher und kennzeichnen die späteren Stadien des Ödipuskonfliktes.

Störungen der Sexualentwicklung. Als eine Quelle intensiver Angst habe ich die Phantasie hervorgehoben, daß die Eltern stets im Koitus miteinander vereinigt seien. Der *Mutterleib* stellt, wenn diese Phantasien dominieren, für das Kind vorwiegend eine gegen das Kind gerichtete, überaus bedrohliche Vereinigung von Vater und Mutter dar.

Wenn die Trennung der vereinigten Eltern-Imago im Verlauf der Entwicklung nicht genügend erfolgt, so kommt es zu schweren Störungen sowohl der Objektbeziehung als auch der Sexualentwicklung.

Die Vorherrschaft der vereinigten Eltern-Imago geht nach meinen Erfahrungen letzten Endes auf Störungen in der frühesten Beziehung zur Mutter (Brust) zurück.[32] Dieses bei beiden Geschlechtern grundlegende Moment wirkt sich bei Knaben und Mädchen schon auf den frühesten Entwicklungsstufen verschieden aus. Ich will nun kurz darauf eingehen, wie die Vorherrschaft dieser angsterregenden Phantasien beim Knaben zustande kommt[33] und wie sie seine Sexualentwicklung beeinflußt.

Ich fand in Analysen von Knaben und Männern, daß das Zusammenwirken starker oralsadistischer Triebregungen sehr früh zu einer haßerfüllten Abwendung von der Mutterbrust[34] geführt hatte. Die frühe und intensive Zerstörung der Mutterbrust führte vorwiegend zur Introjektion der »bösen« Mutter. Zugleich kam es mit der jähen Abwendung von der Mutter zu einer überaus intensiven Introjektion des väterlichen Penis. Die Weiblichkeitsphase war von Haß und Neid der Mutter gegenüber beherrscht gewesen. Zugleich hatte sich infolge der starken oralsadistischen

---

[32] Siehe Kap. VIII.

[33] Die analogen Entwicklungsvorgänge beim Mädchen habe ich im vorigen Kapitel beschrieben.

[34] In einigen dieser Fälle war die Stillperiode kurz und unbefriedigend verlaufen, in anderen war das Kind nur mit der Flasche aufgezogen worden. Ich fand aber, daß es auch bei einer äußerlich befriedigend verlaufenen Saugeperiode ebenfalls zu einer frühen und haßerfüllten Abwendung von der Mutterbrust und einer sehr starken Introjektion des väterlichen Penis kommen kann. In diesen Fällen ist es der konstitutionelle Faktor, der entscheidet. (Siehe Kap. VIII.)

Regungen ein intensiver Haß[35] und entsprechende Angst dem verinnerlichten väterlichen Penis gegenüber entwickelt. Die intensiven oralsaugenden Regungen drängten zu Phantasien von unausgesetzter, endloser Nahrungsaufnahme, zugleich aber bewirkten die sadistischen Regungen, daß sich für die Mutter die Nahrungsaufnahme und sexuelle Befriedigung (beides durch den väterlichen Penis im Koitus) in Qual und Zerstörung verwandelten. Dies führte zur Annahme, daß das Innere des Mutterleibes bis zum Bersten überfüllt sei mit ungeheuren bösartigen Penissen des Vaters, die sie auf mannigfache Weise zerstörten. Die Mutter wird in solchen Fällen in der Phantasie des Knaben nicht nur zur »Frau mit dem Penis«, sondern gewissermaßen zu einem Behälter für die Penisse des Vaters und für seine gefährlichen, dem Penis gleichgesetzten Exkremente.[36] Dadurch werden aber große Haß- und Angstquantitäten, die dem väterlichen Penis und dem Vater gelten, auf die Mutter verschoben.[37]

Während also einerseits ein starker und früh einsetzender oraler Sadismus die Angriffe auf die im Koitus vereinigten Eltern und die Angst vor dieser Imago fördert, behindert er die Bildung der »guten« Mutter-Imago, die einen Rückhalt gegen alle frühen Angstsituationen, die Grundlage für das »gute« Über-Ich (helfende Gestalten)[38] und auch die Basis für die heterosexuelle Position bildet.

[35] Der übermäßige Haß gegen den väterlichen Penis basiert auf überaus starken destruktiven Phantasien gegen die Brust und den Mutterleib. Das frühe Verhältnis zur Mutter beeinflußt also auch beim Knaben das Verhältnis zum Vater.

[36] Die Imagines, die sich auf Grund dieser Phantasien entwickelten, standen in den meisten Fällen in Gegensatz zum Bilde der realen Mutter. Die Realität vermochte sich aber gegen diese phantastischen Imagines nicht durchzusetzen. Hiebei griffen Ursache und Wirkung ineinander. Die übermäßige Wirksamkeit der frühesten Angstsituationen hatte die Herstellung der Objektbeziehung und Realitätsanpassung unterbunden. Dies wirkte sich aber weiterhin dahin aus, daß die Objekte und die Realität die Angst der frühen Gefahrsituationen nicht genügend abschwächen konnten und daß diese dominierend blieben. Die Realitätsbeziehung blieb in diesen Fällen dauernd gestört und die Realität wurde demzufolge auch späterhin vorwiegend im Sinne der phantastischen Angstsituationen aufgenommen und gewertet.

[37] Ich habe im vorigen Kapitel eine analoge Verschiebung beim Mädchen hervorgehoben. In Fällen, in denen Haß und Neid insbesondere um den von der Mutter einverleibten Penis des Vaters zentriert, zieht dieser die Gefühle von Haß und Angst auf sich, die ursprünglich vorwiegend der Mutter gelten. Diese Verschiebung bewirkt, daß das Verhältnis zum Manne schweren Störungen unterworfen ist.

[38] Siehe KLEIN: *Die Rollenbildung im Kinderspiel.* (Int. Ztschr. f. PsA., Bd. XV, 1929.)

Hiezu kommen die Folgewirkungen der in solchen Fällen übermäßig vom Sadismus beherrschten Weiblichkeitsphase. Die überstarke Introjektion eines ungeheuren bösen väterlichen Penis führt dazu, daß auch das eigene Leibesinnere in der Phantasie des Kindes den Gefahren ausgesetzt ist, die das Innere des Mutterleibes bedrohen. Im gleichen Sinne wirken die Introjektion der vereinigten feindlichen Eltern-Imago und die nur in geringem Maße erfolgte Introjektion der »guten« Mutter-Imago. Die übermäßige, aus diesen Introjektionsvorgängen resultierende Angst für das eigene Leibesinnere bildet aber nicht nur die Grundlage für schwere Störungen der Gesundheit, sondern auch der Sexualentwicklung. Ich habe in diesem Kapitel an früherer Stelle ausgeführt, daß der »gute« Leibesinhalt und damit in Zusammenhang der »gute« Penis (bei Vorherrschaft der genitalen Stufe) eine Voraussetzung der Potenz sind. Der »gute« Penis als Mittel zur Wiederherstellung ist um so nötiger, je intensiver die Angriffe auf die Brust und den Leib der Mutter waren und je mehr die Mutter in der Phantasie des Kindes durch den väterlichen und den eigenen Penis zerstört worden ist. Es wäre also ein besonders starker Glaube an die eigene Potenz erforderlich, um die Angstinhalte eines gefährlichen und gefährdeten, mit väterlichen Penissen erfüllten Mutterleibes entkräften zu können. Gerade diese Angst (um die Mutter und für den eigenen Leibesinhalt) behindern aber wiederum den Glauben an den »guten« Penis und die eigene Potenz. Das Zusammenwirken dieser Angstinhalte bereitet die Abwendung von der Frau als Liebesobjekt vor. Es führt, je nachdem, wie die frühen Erlebnisse es begünstigen, zur Homosexualität oder zu Potenzstörungen in der heterosexuellen Position.[39]

Kasuistisches. In der Analyse eines fünfunddreißigjährigen homosexuellen Patienten (Mr. A.), bei dem eine schwere Zwangsneurose mit paranoiden und hypochondrischen Zügen und eine starke Potenzstörung vorlag, ergab sich, daß die Gefühle von Mißtrauen und Abneigung, die sein Verhältnis zur Frau im allgemeinen beherrschten, letzten Endes zurückgingen auf die Phantasien, daß die Mutter sich stets, wenn er sie nicht sah, im Koitus mit dem Vater befinde. Er nahm an, daß ihr Leibesinneres mit gefährlichen väterlichen Penissen überfüllt

---

[39] In extremen Fällen dieser Art kommt es dazu, daß keine Libidoposition gehalten werden kann.

sei.[40] In der Übertragungssituation zeigte sich, daß Haß und Angst im Verhältnis zur Mutter, die vielfach auch das Schuldgefühl ihr gegenüber verdeckten,[41] immer in engster Verbindung mit der Koitussituation der Eltern standen. Ein flüchtiger Blick auf meine Kleidung und mein Aussehen, der, wenn die Angst gesteigert war, Mr. A. immer bewies, daß ich schlecht aussehe oder ungepflegt und nicht in Ordnung (eigentlich aber, daß ich innerlich vergiftet und zerstört) sei, ging auf die prüfenden und angsterfüllten Blicke zurück, mit denen er als kleines Kind des Morgens die Mutter gemustert hatte, um festzustellen, ob sie durch den Koitus mit dem Vater vergiftet und zerstört sei.[42] Er hatte jeden Morgen erwartet, die Mutter tot wiederzufinden. In dieser Gemütsverfassung wurde natürlich jede noch so unbedeutende Einzelheit im Befinden und Benehmen der Mutter, jeder Meinungsunterschied zwischen den Eltern, jede noch so kleine Änderung im Verhalten der Mutter ihm gegenüber, kurz alles, was um ihn herum vorging, zum Beweis, daß die von ihm stets erwartete Katastrophe eingetreten sei. Seine Masturbationsphantasien (Wunschphantasien), in denen sich die Eltern im Koitus auf vielfache Art zerstörten, wurden zur Quelle ebenso vielfacher Sorge,[43] Angst und Schuldgefühle. Diese Angst

---

[40] Die Mutter hatte infolge dieser Verschiebung so stark die Qualitäten des väterlichen Penis angenommen, so wenig von ihrer eigenen Persönlichkeit behalten, daß Mr. A. sie im Unbewußten schlechtweg mit dem väterlichen Penis (bewußt mit einem Knaben) identifizierte. Eine Auswirkung dieser vielfachen Verschiebungen war, daß der Patient auch bewußt immer große Schwierigkeiten hatte, die Geschlechter voneinander zu unterscheiden.

[41] Auf diesen Mechanismus hat Ernest JONES in seiner Arbeit *Angst, Schuldgefühl und Haß* (Int. Ztschr. f. PsA., Bd. XVI, 1930) hingewiesen.

[42] War die Angst besonders stark, so erschienen Mr. A. auch die Straße und das Haus, in denen ich wohne (wie sich ergab, auch die ganze Welt) wie in Schmutz getaucht. Dann identifizierte Mr. A. mich auch häufig mit der ihm überaus widerlichen Reinemachefrau, die das Reinigen des Treppenflurs und des Stiegenhauses besorgte; diese Frau war ihm aber auch deshalb so unangenehm, weil sie sein Schuldgefühl und seine Angst erregte. Sie bedeutete ihm die durch seine Schuld herabgewürdigte und verarmte Mutter, die versuchte, ihr beschmutztes und vergiftetes Leibesinnere – das Haus – zu reinigen, aber hiebei eine seinem Gefühl nach fruchtlose und vergebliche Arbeit leistete. Infolge der Phantasien, in denen Mr. A. mittels vergifteter Exkremente die im Koitus befindlichen Eltern und das Leibesinnere der Mutter angegriffen hatte, fühlte er sich für ihren Zustand verantwortlich.

[43] Da es sich mir nur darum handelt, an diesem Fall zu illustrieren, daß bestimmte frühe Gefahrsituationen die Wurzel schwerer Störungen der Sexualität bilden können, greife ich aus der Fülle der frühen Eindrücke und Einflüsse, die zu dem Entwicklungsausgang beitrugen, nur zwei Momente heraus: Die Mutter

führte zu unausgesetzter Beobachtung der Umgebung und zu einem zwanghaft gesteigerten Wißtrieb. Sein steter, alle Ichenergien aufsaugender Wunsch, die Eltern beim Koitus zu beobachten und ihre sexuellen Geheimnisse ausfindig zu machen, wurde gleichzeitig durch das Bestreben aktiviert, die Mutter am Koitus zu verhindern und sie vor dem Schaden zu bewahren, den der gefährliche väterliche Penis ihr zufügen würde.[44]

In der Übertragungssituation äußerten sich diese dem Koitus der Eltern geltenden Regungen unter anderem in dem großen Interesse, das Mr. A. an meinem Zigarettenrauchen nahm. Merkte er zum Beispiel, daß sich von der vorhergehenden Analysenstunde noch ein Zigarettenstummel in der Aschenschale befand, oder meinte er, daß Rauchgeruch im Zimmer sei, so knüpften sich daran die Assoziationen, ob ich wohl viel rauche, ob ich vor dem Frühstück rauche, ob ich eine gute Sorte rauche usw. Diese Fragen und die damit verbundenen Affekte hingen mit der Angst um die Mutter zusammen. Sie erwiesen sich determiniert durch den Wunsch, zu erfahren, wie oft und in welcher Weise die Eltern in der Nacht koitiert hätten und welche Wirkung dies auf die Mutter ausgeübt hätte. Die primären, mit der Urszene verknüpften Gefühle von Versagung, Eifersucht und Haß fanden auch Ausdruck in den Affekten, mit denen Mr. A. zeitweise darauf reagierte, wenn ich zum Beispiel eine Zigarette in einem ihm ungeeignet scheinenden Augenblick anzündete. Er wurde wütend und warf mir mangelndes Interesse für ihn vor: das Rauchen bedeute mir alles, die Störung, die ich ihm bereite, nichts, usw. Dann wieder legte er mir nahe, das Rauchen ganz aufzugeben. Zuzeiten wartete er ungeduldig darauf, daß ich eine Zigarette anzünden solle, bat mich förmlich darum, konnte das Geräusch des Zündholzanstreichens nicht länger erwarten, legte vor allem Wert darauf, daß ich es nicht plötzlich und für ihn unvorbereitet tun solle. Es wurde deutlich, daß dieser Zustand von Spannung die Situation wiederholte, in der er nachts als kleines Kind auf die Geräusche lauschte, die vom Bett der

war kränklich und der Vater war ein harter, tyrannischer Mann, vor dem die ganze Familie Angst empfand.

[44] Die primäre Eifersucht des kleinen Kindes, die dazu führt, daß das Kind die sexuelle Befriedigung der Eltern und ihre Intimitäten zu stören sucht, erhält auch im allgemeinen eine sekundäre und sehr wesentliche Verstärkung durch die Angst. Das Kind befürchtet, daß die Eltern einander (in Erfüllung der sadistischen Phantasien des Kindes) im Koitus verletzen oder töten würden, und diese Angst treibt das Kind dazu, die Eltern zu beobachten und zu stören.

Eltern drangen. Er konnte kaum erwarten, die ersten Anzeichen des Koitus (das Anstreichen des Zündholzes!) schon endlich zu hören, um den ganzen Vorgang bald beendet zu wissen. Es bestand aber mitunter auch ein wirklicher Wunsch, daß ich rauchen möge. Dieser ging darauf zurück, daß er als kleines Kind in seiner Angst, daß die Eltern tot seien, die Geräusche, die ihm den Koitus der Eltern anzeigten, als ein Lebenszeichen herbeiwünschte. In einem späteren Stadium der Analyse, in dem die Angst vor den Folgen des Koitus herabgesetzt war, zeigte sich der Wunsch, daß ich rauchen möge, auch folgendermaßen determiniert: Aus den Tendenzen einer späteren Entwicklungsstufe heraus wünschte er den Koitus der Eltern herbei, weil er einer Versöhnung zwischen ihnen, einem beide befriedigenden und heilenden Akt gleichkäme. Er wollte auch von der Schuld, die Eltern zur Entbehrung verurteilt zu haben, befreit sein.

Mit dem Rauchen hielt es Mr. A. so, daß er es zeitweise ganz aufgab und sich davon eine Behebung seiner hypochondrischen Beschwerden versprach. Er führte aber diesen Vorsatz nie lange durch, und zwar auch deshalb nicht, weil das Rauchen ihm unbewußt zugleich eine Abhilfe gegen seine hypochondrischen Beschwerden bedeutete. Es sollte nämlich – insofern die Zigarette den »bösen« väterlichen Penis bedeutete – die verinnerlichten bösen Objekte in seinem Leibesinnern vernichten.[45] Insofern die Zigarette den »guten« väterlichen Penis darstellte, sollte sie zur Wiederherstellung seines Leibesinnern und der verinnerlichten Objekte dienen.

Mr. A.s Zwangssymptome standen in enger Beziehung zu diesen vielfachen Angstinhalten. Auf dem bekannten Wege der Verschiebung waren sie »als Zauber und Gegenzauber«[46] entstanden; sie dienten der Bestätigung oder Entkräftung der Fragen, ob die Eltern sich zur Zeit im Koitus befänden, ob bestimmte im Zusammenhang mit deren Koitus erwartete

[45] Es scheint mir, daß dieses Moment auch einen Antrieb für den Alkoholismus bilden dürfte. Der Alkohol – den bösen Penis resp. den bösen Urin darstellend – dient dann der Zerstörung der bösen verinnerlichten Objekte. Melitta SCHMIDEBERG führt in ihrer Arbeit *The Role of Psychotic Mechanisms in Cultural Development* (Journal for Psycho-Analysis, Vol. X, 1930) aus, daß das Suchtmittel den »guten« Penis darstellt, der gegen die bösen introjizierten Objekte einen Schutz bietet. Der Umstand, daß zufolge der Ambivalenz das einverleibte Suchtmittel bald die Bedeutung des »bösen« Penis annimmt, bildet einen weiteren Antrieb zur Sucht.

[46] FREUD: *Totem und Tabu.* (Ges. Schr., Bd. X.)

bedrohliche Dinge eingetreten seien, ob diese Schäden wieder aufgehoben werden könnten usw. Die Zwangsneurose baute sich demnach in allen Stücken auf der destruktiven und konstruktiven Allmacht auf, die im Verhältnis zu den im Koitus vereinigten Eltern entstanden und in Beziehung zur weiteren Umwelt fortgesetzt und ausgebaut worden war.

Den gleichen Beweisen und Gegenbeweisen diente auch die Sexualbetätigung von Mr. A., die einen durchaus zwanghaften Charakter trug und schweren Störungen unterworfen war. Die übergroße Angst vor dem Penis des Vaters hatte nicht nur die Beibehaltung der heterosexuellen Position, sondern auch die Befestigung der homosexuellen Position gestört.

Infolge der sehr starken Identifizierung mit der Mutter und der beherrschenden Phantasie, die im Koitus befindlichen Eltern einverleibt zu haben, bezog Mr. A. auch alle Gefahren, die der Mutter durch die Einverleibung des Penis drohten, auf sein eigenes Leibesinneres. In der Übertragungssituation steigerten sich häufig, zugleich mit der negativen Übertragung, auch die hypochondrischen Beschwerden Mr. A.s.[47] Verstärkten sich nämlich – aus äußern oder inneren Gründen – die Phantasien, daß die Mutter sich im gefährlichen Koitus mit dem Vater befinde oder als Folgewirkung des Koitus den gefährlichen väterlichen Penis in sich beherberge, so wuchs Mr. A.s Haß gegen mich und zugleich die Angst für sein Leibesinneres. Alles, was auf die in der Mutter vor sich gehende Katastrophe schließen ließ, bedeutete auf Grund der Identifizierung mit ihr auch ein Anzeichen der sich in seinem eigenen Leibesinnern vollziehenden Zerstörung. Er haßte aber die mit dem Vater koitierende Mutter darum so sehr, weil sie nicht nur sich selbst, sondern – da in seiner Phantasie dann auch die verinnerlichten Eltern in seinem Leibesinnern koitierten – auch indirekt ihn gefährdete.

Außerdem bedeutete ihm die mit dem Vater vereinigte Mutter stets eine Feindin. Zum Beispiel ging die Abneigung gegen meine Stimme und Worte, die zeitweise sehr stark war, nicht nur auf

[47] Die Einzelheiten der hypochondrischen Beschwerden erweisen sich im allgemeinen als durch den Aufbau und die Einzelheiten der sadistischen Phantasien determiniert. Zum Beispiel fand ich wiederholt, daß Sensationen des Brennens mit Phantasien urethralsadistischen Charakters zusammenhängen. Da der Urin bestimmt war, die Objekte zu verbrennen, verbrannte er auch das eigene Leibesinnere. Ferner wurde in diesen Fällen dem verinnerlichten Penis des Vaters und dessen Urin die Fähigkeit zugeschrieben, gleichfalls brennend, vergiftend und zersetzend zu wirken.

die Gleichsetzung meiner Worte mit den gefährlichen und vergiftenden Exkrementen, sondern auch auf die Phantasie zurück, daß es der Vater (vielmehr sein Penis) in mir sei, der durch mich spräche. Dieser beeinflusse meine Worte und Handlungen gegen ihn in feindlicher Weise (so wie der Vater in ihm ihn zu bösen Handlungen gegen die Mutter dränge). Er befürchtete ferner, daß der väterliche Penis, wenn ich sprach, aus meinem Munde gegen ihn losgehen könnte; meine Worte und Stimme waren also auch dem väterlichen Penis in mir gleichgesetzt.

War die Mutter zerstört, so gab es auch keine »gute« hilfreiche Mutter mehr. Die Phantasien, in denen die Brust der Mutter zerbissen und zerrissen, mittels des Urins und der Fäzes vergiftet und zerstört wurde, führten sehr früh zur Introjektion einer vergiftenden und gefährlichen Mutter-Imago, die die Entwicklung der »guten« Mutter-Imago behinderte. Dieses Moment hatte auch die Entwicklung der paranoiden Züge, insbesondere der Vergiftungs- und Verfolgungsideen, begünstigt. Sowohl in der Außenwelt (ursprünglich im Mutterleib) wie auch im eigenen Leibe vermochte der Patient nicht genügend Rückhalt gegen den väterlichen Penis und die Stuhlstücke als Verfolger zu finden. Hiedurch erhöhte sich aber nicht nur die Angst vor der Mutter und die Kastrationsangst, sondern es wurde auch der Glaube an den eigenen »guten« Leibesinhalt und den eigenen »guten« Penis unterbunden. Dies trug wesentlich zu der schweren Störung der Sexualentwicklung bei. Die Angst, die Frau mittels des »bösen« Penis zu beschädigen, vielmehr sie durch den Koitus nicht wiederherstellen zu können, war neben der Angst vor dem gefährlichen Mutterleib zur Grundlage für die bei Mr. A. bestehende Potenzstörung geworden.

Der nicht genügend befestigte Glaube an die »gute« Mutter machte sich auch in bedeutungsvoller Weise beim Krankheitsausbruch geltend. Mr. A., der im Kriege längere Zeit hindurch in den vordersten Linien gekämpft hatte, hatte die Gefahren und Beschwerden des Krieges relativ gut ertragen. Der schwere Zusammenbruch erfolgte einige Zeit später auf einer Reise. Mein Patient erkrankte in einem kleinen, entlegenen Ort an der Ruhr. Die Analyse erwies, daß die Symptome dieser Krankheit die alten, der hypochondrischen Angst zugrunde liegenden Gefahrsituationen: die Angst vor dem »bösen« verinnerlichten Penis, vergiftenden Exkrementen usw. aktiviert hatten. Den Ausschlag gab aber das Verhalten der Wirtin, deren Pflege mein Patient einige Zeit überlassen war. Die Frau pflegte ihn schlecht, ging lieblos mit ihm um und gab ihm sogar nicht genügend Milch und Nahrungsmittel. Dieses Erlebnis reaktivierte das Entwöhnungstrauma mit allen damit verknüpften Affekten von Haß und Angst. Darüber hinaus wurde jedoch das Verhalten der Wirtin im Unbewußten von Mr. A. als volle Bestätigung der Angst gewertet, daß es keine »gute« Mutter mehr gäbe, und daß er rettungslos der inneren Zerstörung und den äußeren Feinden überliefert sei. Der Glaube an die »gute« Mutter, der in Mr. A. nie genügend befestigt gewesen war, konnte sich gegen die gleichzeitige und übermäßige Aktivierung aller Angstsituationen nicht durchsetzen. Dieser Mangel an einer helfenden, der Angst entgegenwirkenden guten Mutter-Imago war das letzte, entscheidende Moment für den Zusammenbruch.

Die Verschiebung des Hasses und der Angst vom väterlichen Penis auf die Mutter hat, wie ich am Beispiel von Mr. A. zu zeigen versuchte, zur Folge, daß die mit dem weiblichen Körper verknüpften Angstinhalte eine übermäßige Verringerung erfuhren. Mit der Verschiebung alles Angsterregenden und Unheimlichen auf das unsichtbare Leibesinnere der Frau geht häufig auch ein anderer Prozeß vor sich, der eine Voraussetzung für die volle Befestigung der homosexuellen Position zu sein scheint.

Wendung zur Homosexualität. Die normale Einstellung des Knaben, durch die der eigene Penis zum Repräsentanten des Ichs und des Bewußten wird (im Gegensatz zum Über-Ich und dem Leibesinhalt, die dem Unbewußten gleichgesetzt werden), erstreckt sich in der Homosexualität mittels der narzißtischen Objektwahl auch auf den Penis eines anderen Mannes. Dieser wird zum Gegenbeweis gegen alle dem verinnerlichten Penis und dem Leibesinnern geltenden Angstinhalte gemacht. Die Homosexualität dient somit der Angstbewältigung auch auf die Weise, daß das Ich mittels der Überbetonung der Realität und der Außenwelt (des Greifbaren, Sichtbaren und Bewußten) das Unbewußte zu verleugnen, zu beherrschen oder zu überwinden trachtet. In solchen Fällen fand ich, daß eine homosexuelle Beziehung in früher Kindheit die Möglichkeit geboten hatte, die Gefühle von Haß und Angst, die dem Penis des Vaters galten, zu mildern und den Glauben an den guten Penis zu verstärken. Auf diesem Verhältnis bauten sich die späteren homosexuellen Beziehungen auf. Diese sollten immer wieder eine Fülle von Beweisen erbringen, von denen ich einige, die ich allgemein wirksam fand, herausgreife: 1) Daß der verinnerlichte und der reale väterliche Penis keinen gefährlichen Verfolger darstelle, *a)* für den Betreffenden selbst, *b)* für die Mutter; 2) daß auch der eigene Penis nicht destruktiv ist; 3) sollte die Angst des kleinen Knaben, daß seine sexuelle Beziehung zum Bruder (oder Brudersubstitut) entdeckt werden könnte und daß er aus dem Hause gejagt, kastriert oder getötet werden würde,[48] auch noch im Mannesalter durch den Umstand entkräftet werden, daß sich keinerlei böse Folgen aus den homosexuellen Akten ergaben; 4) befriedigte die homosexuelle Beziehung das Bedürfnis nach geheimen Verbündeten und Komplizen. Der sexuelle Akt mit dem Bruder oder Brudersubstitut bedeutete dem Patienten in der Kindheit eine gemeinsame Vernichtung der im Koitus befindlichen Eltern wie auch jeden Elternteiles einzeln. Hiebei spielte in der Phantasie der Liebespartner zeitweise die Rolle des Vaters, mit dem – während und mittels des Aktes – geheime Angriffe gegen die Mutter unternommen wurden (wobei ein Elternteil gegen den anderen ausgespielt werden sollte), zeitweise die Rolle des Bruders, der mit ihm gemeinsam den väterlichen Penis in der Mutter und in seinem eigenen Leibesinnern angreifen und vernichten sollte.

Das Gefühl, durch den Sexualakt (auf Grund der gemeinsamen sadistischen Masturbationsphantasien) eine Bundesgenossenschaft gegen die Eltern herzustellen, das mir von genereller Bedeutung für die sexuellen Beziehungen kleiner Kinder zu sein scheint,[49] ist ein Moment, das enge Beziehung zu den paranoischen Mechanismen aufweist. In Fällen, in denen diese Mechanismen stark wirksam sind, werden Libidoposition und Objektbeziehung entscheidend von dem Antrieb nach geheimen Bundesgenossenschaften und Komplizen beeinflußt. Die Möglichkeit, in der Phantasie die Mutter als Verbündete gegen den Vater zu gewinnen (letzten Endes im Sexualakt mit ihr den in ihr befindlichen väterlichen Penis zu zerstören), kann dann zu einer Bedingung der heterosexuellen Position werden. Unter diesen Voraussetzungen kann die heterosexuelle Position auch bei starken paranoiden Zügen beibehalten werden. Hingegen trägt in den Fällen, in denen die Angst vor dem gefährlichen Mutterleib zu groß ist und die »gute« Mutter-Imago sich nicht

---

[48] Hinter dieser Angst liegt die vor der Mutter als Rivalin, die den Sohn des Raubes und der Kastration des väterlichen Penis überführt.

[49] Siehe Kap. VII.

entwickeln konnte, die Phantasie, sich mit dem Vater gegen die Mutter oder mit dem Bruder gegen die Eltern zu verbinden, zur Befestigung der homosexuellen Position bei.

Der Antrieb, die Objekte auf geheime Art gegeneinander auszuspielen, sich durch geheime Bundesgenossen Macht über die Objekte zu verschaffen, geht nach meinen Erfahrungen auf die Allmachtsphantasien zurück, in denen mittels der Magie der Exkremente und Gedanken vergiftende Fäzes und Flatus in den Körper der Objekte befördert werden, um sie zu beherrschen und zu vernichten. Das Stuhlstück steht hiebei gewissermaßen im Dienste des Individuums, es führt seine geheimen Angriffe im Leibesinnern der Objekte aus und wird in diesen Phantasien gefährlichen (aber für das Ich hilfreichen) Objekten oder Tieren gleichgesetzt. Diese Allmacht- und Größenphantasien haben allem Anschein nach einen wesentlichen Anteil am Vergiftungs-, Verfolgungs- und Beziehungswahn. Sie lösen die Angst vor analogen geheimen Angriffen seitens der Objekte als Verfolger aus.[50] Hiezu kommt, wie ich in einigen Fällen fand, die Angst vor den eigenen Exkrementen, die sich verräterisch und feindlich gegen das Ich wenden könnten. Ich habe in Analysen von Erwachsenen und Kindern zum Beispiel auch die Angst kennengelernt, daß die Fäzes sich gewissermaßen selbständig gemacht hätten, nicht mehr beherrscht werden könnten und nun gegen den Willen des Ichs in der Außenwelt und im Innern der Objekte Unheil und Zerstörung anrichteten. In diesen Fällen waren die Fäzes kleinen Tieren, Fliegen, Ungeziefer, vielfach auch Ratten und Mäusen gleichgesetzt.[51]

In den Fällen, in denen die paranoide Angst vor dem Stuhlstück und dem Penis als Verfolger dominiert, stellt das homosexuelle Liebesobjekt vorwiegend einen Bundesgenossen gegen die Verfolger dar. Das libidinöse Begehren nach dem guten Penis ist dann stark überkompensiert und dient dazu, die Gefühle von Haß und Angst dem »bösen« Penis gegenüber zu verdecken.

[50] Siehe Kap. VIII.

[51] Zum Beispiel hatte einer meiner Analysanden – der fünfjährige Franz –, bei dem die Analyse starke psychotische Züge aufdeckte, im Dunkeln Angst vor Scharen von Ratten und Mäusen, die aus dem Nebenzimmer in sein Zimmer kommen und ihn im Bett angreifen würden. Er stellte sich vor, daß ein Teil der Tiere ihn von oben, der andere Teil ihn von unten überfallen würden. Die Ratten stellten die Fäzes dar, die, von den Eltern entsendet, in seinen Anus und seine übrigen Körperöffnungen eindringen würden. Dieser Angstinhalt war die Folgewirkung der analogen sadistischen Phantasien gegen die Eltern.

Versagt die Überkompensierung, so setzen sich Haß und Angst in der Beziehung zum Liebesobjekt durch und bewirken die paranoische Umwandlung des Liebesobjektes in den Verfolger.[52]

Diese Mechanismen, die in Fällen von paranoidem Charakter dominieren, sind in geringerem Maße bei jeder homosexuellen Betätigung wirksam. Der Sexualakt mit anderen Männern dient in der Phantasie immer zum Teil auch der Befriedigung der sadistischen Regungen und den Beweisen im Sinne des destruktiven Allmachtglaubens. Die positive libidinöse Beziehung zum »guten« Penis als Liebesobjekt in der Außenwelt verdeckt – je nach den Haßquantitäten in verschiedenem Grade – nicht nur den Haß gegen den väterlichen Penis, sondern auch die destruktiven Regungen gegen den Liebespartner und die aus diesen Regungen resultierende Angst vor diesem.

Felix BOEHM beschäftigt sich in seiner Arbeit *Homosexualität und Ödipuskomplex* ausführlich mit der »Rolle der Seite der Ödipussituation, welche aus Haß gegen den Vater, aus Todes- und aktiven Kastrationswünschen besteht«.[53] Er zeigt unter anderem, daß der homosexuelle Akt in vielen Fällen dem Bestreben dient: 1) den Partner für den heterosexuellen Akt impotent zu machen, 2) ihn zu kastrieren. Im ersteren Falle handle es sich vorwiegend darum, den Partner von Frauen fernzuhalten, im zweiten Falle außerdem auch darum, den Penis des Partners sich anzueignen, um die eigene Potenz im Verkehr mit Frauen zu erhöhen.

Nach meinen Erfahrungen tritt zu der primären Eifersucht auf den Vater, aus der der Wunsch entspringt, andere Männer von der Frau (Mutter, Schwester) fernzuhalten, die Angst vor den Gefahren, die der Mutter aus dem Koitus mit dem Vater erwachsen könnten. Da aber diese Gefahr nicht nur vom Penis des Vaters, sondern auch vom eigenen als sadistisch empfundenen Penis erwartet wird, so ergibt sich hieraus ein sehr wesentlicher Antrieb für die Wendung zur Homosexualität.[54] Diese be-

---

52 Siehe Kap. IX.

53 Int. Ztschr. f. PsA., Bd. XII, 1926.

54 FREUD hat darauf hingewiesen, daß in manchen Fällen die überwundene Rivalität und die verdrängte Aggressionsneigung zur homosexuellen Objektwahl beitragen. (*Über einige neurotische Mechanismen bei Eifersucht, Paranoia und Homosexualität.* Ges. Schr., Bd. V.) Die Rolle der Rivalität mit dem Vater sowie der aktiven Kastrationswünsche gegen ihn für die Entstehung der Homosexualität

deutet, wie ich in Analysen von Knaben und Männern fand, immer auch eine unbewußte Einigung mit Vater und Brüdern, dahingehend, daß alle gemeinsam auf den Sexualverkehr mit der Mutter oder Schwester verzichten, um die Mutter zu schonen, und sich dafür miteinander schadlos halten. Die Tendenz, die BOEHM im zweiten Fall, den ich hier aus seinen Ausführungen herausgriff, wirksam fand, nämlich sich durch die Kastration des Vaters zu bereichern und mittels des väterlichen Penis im Sexualverkehr mit der Mutter potent zu sein, halte ich nach meinen Erfahrungen ebenfalls für ein Moment, das die Wendung zur Homosexualität begünstigt. In einigen Fällen fand ich, daß es sich dabei nicht nur um die Aneignung eines besonders potenten Penis, sondern auch darum handelte, die ungeheuren Mengen an Samen aufzuspeichern, die auf Grund der Phantasien des kleinen Kindes erforderlich wären, um die Mutter befriedigen zu können.[55] Hiezu kommt der Wunsch, gute Penisse, guten Samen zur Heilung des eigenen Leibesinnern in sich aufzunehmen. Zu diesem Wunsch trägt (wenn die genitale Stufe vorherrscht) bei, daß ein intaktes Leibesinneres auch die Möglichkeit gäbe, der Mutter »guten« Samen und Kinder im Koitus zu spenden, wodurch wiederum die Potenz in der heterosexuellen Position erhöht würde. Dominiert hingegen der Sadismus, so dient das Bestreben, sich im homosexuellen Akt den väterlichen Penis und seinen Samen anzueignen, auch zum Teil einem heterosexuellen Ziel. In diesem Fall soll es dann die Möglichkeit bieten, in Identifizierung mit einem sadistischen Vater die Mutter im Koitus zu zerstören.

Als einen generellen Antrieb für den Sexualakt habe ich an früheren Stellen dieses Buches die Wißbegierde hervorgehoben. Die bei der homosexuellen Betätigung erfolgende Befriedigung

---

hat SADGER hervorgehoben. (*Ein Fall von multipler Perversion mit hysterischen Absenzen.* Jahrb. f. PsA., Bd. II, 1910.) FERENCZI weist darauf hin, daß bei Homosexuellen neben sexuell-grausamen Angriffsphantasien gegen die Mutter grausame Todeswünsche gegen den Vater vorliegen. (*Zur Nosologie der männlichen Homosexualität.* Int. Ztschr. f. PsA., Bd. II, 1914.) Ernest JONES hat gezeigt, daß der orale Sadismus ein grundlegender Faktor für die Homosexualität der Frau ist. (*Die erste Entwicklung der weiblichen Sexualität* Int. Ztschr. f. PsA., Bd. XIV, 1928.)

[55] Das Mißverhältnis zwischen diesen Phantasien über einen ungeheuren väterlichen Penis und riesige Mengen an Samen, die zur Befriedigung der Mutter dienen, und dem Gefühl, selbst einen ganz kleinen Penis zu besitzen, trägt zur Entwicklung der Impotenz bei.

der Wißbegierde dient aber zum Teil auch dem Bestreben, in der heterosexuellen Position leistungsfähiger zu werden. Der homosexuelle Akt soll die in früher Kindheit herbeigewünschte Möglichkeit bieten, zu sehen, was den väterlichen Penis vom eigenen unterscheide, und zu wissen, wie der väterliche Penis im Koitus mit der Mutter funktioniere; er dient also dem Wunsch, im Verkehr mit der Mutter geschickter und potenter zu werden.[56]

Ich will nun an dem Auszug aus einer Krankengeschichte die Bedeutung einiger der hier angeführten Momente für die Wendung zur Homosexualität illustrieren.

Bruchstücke aus einer Krankengeschichte. Mr. B., ein Mann Mitte der Dreißig, suchte die analytische Behandlung wegen einer schweren Arbeitshemmung und starken Depression auf. Die Arbeitshemmung, die schon längere Zeit bestand, hatte sich im Zusammenhang mit einem Erlebnis, auf das ich später eingehen werde, dermaßen gesteigert, daß Mr. B. sich genötigt sah, seine wissenschaftliche Forschungstätigkeit aufzugeben und sein Lehramt niederzulegen. Es zeigte sich, daß bei einem vollen Gelingen der Charakterentwicklung, bei einer sehr günstigen Ichentwicklung und ungewöhnlichen intellektuellen Begabung schwere Störungen der psychischen Gesundheit vorlagen. Von früher Kindheit an bestand eine Neigung zu Depressionen. Diese hatten sich in den letzten Jahren so sehr gesteigert, daß sie zu einer allgemeinen, stark depressiven Einstellung und zu weitgehender Abschließung von anderen Menschen geführt hatten. Mr. B.s (rationell durchaus unbegründete) Angst, durch seine äußere Erscheinung abschreckend zu wirken, trug wesentlich dazu bei, ihm den Umgang mit anderen Menschen immer mehr zu verleiden. Es lag auch eine schwere Zweifelsucht vor, die sich in wachsendem Maße auf alle intellektuellen Interessen erstreckte und für den Patienten besonders qualvoll war. Hinter diesen deutlicher hervortretenden Krankheitserscheinungen deckte die Analyse eine schwere Hypochondrie,[57] ferner starke Verfolgungs- und Beziehungsideen auf, die zeitweise einen

56 Felix BOEHM berichtet (l. c.) auch von einem Patienten, der bei seinen homosexuellen Beziehungen unter anderem bezweckte, von anderen Männern deren »Technik des Verkehrs mit Frauen« zu erlernen.

57 Mr. B.s Sorge um seine äußere Erscheinung (mit der er stets in Gedanken beschäftigt war) erwies sich als eine Verschiebung der Sorge um sein Leibesinneres und im Zusammenhang damit seiner hypochondrischen Angst auf sein Äußeres.

wahnhaften Charakter trugen, zu denen sich aber Mr. B. merkwürdig gleichgültig verhielt. Er gewann zum Beispiel auf einer Reise bei längerem Aufenthalt in einer Pension den Eindruck, daß eine Frau, die zu den Pensionsgästen gehörte, ihm sexuell nachstelle und ihm auch nach dem Leben trachte. Ein harmloses Unwohlsein führte er darauf zurück, daß ein Laib Brot, den ihm diese Frau besorgt hatte, vergiftet gewesen sei. Mr. B. verließ unter diesem Eindruck die Pension sogleich, kehrte jedoch im darauffolgenden Jahre wieder dahin zurück. Er tat dies, wiewohl es ihm klar war, daß er dieser Frau, die ein Stammgast der Pension war, wieder begegnen würde. Dies war auch der Fall, und es kam nun zu einem regeren gesellschaftlichen Verkehr mit ihr, der zu einem freundschaftlichen Verhältnis zwischen ihnen führte. Dabei hatte aber Mr. B. den Verdacht, daß es sich im Vorjahre um einen Vergiftungsversuch seitens der Frau gehandelt habe, keineswegs aufgegeben. Er meinte aber, daß sie nun, da sie so gut miteinander stünden, diesen Versuch nicht mehr wiederholen würde. Das Auffallende war, daß er der Frau diesen vermeintlichen Mordversuch nicht übelgenommen hatte. Dies lag zum Teil an der bei ihm bestehenden weitgehenden Affektverschiebung, zum Teil an seiner nachsichtigen Einfühlung in das Seelenleben anderer Menschen. Neben diesen Momenten trug auch die außerordentliche Fähigkeit zur Dissimulation, die Mr. B. bekundete, dazu bei, daß seine Verfolgungs- und Beziehungsideen, seine hypochondrische Angst, ja bis zu einem gewissen Grade sogar seine starken zwangsneurotischen Symptome selbst seiner nächsten Umgebung nicht offenkundig wurden. Diese Fähigkeit zur Dissimulation hing mit der starken Wirksamkeit paranoider Züge zusammen. Mr. B., der sich von anderen beobachtet und belauert fühlte und sehr mißtrauisch war, wußte infolge seines großen psychologischen Verständnisses genau, in welcher Weise er seine Gedanken und Gefühle erfolgreich zu verbergen habe. Neben dieser Fähigkeit zur Berechnung und Dissimulation lag aber auch eine große Spontaneität vor. Sie ging auf die positive Objektbeziehung und – letzten Endes – auf die starke hoffnungsvolle Strömung zurück, die ursprünglich im Seelenleben von Mr. B. bestand und ermöglicht hatte, das Krankheitsbild zu verdecken. In den letzten Jahren hatte sie sich allerdings kaum mehr durchsetzen können.

Mr. B. war ein echter Homosexueller. Während er menschlich zu Frauen – ebenso wie zu Männern – gute Beziehungen unterhielt,[58] lehnte er die Frau als Sexualobjekt so völlig ab, daß es ihm unbegreiflich erschien, wieso sie überhaupt ein Gegenstand der Anziehung sein konnte.[59] Die Frau erschien ihm physisch als ein ganz fremdartiges, unheimliches und unerforschliches Wesen. Er fand den weiblichen Körperbau abstoßend, ja sogar unbegreiflich, wobei seine Abneigung insbesondere den Brüsten, dem weiblichen Gesäß und dem Mangel eines Penis galt.[60] Die Abneigung gegen die Brüste und das Gesäß ging auf intensive sadistische Antriebe zurück. Phantasien, diese »vorstehenden Körperteile« so lange zu schlagen, bis sie gewissermaßen »hineingeschlagen« und auf diese Weise »vermindert« wären – dann könnte er die Frau vielleicht lieben –, erwiesen sich durch die unbewußte Vorstellung determiniert, daß die Frau voll von Penissen des Vaters und gefährlichen, dem Penis gleichgesetzten Exkrementen sei. Diese hätten ihren Körper überfüllt und gesprengt und stünden nun aus ihrem Innern vor. Der Haß gegen die Vorsprünge am weiblichen Körper galt den verinnerlichten und wieder hervorgetretenen Penissen des Vaters.[61] Das Leibesinnere der Frau war in Mr. B.s Phantasie ein Raum von unendlicher und unerforschlicher Weite, eine Stätte von Gefahren und Tod. Die Frau, die in ihrem Innern diese schreckenerregenden Penisse und gefährlichen Exkremente barg, bedeutete ihm nur eine Hülle für diese. Die zarte Gesichtshaut der Frau und andere Einzelheiten der weiblichen Erscheinung hielt er für eine ganz oberflächliche Verhüllung der in ihrem Innern sich vollziehenden Zerstörung. Er empfand deshalb diese Einzelheiten, die ihm an sich gefielen, als beängstigend, weil sie ihm eigentlich eine Verstellung seitens der Frau bedeuteten.

58 Diese gute Objektbeziehung zu Männern und Frauen war aber zeitweise schweren Störungen unterworfen. Dann zog Mr. B. sich vom Verkehr mit anderen Menschen soweit als möglich zurück.

59 Es war zwar einige Male in seinem Leben zu einem Geschlechtsverkehr mit Frauen gekommen, der ihn aber nie wirklich befriedigt hatte. Die Neugierde, ferner der Wunsch, es anderen – heterosexuellen – Männern gleichzutun, insbesondere aber das Bestreben, die Frauen, die in diesen Fällen Entgegenkommen gezeigt hatten, nicht zu verletzen, waren die hauptsächlichen Motive für die flüchtigen heterosexuellen Erlebnisse gewesen.

60 Ich gehe später darauf ein, weshalb Mr. B. den Penismangel der Frau so angsterregend empfand.

61 Auch bei Mr. A. erwiesen sich sadistische Regungen gegen das weibliche Gesäß durch die gleiche Phantasie determiniert. Es zeigte sich mir ferner, wie ich im ersten Teil dieses Buches (Kap. IV) erwähnte, daß der Kopf, die Arme, Hände, Füße der Frau in vielen Fällen neben ihrer realen Bedeutung auch die unbewußte Bedeutung des introjizierten und wieder hervortretenden väterlichen

Die Verschiebung vom angsterregenden Penis des Vaters auf den Mutterleib erstreckte sich (infolge der Gleichsetzung Stuhlstück = Penis) auch auf die als vergiftend und gefährlich empfundenen Exkremente. Auf diese Weise wurde alles Gehaßte und Angsterregende im Mutterleib gewissermaßen verdeckt und aufgehoben. Das Mißlingen dieser so weitgehenden Verschiebung dokumentierte sich auch darin, daß – wie Mr. B. es empfand – diese versteckten Angstobjekte am Körper der Mutter in Form der Brüste und des Gesäßes wieder sichtbar wurden. Sie bedeuteten ihm Verfolger, die aus dem Körper der Frau herauslugten und ihn belauerten. Der Patient fügte mit deutlichem Widerwillen und mit Angst hinzu, er würde sich nicht einmal trauen, sie zu schlagen oder anzugreifen, weil er zu große Angst hätte, sie zu berühren. Zugleich mit dieser Verschiebung alles Angsterregenden auf den Mutterleib, eine Verschiebung, die diesen in einen Gegenstand der Abneigung verwandelte, war eine weitgehende Idealisierung des Penis und des Mannes vor sich gegangen. Der Mann, bei dem alles klar und deutlich zu erkennen ist, der keine Geheimnisse in seinem Innern birgt, bedeutete dem Patienten das natürliche und schöne Wesen.[62]

Der Verschiebung alles Angsterregenden vom Körper des Vaters auf das Innere des Mutterleibes entsprach am eigenen Leib eine sehr starke Verdrängung alles dessen, was das Innere betraf, und eine erhöhte Konzentration auf alles Sichtbare, insbesondere auf den Penis. Wie stark aber auch in dieser Hinsicht seine Zweifel waren, geht daraus hervor, daß Mr. B., als er etwa fünf Jahre alt war, an die Nurse die Frage richtete, was sie für »schlimmer halte, hinten oder vorne« (gemeint war Anus oder Genitale). Der Knabe war sehr betroffen, als die Nurse erwiderte »vorne sei schlimmer«. Mr. B. hatte auch folgendes Bild in Erinnerung behalten: er stand als etwa achtjähriger Knabe auf dem Treppenflur, schaute in das Treppenhaus hinunter[63] und haßte sich selbst und die schwarzen Strümpfe, die er anhatte.

Penis annehmen. Die Gliedmaßen (so zum Beispiel die beiden Beine, Füße, Arme, oder auch die einzelnen Finger) haben auch vielfach die Bedeutung beider verinnerlichten Elternteile.

[62] Da der Penisbesitz so stark der Angstbewältigung diente, verstärkten sich bei Mr. B. alle dem Inneren des Mutterleibes geltenden Angstinhalte durch die Tatsache, daß die Frau keinen Penis besitzt.

[63] Das Hinunterschauen bedeutete ein »Nach-innen-Schauen«. Ich habe auch in anderen Fällen festgestellt, daß zum Beispiel ein In-die-Ferne-Starren für Introspektion steht. Es scheint, daß für das Unbewußte nichts weiter entfernt und nichts

Das Innere des Elternhauses war dem kleinen Knaben immer als besonders düster – wie sich erwies als tot – erschienen. Die Assoziationen zu dieser Erinnerung ergaben, daß er sich für die Düsterkeit des Hauses – vielmehr für die Zerstörung im Mutterleibe und im eigenen Leibe, die durch das düstere Haus symbolisiert waren – wegen seiner gefährlichen, die Mutter und ihn selbst beschädigenden Exkremente (die schwarzen Strümpfe) verantwortlich fühlte. Infolge der so weitgehenden Verdrängung des »Innern« und der Verschiebung vom Innern auf das »Äußere« wurde das Äußere zum Gegenstand von Haß und Angst, und zwar nicht nur sein eigenes Äußere, das ihn stets beschäftigte und ihm Sorge bereitete, sondern auch sonstige Dinge. Zum Beispiel haßte er ebenso intensiv wie die schwarzen Strümpfe auch andere Bekleidungsgegenstände, insbesondere seine Unterwäsche, und zwar in einer Art, als ob diese Dinge seine Feinde wären. Er fühlte sich von diesen Gegenständen, die dicht seinen Körper umschlossen, bedrängt,[64] und fand, daß sie auf ihm lasteten. Sie stellten die verinnerlichten, ihn von innen verfolgenden Imagines und Exkremente dar. Infolge der Verschiebung der Angst vor inneren Gefahren nach außen waren die inneren Feinde zu äußeren Angreifern geworden.

Ich gehe nun näher auf die Struktur des Falles ein. Der Patient war mit der Flasche aufgezogen worden. Der Umstand, daß die libidinöse Komponente von der Mutter nicht befriedigt worden war, hatte die oralsaugende Fixierung an die Mutterbrust verhindert. Es ergab sich aus Phantasien des Patienten, daß er die weiblichen Brüste Harpyien gleichsetzte. Die infolge der libidinösen Versagung gesteigerten destruktiven Regungen gegen die Mutterbrust hatten diese in gefährliche Tiere verwandelt. Hiedurch war aber die Gleichsetzung der Brust mit dem gefährlichen (in den Mutterleib verlegten und wieder hervorgetretenen) väterlichen Penis begünstigt worden. Hingegen wurde der Lutscher und das Mundstück der Flasche sehr bald dem »guten« Penis

---

unergründlicher ist als das Innere des Mutterleibes, insbesondre aber das des eigenen Leibes.

[64] Ich fand auch in anderen Analysen (von Kindern und Erwachsenen), daß den Körper von außen anschließende Dinge häufig für den Körperinhalt stehen. Zum Beispiel verfertigte einer meiner Patienten, der sechsjährige Günther, immer wieder Papierschlangen, die er um seinen Hals wand und dann zerriß. Auf diese Weise bewältigte er seine Angst nicht nur vor dem väterlichen Penis, der ihn von außen würgte, sondern auch vor dem verinnerlichten, ihn erstickenden und zerstörenden väterlichen Penis.

gleichgesetzt, dem sich – infolge der Versagung der Mutterbrust – der Patient mit besonderer Intensität als Objekt der oralsaugenden Befriedigung zuwandte. Die Wendung zur Homosexualität wurde stark dadurch begünstigt, daß mein Patient von seinem um zwei Jahre älteren Bruder Leslie sehr früh – etwa im zweiten Lebensjahre – verführt worden war. Da die Fellatio ihm die Befriedigung des vorher nicht genügend befriedigten oralsaugenden Begehrens bot, trug dieses Erlebnis zu einer überstarken Fixierung an den Penis bei. Hiezu kam, daß der Vater, ein wortkarger und in seinen Gefühlsäußerungen sehr zurückhaltender Mann, unter dem Einfluß seines jüngsten Sohnes zärtlicher und zugänglicher wurde. Der Kleine hatte sich zum Ziel gesetzt, den Vater zu erobern, und es gelang ihm auch. In der Analyse ergab sich, daß dieser Sieg von ihm als Beweis dafür gewertet wurde, daß sich der »böse« väterliche Penis in einen »guten« verwandeln läßt. Das Bestreben, eine solche Umwandlung zu bewerkstelligen (und dadurch zahlreiche Angstinhalte zu entkräften), bildete später auch einen Antrieb für die homosexuellen Beziehungen von Mr. B.

Mr. B. hatte zwei Brüder. Für den um zwei Jahre älteren Leslie empfand er schon als kleiner Knabe große Verehrung und Liebe. Leslie wurde für ihn (wohl auch zum Teil infolge der sehr frühen Befriedigung des oralen Begehrens, die er ihm durch den Sexualakt geboten hatte) zum Vertreter des »guten« Penis. Es war sein größter Ehrgeiz, diesem Bruder intellektuell nachzueifern und seiner Freundschaft würdig zu werden. Er wählte auch den gleichen Beruf, wie ihn Leslie hatte. Ganz anderer Art war das Verhältnis zum zweiten Bruder, dem um vier Jahre älteren David. Dieser stammte aus der ersten Ehe des Vaters, und Mr. B. hatte – wohl mit Grund – den Eindruck, daß die Mutter die eigenen Söhne bevorzuge. Mr. B. liebte diesen Bruder nicht und hatte es trotz des Altersunterschiedes schon als kleiner Knabe verstanden, ihn zu beherrschen. Dies lag zum Teil an der masochistischen Einstellung des Bruders, zum Teil aber auch daran, daß Mr. B. ihm geistig weit überlegen war. An David, mit dem ebenfalls schon im frühen Kindesalter eine sexuelle Beziehung bestanden hatte,[65] betätigte Mr. B. seine sadistischen Impulse ge-

[65] Die sexuelle Beziehung zu beiden Brüdern wurde nicht über die erste Kindheitsperiode hinaus fortgesetzt. Es lag auch keine bewußte Erinnerung an die mit den Brüdern ausgeführten sexuellen Akte vor. Dagegen erinnerte sich Mr. B. ganz deutlich und mit Einzelheiten daran, daß er den Bruder D. sehr gequält habe.

gen den »bösen« Penis. Zugleich bedeutete David für ihn die gefährliche (die Penisse des Vaters enthaltende) Mutter. Die Brüder stellten für Mr. B. nämlich auch Substitute für beide Elternteile dar, allerdings für die phantastischen Elternimagines. Während in der Realität Mr. B. seiner Mutter zärtlich zugetan war und sie viel mehr liebte als den Vater, bestanden im Gegensatz dazu – wie ich früher ausführte – die phantastischen Imagines von dem magischen »guten« Penis (Vater) und der schreckenerregenden Mutter. Die Beziehung zu diesen Imagines betätigte Mr. B. im Verhältnis zu den Brüdern. Er liebte David auch später nicht, wie die Analyse erwies, zum Teil deshalb, weil er sich ihm gegenüber so sehr schuldig fühlte.

Während also eine Anzahl von Momenten die Wendung zur Homosexualität begünstigten, wirkten andrerseits schon sehr früh äußere Einflüsse der Befestigung der heterosexuellen Position entgegen. Die Mutter war wohl liebevoll mit dem Knaben, aber er gewann sehr bald Beweise dafür, daß sie den Vater nicht eigentlich liebe und auch eine Aversion gegen das männliche Genitale im allgemeinen habe. Er hatte – allem Anschein nach begründeterweise – den Eindruck, daß die Mutter frigide sei und auch seine eigenen sexuellen Wünsche mißbillige und ablehne. Ihre sehr ausgesprochene Ordnungs- und Reinlichkeitsliebe wirkte im gleichen Sinne. Hiezu kam, daß die Nurses, die das Kind in früher Kindheit hatte, die gleiche ablehnende Haltung gegen alles Sexuelle und Triebhafte einnahmen. (Dies geht auch aus der Antwort hervor, die die Nurse dem Kinde auf die Frage gab, »was ärger sei, vorne oder hinten».) Ein weiteres Moment, das der Befestigung der heterosexuellen Position entgegenwirkte, war das Fehlen eines weiblichen Spielkameraden. Ohne Zweifel hätte sich die Angst vor dem geheimnisvollen Leibesinnern der Frau wesentlich vermindert, wäre der Knabe mit einer Schwester zusammen aufgewachsen. Dann hätte er auch wohl viel früher seine sexuelle Neugierde hinsichtlich des weiblichen Genitales befriedigt. (Er war etwa zwanzig Jahre alt, als er beim Anblick des Bildes einer nackten Frau zuerst bewußt feststellte, worin sich der Körperbau der Frau von dem des Mannes unterscheide.) Es ergab sich in der Analyse, daß die weiten, bauschigen Röcke der Frauen in der Phantasie des Knaben die geheimnisvolle und gefährliche Weite des weiblichen Leibesin-

Diese Quälereien standen aber, wie die Analyse ergab, in engster Verbindung mit der in Vergessenheit geratenen sexuellen Beziehung.

nern ins Unendliche vergrößert hatten. Das »Nichtwissen« um diese Dinge, das aus Angst entsprang, aber durch die eben beschriebenen äußeren Momente begünstigt wurde, hatte die Ablehnung der Frau als Sexualobjekt verstärkt.

In meiner Darstellung der männlichen Entwicklung habe ich gezeigt, daß die Zentralisierung der sadistischen Allmacht in der Repräsentanz des Penis ein Moment ist, das für die Befestigung der heterosexuellen Position wesentlich ist. Eben dort habe ich darauf hingewiesen, daß diese Zentralisierung mit der genügend entwickelten Fähigkeit des Ichs zusammenhängt, auf den frühen Stufen den Sadismus zu tolerieren und Angst zu ertragen. Diese Fähigkeit war bei Mr. B. gering. Die Allmacht der Exkremente war bei ihm stärker entwickelt, als es normalerweise beim Knaben der Fall ist.[66] Hiezu kommt, daß die genitalen Regungen und die Schuldgefühle sich sehr früh stark durchgesetzt hatten, und daß auch bald eine gute Objektbeziehung und Realitätsanpassung zustande kam. Dies befähigte das früh erstarkte Ich, eine vehemente Verdrängung der sadistischen Regungen – insbesondere der auf die Mutter gerichteten – vorzunehmen. Die sadistischen Regungen konnten sich deshalb auch nicht genügend mit den realen Objekten verknüpfen, sondern blieben vorwiegend an die phantastischen Imagines geheftet. Dies galt insbesondere von der Mutter. So kam es, daß neben der guten Beziehung zu den Objekten beiderlei Geschlechtes die tiefe und dominierende Angst vor den bösen phantastischen Imagines der Objekte bestehen blieb,[67] ohne daß es zu einer genügenden gegenseitigen Durchdringung der nebeneinanderlaufenden Strömungen der Objektbeziehung gekommen wäre.

Die Funktion des Penis als eines Exekutivorgans des Sadismus, des weiteren aber die Tendenzen, die Mutter im Sexualakt mittels eines guten Penis wiederherzustellen, wurden auch aus diesen Gründen unterbunden.[68] Der Sadismus dem väterlichen Penis

[66] Damit hing aber auch zusammen, daß die femininen Züge stärker hervortraten und auch die Sublimierungen einen vorwiegend weiblichen Einschlag aufwiesen. Ich gehe hierauf später ein.

[67] Das Mißlingen der Über-Ich-Bildung (d. h. die überstarke Wirksamkeit der frühesten Angstsituationen) hatte bei Mr. B. nicht nur zu schweren Störungen der psychischen Gesundheit, zum Mißlingen der Sexualentwicklung und zur Hemmung der Arbeitsfähigkeit geführt, sondern war auch die Ursache dafür, daß die an sich gute Objektbeziehung zeitweise schweren Störungen unterworfen war.

[68] Ich habe in meiner Darstellung der weiblichen Sexualentwicklung auf einige Faktoren hingewiesen, die bei beiden Geschlechtern eine Wiederherstellung des Objektes durch den Sexualakt ermöglichen.

gegenüber wurde weit weniger stark verdrängt. Dennoch vermochten sich die direkten Ödipusregungen bei Mr. B. nicht genügend durchzusetzen, da die früher angeführten Momente zu stark der heterosexuellen Position entgegenwirkten. Der Haß gegen den Penis des Vaters konnte deshalb nicht die normale Verarbeitung finden. Er wurde zum Teil durch den Glauben an den »guten« Penis überkompensiert, der die Basis für die homosexuelle Position bildete.

Auf der Flucht vor allem Analen und dem Körperinnern, begünstigt durch die sehr starke oralsaugende Fixierung an den Penis und die übrigen, früher aufgezählten Entwicklungsmomente, hatte sich in diesem Falle schon sehr früh eine große Bewunderung für den Penis anderer Knaben entwickelt, die sich in einzelnen Fällen bis zu einer Anbetung des Penis steigerte. Die Analyse erwies aber, daß andererseits der Penis als Folge der so weitgehenden Verdrängung des Analen starke anale Qualitäten angenommen hatte. Seinen eigenen Penis hielt Mr. B. für minderwertig und häßlich (wie sich ergab, für durch und durch schmutzig = anal). Aber auch die Bewunderung für den Penis anderer Knaben und Männer war an bestimmte Bedingungen gebunden. Der diesen Bedingungen nicht entsprechende Penis wurde als abstoßend empfunden, d. h. er hatte alle Qualitäten des gefährlichen väterlichen Penis und des bösen Stuhlstückes angenommen. Trotz dieser Einschränkungen war eine ziemlich gut befestigte homosexuelle Position zustande gekommen. Darüber hinaus bestand auch kein bewußtes Schuld- oder Minderwertigkeitsgefühl wegen der homosexuellen Betätigungen. Dies lag wohl daran, daß die Wiedergutmachungstendenzen, die sich in der heterosexuellen Position nicht hatten durchsetzen können, sich stark in der homosexuellen Betätigung von Mr. B. geltend machten.

Zwei Typen herrschten in Mr. B.s Liebesleben vor. Der eine Typus, dem er sich seit seiner Schulzeit immer wieder zuwendete, waren Knaben (später Männer), die nicht anziehend waren und sich auch mit gutem Grund zurückgesetzt fühlten. Dieser Typus entsprach seinem Bruder D. Die sexuelle Beziehung bereitete Mr. B. in diesen Fällen keine Befriedigung, weil die sadistischen Impulse sich zu stark durchsetzten. Es war Mr. B. auch bewußt, daß er in diesen Fällen den Partner seine Überlegenheit fühlen ließ und ihn auf verschiedene Art quälen wollte. Zugleich nahm er sich aber dieser Liebesobjekte in jeder Weise an, beeinflußte sie psychisch günstig, half ihnen usw. Der andere Typus entsprach dem Bruder Leslie. In diesen Beziehungen kam es zu einer starken Liebesbindung und zu einer ausgesprochenen Anbetung des Penis.[69]

In beiderlei Beziehungen befriedigte Mr. B. seine Wiedergutmachungstendenzen und beruhigte seine Angst. Im ersteren Falle stellte der sexuelle Akt für ihn die Wiederherstellung des Penis des Bruders David (und des Vaters) dar, den er infolge der starken sadistischen Regungen gegen diese als zerstört empfand. Zugleich identifizierte er sich selbst mit diesem minderwertigen und kastrierten Objekt. Der Haß, den er diesem gegenüber empfand, galt auch ihm selbst; die Wiederherstellung des Penis bedeutete auch die seines eigenen Genitales. Die Wiedergutmachungsbestrebungen dem Penis gegenüber dienten aber letzten Endes der Wiederherstellung der Mutter. Es zeigte sich nämlich, daß Mr. B. sich für die *Kastration des Vaters und des Bruders*, die auch zugleich einen *Angriff auf die im Mutterleib befindlichen Kinder* bedeutete, *der Mutter gegenüber sehr schuldig fühlte.* Indem er den Penis des Vaters und des Bruders wiederherstellte, wollte er der Mutter einen heilen Vater, heile Kinder und ein intaktes Leibesinnere wiedergeben. Die Wiederherstellung des Penis bedeutete aber für ihn darüber hinaus, daß er selbst nun den guten Penis besitze und die Mutter sexuell befriedigen könne.

In der Beziehung zum Typus Leslie traten die Wiederherstellungstendenzen weniger stark hervor, denn es handelte sich in diesem Falle um den »vollkommenen« Penis. Dieser bewunderte Penis bedeutete für ihn eine Fülle von magischen Beweisen gegen alle Angstinhalte. Da er sich mit seinem Liebesobjekt auch in diesem Falle identifizierte, wurde der »vollkommene« Penis für ihn zum Beweis, daß auch sein Penis vollkommen sei; er bewies ferner, daß der väterliche Penis und der Penis des Bruders intakt seien, bestärkte im allgemeinen den Glauben an den »guten« Penis und an den unversehrten Leib der Mutter. Auch in der Beziehung zum bewunderten Penis setzten sich unbewußt sadistische Regungen durch. Die homosexuelle Betätigung bedeutete auch in diesem Falle zugleich eine Kastration des Liebesobjektes,

[69] Einmal kam es auch zu einer Beziehung mit einem Liebesobjekt, das einem dritten Typus, und zwar dem Vatertypus entsprach. In diesem Falle kam die Beziehung eigentlich gegen den Willen meines Patienten zustande. Er vermochte sich ihr nicht zu entziehen und sie löste starke Angst in ihm aus.

und zwar zum Teil aus Eifersucht, zum Teil, weil er sich dessen »guten« Penis aneignen wollte, um den Vater bei der Mutter voll ersetzen zu können.

Wiewohl die Homosexualität sich bei Mr. B. so früh und stark befestigt hatte und wiewohl er die Heterosexualität bewußt ablehnte, blieb dennoch im Unbewußten die Heterosexualität das Ziel, auf das schon der kleine Knabe in der Phantasie mit aller Kraft hingestrebt und das auch der Mann niemals aufgegeben hatte. Die Homosexualität stellte im Unbewußten auf vielfache Art einen Umweg zu diesem erstrebten Ziele dar.

Die Forderungen, die in diesem Fall das Über-Ich auch in Hinsicht auf die Sexualbetätigung erhob, waren sehr hohe. Der Sexualakt sollte der Wiedergutmachung jeder einzelnen phantasierten Zerstörung im Mutterleib dienen. Die Wiederherstellung mittels des Sexualaktes begann aus Gründen, auf die ich früher einging, mit der Wiederherstellung des Penis. Sie kam aber über diesen ersten Schritt nie hinaus. Es war, wie wenn jemand ein besonders schönes Gebäude errichten wollte, aber von Zweifeln erfüllt sei, ob er die Fundamente richtig gelegt habe. Er trachtet dann, sie immer wieder zu befestigen, und kommt auf diese Weise von der Arbeit an den Fundamenten niemals los.

Der Glaube an seine Fähigkeit, den Penis wiederherstellen zu können, bildete auch das Fundament der psychischen Stabilität von Mr. B. Die starke Erschütterung dieses Glaubens wurde denn auch zur Ursache für den Zusammenbruch.

Vor einer Reihe von Jahren war der geliebte Bruder Leslie auf einer Forschungsreise verunglückt. Trotzdem Mr. B. der Tod des Bruders sehr naheging, hatte er nicht zum Krankheitsausbruch geführt. Er vermochte diesen Unglücksfall zu ertragen, weil er sein Schuldgefühl und den Glauben an seine konstruktive Allmacht nicht übermäßig angriff. Leslie war ja für ihn der Besitzer des magischen »guten« Penis gewesen, und diesen Glauben und seine Liebe vermochte er auf jemand anderen zu übertragen, der für ihn zum Brudersersatz wurde.

Einige Jahre später erkrankte der Bruder David. Mr. B. widmete sich ihm während der Krankheit nach Möglichkeit und hoffte, ihm durch seinen starken und günstigen Einfluß zur Genesung verhelfen zu können. Diese Hoffnung erwies sich als irrig. David starb, und nun setzte bei Mr. B. die schwere Erschütterung ein, die den Zusammenbruch herbeiführte.

Die Analyse erwies, daß dieser Unglücksfall ihn viel härter

betroffen hatte als der erste, weil er sich dem Bruder David gegenüber stark schuldig fühlte. Vor allem war sein Glaube, daß er den beschädigten Penis wiederherstellen könne, ins Wanken geraten. Dies bedeutete aber zugleich, daß er auch die Wiederherstellung alles dessen, was er im Unbewußten sonst noch angestrebt hatte, also letzten Endes die Wiederherstellung der Mutter und seines eigenen Leibes, aufgeben mußte. Daraus ergab sich auch die schwere Störung seiner Arbeitsfähigkeit.

Ich habe die Gründe hervorgehoben, weshalb die Mutter nicht zum Objekt der Wiederherstellungstendenzen durch den Sexualakt und demzufolge auch nicht zum Sexualobjekt werden konnte. Sie wurde nur der Gegenstand zärtlicher Strebungen. Aber auch auf dieser Basis war wegen des Übermaßes an Angst und Schuldgefühlen nicht nur die Objektbeziehung schweren Erschütterungen ausgesetzt, sondern auch die Betätigung der Sublimierungstendenzen behindert. Es zeigte sich, daß Mr. B., der auch bewußt sich stark um die Mutter sorgte (wiewohl diese nicht krank, aber, wie er meinte, von zarter Konstitution war), von dieser Sorge unbewußt geradezu beherrscht wurde. In der Übertragungssituation äußerte sich dies darin, daß Mr. B. vor Analysenferien – wie sich später ergab, aber auch vor jedem Wochenende und von einem Tage zum andern – in der Angst lebte, mich nicht wiederzusehen, da ich inzwischen tödlich verunglücken könnte. Diese immer wiederkehrende Phantasie zeigte bei wechselnden Einzelheiten den gleichen Kern: Ich würde auf einer stark befahrenen Straße von einem Auto niedergestoßen und überfahren werden. Die Straße, auf die der Unglücksfall verlegt wurde, befand sich in Wirklichkeit in der Heimatstadt des Patienten, die in Amerika lag. Dieselbe Straße, die in den Kindheitserinnerungen des Patienten eine große Rolle spielte, hatte er mit der Nurse überschritten, wenn er als kleines Kind ausging, wie die Analyse erwies, in der steten Angst, die Mutter nie mehr wiederzusehen. In Zuständen tiefer Depression äußerte der Patient in der Analysenstunde: nur wenn er gewisse Dinge, die in der Welt seit seiner frühen Kindheit vor sich gegangen seien, ungeschehen machen könnte – so zum Beispiel alle Fahrten aller Autos, die je über diese Straße stattgefunden hatten –, nur dann könnte »alles wieder gut« und er selbst wieder arbeitsfähig werden. Auch für diesen Patienten bedeutete, wie ich es früher aus Kinderanalysen berichtete, das Fahren der Autos den Koitus der Eltern, den er in den frühen Masturbationsphantasien in einen für beide Eltern tödlichen Akt umgeschaffen hatte, worauf sich die ihn beherrschende Angst entwickelt hatte, die Mutter (und infolge der Verinnerlichung des »bösen« Penis auch er selbst) könnte jederzeit durch den ihr einverleibten gefährlichen Penis des Vaters zugrunde gehen (durch ein Auto überfahren werden). Im Gegensatz zu seiner Heimatstadt, die er trotz, oder wie sich erwies, wegen des dort herrschenden großen Verkehrs (des phantasierten fortwährenden Koitus der Eltern) als dunkel, leblos, zerstört empfand, besaß er ein Phantasiebild von einer Stadt, die voll Leben, Licht und Schönheit war, und die er zeitweise – immer aber vorübergehend – in Städten ferner Länder realisiert fand.[70] Diese ferne Phantasiestadt vertrat für ihn die zu neuem Leben erwachte, wiederhergestellte Mutter und seinen eigenen wiederhergestellten Körper. Das Übermaß der Angst ließ aber diese Wiederherstellung als undurchführbar erscheinen. Der gleichen Quelle entsprang auch seine schwere Arbeitshemmung.

Als Mr. B. noch arbeitsfähig war, schrieb er an einem Buche, in dem er seine wissenschaftlichen Ergebnisse niederlegte. Er mußte auch diese Arbeit aufgeben, als seine Arbeitshemmung zunahm. Dieses Buch hatte für ihn die gleiche Bedeutung wie die schöne Stadt. Die einzelnen wissenschaftlichen Ergebnisse, jeder einzelne Satz bedeutete den wiederhergestellten väterlichen Penis und heile Kinder, das ganze Buch stellte im Unbewußten die verinnerlichte heile Mutter und den eigenen wiederhergestellten Körper dar. Es ergab sich, daß die Angst vor seinem »bösen« Leibesinhalt sich als das größte Hindernis seiner Schaffensfähigkeit auswirkte. Eine seiner hypochondrischen Beschwerden war das Gefühl großer innerer Leere. Dem entsprach auf intellektuellem Gebiete die Klage, daß Dinge, die ihm wert seien, die er schön und interessant finde, ihren Wert verlören, sich verbrauchten, ihm irgendwie weggenommen würden. Als die tiefste Wurzel dieser Klage erwies sich die Angst, zugleich mit der Ausstoßung der bösen Imagines und der gefährlichen Exkremente auch des »guten« und »schönen« Leibesinhaltes verlustig zu gehen.

Der dominierende Antrieb zum Schaffen stammte bei Mr. B.

[70] Auch in diesem Falle stellten die Einzelheiten der schönen Phantasiestadt in allen Stücken die Wiederherstellung (und überdies auch noch die Verschönerung und Vervollkommnung) des ursprünglich in Phantasien beschädigten und zerstörten Mutterleibes und des eigenen Leibes dar.

aus seiner weiblichen Position. Die Bedingung im Unbewußten lautete: nur wenn sein Leib mit guten Objekten – eigentlich mit schönen Kindern[71] – gefüllt wäre, könnte er schaffen, d. h. Kinder gebären. Um aber sein Leibesinnere so zu gestalten, wäre es nötig gewesen, die »bösen« Objekte entweder zu beseitigen – dann setzte das Gefühl der Leere ein – oder sie in »gute« zu verwandeln (in der Art, wie er den Penis des Vaters und des Bruders in gute Penisse verwandeln wollte). Wäre ihm diese Aufgabe gelungen, so hätte er damit die Sicherheit gewonnen, daß auch der Leib der Mutter, ihre Kinder und der väterliche Penis wiederhergestellt seien. Dann hätten die Eltern in Frieden miteinander leben und einander auch sexuell voll befriedigen können. Er selbst hätte dann aber auch, in Identifizierung mit dem »guten« Vater, mit der Mutter Kinder zeugen und seine heterosexuelle Position befestigen können.

Als Mr. B. nach einer Analysendauer von vierzehn Monaten die Arbeit an seinem Buch wieder aufnahm, trat in der Analyse die Identifizierung mit der Mutter deutlich hervor. In der Übertragungssituation dokumentierte sich dies durch Phantasien, in denen Mr. B. die Stelle einer Tochter bei mir einnahm. Er erinnerte sich, daß er als kleiner Knabe sehnsüchtig gewünscht hatte, ein Mädchen zu sein, bewußt, weil er wußte, daß die Mutter eine Tochter bevorzugt hätte, unbewußt aber, weil er sie dann auch sexuell hätte lieben können; er hätte nämlich nicht fürchten müssen, daß er die Mutter mit dem ihr verhaßten und ihm selbst gefährlich scheinenden Penis verletzen würde.[72] Bei einer sehr starken Identifizierung mit der Mutter und ausgesprochenen femininen Zügen, die deutlich auch in seiner Arbeit zum Ausdruck kamen, hatte Mr. B. jedoch die weibliche Position nicht zu halten vermocht. Hieraus ergab sich ein grundlegendes Hindernis für seine Schaffensfähigkeit, die immer teilweise gehemmt gewesen

[71] Ich wies im vorigen Kapitel darauf hin, daß die Allmacht der Exkremente beim Mädchen stärker entwickelt ist und daß dieses Moment den spezifischen Charakter der weiblichen Sublimierungen beeinflußt. Ich verwies auf die Sublimierungslinie, die vom »bösen« = häßlichen Stuhlstück zum »schönen Kinde« führt. Bei Mr. B., bei dem die Allmacht des Penis als Exekutionsorgan des Sadismus sich nicht genügend hatte durchsetzen können, und die Allmacht der Exkremente verhältnismäßig stärker entwickelt war, trugen auch die Sublimierungen einen ausgesprochen femininen Charakter.

[72] Mr. B. erinnerte sich auch daran, daß er als kleiner Knabe immer wieder versucht hatte, den Penis zwischen die Beine zu drücken, gewissermaßen ihn verschwinden zu lassen.

war. Als in der Analyse die Identifizierung mit der Mutter und der Wunsch, eine Frau zu sein, stärker hervortraten, verminderte sich schrittweise die Arbeitshemmung. Der Wunsch, Kinder zu besitzen (und zugleich seine Schaffensfähigkeit) war vornehmlich durch die Angst vor den verinnerlichten Objekten behindert worden. Denn die Angst vor der Mutter als Rivalin galt vor allem der verinnerlichten »bösen« und mit dem Vater vereinigten Mutter. Diese verinnerlichten Objekte waren es auch, auf die sich bei Mr. B. die so starke Angst bezog, belauert und beobachtet zu werden. Vor ihnen hatte er gewissermaßen jeden Gedanken, der ja ein Stück guten Leibesinhaltes – ein Kind – bedeutete, zu bewahren.[73] Er brachte auch deshalb seine Gedanken so schnell als möglich zu Papier, um sie vor den bösen Objekten, die ihn beim Schreiben hindern würden, zu schützen. In seinem Leibesinnern vollzog sich die Auslese zwischen den guten und bösen Objekten. Außerdem mußte er versuchen, die bösen Objekte in gute zu verwandeln. Die Arbeit an seinem Buche, der ganze Prozeß des Schaffens waren im Unbewußten gleichgesetzt der Wiederherstellung des Leibesinnern und der Erzeugung von Kindern. Die Kinder sollten der Mutter gehören. Er stellte die »gute« Mutter in seinem Innern wieder her, indem er ihren Leib mit schönen (wiederhergestellten) Kindern füllte und diese wiederhergestellten Objekte sorgsam vor den verinnerlichten »bösen« Objekten (den im Koitus vereinigten Eltern und dem bösen väterlichen Penis) zu bewahren suchte. Auf diese Weise heilte und verschönerte er aber auch sein eigenes Leibesinnere, denn die »gute« (heile, schöne) Mutter würde ja wiederum ihn vor den verinnerlichten »bösen« Objekten beschützen. Mit dieser guten (wiederhergestellten) Mutter vermochte Mr. B. sich aber auch zu identifizieren. Die schönen Kinder (Gedanken, Erkenntnisse), mit denen er in der Phantasie sein Leibesinnere bevölkerte, waren auch die Kinder, die er selbst in Identifizierung mit der Mutter empfing. Es waren aber auch Kinder, die er mit der »guten« Mutter (die ihm auch heilsame Milch spendete und ihm so zu einem heilsamen, potenten Penis verhälfe) zeugen würde. Erst als Mr. B. fähig wurde, die weibliche Position auf-

[73] Die Angst vor den bösen Imagines, die dazu geführt hatte, daß Mr. B. in besonderem Maße das Unbewußte abzuleugnen und zu beherrschen suchte, trug wesentlich zur Hemmung seiner produktiven Fähigkeiten bei. Er durfte sich niemals seinem Unbewußten rückhaltlos überlassen; dadurch wurde einer wesentlichen Quelle der Schaffensfähigkeit der Weg verlegt.

zunehmen und zu sublimieren, konnte sich auch seine männliche Komponente stärker durchsetzen und für seine Arbeit fruchtbar werden.

In dem Maße, in dem der Glaube an die »gute« Mutter wuchs und infolgedessen die paranoide und hypochondrische Angst herabgesetzt wurden (zugleich verminderten sich auch die Depressionen), wurde Mr. B. schrittweise mehr und mehr fähig, seine Arbeit durchzuführen, zuerst mit allen Zeichen der Angst und des Zwanges, später in größerer Ruhe. Dem entsprach auf sexuellem Gebiete eine stetige Herabsetzung der homosexuellen Regungen. Die Anbetung des Penis nahm ab. Die Angst vor dem bösen Penis, die durch die Bewunderung für den guten (= schönen) Penis verdeckt worden war, trat deutlich hervor. Wir lernten in dieser Phase einen speziellen Angstinhalt[74] kennen. Der verinnerlichte böse Penis des Vaters hatte von Mr. B.s Penis in der Weise Besitz ergriffen, daß er in diesen eingedrungen war und ihn bemeisterte. Mr. B. fühlte sich dadurch der Verfügung über seinen eigenen Penis beraubt, vielmehr er konnte ihn nicht auf »gute« produktive Weise gebrauchen. Im Pubertätsalter hatte sich dieser Angstinhalt stark geltend gemacht. Der Knabe versuchte mit allen Kräften, sich der Masturbation zu enthalten, und hatte dabei nächtliche Pollutionen. Dies löste die Angst in ihm aus, daß er seinen Penis nicht beherrschen könne und daß dieser vom Teufel besessen sei. Im gleichen Sinne deutete Mr. B. auch die Tatsache, daß der Penis größer und kleiner werden könne, ferner alle mit den Entwicklungsvorgängen einhergehenden Veränderungen des Genitales.

Diese Angst hatte zu Mr. B.s Abneigung gegen seinen eigenen Penis, zum Gefühl, daß dieser minderwertig (anal), böse und destruktiv sei, wesentlich beigetragen. Hieraus ergab sich aber

---

[74] Ich habe diese spezielle Gefahrsituation in einigen Analysen von Knaben und Männern kennengelernt. Sie besteht darin, daß der böse väterliche Penis vom eigenen Penis vollkommen Besitz ergriffen habe, indem er diesen von innen ausfüllt. Zum Beispiel steckte ein kleiner Knabe in der Analysenstunde eine Bleistifthülse in das Feuer. Er wollte etwas Böses (das er als stark und hart schilderte) und das in dieser Hülse enthalten war, aus dieser herausbrennen. Die Hülse stellte seinen Penis, das Böse, das herausgebrannt werden sollte, den väterlichen Penis dar. Ein anderes Mal verbrannte er ein Stück Holz, wobei er zugleich seinen Bleistift spitzte, und zwar wie er mir erklärte, damit das böse Holz besser verbrenne. Es ergab sich, daß das Holz und der Bleistift zueinander gehörten, ineinander steckten und miteinander kämpften. Die analytische Aufdeckung dieser Gefahrsituation löst besonders intensive Angstquantitäten aus; sie scheint ein schweres Hindernis der Potenz zu sein.

auch ein wesentliches Hindernis für die heterosexuelle Position. Da Mr. B. stets befürchten mußte, beim Koitus mit der Mutter vom Penis des Vaters belauert und zu bösen Handlungen gedrängt zu werden, mußte er sich von der Frau fernhalten. Es zeigte sich nun, daß die überbetonte Bedeutung des eigenen Penis als des Repräsentanten des Bewußten und Sichtbaren und die damit zusammenhängende vielfache Verdrängung und Verleugnung des Leibesinneren auch in diesem Punkte mißlungen war.

Mit der Analyse dieser Angstinhalte vergrößerte sich wiederum die Arbeitsfähigkeit Mr. B.s. Zugleich verstärkte sich die heterosexuelle Position.

Die Analyse war bis zu diesem Punkte gediehen, als sie aus äußeren Gründen für einige Zeit unterbrochen werden mußte.[75] Die bis dahin erzielten Resultate, die zur fast völligen Behebung der schweren Depressionen und der Arbeitshemmung sowie zur Verminderung der Zwangssymptome, der paranoiden und hypochondrischen Angst geführt hatten, lassen die Annahme begründet erscheinen, daß die heterosexuelle Position bei weiterer Analyse voll befestigt werden wird.

Hiezu wäre, wie der bisherige Verlauf der Analyse erkennen läßt, erforderlich, daß die Angst vor der phantastischen Mutter-Imago noch weiter herabgesetzt würde. Dadurch würde ermöglicht werden, daß die realen und phantastischen Objekte, die in der Psyche von Mr. B. so stark voneinander geschieden waren, einander noch näher kämen. Dann könnte der stärkere Glaube an die »gute« wiederhergestellte Mutter und an den Besitz des »guten« Penis (der sich bis dahin vorwiegend in Hinsicht auf die verinnerlichte Mutter ausgewirkt und zur Behebung der Arbeitshemmung geführt hatte) sich auch in der Beziehung zur Frau als Sexualobjekt voll durchsetzen. Ferner müßte sich die Angst vor dem »bösen« väterlichen Penis weiter vermindern, die Identifizierung mit dem »guten« Vater sich noch verstärken.

Die Momente, von deren stärkerer Wirksamkeit im vorliegenden Falle die volle Wendung von der Homosexualität zur Heterosexualität abhängt, sind die gleichen, die ich im ersten Teil dieses Kapitels als die Voraussetzung einer gut befestigten heterosexuellen Position aufzeigte. Ich hob dort in meiner Darstel-

[75] Mr. B. sah sich genötigt, zur Ordnung seiner Angelegenheiten in seine Heimat zurückzukehren. Er beabsichtigt aber, in einiger Zeit die Analyse wieder fortzusetzen. Die Behandlung, die sich über einen Zeitraum von zwei Jahren erstreckte, umfaßte dreihundertundachtzig Stunden.

lung der normalen männlichen Entwicklung hervor, daß die Vorherrschaft der »guten« Mutter-Imago, die die Überwindung des Sadismus begünstigt und allen Angstinhalten entgegenwirkt, die Grundlage für das Gelingen der männlichen Sexualentwicklung bildet.

Ebenso wie die den Mutterleib und das eigene Leibesinnere betreffenden Angstinhalte greifen auch die Wünsche zur Wiederherstellung des mütterlichen und des eigenen Körpers als Bedingungen der Wiederherstellung ineinander. Sie bilden bei Vorherrschaft der genitalen Stufe die Voraussetzung der Potenz. Ein genügender Glaube an den »guten« Leibesinhalt, der die »bösen« Objekte und Exkremente im eigenen Leibesinnern neutralisiert, beziehungsweise bekämpft, scheint erforderlich, damit der Penis als der Repräsentant des ganzen Körpers »guten« heilsamen Samen produziere. Dieser Glaube, der sich mit dem an die *eigene Liebesfähigkeit* deckt, ist bedingt von einem genügenden Glauben an *gute Imagines*, insbesondere an die *»gute« Mutter* und an deren *intakten und heilsamen Leib.*

Bei voller Erreichung der genitalen Stufe kehrt der Mann im Koitus zur ursprünglichen Befriedigungsquelle, der nun auch genitale Genüsse spendenden Mutter zurück und gibt ihr teils als Gegengabe, teils zur Wiedergutmachung aller von der Beschädigung der Mutterbrust ausgehenden Angriffe den heilsamen Samen, der ihr Kinder schenken, ihren Leib wiederherstellen und sie auch oral befriedigen soll. Angst und Schuldgefühl steigern, formen und vertiefen die primären libidinösen Regungen des Säuglings. Sie verleihen der Beziehung zum Objekt die Fülle der Gefühlsqualitäten, die der Begriff des »Liebens« umfaßt.

Grenzen und Möglichkeiten der Kinderanalyse

Die Aufgabe der Psychoanalyse beim Erwachsenen ist klar umrissen. Da sie den nicht gelungenen Entwicklungsablauf zu korrigieren hat, muß es ihr Ziel sein, das Drängen des Es und die Forderungen des Über-Ichs miteinander in Einklang zu bringen. Der so erzielte Ausgleich setzt das erstarkte Ich in die Lage, auch den Forderungen der Realität zu genügen.

Wie wirkt sich die Analyse des Kindes auf die im Flusse befindliche Entwicklung aus? Die Auflösung von sadistischen Fixierungen verringert die Strenge des Über-Ichs, damit Hand in Hand vermindert sich die Angst und das Drängen der Triebregungen. In dem Maße, als Sexualität und Über-Ich auf eine höhere Entwicklungsstufe gehoben werden, gewinnt das Ich an Raum und vermag nun auch die Forderungen des Über-Ichs mit denen der Realität in Einklang zu bringen. Sublimierungen setzen auf stabilerer Basis ein, schon vorhandene verlieren an Zwanghaftigkeit und Sprunghaftigkeit.

Die Ablösung im Pubertätsalter, die mit der Erhöhung der inneren Forderungen einhergeht, gelingt nur, wenn Angst und Schuldgefühl ein gewisses Maß nicht überschreiten. Sonst kommt es zu übertriebenen, als Flucht und nicht als Ablösung zu bezeichnenden Erscheinungen, oder die Ablösung mißlingt völlig und der Jugendliche bleibt an die ursprünglichen Objekte fixiert.

Die Voraussetzung eines gelungenen Ablaufs der Entwicklungsvorgänge ist die Milderung der Strenge des Über-Ichs. Die Zielsetzungen in allen Entwicklungsperioden, so verschieden sie auch sein mögen, sind an die gleiche Bedingung geknüpft: der Ausgleich zwischen Über-Ich und Es und damit eine genügende Stärke des Ichs muß erreicht sein. Die Analyse führt diesen Ausgleich herbei, sie folgt dabei in allen Entwicklungsstadien dem Ablauf der Entwicklungsvorgänge und unterstützt ihn. Zugleich regelt die Analyse des Kindes auch seine Sexualbetätigung. Indem sie Angst und Schuldgefühl vermindert, setzt sie die Sexualbetätigung herab in den Fällen, in denen sie zwanghaft war, ermöglicht sie aber in den Fällen, in denen Berührungsangst vorlag.

Die Analyse bewirkt dies, indem sie die der Fehlentwicklung zugrunde liegenden Faktoren beeinflußt; sie legt dadurch aber auch den Grund für die unverkümmerte Entwicklung der zukünftigen Sexualität und Persönlichkeit.

Die Beobachtungen der Kinderanalyse ergeben, daß der Druck des Über-Ichs um so mehr herabgesetzt wird, in je tiefere Seelenschichten die Analyse vordringt. Besteht nun die Möglichkeit, daß durch eine zu weit gehende Analyse die Funktion des Über-Ichs übermäßig herabgesetzt, ja sogar völlig aufgehoben wird?

Die Entwicklung von Libido, Objektbeziehung und Über-Ich-Bildung erfolgt meiner Auffassung nach in Wechselwirkung. Ich beschrieb den Kreislauf, der neben ihrer Legierung zwischen den destruktiven und den libidinösen Triebregungen besteht, und wies darauf hin, daß infolge der durch den Sadismus ausgelösten Angst die Ansprüche der libidinösen und destruktiven Triebregungen gesteigert werden.[1] Auf diese Weise gewinnt die aus den frühesten Gefahrsituationen stammende Angst nicht nur einen wesentlichen Einfluß auf die libidinösen Fixierungsstellen und die Sexualerlebnisse, sondern sie ist auch mit ihnen verlötet, sie ist zu einem Element der libidinösen Fixierungen geworden.

Die Erfahrungen der Psychoanalyse haben erwiesen, daß auch nach weitgehender Analyse die Wirksamkeit der prägenitalen Fixierungsstellen und des Sadismus nur vermindert, niemals aber behoben werden kann. Nur ein Teil der prägenitalen Libido kann in genitale Libido umgesetzt werden. Diese uns geläufige Erkenntnis gilt nach meinen Erfahrungen auch für die Über-Ich-Bildung. Die Angst, die durch die destruktiven Triebregungen ausgelöst wird und die in Qualität und Quantität mit den sadistischen Phantasien korrespondiert, fällt mit der Angst vor den gefährlichen verinnerlichten Objekten zusammen[2] und führt zu bestimmten Angstsituationen. Diese Angstsituationen, die mit den prägenitalen Triebregungen verknüpft sind, lassen sich, wie ich mich nachzuweisen bemühte, niemals ganz rückgängig machen. Die Analyse kann ihre Wirkungen nur abschwächen, in dem Maße, als sie die Angst und den Sadismus herabsetzt. Daraus folgt aber auch, daß das Über-Ich der frühen Stufen seine Funktion niemals ganz aufgibt.

[1] Ein gewisses Ausmaß an Angst steigert die Liebesbedürftigkeit und formt die Liebesfähigkeit des Kindes – ein Übermaß an Angst unterbindet sie.

[2] Siehe Kap. VIII.

Die Analyse vermag demnach nur zu erzielen, daß mit der Lockerung von prägenitalen Fixierungen und der Herabsetzung von Angst auch die Über-Ich-Bildung von der prägenitalen Stufe zur genitalen fortschreitet. Jeder Fortschritt in der Herabsetzung der Strenge des Über-Ichs ist ein weiterer Sieg der libidinösen über die destruktiven Triebregungen und bedeutet zugleich, daß die Libido die genitale Stufe besser erreicht hat.

Die *Auffassung, daß die frühen Angstsituationen ihre Wirksamkeit niemals völlig einstellen, kennzeichnet auch die Grenzen der Analyse.* Denn es folgt hieraus, daß es eine absolute Heilung nicht gibt, und daß keine Psychoanalyse – sei es beim Kinde oder beim Erwachsenen – mit absoluter Sicherheit eine zukünftige Erkrankung ausschließen kann.

In diesem Zusammenhang wäre auch noch die Frage zu erörtern, *welche Faktoren die psychoneurotische Erkrankung auslösen.* Ich will mich dabei nicht mit den sehr zahlreichen Fällen befassen, in denen die Erkrankung in die frühe Kindheit zurückgeht (wobei in manchen Fällen die Erscheinungsform der Erkrankung wechselte, während sie in anderen den ursprünglichen Charakter beibehielt), sondern mit den Fällen, in denen der Ausbruch der Erkrankung sich scheinbar auf einen bestimmten Zeitpunkt zurückführen läßt. Auch in diesen Fällen weist die Analyse nach, daß die Erkrankung schon vorher latent bestand, aber infolge gewisser Ereignisse in ein akutes Stadium trat, ein Moment, das sich praktisch mit Erkrankung deckt. Dieser Vorgang kommt so zustande, daß die äußeren Ereignisse die dominierenden frühen Angstsituationen in einem solchen Ausmaße bestätigen, daß sie zu einer für das Ich unerträglichen Steigerung der Angstquantitäten führen, die sich als Erkrankung geltend macht.

Ein anderes Moment, aus dem äußere Belastungen ihre krankheitsauslösende Wirkung beziehen, ist die Störung im Prozeß der Angstbewältigung, die durch sie herbeigeführt wird und die zur Folge hat, daß das Ich wehrlos dem übermäßigen Angstdruck ausgeliefert bleibt. Deshalb kann auch eine an sich nicht bedeutsame Enttäuschung, wenn sie den Glauben an helfende Imagines und an die eigenen konstruktiven Fähigkeiten zu stark erschüttert[3] und dadurch die Wege der Angstbewältigung stört, ebenso

[3] Ich habe im vorigen Kapitel auf einen Fall hingewiesen, in dem die auslösende Ursache das lieblose Verhalten der Wirtin war, die den Patienten während einer Krankheit pflegte. In diesem Falle waren durch die Ruhrerkrankung alle dominierenden Angstsituationen aktiviert worden. Das Verhalten der Wirtin wurde außer-

krankheitsauslösend wirken wie ein Erlebnis, das die frühen Angstinhalte real bestätigt und dadurch die Angstquantitäten steigert. Diese zwei Momente greifen bis zu einem gewissen Grade ineinander. Ein Erlebnis wird um so eher geeignet sein, eine Erkrankung auszulösen, wenn es sich auf beide Arten geltend macht.[4]

Hieraus folgt, daß die frühen Angstsituationen die Basis aller psychoneurotischen Erkrankungen darstellen. Da die Analyse die Angstsituationen aber nie ganz außer Wirksamkeit zu setzen vermag, so kann sie auch Erkrankungen für die Zukunft nie mit *Sicherheit* ausschließen. Sie kann aber – und dies ist praktisch von der größten Bedeutung – durch die beim Kinde erzielte relative Heilung bis zu einem weitgehenden Grade zukünftigen Erkrankungen vorbeugen. Sie wird auch um so mehr der Prophylaxe dienen, je mehr sie die Wirksamkeit der frühen Angstsituationen herabzusetzen und das Ich und seine Methoden der Angstbewältigung zu stärken vermag.

Die Grenzen der Psychoanalyse sehe ich ferner in dem Umstande, daß die Analyse – und zwar auch beim kleinen Kinde – in verschieden gelagerten Fällen auch verschieden gute Resultate erzielt.

Inwieweit die Psychoanalyse Angst aufzulösen vermag, hängt sehr wesentlich von den Angstquantitäten, von den dominierenden Angstsituationen sowie auch davon ab, welche Abwehrmechanismen das Ich auf den frühen Stufen als die vorherrschenden entwickelt hat, Momente, die mit der Struktur der seelischen Störung gleichbedeutend sind.[5] Ich habe in schwereren Fällen lange Zeiträume – nach meinen bisherigen Erfahrungen bei Kindern zwischen fünf und dreizehn Jahren achtzehn bis sechsund-

dem dem Patienten zur Bestätigung, daß es keine »gute« Mutter gäbe und daß auch seine Wiederherstellungstendenzen fruchtlos seien.

[4] Einen Erkrankungsanlaß, der auf anderen Mechanismen beruht, beschreibt Ernest JONES in seiner Arbeit *The Problem of Paul Morphy* (Int. Journ. of PsA., XII, 1). JONES führt aus, daß folgende Momente den Ausbruch der Psychose beim genialen Schachspieler Morphy herbeiführten: Sein Gleichgewicht beruhte darauf, daß er im Schachspiel seine – Vater-Imagines geltende – Aggression in ichgerechter Form äußern konnte. Der Umstand, daß der Mann, den er sich am meisten als Gegner wünschte, dem Kampfe auswich und durch sein ganzes Verhalten Morphys Schuldgefühl weckte, erwies sich als auslösender Faktor für den Zusammenbruch.

[5] Hier ist hervorzuheben, daß Fälle mit starker akuter Angst und schweren Symptomen in der Analyse häufig eine günstigere Struktur zeigen als symptomlose Störungen.

dreißig Arbeitsmonate, in einem Falle fünfundvierzig Arbeitsmonate (bei Erwachsenen in einigen Fällen noch länger) – für notwendig gefunden, um die Angst quantitativ und qualitativ so weit zu beeinflussen, daß mir die Beendigung der Analyse voll gerechtfertigt erschien.

Dieser Nachteil scheint mir aber durchaus aufgewogen durch die weitergehenden und haltbareren Resultate, die durch die tieführende Analyse erzielt werden. In vielen Fällen genügen auch weit kürzere Zeiträume (8 bis 10 Monate), um befriedigende Resultate zu erzielen.[6]

In diesem Buche habe ich wiederholt auf die großen Möglichkeiten der Kinderanalyse hingewiesen. Die Analyse des normalen und neurotischen Kindes vermag für das Kind das zu leisten, was die Psychoanalyse für den Erwachsenen tut, und sie vermag noch viel mehr. Sie bewahrt das Kind vor all dem Leiden und mancherlei schwerem Erleben, durch das der Erwachsene hindurchgeht, bevor er zur Psychoanalyse findet. Die therapeutischen Möglichkeiten der Kinderanalyse reichen weit über die der Erwachsenenanalyse hinaus. Die Erfahrungen der letzten Jahre – und zwar sowohl meine wie auch die einiger Kolleginnen – berechtigen zur Annahme, daß Psychosen und psychotische Züge, Charakterverbildungen und asoziales Verhalten,[7] schwere Zwangsneurosen und Entwicklungshemmungen im Kindesalter noch heilbar sind. Wir wissen aber, daß Fälle dieser Art im Erwachsenenalter sich der psychoanalytischen Behandlung nicht oder nur teilweise zugänglich erweisen. Der Verlauf einer Erkrankung läßt sich freilich im Kindesalter oft nicht voraussagen: man weiß nicht mit Sicherheit, ob sie ihren Ausgang in Psychose, Kriminalität, Charakterverbildung oder schwerer Hemmung finden wird; aber eine erfolgreiche Analyse des abnormen Kindes vermag allen diesen Möglichkeiten vorzubeugen. Würde jedes Kind, das ernstere Störungen zeigt, rechtzeitig der Analyse unterzogen, dann könnte wohl ein großer Teil jener Menschen, die andernfalls in Gefängnissen und Irrenhäusern landen oder sonst völlig scheitern, vor diesem Schicksal bewahrt bleiben und

[6] Ich bin in Kap. V darauf eingegangen, daß in einer Reihe von Fällen, in denen die Analyse abgebrochen wurde, in Zeiträumen von einigen Monaten wesentliche Teilresultate durch die Verminderung von Angst der tiefsten Schichten erzielt worden waren.

[7] Ich verweise auf die Arbeit von Melitta SCHMIDEBERG, *Zur Psychoanalyse asozialer Kinder und Jugendlicher.* (Int. Ztschr. f. PsA., Bd. XVIII, 1932.)

sich zu normalen Menschen entwickeln. Wenn aber die Kinderanalyse eine solche Aufgabe erfüllen kann – und vieles spricht dafür, daß sie es kann –, dann wäre es ihr in der Zukunft vorbehalten, über den großen Nutzen hinaus, den sie einzelnen Individuen bringt, der menschlichen Gesellschaft unschätzbare Dienste zu leisten.

Literaturverzeichnis

ABRAHAM, Karl: Zur narzißtischen Bewertung der Exkretionsvorgänge in Traum und Neurose. (Klinische Beiträge zur Psychoanalyse. Int. PsA. Verl. 1921.)
Über Ejaculatio praecox. (Klinische Beiträge zur Psychoanalyse. Int. PsA. Verl. 1921.)
Äußerungsformen des weiblichen Kastrationskomplexes. (Int. Ztschr. f. PsA. Bd. VII, 1921.)
Versuch einer Entwicklungsgeschichte der Libido. (Int. PsA. Verl. 1924.)
Psychoanalytische Studien zur Charakterbildung. (Int. PsA. Verl. 1925.)

ALEXANDER, Franz: Psychoanalyse der Gesamtpersönlichkeit. (Int. PsA. Verl. 1927.)

BENEDEK, Therese: Todestrieb und Angst. (Int. Ztschr. f. PsA. Bd. XVIII, 1931.)

BOEHM, Felix: Homosexualität und Polygamie. (Int. Ztschr. f. PsA. Bd. VI, 1920.)
Homosexualität und Ödipuskomplex. (Int. Ztschr. f. PsA. Bd. XII, 1926.)
Weiblichkeitskomplex des Mannes. (Int. Ztschr. f. PsA. Bd. XVI, 1930.)

CHADWICK, Mary: Die Wurzel der Wißbegierde. (Int. Ztschr. f. PsA. Bd. XI, 1925.)

DEUTSCH, Helene: Psychoanalyse der weiblichen Sexualfunktionen. (Int. PsA. Verl. 1925.)
Zur Genese der Platzangst. (Int. Ztschr. f. PsA. Bd. XIV, 1928.)
Der feminine Masochismus und seine Beziehung zur Frigidität. (Int. Ztschr. f. PsA. Bd. XVI, 1930.)
Psychoanalyse der Neurosen. (Int. PsA. Verl. 1930.)

FEDERN, Paul: Beiträge zur Analyse des Sadismus und Masochismus. (Int. Ztschr. f. PsA. Bd. I, 1913.)

FENICHEL, OTTO: Die Identifizierung. (Int. Ztschr. f. PsA. Bd. XII, 1926.)
Einige noch nicht beschriebene infantile Sexualtheorien. (Int. Ztschr. f. PsA. Bd. XIII, 1927.)
Die prägenitale Vorgeschichte des Ödipuskomplexes. (Int. Ztschr. f. PsA. Bd. XVI, 1930.)
Über respiratorische Introjektion. (Int. Ztschr. f. PsA. Bd. XVII, 1931.)

Ferenczi, S.: Entwicklungsstufen des Wirklichkeitssinnes. (Int. Ztschr. f. PsA. Bd. I, 1913.)
Zur Nosologie der männlichen Homosexualität. (Int. Ztschr. f. PsA. Bd. II, 1914.)
Zur Ontogenese des Geldinteresses. (Int. Ztschr. f. PsA. Bd. II, 1914.)
Psychoanalytische Betrachtungen über den Tic. (Int. Ztschr. f. PsA. Bd. VII, 1921.)
Forcierte Phantasien. (Int. Ztschr. f. PsA. Bd. X, 1924.)
Zur Psychoanalyse von Sexualgewohnheiten. (Int. Ztschr. f. PsA. Bd. XI, 1925.)
Diese Arbeiten sind auch enthalten in: Bausteine zur Psychoanalyse. (Int. PsA. Verl. 1927.)
Versuch einer Genitaltheorie. (Int. PsA. Verl. 1925.)
Das Problem der Unlustbejahung. (Int. Ztschr. f. PsA. Bd. XII, 1926.)
Flügel, C. J.: The Psychology of Clothes. (Int. Psycho-Analytical Library, 1930.)
Freud, Anna: Einführung in die Technik der Kinderanalyse. (Int. PsA. Verl. 1927.)
Freud, Sigmund: Die Traumdeutung. (Ges. Schr. Bd. II.)
Die Disposition zur Zwangsneurose. (Ges. Schr. Bd. V.)
Drei Abhandlungen zur Sexualtheorie. (Ges. Schr. Bd. V.)
Das ökonomische Problem des Masochismus. (Ges. Schr. Bd. V.)
Triebe und Triebschicksale. (Ges. Schr. Bd. V.)
Der Untergang des Ödipuskomplexes. (Ges. Schr. Bd. V.)
Über einige neurotische Mechanismen bei Eifersucht, Paranoia und Homosexualität. (Ges. Schr. Bd. V.)
Das Ich und das Es. (Ges. Schr. Bd. VI.)
Jenseits des Lustprinzips. (Ges. Schr. Bd. VI.)
Vorlesungen zur Einführung in die Psychoanalyse. (Ges. Schr. Bd. VII.)
Die Analyse der Phobie eines fünfjährigen Knaben. (Ges. Schr. Bd. VIII.)
Geschichte einer infantilen Neurose. (Ges. Schr. Bd. VIII.)
Bruchstücke einer Hysterieanalyse. (Ges. Schr. Bd. VIII.)
Bemerkungen über einen Fall von Zwangsneurose. (Ges. Schr. Bd. VIII.)
Eine Kindheitserinnerung des Leonardo da Vinci. (Ges. Schr. Bd. IX.)
Totem und Tabu. (Ges. Schr. Bd. X.)
Einige psychische Folgen des anatomischen Geschlechtsunterschiedes. (Ges. Schr. Bd. XI.)
Der Humor. (Ges. Schr. Bd. XI.)
Hemmung, Symptom und Angst. (Ges. Schr. Bd. Xi.)
Die Frage der Laienanalyse. (Ges. Schr. Bd. XI.)
Das Unbehagen in der Kultur. (Int. PsA. Verl. 1930.)
Über die weibliche Sexualität. (Int. Ztschr. f. PsA. Bd. XVIII, 1932.)

Glover, Edward: The Significance of the Mouth in Psycho-Analysis. (British Journ. of med. Psychology. Vol. IV, 1924.)
Notes on Oral Characterformation. (Int. Journ. of Psycho-Analysis. Vol. V, 1925.)
Symposium on Child Analysis. (Int. Journ. of Psycho-Analysis. Vol. VIII, 1927.)

Horney, Karen: Zur Genese des weiblichen Kastrationskomplexes. (Int. Ztschr. f. PsA. Bd. IX, 1923.)
Flucht aus der Weiblichkeit. (Int. Ztschr. f. PsA. Bd. XII, 1926.)

Hug-Hellmuth, H. v.: Zur Technik der Kinderanalyse. (Int. Ztschr. f. PsA. Bd. VII, 1921.)

Isaacs, Susan: Entbehrung und Schuldgefühl. (Int. Ztschr. f. PsA. Bd. XV, 1929.)

Jekels, Ludwig: Zur Psychologie des Mitleides. (Imago. Bd. XVI, 1930.)

Jones, Ernest: Die Theorie der Symbolik. (Int. Ztschr. f. PsA. Bd. V. 1919.)
Die Empfängnis der Madonna durch das Ohr. Enthalten in: Zur Psychoanalyse der christlichen Religion. (Int. PsA. Verl. 1928.)
Ursprung des Über-Ichs. (Int. Ztschr. f. PsA. Bd. XII, 1926.)
Symposium on Child Analysis. (Int. Journ. of Psycho-Analysis. Vol. VIII, 1927.)
Die erste Entwicklung der weiblichen Sexualität. (Int. Ztschr. f. PsA. Bd. XIV, 1928.)
Angst, Schuldgefühl und Haß. (Int. Ztschr. f. PsA. Bd. XVI, 1930.)
Das Problem Paul Morphy. (Die psychoanalytische Bewegung 1931.)

Klein, Melanie: Der Widerstand gegen die Aufklärung. Enthalten in: Eine Kinderentwicklung. (Imago, Bd. VII, 1921.)
Zur Frühanalyse. (Imago. Bd. IX, 1923.)
Die Rolle der Schule für die libidinöse Entwicklung des Kindes. (Int. Ztschr. f. PsA. Bd. IX, 1923.)
Zur Genese des Tic. (Int. Ztschr. f. PsA. Bd. XI, 1925.)
Die psychologischen Grundlagen der Frühanalyse. (Imago. Bd. XII, 1926.)
Symposium on Child Analysis. (Int. Journ. of Psycho-Analysis. Vol. VIII, 1927.)
Erwachsenenpsychologie im Lichte der Kinderanalyse. (Vortragskurs, gehalten in London 1927.)
Frühstadien des Ödipuskonfliktes. (Int. Ztschr. f. PsA. Bd. XIV, 1928.)
Die Rollenbildung im Kinderspiel. (Int. Ztschr. f. PsA. Bd. XV, 1929.)
Die Bedeutung der Symbolbildung für die Ichentwicklung. (Int. Ztschr. f. PsA. Bd. XVI, 1930.)
Frühe Angstsituationen im Spiegel künstlerischer Darstellungen. (Int. Ztschr. f. PsA. Bd. XVII, 1931.)

A Contribution to the Theory of Intellectual Inhibition. (Int. Journ. of Psycho-Analysis. Vol. XII, 1931.)
LAFORGUE, René: Skotomisation in der Schizophrenie. (Int. Ztschr. f. PsA. Bd. XII, 1926.)
LEWIN, B. D.: Kotschmieren, Menses und weibliches Über-Ich. (Int. Ztschr. f. PsA. Bd. XVI, 1930.)
MACK BRUNSWICK, Ruth: Ein Nachtrag zu Freuds: Geschichte einer infantilen Neurose. (Int. Ztschr. f. PsA. Bd. XV, 1929.)
OPHUIJSEN, J. H. W. VAN: Über die Quelle der Empfindung des Verfolgtwerdens. (Int. Ztschr. f. PsA. Bd. VI, 1920.)
RADÓ, S.: Die psychischen Wirkungen der Rauschgifte. (Int. Ztschr. f. PsA. Bd. XII, 1926.)
Das Problem der Melancholie. (Int. Ztschr. f. PsA. Bd. XIII, 1927.)
RANK, Otto: Das Schauspiel in »Hamlet«. (PsA. Beiträge z. Mythenforschung.) (Int. PsA. Verl. 1919.)
Die Symbolschichtung im mythischen Denken. (PsA. Beiträge z. Mythenforschung.) (Int. PsA. Verl. 1919.)
REICH, W.: Der triebhafte Charakter. (Int. PsA. Verl. 1925.)
Die Funktion des Orgasmus. (Int. PsA. Verl. 1927.)
Phobie und Charakterbildung. (Int. Ztschr. f. PsA. Bd. XVI, 1930.)
REIK, Theodor: Angst und Haß. (Der Schrecken. Int. PsA. Verl. 1929.)
Libido und Schuldgefühl. (Der Schrecken. Int. PsA. Verl. 1929.)
RIVIERE, Joan: Symposium on Child Analysis. (Int. Journ. of Psycho-Analysis. Vol. VII, 1927.)
Weiblichkeit als Maske. (Int. Ztschr. f. PsA. Bd. XV, 1929.)
RÓHEIM, G.: Das Völkerpsychologische in Freuds »Massenpsychologie und Ichanalyse«. (Int. Ztschr. f. PsA. Bd. VIII, 1922.)
Nach dem Tode des Urvaters. (Imago. Bd. IX, 1923.)
SACHS, Hanns: Technik der Psychoanalyse. (Vortragskurs, gehalten in Berlin 1923.)
Gemeinsame Tagträume. (Int. PsA. Verl. 1924.)
Über einen Antrieb bei der Bildung des weiblichen Über-Ichs. (Int. Ztschr. f. PsA. Bd. XIV, 1928).
SADGER, I.: Ein Fall von multipler Perversion mit hysterischen Absenzen. (Jahrbuch f. psychoanalytische Forschungen. Bd. II, 1910.)
Über Urethralerotik. (Jahrbuch f. psychoanalytische Forschungen. Bd. II, 1910.)
SCHMIDEBERG, Melitta: The Role of Psychotic Mechanisms in Cultural Development. (Int. Journ. of Psycho-Analysis. Vol. XI, 1930.)
A Contribution to the Psychology of Persecutory Ideas and Delusions. (Int. Journ. of Psycho-Analysis. Vol. XII, 1931.)
Psychoanalytisches zur Menstruation. (Ztschr. f. PsA. Pädag. 1931.)
Einige unbewußte Mechanismen im pathologischen Sexualleben und ihre Beziehung zur normalen Sexualbetätigung. (Int. Ztschr. f. PsA. Bd. XVIII, 1932.)

Zur Psychoanalyse asozialer Kinder und Jugendlicher. (Int. Ztschr. f. PsA. Bd. XVIII, 1932.)
SEARL, M. N.: Symposium on Child Analysis. (Int. Journ. of Psycho-Analysis. Vol. VIII, 1927.)
A Paranoic Mechanism as seen in the Analysis of a Child. (Kleine Mitteilung; gehalten in der Psycho-Analytical Society, 1928. Abstract in: Int. Ztschr. f. PsA., Bd. XVI, 1928, S. 564.)
Flucht in die Realität. (Int. Ztschr. f. PsA. Bd. XV, 1929.)
Course on the Analysis of Children. (Vortragskurs, gehalten in London 1930.)
SEXUELLE AUFKLÄRUNG. (Sonderheft der Ztschr. f. PsA. Pädagogik. 1927.)
SHARPE, Ella: History as Phantasy. (Vortrag, gehalten in: Brit. Psycho-Analytical Soc. 1929.) (Abstract in: Int. Ztschr. f. PsA. Bd. XV, 1929, S. 365.)
Sublimierung und Wahnbildung. (Int. Ztschr. f. PsA. Bd. XVII, 1931.)
SIMMEL, Ernst: Doktorspiel, Kranksein und Arztberuf. (Int. Ztschr. f. PsA. Bd. XII, 1926.)
STÄRCKE, August: Die Umkehrung des Libidovorzeichens beim Verfolgungswahn. (Int. Ztschr. f. PsA. Bd. V, 1919.)
STRACHEY, James: Some Unconscious Factors in Reading. (Int. Journ. of Psycho-Analysis. Vol. XI, 1930.)
WEISS, Edoardo: Eine Phase der Entwicklung zur heterosexuellen Liebe. (Int. Ztschr. f. PsA. Bd. XI, 1925.)

Sachregister

Namensregister

KINDLER TASCHENBÜCHER
GEIST UND PSYCHE

(2001)*	Anna Freud	Das Ich und die Abwehrmechanismen
(2002)*	Karen Horney	Der neurotische Mensch unserer Zeit
(2003)*	René Allendy	Die Liebe
(2004)*	Viktor von Weizsäcker	Natur und Geist
(2005)*	Erich Neumann	Tiefenpsychologie und neue Ethik
(2010)*	C. G. Jung	Welt der Psyche
(2019)****	Albert Görres	Methode und Erfahrungen der Psychoanalyse
(2021)*	Eduard Naegeli	Das Böse und das Strafrecht
(2029)*	Franziska Baumgarten	Beratung in Lebenskonflikten
(2030)*	Hans Driesch	Parapsychologie
(2032)*	August Mayer	Reifungsprobleme im Leben der Frau
(2034)*	Fritz Stirnimann	Psychologie des neugeborenen Kindes
(2036)**	Gustav R. Heyer	Der Organismus der Seele
(2040)***	Georg Groddeck	Das Buch vom Es
(2044)*	Hermann Rorschach	Ausgewählte Aufsätze
(2046)**	Alexis Carrel	Betrachtungen zur Lebensführung
(2048)**	Oscar Forel	Einklang der Geschlechter
(2050)*	Alphonse Maeder	Der Psychotherapeut als Partner
(2052)*	Eduard Schweingruber	Der sensible Mensch
(2053)*	Hans Driesch	Alltagsrätsel des Seelenlebens
(2054)*	Franziska Baumgarten	Demokratie und Charakter
(2055)**	Wilhelm Bitter	Einsamkeit in medizinisch-psychologischer, theologischer und soziologischer Sicht
(2057)**	Erich Stern	Der Mensch in der zweiten Lebenshälfte
(2059)*	Wolfgang Wilhelm	Bewußte Lebensführung
(2060)**	Michael Fordham	Vom Seelenleben des Kindes
(2062)**	Alphonse Maeder	Selbsterhaltung und Selbstheilung
(2064)*	Heinz Artur Strauß	Psychologie und astrologische Symbolik
(2065)***	Rudolf Gelpke	Drogen und Seelenerweiterung
(2067)**	Josef Rattner	Psychologie und Psychopathologie des Liebeslebens
(2069)**	Michael und Enid Balint	Psychotherapeutische Techniken in der Medizin
(2072)**	Wilhelm Bitter	Die Angstneurose
(2074)**	J. H. Schultz	Grundfragen der Neurosenlehre
(2076)*	Hoimar von Ditfurth	Die endogene Depression
(2077)*	Leonard J. Friedman	Virginität in der Ehe
(2078)***	Herbert Lippert	Einführung in die Pharmakopsychologie
(2079)*****	Parin/Morgenthaler Parin-Matthey	Die Weißen denken zuviel
(2080)**	Medard Boss	Sinn und Gehalt der sexuellen Perversion

7-I-IO-IO-3